赵金璐　王凤军　郭殿龙 /主编

常见 Diagnosis and Treatment of Common Critical Diseases

危急重症诊治

化学工业出版社

·北京·

内容简介

本书重点阐述了外科急危重症、内科急危重症、急性中毒相关知识，同时涵盖了急危重症麻醉的内容。对外科急危重症的阐述包括普外科急危重症、神经系统急危重症、泌尿系统急危重症、骨外科急危重症等；内科急危重症包括神经系统急危重症、呼吸系统急危重症、循环系统急危重症、消化系统急危重症等；急性中毒包括药物中毒、农药中毒、酒精中毒和一氧化碳中毒；急危重症麻醉包括围麻醉期心肺脑复苏、麻醉中多器官功能衰竭抢救、癫痫患者的麻醉以及休克患者的麻醉。

本书可为临床医师对危急重症患者进行迅速的诊断和救治提供参考，有利于提高临床急救能力和学术水平。适用于各级临床医师，尤其是急诊医师，同时也适用于医学院校的教师和学生参考应用。

图书在版编目（CIP）数据

常见危急重症诊治／赵金璐，王凤军，郭殿龙主编
. —北京：化学工业出版社，2022.9
ISBN 978-7-122-42327-6

Ⅰ.①常… Ⅱ.①赵…②王…③郭… Ⅲ.①急性病-
诊疗②险症-诊疗 Ⅳ.①R459.7

中国版本图书馆 CIP 数据核字（2022）第 189738 号

责任编辑：张 蕾　　　　　　　　　　　装帧设计：史利平
责任校对：宋 玮

出版发行：化学工业出版社（北京市东城区青年湖南街 13 号　邮政编码 100011）
印　　装：北京科印技术咨询服务有限公司数码印刷分部
787mm×1092mm　1/16　印张 24　字数 604 千字　2024 年 11 月北京第 1 版第 1 次印刷

购书咨询：010-64518888　　　　　　　　售后服务：010-64518899
网　　址：http://www.cip.com.cn
凡购买本书，如有缺损质量问题，本社销售中心负责调换。

编写人员名单

主　　编　赵金璐　哈尔滨医科大学附属第四医院
　　　　　王凤军　哈尔滨医科大学附属第四医院
　　　　　郭殿龙　咸阳市第一人民医院
副 主 编　秦国伟　南京医科大学附属无锡人民医院
　　　　　袁　丽　南京医科大学附属无锡人民医院
　　　　　吴小青　南京医科大学附属无锡人民医院
　　　　　宋青春　南京医科大学附属无锡人民医院
　　　　　张　云　南京医科大学附属无锡人民医院
　　　　　李红颖　哈尔滨市第二医院
编　　者　赵金璐　哈尔滨医科大学附属第四医院
　　　　　王凤军　哈尔滨医科大学附属第四医院
　　　　　郭殿龙　咸阳市第一人民医院
　　　　　刘广全　满洲里市人民医院
　　　　　秦国伟　南京医科大学附属无锡人民医院
　　　　　袁　丽　南京医科大学附属无锡人民医院
　　　　　吴小青　南京医科大学附属无锡人民医院
　　　　　宋青春　南京医科大学附属无锡人民医院
　　　　　张　云　南京医科大学附属无锡人民医院
　　　　　李红颖　哈尔滨市第二医院
　　　　　李　智　满洲里市人民医院
　　　　　孙　苗　哈尔滨医科大学附属第四医院
　　　　　郑春泽　哈尔滨市中医医院
　　　　　徐进宇　南京医科大学附属无锡人民医院
　　　　　郑　蕾　南京医科大学附属无锡人民医院
　　　　　马　驰　哈尔滨医科大学附属第四医院
　　　　　王金祥　天津市黄河医院
　　　　　任　意　哈尔滨医科大学附属第四医院
　　　　　赵星宇　哈尔滨医科大学附属第四医院
　　　　　李　旺　哈尔滨医科大学附属第四医院

前　言

　　危急重症是临床上必须在短时间内做出诊断并及时处理的一类危重病。危急重症的发病机制复杂，病理损害严重，临床表现复杂多变，病情进展迅速，预后凶险，临床医师需要迅速判断患者病情，给予适当的治疗。由于危急重症医学研究的快速发展，新的技术和新的药物不断涌现，监测技术的不断创新，作为临床医师必须具备坚实的医学基础与临床实践，并不断去学习、归纳和总结。

　　本书重点阐述了临床各科室常见的急危重病症的急救要点，还增加了急危重症麻醉的内容，为临床医师对危急重症患者进行迅速的诊断和救治提供参考，有利于提高临床急救能力和学术水平。适用于各级临床医师，尤其是急诊医师，同时也适用于医学院校的教师和学生参考应用。

　　由于编写时间仓促，书中难免有遗漏，敬请广大读者提出宝贵修改意见，使之不断完善，并致谢意。

编者

2024 年 1 月

目 录

第一章　外科危急重症

第一节　外科休克

一、概述

休克是英文 shock 的音译，原意为震撼、打击、崩溃，1743 年首次用于描述机体遭受严重损伤后的危重状态。休克是各种致病因素引起的有效循环血容量减少，产生组织灌注不足和（或）灌注分布不当，导致组织细胞氧合障碍而产生的急性循环衰竭。有效循环血容量减少包含：①血容量丢失引起的绝对减少，这种丢失可以是外源性的，如出血、脱水，也可以是内源性的，如透过微循环的渗漏或进入胸腹腔等第三间隙。②血管尤其是容量血管的舒张，导致相对性低血容量。其典型临床表现是面色苍白、四肢厥冷、大汗淋漓、脉压缩小、血压下降、脉细速、呼吸加快和尿量减少。如果不考虑病因，休克被认为是由不适当的组织灌注引起的综合征，是一个从亚临床的灌注和氧合异常到急性循环衰竭，并可能进展到多器官功能障碍综合征（multiple organ dysfunction syndrome，MODS）的连续过程。休克与祖国医学描述的"脱证""厥证"相似。

休克的不同类型、不同阶段、有无并发症以及早期诊治的有效性都影响休克患者的预后。休克并发二、三、四个脏器功能衰竭，病死率分别为 25%～50%、50%～80%、80%～100%。

二、失血性休克

失血性休克是指各种原因致机体血液大量迅速流失于血管之外，引起循环血量减少而导致的有效循环血量与心排血量减少、组织灌注不足、细胞代谢紊乱和功能受损的病理生理过程。

(一) 病因

失血性休克常见于严重外伤、大手术、消化性溃疡、食管静脉曲张破裂、妇产科疾病等所引起的出血。严重的体液丢失，如大面积烧伤、肠梗阻、剧烈吐泻等引起大量血浆或体液的丢失，导致有效循环血量的急剧减少，亦可引发休克。

(二) 病理生理

失血后是否发生休克不仅取决于失血量，还取决于失血速度。休克往往发生于快速、大量（超过总血量的20%）失血而又得不到及时补充的情况下。血容量不足超越代偿功能，就会呈现休克综合征。心排血量减少，尽管周围血管收缩，血压依然下降。组织灌注减少，促使发生无氧代谢，形成乳酸增高和代谢性酸中毒。血流再分布，使脑和心供血能得到维持。血管进一步收缩会导致细胞损害。血管内皮细胞的损害致使体液和蛋白丢失，加重低血容量。最终将会发生多器官功能衰竭。

(三) 临床表现

1. 临床表现

失血性休克的临床表现见表1-1。

表 1-1　失血性休克的临床表现

临床分期	临床表现
休克代偿期	精神紧张或烦躁不安，皮肤和口唇苍白，手足湿冷，心率加快，脉压减小，呼吸浅快，尿量减少
休克抑制期	神志淡漠，皮肤苍白，口唇及肢端发绀，四肢厥冷，脉搏细速，血压进行性下降，皮下浅表静脉萎陷，毛细血管充盈时间延长，尿量减少
休克末期	意识模糊或昏迷，皮肤、结膜明显苍白，四肢厥冷，脉搏触不清，血压测不到，浅表静脉严重萎陷，毛细血管充盈非常迟缓，少尿或无尿，常伴有反复出现的心律失常和重度代谢性酸中毒

2. 临床分级

根据机体的失血量，失血性休克可分为4级，见表1-2。

表 1-2　失血性休克的临床分级

临床分级	临床表现
Ⅰ级（失血10%~15%）	无合并症，仅轻度心率增快；无血压、脉压及呼吸变化
Ⅱ级（失血20%~25%）	心率增快（>100次/分）、呼吸加速、脉压下降、皮肤湿冷、毛细血管充盈延迟、轻度焦虑
Ⅲ级（失血30%~35%）	明显呼吸急促、心率增快、收缩压下降、少尿、明显意识改变
Ⅳ级（失血40%~45%）	明显心率增快、收缩压下降、脉压很小（或测不到舒张压）、少尿或无尿、意识状态受抑（或意识丧失）、皮肤苍白或湿冷

（四）辅助检查

1. 血常规检查

动态观察红细胞计数、血红蛋白（Hb）及血细胞比容（HCT）的数值变化。

2. 中心静脉压（CVP）

中心静脉压正常值为 $5\sim12cmH_2O$。在低血压情况下，中心静脉压低于 $5cmH_2O$ 时，提示血容量不足。高于 $15cmH_2O$ 时，则提示心功能不全、静脉血管床过度收缩或肺循环阻力增加。高于 $20cmH_2O$ 时，则表示有充血性心力衰竭。连续测定中心静脉压和观察其变化，比一次测定所得的结果可靠。

3. 动脉血气分析

根据动脉血气分析结果，可鉴别体液酸碱紊乱性质。碱缺失可间接反映血乳酸水平，碱缺失与血乳酸结合是判断休克组织灌注较好的方法。当休克导致组织供血不足时碱缺失下降，提示乳酸血症的存在。

4. 动脉血乳酸监测

动脉血乳酸增高常较其他休克征象先出现，是反映组织缺氧的高度敏感的指标之一。正常值为 $1\sim2mmol/L$。持续动态的动脉血乳酸及乳酸清除率监测对休克的早期诊断、判定组织缺氧情况、指导液体复苏及预后评估具有重要意义。血乳酸浓度在合并肝功能不全等特别情况下难以充分反映组织的氧合状态。

5. 凝血功能监测

在休克早期即进行凝血功能的监测，对选择适当的容量复苏方案及液体种类有重要的临床意义。常规凝血功能监测包括血小板计数、凝血酶原时间（PT）、活化部分凝血酶原时间（APTT）、国际标准化比值（INR）和D-二聚体、血栓弹力描记图（TEG）等。

6. 肺动脉楔压（PCWP）

肺动脉楔压的正常值为 $6\sim12mmHg$，增高表示肺循环阻力增加。肺水肿时，肺动脉楔压超过 $30mmHg$。当肺动脉楔压已增高但中心静脉压尚无增高时，即应避免输液过多，以防引起肺水肿，并应考虑降低肺循环阻力。

7. 心排血量和心脏指数

通过肺动脉插管和温度稀释法，测出心排血量和算出心脏指数。心脏指数的正常值为 (3.20 ± 0.20) $L/(min\cdot m^2)$。休克时，心排血量一般降低。连续监测心排血量与心脏指数，有助于动态判断容量复苏的临床效果与心功能状态。

（五）诊断及鉴别诊断

1. 诊断

根据病史，在继发于体内外急性大量失血或体液丢失，或有液体（水）严重摄入不足史的基础上，伴有休克的症状和体征，一般可迅速诊断失血性休克。CVP 和 PCWP 测定有助于监测休克程度。

2. 鉴别诊断

需要注意与创伤性休克等其他类型的休克相鉴别。

（六）治疗

失血性休克治疗的关键是迅速补充血容量，应用血管活性药物，并迅速查明原因，防止继续出血或失液。

1. 基本治疗

（1）维持生命体征平稳　严重休克患者应安置在ICU内监护救治，患者采取休克体位（头低足高位，下肢抬高15°～20°），以增加回心血量。气道通畅是通气和给氧的基本条件，应予以切实保证。尽早建立两条静脉通路，维持血压，早期给予吸氧，保持气道通畅。对有严重休克和循环衰竭的患者，还应该进行气管插管，并给予机械通气。

（2）密切监测病情　观察生命体征、神志、尿量等的变化，监测重要器官的功能。注意有无出血倾向，快速补液时有无肺水肿及心力衰竭的表现。

2. 病因治疗

休克所导致的组织器官损害的程度与血容量丢失量和休克持续时间直接相关。如果休克持续存在，组织缺氧不能缓解，休克的病理生理状态将进一步加重。所以，尽快纠正引起血容量丢失的病因是治疗失血性休克的基本措施。对于出血部位明确、存在活动性失血的休克患者，应尽快进行手术或介入止血；对于出血部位不明确、存在活动性失血的患者，应迅速进行检查与评估。

3. 药物治疗

药物治疗分为液体复苏、输血治疗和使用血管活性药与正性肌力药。

（1）液体复苏

① 晶体溶液：液体复苏治疗常用的晶体液为生理盐水和乳酸钠林格注射液。一般情况下，输注晶体液后会进行血管内外再分布，约有25%存留在血管内，而其余75%则分布于血管外间隙。因此，失血性休克时若以大量晶体液进行复苏，可引起血浆蛋白的稀释及胶体渗透压的下降，同时出现组织水肿。生理盐水为等渗液，但含氯高，大量输注可引起高氯性代谢性酸中毒。乳酸钠林格注射液电解质组成接近生理，含有少量的乳酸，一般情况下，其所含乳酸可在肝内迅速代谢，大量输注乳酸钠林格注射液应该考虑到其对血乳酸水平的影响。

② 胶体液：羟乙基淀粉（HES）是人工合成的胶体溶液，不同类型制剂的主要成分是不同分子质量的支链淀粉，最常用浓度为6%的HES氯化钠溶液。输注1000mL羟乙基淀粉能够使循环血容量增加700～1000mL。人工胶体包括明胶和右旋糖酐，都可以达到容量复苏的目的。白蛋白作为天然胶体，构成正常血浆中维持血容量与胶体渗透压的主要成分，因此，在容量复苏过程中常被选择用于液体复苏。但白蛋白价格昂贵，并有传播血源性疾病的潜在风险。

（2）输血治疗　输血及输注血制品在失血性休克中应用广泛。失血性休克时，丧失的主要是血液，但在补充血容量的同时，并非需要补充全部血细胞成分，应考虑凝血因子的补充。

① 浓缩红细胞：为保证组织的氧供，当血红蛋白降至70g/L时应考虑输注浓缩红细胞。

对于有活动性出血的患者、老年人及有心肌梗死风险者，血红蛋白保持在较高水平更为合理。无活动性出血的患者每输注 1U 浓缩红细胞（相当于 200mL 全血）可提升血红蛋白约 5g/L。

② 血小板：血小板输注主要适用于血小板数量减少（血小板计数 $<50 \times 10^9/L$）或功能异常伴有出血倾向的患者。对大量输血后并发凝血异常的患者联合输注血小板和冷沉淀可显著改善止血效果。

③ 新鲜冰冻血浆：新鲜冰冻血浆含有纤维蛋白原与其他凝血因子，能够补充凝血因子的不足。多数失血性休克患者在抢救过程中纠正酸中毒和低体温后，凝血功能仍难以得到改善，因此，应在早期积极改善凝血功能。大量失血时，在输注红细胞的同时应注意使用新鲜冰冻血浆。

④ 冷沉淀：内含凝血因子Ⅴ、Ⅷ、ⅩⅢ及纤维蛋白原等，适用于特定凝血因子缺乏所引起的疾病、肝移植围术期以及肝硬化、食管静脉曲张等出血。对大量输血后并发凝血异常的患者及时输注冷沉淀可提高血循环中凝血因子及纤维蛋白原等凝血物质的含量，缩短凝血时间，纠正凝血异常。

（3）血管活性药与正性肌力药　失血性休克的患者一般不常规应用血管活性药物，因为这些药物有进一步加重器官灌注不足和缺氧的风险。通常仅对于足够的液体复苏后仍存在低血压或未开始输液的严重低血压患者，才考虑应用血管活性药与正性肌力药。

4. 未控制的失血性休克复苏

未控制的失血性休克患者死亡的主要原因是大量出血导致严重持续的低血容量休克，甚至心搏骤停。

失血性休克未控制出血时早期积极复苏可引起稀释性凝血功能障碍；血压升高后，血管内已形成的凝血块脱落，造成再出血；血液过度稀释，血红蛋白降低，减少组织氧供；并发症和病死率增加。因此，对出血未控制的失血性休克患者早期应采用控制性液体复苏（延迟复苏），即在活动性出血控制前应给予小容量液体复苏，在短期允许收缩压维持在 80～90mmHg，以保证重要脏器的基本灌注，并尽快止血；出血控制后再进行积极复苏。但对合并颅脑损伤的多发伤患者、老年患者及高血压患者应避免控制性复苏。

三、创伤性休克

创伤性休克是由于严重的外伤或大手术造成血液或血浆丧失，并且由于胸部创伤的直接作用、血管活性物质的释放和神经-内分泌系统的反应进一步影响心血管系统造成的休克。

（一）病因

各种严重的创伤，如骨折、挤压伤、火器伤等，特别是伴有一定量出血时，常可引起休克。大面积烧伤伴有大量血浆丧失，常可导致烧伤性休克。

（二）病理生理

创伤可以引发以体液分布不均为基本变化的一系列病理生理改变。

（1）全血或血浆的丢失加上损伤部位的内出血、渗出、水肿而致血容量减少。

（2）严重创伤容易感染，细菌及内毒素可加重休克。

（3）损伤组织坏死、分解可产生具血管抑制作用的组胺、蛋白分解酶等炎性因子。

（4）多器官功能障碍综合征发生率较单纯低血容量性休克高。

（三）临床表现

从休克的角度来看，创伤性休克较失血性休克的临床表现并无特殊。但是，应该注意的是，创伤性休克与损伤部位、损伤程度和出血量密切相关。急诊时必须根据伤情迅速做出初步判断。对于危重伤员，切不可只注意开放伤而忽略极有价值的休克体征。接诊医师尤其应该注意伤员的神志、呼吸以及致伤机制等。

（四）辅助检查

1. 实验室检查

由于创伤性休克患者出现弥散性血管内凝血（disseminated intravascular coagulation, DIC）的时间较早，应该加强此方面的监测；其他方面的实验室检查与失血性休克相同。

2. 影像学检查

影像学检查有助于提供创伤和致伤机制的信息，有条件者应该尽可能完善此方面检查。

（五）诊断及鉴别诊断

1. 诊断

患者有严重创伤病史，伴有休克的症状和体征，即可诊断。

2. 鉴别诊断

注意与失血性休克等其他类型的休克相鉴别。

（六）治疗

1. 急救

各种严重创伤后 1 小时内的现场死亡率约为 50%，其中，最初 10 分钟是死亡率最高的时间段，因此灾害发生后最初的 10 分钟被称为"白金 10 分钟"。此段时间内，如果伤员的创伤和出血得到控制，可以极大缩短抢救时间，提高抢救成功率。

2. 液体复苏

创伤性休克是由严重创伤引起的重要病理生理过程，表现为组织灌注不足、细胞代谢紊乱，如不进行有效的液体复苏治疗将会导致器官功能障碍，甚至死亡。创伤性休克患者多为非控制性出血性休克，对其进行大容量液体复苏和提升血压会导致出血持续、血液稀释和体温下降，进而造成氧输送不足、凝血功能障碍、失血量的增加。故对有活动性出血的创伤休克患者主张在到达手术室彻底止血前给予少量的平衡盐溶液，以维持机体基本需要。在手术彻底处理后再进行大量复苏。

3. 损伤控制外科技术

在创伤早期，出血未被有效制止前不要过度扩容，仅施行包括保持呼吸道通畅、开放大静脉和简单的控制性手术。然后尽快将伤员转送到有救治条件的综合医院。之后有计划地在即将行确定性手术前才开始进行容量复苏。

四、脓毒症休克

脓毒症休克又称为感染性休克，是指因病原微生物进入机体后，由微生物（包括细菌、病毒、立克次体、原虫与真菌等），特别是革兰氏阴性菌感染及其毒素等产物（包括内毒素、外毒素、抗原抗体复合物）所引起的全身炎症反应综合征、低血压及组织低灌注为特征的临床症候群。

（一）病因

脓毒症休克的病因主要包含以下 3 种因素：病原、宿主和外科常见病。

1. 病原因素

革兰氏阴性菌为常见致病菌，如肠杆菌科细菌（大肠埃希菌、克雷伯菌、肠杆菌等）、不发酵杆菌（假单胞菌属、不动杆菌属等）、脑膜炎球菌、类杆菌等；占脓毒症休克病因的 70%～80%。革兰氏阳性菌如葡萄球菌、链球菌、梭状芽孢杆菌等也可引起休克。某些病毒性疾病，如流行性出血热，其病程中也易发生休克。另外，还有真菌引起的严重感染。

2. 宿主因素

老年人、婴幼儿、分娩妇女、烧伤、大手术后体力恢复较差者，或伴有慢性基础疾病如肝硬化、糖尿病、恶性肿瘤、器官移植以及长期接受肾上腺皮质激素等免疫抑制药、长期留置导尿管或中心静脉导管者为易患人群。

3. 外科常见病

急性腹膜炎、胆道感染、绞窄性肠梗阻、重症胰腺炎以及泌尿系感染等。

（二）病理生理

有关脓毒症休克的发生机制尚未完全阐明，由感染细菌产生的毒素可促发复杂的免疫反应，除内毒素（革兰氏阴性肠杆菌细胞壁释放的脂多糖中的类脂组分）外，还有大量介质，包括肿瘤坏死因子、白三烯、脂氧合酶、组胺、缓激肽、5-羟色胺和白细胞介素-2 等。

最初的变化为动脉和小动脉扩张，周围动脉阻力下降，心排血量正常或增加。当心率加快时，射血分数可能下降。后来心排血量可减少，周围阻力可增加。尽管心排血量增加，但血液流入毛细血管进行交换的功能受损，氧的供应和二氧化碳及废物的清除减少，灌注下降易使肾及脑受到影响，进而引起一个或多个脏器衰竭，最后导致心排血量减少而出现典型的休克特征。

（三）临床表现

脓毒症休克的临床表现主要跟以下几项有关：体温、意识和精神状态、呼吸频率和幅度、皮肤色泽、温度和湿度、颈静脉和外周静脉充盈情况、尿量、甲皱微循环检查、眼底检查。

1. 体温

患者大多表现为发热，体温可超过 40℃。5%～10%患者可伴有寒战。少部分患者可表现为严重低体温，体温低于 36℃。

2. 意识和精神状态

经初期的躁动后转为抑郁淡漠，甚至昏迷，表明神经细胞的反应性由兴奋转为抑制，病情由轻转重。原有脑动脉硬化或高血压患者，血压降至 80/50mmHg 左右时反应即可迟钝；而原体质良好者对缺氧的耐受性较高，但持续时间极短暂。

3. 呼吸频率和幅度

脓毒症休克的呼吸频率和幅度表现见表 1-3。

表 1-3　脓毒症休克的呼吸频率和幅度表现

阶段	呼吸频率和幅度表现
休克初期	由于细菌毒素对呼吸中枢的直接刺激或有效循环血量降低的反射性刺激而引起呼吸增快、换气过度，导致呼吸性碱中毒
休克中期	因脏器氧合血液灌注不足、生物氧化过程发生障碍、三羧酸循环抑制、ATP 生成减少、乳酸形成增多，导致代谢性酸中毒，呼吸深大而快
休克晚期	因中枢神经系统或肺功能损害而导致混合性酸中毒，可出现呼吸节律或幅度的改变

4. 皮肤色泽

皮肤苍白、发绀或花斑样改变、微循环灌注不足。前胸或腹壁出现瘀点或瘀斑，提示有 DIC 可能。

5. 颈静脉和外周静脉充盈情况

静脉萎陷提示血容量不足，充盈过度提示心功能不全或输液过多。

6. 尿量

尿量减少，甚至无尿。

7. 甲皱微循环检查

休克时可见甲皱毛细血管襻数减少，管径细而缩短，呈断线状，充盈不良，血液颜色变紫，血流迟缓失去均匀性，严重者有凝血。

8. 眼底情况

可见小动脉痉挛、小静脉淤张，动静脉比例可由正常的 2∶3 变为 1∶2 或 1∶3，严重者有视网膜水肿。颅内压增高者可有视神经盘水肿。

(四) 辅助检查

1. 血象

白细胞计数大多增高，为（15～30）×10^9/L，中性粒细胞增多伴核左移，中性粒细胞的胞质内可以出现中毒颗粒。

感染严重，机体免疫力明显下降时，其白细胞总数可降低，血细胞比容和血红蛋白增高，提示血液浓缩。

并发 DIC 时，血小板进行性下降，各项凝血指标异常。

2. 病原学检查

在抗菌药物治疗前常规进行血（或其他体液、渗出物）和脓液培养（包括厌氧菌培养）。分离后得到的致病菌后做药敏试验，内毒素和降钙素原（PCT）的检测有助于感染的诊断。

3. 酸碱平衡的血液生化检查

二氧化碳结合力（CO_2CP）为临床常测参数，但在呼吸衰竭和混合性酸中毒时，必须同时做血气分析，测定血 pH、$PaCO_2$、标准 HCO_3^- 和实际 HCO_3^-、缓冲碱与碱剩余等。尿 pH 测定简单易行，血乳酸含量测定对判断预后有意义。

4. 尿常规和肾功能检查

发生肾衰竭时，尿比重由初期偏高转为低而固定（1.010 左右），血肌酐和尿素氮升高，尿与血的肌酐浓度之比<1：5，尿渗透压降低，尿/血浆渗透压的比值<1.5，尿钠排出量>40mmol/L。

5. 血清电解质测定

休克时血钠和血氯多偏低，血钾视肾功能和血酸碱情况高低不一。少尿和酸中毒时血钾可升高，反之降低。

6. 血清酶的测定

血清丙氨酸氨基转移酶（ALT）、血肌酸激酶（CPK）、乳酸脱氢酶（LDH）同工酶的测量可反映肝、心等脏器的损害情况。

（五）诊断及鉴别诊断

1. 意识变化

随血压变化出现烦躁转入昏迷，但因人而异。老年患者有动脉硬化，即使血压下降不明显，也可出现明显意识障碍。体质好的人，脑对缺氧耐受性强，虽然血压测不到，其神志仍可清醒。

2. 血压

血压是诊断休克的一项重要指标，但在休克早期，因交感神经兴奋，儿茶酚胺释放过多，可造成血压升高。此时，如使用抗高血压药，将会引起严重后果。

3. 尿量

尿量既反映肾微循环血流灌注量，也可间接反映重要脏器血流灌注情况，当血压维持在80mmHg，尿量>30mL/h，表示肾灌注良好。冷休克时，袖带法测压虽听不清，而尿量尚可，皮肤温暖，氧饱和度正常，表示此血压尚能维持肾灌注。使用血管收缩药，血压虽在90mmHg 以上，但四肢皮肤湿冷、无尿或少尿，同样提示肾和其他脏器灌注不良，预后较差。

4. 肾功能判断

不仅要关注尿量，而且应对尿比重和 pH 以及血肌酐和尿素氮水平进行综合分析，不要单纯被尿量所迷惑。注意对非少尿性急性肾衰竭的鉴别，此时每天尿量虽可超过 1000mL，但尿比重低且固定，尿 pH 上升，提示肾小管浓缩和酸化功能差。结合血清肌酐和尿素氮升高，表示肾功能不良。

5. 对低氧血症和急性肺损伤（acute lung injury，ALI）、急性呼吸窘迫综合征（acute respiratory distress syndrome，ARDS）诊断应有足够认识

由于低氧血症原因未能很好寻找，救治措施不力，可产生一系列代谢紊乱，结果出现不可逆休克。在抗休克时尽早行机械辅助通气，纠正低血氧，更为重要。

6. 血糖

因感染性休克时交感神经兴奋，升糖激素释放，肝功能受损，胰岛功能减退，外源性糖皮质激素和葡萄糖补充等影响，造成继发性高血糖，为细菌、真菌生长创造了良好条件。高血糖又带来血液高渗，对中枢神经和各重要脏器损害使血管反应性进一步下降，休克加剧。

7. 心率

正常心率60～100次/分，感染性休克时机体处于高代谢状态，同时细菌毒素、炎性介质和代谢产物对心脏作用，故心率代偿性增快达100次/分以上，一旦下降至60～70次/分常预示心功能失代偿而即将停止跳动，并非心功能改善。

8. 血清电解质变化需要准确分析判断

由于感染性休克代谢性酸中毒，细胞释放K^+，故血清钾有时很高且难以下降。受大剂量利尿药、脱水药和胃肠减压等影响，血清钾可下降。由于体液丧失，血液浓缩，使血清钾相对升高，此时，细胞内可以存在严重低钾，故应结合血生化、心电图和临床综合分析判断。感染性休克时常存在镁、锌、铁、铜等降低，尤其镁的补充对休克和多器官功能障碍综合征（multiple organ dysfunction syndrome，MODS）防治有帮助。

9. 注意酸碱失衡鉴别

感染性休克时组织缺血、缺氧，代谢性酸中毒是酸碱失衡的基础，但由于呼吸深快的代偿作用，可出现代谢性酸中毒和呼吸性碱中毒并存，血pH可以在正常范围。一旦呼吸抑制呼吸性酸中毒，病情加重。当合并低氯、低钾时又存在代谢性碱中毒时，血气分析判断更为复杂。对于三重性酸碱失衡不但注意血气分析、阴离子隙（AG）测定，同时应结合临床进行鉴别。

10. 其他

鉴于抗生素使用广泛且剂量较大，常可掩盖局部严重感染征象。

各种感染性疾病如肺炎、败血症、腹膜炎、化脓性胆管炎、菌痢、脑膜炎、尿路感染、坏死性胰腺炎和各类脓肿等，均可导致感染性休克。

（六）治疗

积极控制感染，治疗原发病，早期发现和预防，尽快纠正休克的低血压状态和改善微循环，缩短休克期是关键所在。

1. 控制感染

控制感染是救治感染性休克的主要环节。

未明确病原菌前，一般应以控制革兰氏阴性杆菌为主，兼顾革兰氏阳性球菌和厌氧菌，宜选用杀菌药，避用抑菌药。

给药方式宜用静脉滴注或静脉注射，一般不采用肌内注射或口服。因此时循环不良、呼吸困难，起效较慢。

休克时肝肾等器官常受损，应该注意选择抗生素的种类、剂量和给药方法。一般主张肾功能轻度损害者给予原量的1/2，中度者为1/5～1/2，重度者为1/10～1/5。感染性休克的发生常来势凶猛，病情危急，且细菌耐药性不断增加，给治疗带来困难。故应按临床选用较强抗生素，否则会失去抢救时机。可选用头孢曲松（菌必治、罗氏芬）、环丙沙星（悉复欢）、头孢他啶（复达欣）、亚胺培南-西司他丁（泰能）等。

2. 扩容治疗

相对或有效循环血量不足是感染性休克的危险因素，故扩容治疗是抗休克的基本手段。扩容所用液体包括胶体和晶体，各种液体的合理组合才能维持机体内环境的恒定。胶体液有低分子右旋糖酐、血浆、清蛋白和全血等；晶体液以生理盐水、乳酸钠林格注射液等较好。

（1）胶体液　胶体液有低分子右旋糖酐、血浆、清蛋白和全血等。

① 低分子右旋糖酐：右旋糖酐又称葡聚糖，是多相分散的糖聚合物。输注后可提高血浆渗透压、拮抗血浆外渗，从而补充血容量，稀释血液，降低血液黏度、疏通微循环，防止发生DIC。在肾小管内发挥渗透性利尿作用。静脉滴注后2～3小时其作用达高峰，4小时后渐消失，故滴速宜较快。

有严重肾功能减退、充血性心力衰竭和出血倾向者最好勿用。右旋糖酐可明显减少血管性血友病因子和损害血小板功能，并有促进纤溶作用，引起凝血功能紊乱，并且其过敏反应发生率高、程度重，因此，右旋糖酐已有逐渐退出临床使用的趋势。

② 血浆、白蛋白和全血：适用于肝硬化或慢性肾炎伴低蛋白血症、急性胰腺炎等病例。血细胞比容以维持在0.35～0.40较合适。无贫血者不必输血，已发生DIC者输血亦应慎重。

③ 羟乙基淀粉：能提高胶体渗透压、增加血容量，不良反应少、无抗原性，很少引起过敏反应。

（2）晶体液　晶体液可分为生理盐水和乳酸钠林格注射液等平衡盐液。

晶体液所含各种离子浓度较接近血浆水平，可提高功能性细胞外液容量，并可部分纠正酸中毒。但需要注意的是，对肝功能明显损害者以用碳酸氢钠林格注射液为宜。

3. 纠正酸中毒

纠正酸中毒的根本措施在于改善组织的低灌注状态。缓冲碱主要起治标作用，且血容量不足时，缓冲碱的效能亦难以充分发挥。

纠正酸中毒可增强心肌收缩力、恢复血管对血管活性药物的反应性，并防止DIC的发生。

在pH<7.20时首选的缓冲碱为5%碳酸氢钠，其次为11.2%乳酸钠（肝功能损害者不宜用），三羟甲基氨基甲烷（THAM）适用于需限钠患者，因其易透入细胞内，有利于细胞内酸中毒的纠正。

滴注过程中溢出静脉时可致局部组织坏死，静脉滴注速度过快可抑制呼吸，甚至导致呼吸停止；此外，尚可引起高钾血症、低血糖、胃肠道反应等。

4. 血管活性药物的应用

血管活性药物的应用旨在调整血管舒缩功能、疏通微循环淤滞，以利休克的逆转。

（1）扩血管药物　扩血管药物必须在充分扩容的基础上使用，适用于低排高阻型休克。常用的药物如下。

① α受体阻滞药：可解除内源性去甲肾上腺素所引起的微血管痉挛和微循环淤滞。使

肺循环内血液流向体循环而防治肺水肿。

②β受体激动药：典型代表为异丙肾上腺素，成年人 $2\sim4\mu g/$（kg·min），儿童 $0.05\sim0.2\mu g/$（kg·min）。心率不超过 120 次/分（儿童 140 次/分）。多巴胺为合成去甲肾上腺素和肾上腺素的前体。最初滴速为 $2\sim5\mu g/$（kg·min），然后按需要调节滴速。多巴胺为目前应用较多的抗休克药，对伴有心肌收缩力减弱、尿量减少而血容量已补足的休克患者疗效较好（表 1-4）。

表 1-4　多巴胺剂量与作用

剂量	作用
$2\sim5\mu g/$（kg·min）	主要兴奋多巴胺受体，使内脏血管扩张，以肾血流量增加、尿量增多较显著
$6\sim15\mu g/$（kg·min）	主要兴奋 β 受体，增强心肌收缩力，使心排血量增多，而对心率的影响较小，较少引起心律失常，对 $β_2$ 受体的作用较弱
$>15\sim20\mu g/$（kg·min）	主要兴奋 α 受体，也可使肾血管收缩，应予以注意

③抗胆碱受体药物的分类与剂量、给药方式和注意事项。分类与剂量见表 1-5。

表 1-5　抗胆碱受体药物的分类与剂量

分类	剂量	
阿托品	成年人每次 $1\sim2mg$	儿童每次 $0.03\sim0.05mg/kg$
东莨菪碱	成年人每次 $0.3\sim0.5mg$	儿童每次 $0.006mg/kg$
山莨菪碱	成年人每次 $10\sim20mg$	

给药方式为静脉注射，每 $10\sim30$ 分钟注射 1 次，病情好转后逐渐延长给药间隔直到停药，如用药 10 次以上仍无效，或出现明显中毒症状者，应立即停用，并改用其他药物。

注意事项：在有效血容量得到充分补充的前提下方可加用血管扩张药；剂量应逐步调整，防止机体不适应和反跳现象；注意首剂综合征发生，有的患者对某种血管扩张药（如哌唑嗪等）特别敏感，首次应用后可发生严重低血压反应，故药物种类与剂量需因人而异。血管扩张药单一长期应用可发生"受体脱敏"现象，血管对药物产生不敏感性，故应予更换。联合用药法，一般应用多巴胺和多巴酚丁胺加酚妥拉明或硝普钠。

（2）缩血管药物　常用的缩血管药物有去甲肾上腺素与间羟胺。

去甲肾上腺素的剂量为 $0.03\sim1.50\mu g/$（kg·min），去甲肾上腺素具有兴奋 α 受体和 β 受体的双重效应。其兴奋 α 受体的作用较强，通过提升平均动脉压而改善组织灌注；对 β 受体的兴奋作用为中度，可以升高心率和增加心脏做功，但由于其增加静脉回流充盈和对右心压力感受器的作用，可以部分抵消心率和心肌收缩力的增加，从而相对减少心肌氧耗。因此亦被认为是治疗感染中毒性休克的一线血管活性药物。剂量超过 $1.0\mu g/$（kg·min），可由于对 β 受体的兴奋加强而增加心肌做功与氧耗。

5. 防治各种并发症

脓毒血症和感染性休克可导致各类脏器损害，如心功能不全、心律失常、肺水肿、消化道出血、DIC、急性肾衰竭、肝功能损害和 ALI、ARDS 等，尤其须警惕 MODS 的发生，并应做相应预防与救治处理。

（1）强心药物的应用　重症休克和休克后期病例常并发心功能不全，是因细菌毒素、心肌缺氧、酸中毒、电解质紊乱、心肌抑制因子、肺血管痉挛、肺动脉高压和肺水肿加重心脏负担以及输液不当等因素引起。老年人和幼儿尤易发生，可预防应用毒毛花苷 K 或毛花苷 C。

出现心功能不全征象时，应严格控制静脉输液量和滴速。除给予快速强心药外，可给予血管解痉药，但必须与去甲肾上腺素或多巴胺合用以防血压骤降。大剂量糖皮质激素有增加心排血量和降低外周血管阻力，提高冠状动脉血流量的作用，可早期短程应用。同时给氧、纠正酸中毒和电解质紊乱，并给予能量合剂以纠正细胞代谢失衡状态。

（2）维持呼吸功能、防治急性呼吸窘迫综合征　肺为休克的主要靶器官之一，顽固性休克常并发呼吸衰竭。此外，脑缺氧、脑水肿等亦可导致呼吸衰竭。

休克患者均应给氧，经鼻导管（4～6L/min）或面罩间歇加压输入，吸入氧浓度以40%左右为宜，必须保持呼吸道通畅。

在血容量补足后，如患者神志欠清、痰液不易清除、气道有阻塞现象时，应及早考虑做气管插管或切开并行辅助呼吸（间歇正压），并清除呼吸道分泌物，注意防止继发感染。应及早给予呼气末正压呼吸（PEEP），可通过持续扩张气道和肺泡，增加功能性残气量，减少肺内分流，提高动脉血氧分压、改善肺的顺应性、增高肺活量。

除纠正低氧血症外，应及早给予血管解痉药以降低肺循环阻力，并应正确掌握输液量、控制入液量、尽量少用晶体液。

如血容量不低，为减轻肺间质水肿可给予白蛋白和大剂量呋塞米。

己酮可可碱对急性肺损伤有较好的保护作用，早期应用可减少中性粒细胞在肺内积聚，抑制肺毛细血管的渗出，防止肺水肿形成，具有阻断 ARDS 形成的作用；IL-1 与 TNF 均为 ARDS 的重要损伤性介质，己酮可可碱能抑制两者对白细胞的激活作用，是治疗 ARDS 与多器官功能障碍综合征较好的药物。

（3）肾功能的维护　休克患者出现少尿、无尿、氮质血症时，应注意鉴别为肾前性或急性肾功能不全所致。维护肾功能，在有效心排血量和血压恢复之后，如患者仍持续少尿，静脉滴注呋塞米（速尿）20～40mg。如患者排尿无明显增加，而心功能良好，则可重复1次。若患者仍无尿，提示可能已发生急性肾功能不全，应给予相应处理。

（4）脑水肿的防治　脑缺氧时易并发脑水肿，患者出现神志不清、一过性抽搐和颅内压增高症，甚至发生脑疝，应及早给予血管解痉药、抗胆碱类药物、渗透性脱水药（如甘露醇）、呋塞米，并予大剂量糖皮质激素（地塞米松10～20mg）静脉滴注及给予能量合剂等。

（5）DIC 的治疗　见表1-6。

表1-6　DIC 治疗

阶段	剂量
DIC 确立	采用中等剂量肝素，每4～6小时1次，静脉滴注1.0mg/kg，使凝血时间控制在正常的2倍以内
DIC 控制后	停药，并用双嘧达莫，剂量可酌减
DIC 后期	继发性纤溶可加用抗纤溶药物

（赵金璐）

第二节　烧伤

烧伤包括热力（火焰、热液、蒸汽及高温固体）、电能、放射线或化学物质等作用于人体而引起的损伤。通常所称烧伤是指由热力所引起的损伤，临床上最多见。其他原因所致烧伤，则以病因命名，如电烧伤、化学烧伤等。热力烧伤，一般是指由于热力如火焰、热液（水、油、汤）、热金属（液态和固态）、蒸汽和高温气体等所致的人体组织或器官的损伤。

一、热烧伤

（一）病因

烧伤的病理改变取决于热源的温度和暴露的时间，此外也和患者的机体状况有一定关系。如小儿的烧伤就比成年人同面积、同深度的烧伤要严重，又如，严重衰弱的患者、休克中的患者因温度传导不良又不能调整体位回避，使用40～50℃的热水袋不慎亦会烫伤皮肤。

热力作用于皮肤、黏膜直接的局部病理变化是不同层次的细胞变性、坏死。热力低、暴露时间短者损害的层次浅，组织细胞凝固坏死轻。强热力则可达深部层次，形成焦痂，甚至组织炭化。由于致伤因素的刺激和组织损伤后种种炎症介质的释放，烧伤区及其邻近组织的毛细血管扩张、充血、通透性增高，渗出类似血浆的渗液，在表皮与真皮之间形成水疱和邻近组织的水肿。此种炎性渗出的量与烧伤面积相关，成年人烧伤面积达20%以上就有发生低血容量休克的可能；而低血容量休克是烧伤早期死亡的主要原因。烧伤的表皮在7天左右脱落，如其下的真皮是存活的，则可完全愈合不留瘢痕。如烧伤达深层，真皮完全破坏，或仅少部残存，表皮脱落后其创面逐渐由瘢痕愈合。大面积烧伤之创面，防护不力、机体免疫功能低下甚易形成感染。感染后使愈合更为困难，局部感染可发展为全身性感染——败血症、感染性休克，是烧伤患者后期死亡的主要原因。烧伤后的瘢痕挛缩可致残。

（二）临床表现

不同部位和不同程度的烧伤对机体全身影响具有不同的结果，因此正确处理烧伤、判断烧伤严重程度对于烧伤患者的预后至关重要。

1. 烧伤面积和深度估计

（1）面积的估计　是指皮肤烧伤区域占全身体表面积的百分数。国内常用的为"中国九分法"和"手掌法"。

①"中国九分法"：目前应用较多，以成年人头部体表面积为9%，双上肢为18%，躯干为27%，双下肢（含臀部）为46%（5个9%+1%）。

②"手掌法"：无论成年人或小孩，无年龄和性别差异，将五指并拢，其一掌面积为体表面积的1%。若医务人员与患者的手大小相近，可用医务人员的手掌来估计。这种方法对于计算小面积烧伤很方便。但是对于计算大面积烧伤时，此法同"九分法"相结合更为方便。

（2）深度的估计　Ⅰ度不计算面积，总面积应标明浅Ⅱ度、深Ⅱ度和Ⅲ度。目前惯用"三度四分法"。

①Ⅰ度烧伤：病变较轻，为表皮角质层、透明层、颗粒层的损伤，但生发层健在，增殖能力强。局部表现红肿，故又称红斑性烧伤。有疼痛和烧灼感，皮温稍增高，在烧伤后3～5天局部由红转淡褐色，表层上皮皱缩脱落愈合，可有短时间色素沉着，不留瘢痕。

②Ⅱ度烧伤：根据伤及皮肤的深浅分为以下两类。

浅Ⅱ度烧伤：伤及整个表皮和部分真皮乳头层，部分生发层健在。局部红肿，有大小不一水疱，内含黄色或淡红色血浆样液体或蛋白凝固的胶冻物。去除水疱腐皮后，可见创面潮红，脉络状或颗粒状扩张充血的毛细血管网，上皮的再生依赖于生发层及皮肤附件。创面质地较软，局部温度较高，疼痛剧烈，痛觉敏感。若无感染等并发症，一般1～2周可愈，不留瘢痕，皮肤功能良好。

深Ⅱ度烧伤：伤及真皮乳头层以下，但仍残留部分网状层。由于真皮的厚度不一，烧伤的深浅也不一，局部肿胀，间或有较小水疱。去除表皮后，创面微湿、微红或红白相间，触之较韧，感觉迟钝，温度较低，拔毛感疼痛。可见针孔或粟粒般大红色小点，系汗腺及毛囊周围毛细血管扩张所致，浅的接近浅Ⅱ度，深的接近Ⅲ度。如见扩张充血或栓塞的小血管支（真皮血管丛充血或栓塞），多提示烧伤较深。由于残存真皮内毛囊、汗腺等皮肤附件，仍可再生上皮。但因深二度创面在未被增殖的上皮小岛覆盖之前，已有一定量的肉芽组织形成，因此愈合后可有瘢痕和瘢痕收缩引起的局部功能障碍。而且上皮多脆弱，缺乏韧性和弹性，摩擦后易出现水疱而破损，使创面再现，成为发生残余创面的原因之一。

③Ⅲ度烧伤：概括地讲指全层皮肤烧伤，包括表皮、真皮、皮肤附件的损伤，可深达脂肪、肌肉甚至骨骼、内脏器官等。大量的皮肤坏死、脱水后形成焦痂，故又称为焦痂型烧伤。偶尔可见皮下粗大栓塞的树枝状血管网（真皮下血管丛栓塞），以四肢内侧皮肤薄处较为典型。创面上皮丧失再生能力，创面修复依赖于手术植皮。

2. 烧伤严重程度

烧伤严重程度由烧伤的面积与深度决定，将烧伤分为以下几类。

（1）轻度烧伤　面积在9%以下的Ⅱ度烧伤，可门诊治疗。

（2）中度烧伤　总面积在10%～29%的Ⅱ度烧伤，或Ⅲ度烧伤面积不足10%。

（3）重度烧伤　烧伤面积在30%～49%；或Ⅲ度烧伤面积在10%～19%，或烧伤面积不足30%，但有下列情况之一者：①全身情况较重或已有休克；②较重的复合伤（严重创伤、冲击伤等）；③中、重度吸入性损伤（合并呼吸道烧伤）。

（4）特重烧伤　总面积在50%以上；或Ⅲ度烧伤面积20%以上。

（三）辅助检查

1. 尿量

准确记录每小时尿量。

2. 尿液检查

注意尿色改变，酱油色尿提示有溶血或软组织严重破坏。尿比重增加。

3. 血常规检查

中性粒细胞数量增多，血红蛋白浓度增加，血细胞比容增大，血液浓缩，血小板减少等。

4. 血气分析

代谢性酸中毒，血 pH 常低于 7.35，HCO_3^- 降低。

5. 血清电解质

主要是血钾、钠及钙的测定。

6. 血尿素氮和肌酐

血尿素氮和肌酐升高，表示肾功能改变。

7. 心肌酶谱

肌酸激酶和同工酶升高。

8. 凝血检查

凝血机制的改变，凝血酶原时间延长。

9. X 线、B 超检查

肝、胆、胰、脾、肾等 B 超检查，胸部 X 线片检查。

10. 血液流变学的检查

全血黏度和血浆黏度增加。

(四) 治疗

1. 急救

迅速消除造成烧伤的原因，并给予镇静、止痛、保护创面清洁。因强酸、强碱烧伤时立即用大量清水冲洗；因呼吸道烧伤致呼吸困难时，及时行气管切开术；有骨折者给予简单固定，已出现休克者，立即行抗休克治疗。有其他复合伤者应行相应急救处理。

2. 小面积烧伤

先在无菌条件下行清创术，然后根据烧伤部位选用包扎法或暴露法。包扎法适用于四肢或躯干烧伤。清创后，先将一层油纱布或几层药液纱布铺盖创面，再加厚 2～3cm 的吸收性棉垫或灭菌敷料，以绷带均匀地环形包扎。头面、颈、会阴的创面宜用暴露法。创面上可用有灭菌、收敛作用的药物涂布。同时行对症处理，如止痛、抗感染、注射精制破伤风抗毒素等。

3. 大面积烧伤

(1) 创面处理　清创术，包扎或暴露，基本上和小面积烧伤处理相同。有条件者采用暴露法为宜。根据具体情况及深度予以保痂，一次或分次切、削痂植皮。

(2) 全身治疗

① 防治低血容量性休克：根据烧伤面积计算补液量和种类。在输液过程中应根据患者的精神状态、血压和脉搏、尿量、中心静脉压等情况，随时调整补液量和速度。

② 全身性感染的防治：正确处理创面，定时做创面细菌培养及药敏试验，合理选用抗生素，定时做血培养，防止败血症发生。

③ 支持治疗：尽量鼓励口服高热量饮食，必要时可静脉输入新鲜血浆、水解蛋白、能量合剂及多种维生素和微量元素。

二、电烧伤

伴随着工业化进程的不断发展，在一切生产过程中均可发生电烧伤，电流通过人体所引起的烧伤称为电烧伤。因电引起的烧伤有两类，一类是电弧烧伤，同热力烧伤；另一类是同电源接触，电流通过机体所引起的电烧伤。

（一）临床表现

1. 局部损害

有典型的"入口"和"出口"，一般入口比出口损伤重，以Ⅲ度为主，可深达肌肉、骨骼。损伤呈外小内大的特点，深部组织呈夹心状坏死。由于电流损伤的血管呈渐进性加重的特点，因而损伤组织呈进行性坏死。创面早期呈灰黄色、黄色或焦黄，严重者组织炭化、凝固，少有水肿，疼痛较轻。早期从外表很难确定损伤范围和严重程度。24～48小时后，邻近组织肿胀、发红、炎症反应和深部组织水肿较一般烧伤重。

2. 全身损害

患者可出现昏迷、呼吸暂停、心搏骤停，并可遗留神经质、遗忘症、癫痫、头痛和语言困难等后遗症。轻者有恶心、心悸、头晕和短暂意识丧失，恢复后多不遗留症状。重者可出现休克、心室颤动或呼吸、心搏骤停，如不及时抢救可立即死亡。

3. 并发症

（1）急性肾功能不全　电流直接损伤肾或受损组织释放大量毒性物质。

（2）继发性出血　出血多发生在伤后1～3周，有时可延长至4周，在清创的过程中注意对已有损坏的血管进行结扎和保护。

（3）气性坏疽　各种原因引起的烧伤中均有可能发生气性坏疽，其中电烧伤最多。应及早清除坏死组织，并彻底清洁创面。

（4）白内障　白内障多发生在电烧伤后2～3年，原因不明，可能与视神经萎缩有关。

（5）神经损伤　多见于肘部和踝部附近神经损伤，深部神经损伤易导致永久性麻痹。有些患者在伤后1～1.5年出现神经麻痹。

（二）辅助检查

1. 血常规检查

中性粒细胞比例增高，数量增加。

2. 尿常规检查

包括尿量，尿的颜色，尿比重。

3. 肝肾功能检查

血肌酐和尿素氮水平可能增高。肝功能检查：氨基转移酶可增高。

4. 心肌酶谱的检测

肌酸激酶及同工酶水平升高。

5. 心电图

可出现心律不齐。

6. 血液检查

凝血机制的改变，凝血酶原时间延长、血小板减少。血气分析提示代谢性酸中毒、血氨水平增高。

7. X线、B超等检查

肝胆胰脾肾等B超检查、胸部摄X线片、血管的彩色超声检查等。

（三）治疗

1. 现场急救

（1）急救时应争分夺秒，迅速使患者脱离电源。用不导电的物体，如干木棒、干竹竿等将电源拨开，或立即关闭电闸。

（2）如发现呼吸、心搏骤停，应立即进行口对口人工呼吸和胸外心脏按压等复苏措施。

（3）开始越早，患者救活的机会越大。待心跳和呼吸恢复后，及时转送就近医院，在继续进行心肺复苏的同时，将伤员迅速转送到最近的医疗单位救治。

2. 全身治疗

（1）与一般烧伤基本相同，但电烧伤损伤组织深且水肿较重，因此补液量较同等面积烧伤为多，可根据患者全身情况及尿量调整。

（2）同时由于有大量的肌肉和红细胞破坏，释放出大量肌红蛋白和血红蛋白，为了避免急性肾衰竭，除适当增加输液量以增加尿量外，可应用利尿药（如甘露醇等）和碱化尿液治疗。

（3）适当使用敏感抗生素，预防电烧伤并发感染，尤其厌氧菌感染，务必注射破伤风抗毒素。

3. 局部处理

电烧伤后，深部组织坏死，体液大量渗出，肢体水肿较剧者，静脉回流障碍，应尽早进行筋膜腔切开减压，防止肢体缺血坏死。

4. 创面处理

电接触烧伤的创面宜采用暴露疗法，对范围较广的电烧伤，清理创面时应尽量保留血管、神经和肌腱，术中对出血活跃的肌肉应给予保留；创面可用抗生素溶液纱布包扎，或覆以异体皮或人造皮，以减少感染；如创面仍有坏死组织，可再行清创处理，直至创面组织健康或移植的异体皮存活后，再行自体皮移植。

三、化学烧伤

在日常生活、军事、科研及工农业生产中，常常因化学物质泄漏而发生化学烧伤。由于现代工业的迅猛发展，化学烧伤发生率呈逐渐增加趋势。

（一）病因

1. 局部损害

局部损害的情况与化学物质的种类、性质、浓度、剂量及与皮肤接触的部位和时间有关。化学烧伤的严重程度主要取决于该化学物质的性质，一般化学烧伤后可出现组织蛋白凝固，局部形成一层焦痂，可以防止进一步损害。

2. 全身损害

多数化学物质经肝和肾排泄，故此两个器官损害较多见，病理改变的范围广泛，常见的有中毒性肝炎、急性重型肝炎、急性肾功能不全、急性肾小球肾炎等。化学物质对呼吸道黏膜上皮也有损伤，常导致呼吸功能不全，甚至呼吸衰竭。

（二）临床表现

1. 酸烧伤

酸烧伤可分为硫酸烧伤、硝酸烧伤和盐酸烧伤等。酸烧伤可使组织脱水，组织蛋白沉淀、凝固，故一般无水疱，迅速成痂，不继续向深部组织侵蚀。

主要区别在于硫酸烧伤后结痂呈青黑色或棕黑色；硝酸为黄色，以后多转变为黄褐色；盐酸为黄蓝色。此外颜色的变化与酸烧伤的深浅有关，一般烧伤越深，痂的颜色越深，质地越硬，痂内陷也越深。

2. 碱烧伤

临床上常见的碱烧伤有苛性碱、石灰及氨水等。碱烧伤的特点是与组织蛋白结合，形成碱性蛋白化合物，易于溶解，进一步使创面加深，皂化脂肪组织，使细胞脱水而致死，并产热加重损伤。因此它造成的损伤比酸烧伤严重。

苛性碱是指氢氧化钠与氢氧化钾，具有强烈的腐蚀性和刺激性，其烧伤后创面呈皂状焦痂，色潮红，一般创面均较深，烧伤程度通常在深Ⅱ度以上，疼痛剧烈，创面组织脱落后，创面凹陷，边缘潜行，往往经久不愈。

生石灰即氧化钙，遇水生成氢氧化钙并放出大量热，烧伤创面较干燥，呈褐色。

氨水烧伤创面浅度者有水疱，深度者干燥呈黑色皮革样焦痂。

3. 磷烧伤

磷烧伤在化学烧伤中居第三位，仅次于酸碱烧伤。磷烧伤是一种特殊烧伤，磷烧伤除因皮肤上的磷接触空气自燃引起烧伤外，还由于磷燃烧氧化后生成五氧化二磷，对细胞有脱湿和夺氧作用，遇水则形成磷酸，造成磷酸烧伤，使创面继续加深。磷和磷化物均可自创面或呼吸道迅速吸收，数分钟内即可入血，导致脏器功能不全。

（三）辅助检查

1. 血常规检查

中性粒细胞比例增高，数量增加。

2. 尿常规检查

尿常规检查包括尿量，尿的颜色。

3. 肝功能检查

氨基转移酶可增高。

4. 血电解质检查

血电解质检查可出现电解质紊乱。

5. 肾功能检查

血肌酐和尿素氮可能增高。

6. 凝血象检查

凝血酶原时间延长，纤维蛋白原、血小板减少。

7. 血气分析

血气分析多为代谢性酸中毒、血氨增高。

8. 脏器 B 超、头颅 CT

吸入性损伤者考虑行纤维支气管镜检查。

(四) 诊断

1. 病史

询问致伤情况，现场急救经过。仔细了解致伤化学物质成分、浓度和毒性。

2. 计算烧伤面积和深度

红褐色而触之尚软者烧伤深度较浅，褐色干硬而凹陷或黄白色而软化者为深度烧伤。

3. 全身查体

应注意有无休克，是否合并眼烧伤、吸入性损伤，有无黄疸、呼吸困难、腹痛、血尿、精神兴奋、嗜睡或昏迷等中毒症状。

4. 辅助检查

同热力烧伤部位。必要时测定毒性化学物质的血中含量。

(五) 治疗

1. 一般处理原则

(1) 立即脱离现场，迅速脱去被污染衣物，用大量清水冲洗创面以清除或稀释残留的化学物质，时间不少于 30 分钟。目的首先是稀释；其次是将化学物质从创面洗脱干净。冲洗时间一般在 2 小时以上。有角膜及其他五官损害者，应优先冲洗。

(2) 采取对抗性处理或其他措施，防止化学物质继续侵入深部组织。手术切痂是防止化学物质继续侵入损害和吸收中毒的可靠方法，如无禁忌，应尽早施行。

(3) 许多化学物质可由创面、呼吸道、消化道甚至健康皮肤黏膜吸收引起中毒，处理时可先用大量高渗葡萄糖和维生素 C 静脉注射，缓解病情。如估计循环血量不少时，可及早应用利尿药，然后再酌情使用解毒药。

（4）对于石灰烧伤在清洗前应尽量去除石灰，防止因石灰生热导致损伤进一步加重。

2. 常见化学烧伤的处理

（1）酸烧伤　酸的种类很多，常见的酸烧伤有硫酸烧伤、硝酸烧伤和盐酸烧伤，均可使组织脱水、组织蛋白沉淀、凝固，故一般无水疱，迅速成痂，不继续向深部组织侵蚀。不同的酸烧伤皮肤产生的颜色不同，例如硫酸烧伤后结痂呈青黑色或棕黑色；硝酸为黄色，以后多转变为黄褐色；盐酸为黄蓝色。此外颜色的变化与酸烧伤的深浅有关，一般烧伤越深，痂的颜色越深，质地越硬，痂内陷也越深。但由于痂色的掩盖，早期对深度的判断较一般烧伤困难，也可以通过痂皮的柔软程度判断酸烧伤的深浅。早期感染较轻，浅Ⅱ度多可痂下愈合；深度烧伤脱痂较迟，脱痂后肉芽创面愈合较慢，因而瘢痕增生常较一般烧伤显著。创面处理同一般烧伤。

① 氢氟酸：氢氟酸是一种具有强烈腐蚀性的无机酸，除有一般酸类的作用外，尚能溶解脂肪和使骨质脱钙。最初烧伤皮肤可能仅为红斑或焦痂，疼痛较剧，随即发生坏死，并继续向周围和深部侵蚀，可深及骨骼，形成难以愈合的溃疡。

氢氟酸的损伤与它的化学特点有关，氟离子有强大的渗透力，可引起深部组织坏死，骨质脱钙；早期可引起深部组织的剧烈疼痛，当氟离子到达组织和器官后抑制多种酶的活性，可导致 MODS。

治疗的关键在于早期处理。用大量水冲洗或浸泡后，可用饱和氯化钙或 25% 硫酸镁溶液浸泡，或 10% 氨水纱布湿敷或浸泡。也可局部注射小量 5%～10% 葡萄糖酸钙（0.5mL/cm^2）以缓解疼痛和减轻进行性损害。此外，应清除水疱，波及甲下时须拔除指（趾）甲，焦痂可考虑早期切除。

② 石炭酸：石炭酸是医学、农业和塑料工业中最常用的化学试剂，石炭酸溶于乙醇、甘油、植物油和脂肪，具有较强的腐蚀和穿透性，吸收后主要引起肾损伤，成年人的半致死剂量是 8～15g。石炭酸自皮肤吸收后引起脂肪溶解和蛋白凝固，急救时用大量水冲洗后，应再以 70% 乙醇包敷或清洗，以减轻继续损害，深度烧伤应早期切痂。

（2）碱烧伤　碱类物质包括氢氧化钠、氨水、石灰及电石等。强碱可使组织细胞脱水并皂化脂肪，碱离子还可与蛋白结合，形成可溶性碱变性蛋白复合物，该物质可溶性强，可继续向深部组织穿透，若早期处理不及时，创面可继续扩大或加深，并引起剧痛。

碱烧伤创面呈黏滑或皂状焦痂，色潮红，有小水疱，创面较深。焦痂或坏死组织脱落后，创面凹陷，边缘潜行，常不易愈合。氨水烧伤创面浅度者有水疱，深度者干燥呈黑色皮革样焦痂。生石灰即氧化钙，遇水生成氢氧化钙并放出大量热，烧伤创面较干燥，呈褐色。电石烧伤实际上是热力与石灰烧伤（电石遇水后产生乙炔和氢氧化钙并放出大量热）。

强碱烧伤后急救时要尽早用大量清水冲洗（伤后 2 小时才开始冲洗者效果差），冲洗时间至少 30 分钟，冲洗时间越长，效果越好。有人甚至主张连续冲洗 10～24 小时。一般不主张用中和剂。如创面 pH 达 7 以上，可用 2% 硼酸湿敷创面再冲洗。冲洗后最好采用暴露疗法，以便观察创面变化，深度烧伤应尽早切痂植皮。其余处理同一般烧伤。

（3）磷烧伤　磷作为化肥、染料、农药及制药的主要原料，用途广泛。磷烧伤是一种特殊烧伤，磷烧伤除因皮肤上的磷接触空气自燃引起烧伤外，还由于磷燃烧氧化后生成五氧化二磷，对细胞有脱湿和夺氧作用，遇水则形成磷酸，造成磷酸烧伤，使创面继续加深。磷和磷化物均可自创面或呼吸道迅速吸收，数分钟内即可入血，导致脏器功能不全。

① 临床表现：磷烧伤为热和化学物质的复合烧伤。一般较深，有时可达肌肉甚至骨骼。

磷在创面燃烧时，发生烟雾和大蒜样臭味，在黑暗中发蓝绿色荧光。由于呼吸道损伤可表现为喉头水肿，可因急性支气管肺炎和间质性肺炎导致呼吸衰竭。创面呈棕褐色，在暴露情况下，可呈青铜色或黑色。

全身症状：一般有头痛、头晕、乏力，在3～5天消失，有时可持续到创面愈合以后，甚至更久。严重者可出现肝、肾功能不全，肝大，肝区压痛或叩痛，黄疸，胆红素增高。尿量可偏少，有蛋白尿和管型，严重者有血红蛋白尿，血尿素氮增高或发生少尿型急性肾衰竭。磷燃烧的化合物被呼吸道吸收后，可有呼吸急促、刺激性咳嗽、呼吸音低或粗糙、干湿啰音，严重者出现肺功能不全、肺水肿。X线胸片表现为间质性肺水肿、支气管肺炎。

② 治疗措施：关键在于预防磷吸收中毒。由于磷及其燃烧后的化合物可经创面和呼吸道吸收，现场急救时，应立即灭火，脱去污染衣物，用大量清水反复冲洗创面及周围皮肤，去除可见的磷颗粒。如果现场无大量清水，可用湿布（急救时无水可用尿液）包扎创面，以隔绝空气，防止磷继续燃烧。

患者到达医院后，继续用大量清水冲洗或浸泡，浸浴最好是流水，冷疗可防止磷粒变软，减少吸收，故最好结合进行冷疗。然后用2%硫酸铜液清洗创面。若创面发生白烟，表明硫酸铜的用量与时间已够，应停止使用。

无机磷中毒目前尚无较有效的处理方法，主要是促进磷的排出，保护主要脏器功能，如肝和肾。

（李江峰）

第三节　外科感染

一、皮肤和软组织坏死性感染

皮肤及软组织常见的坏死性感染主要有毛囊炎、疖、痈、急性蜂窝织炎、脓肿、丹毒、急性淋巴管炎，少见皮肤、皮下组织、筋膜和软组织坏死性感染。感染主要有以下几种：①细菌协同性坏死；②坏死性筋膜炎；③溶血性链球菌性坏死；④新生儿皮下坏疽。

（一）临床表现

红肿、皮温增高、压痛、硬结、硬块或向心性蔓延的红肿条状物，局部有无波动感、坏死、溃疡及功能障碍等，注意区域淋巴结有无肿大。躯体其他部位有无同样病灶。有无活动性手、足癣。

（二）诊断

1. 病史

询问患部有无红、肿、热、痛及其发生、发展情况，有无发热及其程度，起病前局部是否受过外伤。此外，还应注意询问有无手、足癣；有无下肢静脉曲张及其程度；有无结核和糖尿病病史。

2. 体检

局部有无红肿、皮温增高、压痛、硬结、硬块或向心性蔓延的红痛条状物，局部有无波动感、坏死、溃疡及功能障碍等，注意区域淋巴结有无肿大。躯体其他部位有无同样病灶。有无活动性手、足癣。

3. 化验

查血常规，必要时查血糖，因糖尿病患者易发生皮肤及软组织感染。

4. 特殊检查

难以确诊时，可做超声检查和（或）诊断性穿刺。深部脓肿须除外结核性脓肿、动脉瘤及肿瘤。

5. 细菌学检查

一般治疗效果不佳时，需做伤口分泌物及脓肿穿刺液涂片检查、细菌培养及药敏试验。必要时做厌氧菌培养。疑有败血症时应做血培养及药敏试验。

（三）治疗

1. 局部一般治疗

① 制动及抬高患肢；②局部热敷或辅以紫外线照射等理疗；③外敷中药；④封闭疗法；⑤放射治疗；⑥局部已化脓溃烂者，应适当换药。

2. 酌情选用有效抗生素并用清热解毒中药

上述药物使用至体温、血象恢复正常 3 天后停药。可选用青霉素及氨基糖苷类药物，严重者可给第 2 或第 3 代头孢菌素，怀疑有厌氧菌混合感染时加用甲硝唑等抗厌氧菌药物。必要时，根据细菌药敏试验结果调整使用敏感药物。

3. 切开引流

脓肿形成时，应及时做切开引流术，切开引流时应注意以下内容。①切开引流术应待感染局限后进行，以防感染扩散。②深部脓肿，术前应先行穿刺以确定脓肿的部位和深度。③切开部位宜在病变最低位，以利于引流，切口方向宜与其深面的大血管、神经干平行。开始先切小口，用手指探明脓肿准确范围后，再按需要扩大，必要时做对穿切口引流。④引流物不可填塞过紧（除非创口出血不止），以免妨碍引流，并妥善固定，准确记录其数量与部位。⑤痈切开引流时，切口两端应超过炎症边缘少许，直达深筋膜。

4. 彻底清创、去除坏死组织

有些严重的特殊感染，如坏死性筋膜炎、链球菌性坏死等，应广泛彻底清创，切开皮肤并充分潜行游离皮瓣，尽量清除皮肤、皮下及筋膜坏死组织，待感染控制、创口干净后再植皮。

5. 给予富有营养和易消化食物及维持水、电解质平衡

必要时少量多次输新鲜血，以提高机体抵抗力。糖尿病患者应积极治疗糖尿病。有活动性手、足癣者应同时做癣的治疗，如局部涂酮康唑霜等抗真菌药物。

二、厌氧菌感染

厌氧菌不仅可引起严重的胸腹部感染和脓肿，而且很多严重的软组织坏死性感染几乎都与厌氧菌有关。在外科感染中厌氧菌的检出率在一半以上，厌氧菌感染近年来已越来越受到外科医师的重视。

（一）病因及发病机制

厌氧菌是人体内主要的正常菌群，类杆菌属在口腔、肠道、泌尿道、女性生殖道最多；梭形杆菌主要存在于上呼吸道和口腔；消化球菌和消化链球菌存在于肠道、口腔、阴道和皮肤；丙酸杆菌常存在于皮肤、上呼吸道和阴道；韦永球菌则存在于口腔、上呼吸道、阴道和肠道。由于厌氧菌是人体内的正常菌群，因此，厌氧菌感染绝大多数属内源性。这些细菌是条件致病菌，在全身或局部抵抗力下降时才能发生侵入和感染。

诱发厌氧菌感染的情况：①全身情况，如糖尿病，低球蛋白血症，胶原蛋白细胞减少症，脾切除，使用皮质类固醇、免疫抑制药、细胞毒药物；②氧化还原电位差（Eh）降低，组织缺氧、异物、外周血供应不足组织坏死、需氧菌感染、烧伤；③结肠、子宫、肺恶性肿瘤、白血病；④手术前肠道"灭菌"准备；⑤胃肠道和女性盆腔手术；⑥胃肠道创伤；⑦人和动物咬伤。

（二）临床表现

1. 中枢神经系统感染

局灶性化脓性感染，如脑脓肿和硬膜下积脓常和厌氧菌感染有关，相反，由厌氧菌引起的硬膜外积脓和脑膜炎却很少见。

2. 呼吸系统感染

常见的有上呼吸道感染和胸腔内感染，并可引发肺炎、肺脓肿、坏死性肺炎等疾病。

3. 腹腔内感染

正常肠道内含有大量厌氧菌，腹腔内感染常与肠道菌丛污染有关，因此，具有厌氧菌分离率高，常为多种细菌的混合感染等特征。并可引发肝脓肿、胆道感染、阑尾炎、肠道感染等。

4. 女性生殖道和盆腔感染

几乎所有非性传播造成的女性生殖道感染均包括了厌氧菌感染，常见的致病菌包括消化链球菌、普氏菌（尤为二路普氏菌和解糖陈普氏菌）、波费杆菌、梭菌（包括产气荚膜梭菌）。

5. 尿路感染

厌氧菌引起的尿路感染包括尿道炎、尿道周围炎、尿道周围蜂窝织炎和脓肿（可伴坏死或形成多发性瘘）、尿道球腺炎（包括坏死性和气肿性）、前列腺炎（偶尔呈坏死性并积脓）、迁徙性肾感染（有败血症时常伴积脓）、肾周脓肿、肾盂积脓、腹膜后积脓、肾切除伤口感染、肾移植感染、化脓性血栓性肾静脉炎、膀胱坏疽、会阴脓肿或坏疽、尿路各部位气性坏疽、睾丸脓肿等。

6. 骨和关节感染

厌氧菌性骨髓炎较为少见，厌氧菌性骨髓炎分为放线菌性与非放线菌性两种，放线菌性骨髓炎主要见于颌骨和脊椎骨，其次尚有肋骨、头颅骨、长骨、短骨等，可同时伴有其他厌氧菌和需氧菌的混合感染，大多由附近感染（如牙周感染、鼻窦炎、创伤或恶性肿瘤的感染）直接播散所致，感染过程常呈亚急性或慢性，在颏部或颈部有典型硬块，并有经常流脓并排出"硫黄颗粒"的窦道，多累及较大关节，依次为膝、髋、肘、胸锁、肩、骶髂等。

7. 皮肤和软组织感染

常有腐臭分泌物，产气，广泛组织坏死，并有延伸至皮下组织和筋膜面形成窦道的倾向，多数由需氧菌和厌氧菌协同引起，某些厌氧菌可引起下列特殊的临床综合征：①进行性细菌协同感染性坏疽；②协同性坏死性蜂窝织炎；③慢性窦穴状溃疡；④坏死性筋膜炎；⑤厌氧链球菌性肌炎；⑥梭菌性肌坏死（气性坏疽）；⑦口腔、面颊部感染。

（三）辅助检查

1. 厌氧菌的分离与鉴定

厌氧菌的常规鉴定包括菌落形态、溶血性、色素产生、经紫外线照射有无荧光现象、菌落涂片、染色和镜检、生化反应、动力、毒力试验等；其中糖发酵试验为基本的生化反应，常规采用试管法，培养基用量大、需时长，目前已发展微量、快速、商品化的鉴定系统。

2. 气相色谱分析

气相色谱分析主要包括细菌代谢产物和细胞成分的分析。

（1）厌氧菌代谢产物的气相色谱分析　厌氧菌的特点之一为代谢过程中产生各种挥发性和非挥发性短链脂肪酸以及醇类产物，不同菌属与菌种所产生的脂肪酸、醇的种类和数量不同，因此可用气相色谱分析鉴定。

（2）厌氧细胞成分的气相色谱分析　将细菌皂化释出脂肪酸，加入甲醇甲基化后进行气相色谱分析，鉴定结果客观，重复性好。

3. 免疫学检查及其他

荧光抗体技术（包括直接和间接）能成功地识别各种厌氧菌（如类杆菌、梭菌、梭形杆菌、短棒菌苗等），临床厌氧菌感染中，致病菌以脆弱类杆菌最为常见。

（四）诊断及鉴别诊断

1. 临床提示特征

（1）任何可有厌氧菌寄殖的黏膜面如结肠、阴道和口咽部的感染。

（2）分泌物具典型的腐臭，但无此臭味者尚不能排除，因半数病例可无此气味。

（3）存在组织严重坏死、脓肿、筋膜炎或坏疽。

（4）病变组织或渗出物中有气体。

（5）常规血液（需氧）培养结果阴性的感染性心内膜炎。

（6）感染继发于恶性肿瘤（尤其是结肠、子宫和肺部等处）或其他引起组织破坏的疾病者。

（7）氨基糖苷类和β-内酰胺类抗生素应用后发生的感染。

（8）伴发化脓性血栓性静脉炎。

（9）继发于人或动物咬伤后的感染。

（10）血性渗出物呈黑色。在紫外线下可发红色荧光（产黑色素普氏菌或卟啉单胞菌感染）。

（11）分泌物中有硫黄颗粒存在（放线菌感染）。

（12）有提示厌氧菌感染的某些临床表现，如败血性流产、吸入性肺炎、肠道手术后感染等。

（13）典型临床表现，如气性坏疽、放线菌病和肺脓肿等。

2. 细菌学检查提示有厌氧菌感染可能

（1）渗出物革兰氏染色或培养所见菌落具有形态学特征。

（2）脓性标本常规培养无细菌生长（在硫乙醇酸钠肉汤培养基中或琼脂深处可有细菌生长），革兰氏染色则见到细菌。

（3）在含卡那霉素和万古霉素的培养基中有革兰氏阴性杆菌生长。

（4）在培养过程中有大量气体产生，且有恶臭。

（5）在厌氧琼脂平板上有典型菌落（如核梭形杆菌和产气荚膜梭菌）；刚长出的产黑色素普氏菌菌落于紫外光下呈红色荧光。

（6）气相色谱分析呈现厌氧菌特有的挥发性脂肪酸。

3. 提示可能的厌氧菌感染种类

（1）接受化疗的白血病患者，如有败血症表现伴口腔黏膜损害，可能为噬二氧化碳纤维菌属或口腔纤毛菌性败血症。

（2）出现中性粒细胞减少、发热、呕吐、腹泻和腹痛者，可能为中性粒细胞减少性结肠炎，并常伴有败血症，常见于败毒梭菌、第三梭菌或产气荚膜梭菌和革兰氏阴性微需氧杆菌的混合感染。

（3）放置宫内避孕器的妇女发生盆腔感染时，多见放线菌或真杆菌感染。

（4）当肺部感染出现在下垂肺叶段，尤其是患有牙周病、近期有麻醉史或吸入麻醉史者，可能为吸入性肺炎。

（5）发生压疮感染和入侵途径不明的败血症者，致病菌常为脆弱类杆菌组厌氧菌，后者自压疮入血。

（6）导管相关性感染中，非厌氧菌所致者更常见，而常见的厌氧菌为短棒菌苗属和大消化链球菌。

（7）咬伤患者伤口感染的致病菌常为口腔寄殖厌氧菌和链球菌，被人咬伤者常见啮蚀艾肯菌，而被动物咬伤者常为巴斯德菌属。

（五）治疗

1. 扩创和引流

厌氧菌感染常伴有广泛的组织坏死，必须彻底切除，因坏死组织能降低局部氧化还原电位差（Eh），有利于厌氧菌的繁殖，这是治疗厌氧菌感染的先决条件。产气荚膜杆菌性肌炎（即气性坏疽）时肌肉广泛坏死，也必须切除，严重的甚至需要截肢。坏死性筋膜炎是较少见的厌氧菌感染，筋膜和皮肤常有广泛坏死，如不彻底切除，常难以控制感染的扩散而导致死亡。

2. 抗生素疗法

必须选择对厌氧菌敏感的抗生素。厌氧菌对氨基糖苷类抗生素常有抗药性。大多数厌氧菌，除脆弱类杆菌外，对青霉素 G 敏感。林可霉素的抗菌谱与青霉素 G 相仿，如患者对青霉素过敏时可选用。氯霉素几乎对所有的厌氧菌包括脆弱类杆菌在内均有效，但缺点是有骨髓抑制的危险性。厌氧菌对四环素、红霉素和氯霉素的敏感性有差异，且在治疗过程中迅速产生抗药性，克林霉素对厌氧菌感染的疗效优于林可霉素，但它和林可霉素一样，有时会引起致命的假膜性结肠炎。在目前的抗菌药中，首推甲硝唑，对所有的厌氧菌包括脆弱类杆菌有效。甲硝唑不仅可口服（500mg，3 次/天）、灌肠（每次 1～2g），还有静脉制剂，0.5%100mL，静脉滴注 2～3 次/天。口服甲硝唑和静脉滴注甲硝唑在结肠手术前准备中的作用，证明这两种方法均能有效地降低伤口的感染率。

3. 高压氧疗法

高压氧能提高组织的氧张力，抑制厌氧菌的繁殖。

4. 过氧化氢

过氧化氢是治疗厌氧菌感染伤口的一种有效药物，它所释放的新生氧能杀死厌氧菌。过氧化锌糊剂则可用于治疗某些厌氧菌感染，特别是梅勒尼协同性坏疽。

三、脓毒血症

脓毒血症又称"多发脓肿"，是由致病菌侵入血液循环并在其中生长繁殖，产生毒素而引起的全身性感染，易在人体抵抗力降低的情况下发生。绝大多数呈急性病程，病情重，预后差。在临床上可导致全身多脏器的功能紊乱和衰竭。现已知炎症介质有补体成分、花生四烯酸代谢产物、肿瘤坏死因子（TNF）、白细胞介素（IL-S）、干扰素（IFN-α）、血小板活化因子（PAF）、巨噬细胞前炎症细胞因子（MPIC）、蛋白酶、凝血噁烷和氧自由基等。

（一）病因

1. 革兰氏阴性杆菌

主要致病菌常为大肠埃希菌、铜绿假单胞菌、变形杆菌。主要毒害作用在于其分泌的内毒素，内毒素介导的多种炎症介质反应常导致机体遭受严重内源性损伤。因此，由革兰氏阴性杆菌所致的脓毒血症一般比较严重，可出现"三低"现象（低温、低白细胞、低血压），发生感染性休克者也较多见。

2. 革兰氏阳性球菌

常见的有金黄色葡萄球菌、表皮葡萄球菌、肠球菌。毒素可使周围血管扩张，阻力降低。以多发性转移性脓肿为主要临床表现。

3. 真菌

外科真菌感染中值得注意的为白色念珠菌、曲霉、毛霉、新型隐球菌等，属于条件性感染。

（二）临床表现

根据病因不同，分为 3 种类型。

1. 革兰氏阴性杆菌脓毒血症

一般以突然寒战开始，发热可呈间歇热，严重时体温不升或低于正常。患者四肢湿冷、发绀、少尿或无尿。休克发生早、持续时间长。

2. 革兰氏阳性细菌脓毒血症

发热呈稽留热或弛张热型。患者面色潮红，四肢温暖、干燥。常有皮疹、腹泻、呕吐，可出现转移性脓肿，发生休克的时间较晚，血压下降也较缓慢。

3. 真菌性脓毒血症

酷似革兰氏阴性杆菌脓毒血症。患者突发寒战、高热，全身状况迅速恶化，呈现神志淡漠、嗜睡、血压下降和休克。少数患者尚可发生消化道出血。周围血象常可呈白血病样反应，可出现晚幼粒细胞和中幼粒细胞。

（三）辅助检查

1. 血常规

白细胞计数大多显著增高，达（$10\sim30$）$\times10^9$/L，中性粒细胞百分比增高，多在 80％以上，可出现明显的核左移及细胞内中毒颗粒。少数革兰氏阴性菌败血症及机体免疫功能减退者白细胞总数可正常或稍减低。

2. 中性粒细胞四唑氮蓝（NBT）试验

此试验仅在细菌感染时呈阳性，可高达 20％以上（正常在 8％以下），有助于病毒性感染和非感染性疾病与细菌感染的鉴别。

3. 血液细菌培养和药敏试验

对于脓毒血症来说，是最有价值的检查项目。

（四）治疗

1. 局部感染灶的处理

除必要的感染灶脓液引流及坏死组织清除，解除局部张力、改善局部循环、局部应用抗生素、良好的局部引流及处理、适当的局部制动亦是抗御感染的有效措施。

2. 控制感染

控制感染主要包括正确、及时应用有效抗生素，以及有效的局部处理。抗生素是控制感染最重要的治疗措施，在没有获得针对性抗生素以前，经验性选用抗生素仍是目前普遍应用的用药观念。对病情较重者应联合给予两种及以上较大剂量广谱抗生素。

3. 提高机体抵抗力

注意积极纠正全身状态、治疗原发病及合并症、应用免疫增强制剂（球蛋白类制剂）、激活机体免疫活力（如慢性感染者少量多次输注新鲜血）。

4.对症处理

针对原发病的处理可有效地解除感染源，是控制感染的根本；而针对患者的痛苦予以有效处理，同样有益于治疗方案发挥最大的治疗效果。

（赵金璐）

第四节　急性乳腺炎

一、病因

急性乳腺炎大都是金黄色葡萄球菌感染，链球菌少见。患者多见于产后哺乳的妇女，尤以初产妇为多。往往发生在产后第3周或第4周，也可见于产后4个月，甚至1年以上，最长可达2年，这可能与哺乳时限延长有关。有学者认为初产妇缺乏喂哺乳儿经验，易致乳汁淤积，而且乳头皮肤娇嫩，易因乳儿吸吮而皲裂，病菌乘虚而入。由于病菌感染最多见于产后哺乳期，因而又称产褥期乳腺炎。急性乳腺炎的感染途径是沿着输乳管先至乳汁淤积处引起乳管炎，再至乳腺实质引起实质性乳腺炎。另外，从乳头皲裂的上皮缺损处沿着淋巴管到乳腺间质内，引起间质性乳腺炎。很少是血行感染，而从邻近的皮肤丹毒和肋骨骨髓炎蔓延所致的乳腺炎更为少见。长期哺乳，母亲个人卫生较差，乳汁淤积，压迫血管和淋巴管，影响正常循环，对细菌生长繁殖有利，也为发病提供了条件。患者感染后，由于致病菌的抗药性使炎症持续存在时，偶可发展为哺乳期乳腺脓肿，依其扩散程度和部位可分为乳房皮下、乳晕皮下、乳房内和乳腺后脓肿等类型。

二、病理

本病有以下不同程度的病理变化，从单纯炎症开始，到严重的乳腺蜂窝织炎，最后形成乳腺脓肿。必须注意乳腺脓肿有时不止一个。感染可以从不同乳管或皲裂处进入乳腺，引起2个或2个以上不同部位的脓肿或者脓肿先在一个叶内形成，以后穿破叶间的纤维隔而累及其邻接的腺叶，两个脓肿之间仅有一小孔相通，形成哑铃样脓肿。如手术时仅切开了浅在的或较大的脓肿，忽视了深部的或较小的脓肿，手术后病情可能仍然不能好转，必须再次手术；坏死组织和脓液引流不畅，病变有变成慢性乳腺脓瘘的可能。急性乳腺炎可伴有同侧腋窝的急性淋巴结炎，后者有时也可能有化脓现象。并发败血症的机会则不多见。

三、临床表现

发病前可有乳头皲裂现象或有乳汁淤积现象，继而在乳房的某一部位有胀痛和硬结，全身感觉不适，疲乏无力，食欲差，头痛、发热，甚至高热、寒战。部分患者往往以发热就诊，查体时才发现乳房稍有胀痛及硬结，此时如未适当治疗，病变进一步加重，表现为患侧乳房肿大，有搏动性疼痛。炎症部位多在乳房外下象限，并有持续性高热、寒战。检查可见局部充血肿胀，皮温增高，触痛明显。可有界限不清之肿块，炎症常在短期内由蜂窝织炎形成脓肿。患侧淋巴结可肿大，白细胞计数增高。

脓肿可位于乳房的不同部位。脓肿位置越深，局部表现（如波动感等）越不明显。脓肿可向外破溃，亦可穿入乳管，自乳头排出脓液。有时脓肿可破入乳腺和胸大肌间的疏松组织中，形成乳腺后脓肿。

四、诊断及鉴别诊断

（一）诊断

发生在哺乳期的急性乳腺炎诊断比较容易，所以应做到早期诊断，使炎症在初期就得到控制。另外，应注意的是急性乳腺炎是否已形成脓肿，尤其深部脓肿往往需穿刺抽到脓液才能证实。

（二）鉴别诊断

1. 炎性乳腺癌

本病是一种特殊类型的乳腺癌。多发生于年轻妇女，尤其在妊娠或哺乳期。由于癌细胞迅速浸润整个乳房，迅速在乳房皮肤淋巴网内扩散，因而引起炎样征象。然而炎性乳腺癌的皮肤病变范围一般较为广泛，往往累及整个乳房 1/3 或 1/2 以上，尤以乳房下半部为甚。其皮肤颜色为一种特殊的暗红或紫红色。皮肤肿胀，呈橘皮样。患者的乳房一般并无明显的疼痛和压痛，全身炎症反应如体温升高、白细胞计数增加及感染中毒症状也较轻微或完全缺如。相反，在乳房内有时可触及不具压痛的肿块，特别同侧腋窝的淋巴结常有明显转移性肿大。

2. 晚期乳腺癌

浅表的乳腺癌因皮下淋巴管被癌细胞阻塞可有水肿现象，癌组织坏死后近破溃，其表面皮肤也常有红肿现象，有时可被误诊为低度感染的乳腺脓肿。然而晚期乳腺癌一般不发生在哺乳期，除了皮肤红肿和皮下硬节以外无其他局部炎症表现，尤其是乳腺炎的全身反应。相反，晚期乳腺癌的局部表现往往非常突出，如皮肤粘连、乳头凹陷和方向改变等，都不是急性乳腺炎的表现，腋窝淋巴结转移性肿大也较急性乳腺炎的腋窝淋巴结炎性肿大更为突出。

不管是炎性乳腺癌还是晚期乳腺癌，鉴别的关键在于病理活检。为了避免治疗上的原则性错误，可切取小块组织或脓肿壁做病理活检即可明确诊断。

五、治疗

脓肿形成前的治疗要点是排空乳汁、全身应用抗生素治疗感染。脓肿形成后充分引流是治疗的关键。

（一）排空乳汁

对于炎症较轻、没有形成脓肿的患者，特别是有继续母乳喂养意愿的患者，鼓励患者健侧乳房继续哺乳，患侧乳房以吸乳器将乳汁吸空。而对症状较重或脓肿形成者，应停止哺乳，可口服溴隐亭 1.25mg，每天 2 次，服用 7～14 天；口服己烯雌酚 1～2mg，每天 3 次，共 2～3 天；肌内注射苯甲酸雌二醇，每次 2mg，每天 1 次，至乳汁停止分泌为止。

（二）全身应用抗生素

针对常见病原菌金黄色葡萄球菌，可以选用青霉素、头孢类抗生素，对青霉素过敏者可选用红霉素。除非患者确认停止哺乳，一般应避免使用喹诺酮类、四环素、氨基糖苷类、磺胺类和甲硝唑等能够从乳汁分泌的药物。抗生素的使用应足量、足疗程。对于首选抗生素疗效不佳或全身感染症状重或脓肿反复复发等患者，应根据血培养或脓液细菌培养及药敏试验的结果选用敏感抗生素。

（三）乳腺脓肿的治疗

乳腺脓肿形成后，充分引流成为治疗的关键。对于脓肿较小、全身症状不重的患者，可考虑在超声引导下进行脓肿穿刺抽吸，部分患者经此处理后可以避免脓肿切开引流，减少创伤、缩短病程、减轻痛苦，并使患者能够继续母乳喂养。超声定位并引导脓液穿刺抽吸，单次抽吸尽可能吸尽脓腔内的脓液是保证治疗效果的关键。穿刺抽吸后需密切观察局部及全身症状的变化，如脓腔迅速扩大、引流不畅，需要及时切开引流。对于脓肿较大、全身症状重的患者，应及时切开引流。多房脓肿及＞3cm 的脓肿穿刺抽吸的效果常常不佳，需要切开引流。手术应有良好的麻醉。为尽量减少乳管损伤发生乳汁漏，切开引流的切口常选用放射状切口，必要时可做对口引流。通常切口可选择在脓腔壁最薄处，深部脓肿的波动感不明显，可用超声检查定位或用较粗针头在压痛最明显处试行穿刺，确定其存在和部位后，再行切开。进入脓腔后应钝性分离脓腔内的分隔，使多房脓腔转变为单腔以利于引流。乳房深部及乳房后脓肿可以选择乳房下部弧形切口，经乳房后间隙引流。

六、预防

预防哺乳期急性乳腺炎的关键是避免乳汁淤积，防止并及时处理乳头乳晕皮肤损伤，保持局部清洁。产妇应养成定时哺乳的习惯，一侧乳房的乳汁吸空后再让婴儿吸吮另一侧乳房。乳汁分泌较多时应使用吸乳器或手法按摩的方式使乳汁尽量排空，特别是乳汁排空不畅形成积乳包块的区域，用适当的手法按摩能够使积乳区恢复通畅。保持乳头乳晕区域的局部清洁十分重要，哺乳前后应以温水清洗局部，特别是有乳头内陷的产妇清洗时要将内陷的乳头翻出。酒精可使乳头、乳晕皮肤变脆，易发生皲裂，因此不宜使用酒精擦洗。乳头乳晕皮肤已经发生皲裂时，可暂时停止哺乳，保持局部清洁和干燥，促进皮损愈合。期间用吸乳器吸空乳汁，待皮损愈合后可恢复哺乳。保持婴儿口腔清洁对于预防急性乳腺炎也十分重要，避免养成婴儿含着乳头睡觉的习惯。

（赵金璐）

第五节 急性胆囊炎

急性胆囊炎是最常见的外科急腹症之一，其发病率仅次于急性阑尾炎，居第2位，是由于胆囊管阻塞和细菌侵袭而引起的胆囊炎症。其典型临床特征为右上腹阵发性绞痛，伴有明显的触痛和腹肌强直。

一、病因及发病机制

本病的主要病因是胆汁滞留和细菌感染。胆汁在胆囊内的滞留常为先驱的基本病变，而细菌感染为其后续变化，但少数急性胆囊炎可以无明显的胆囊胆汁滞留现象，而细菌感染似为急性胆囊炎的唯一原因；但是实际上某种程度的胆汁滞留仍可能存在，不过胆汁滞留的原因未能发现。所以，"胆汁滞留"继发感染、结石形成，可以认为是胆管病变的普遍规律。

（一）胆汁滞留

胆汁滞留原因为胆囊管机械性阻塞或胆囊排空功能紊乱。前者主要有结石嵌顿在胆囊颈部和胆囊管内，或胆囊管本身过于曲折，或胆囊管与胆总管的交角过于尖锐，甚至溃疡引起的胆管粘连或怀孕所致的子宫增大，均可引起胆囊管的梗阻和胆汁滞留。至于胆囊排空的功能性障碍，多见于十二指肠溃疡、肾周围炎或慢性阑尾炎等，反射性地影响胆囊管括约肌的运动功能，同时乳头括约肌则易处于痉挛状态，致整个胆管系统内可有胆汁滞留现象。

（二）细菌感染

胆囊内如有胆汁长期滞留和浓缩，本身即可刺激胆囊黏膜，引起炎性病变；如果再有继发的细菌感染，便可形成急性脓性胆囊炎。

（三）其他因素

（1）个别传染病，如流行性感冒、猩红热、伤寒、布氏杆菌病等，病原体也可经血行到胆囊引起急性非结石性胆囊炎。

（2）有的在严重创伤、烧伤后或与胆囊无关的大手术后发生急性胆囊炎，可能是禁食、麻醉药、发热、脱水等诸多因素使胆汁浓缩，胆囊排空延缓，胆汁滞留，囊壁受化学性刺激，再加以细菌感染而引起急性胆囊炎。

（3）当胰酶反流入胆囊，被胆汁激活时可侵害胆囊黏膜引起急性炎症，急性胆囊炎合并急性胰腺炎也是这种原因。其他如妊娠期妇女由于性激素的影响，胆囊排空延缓，胆囊扩张，胆汁淤积也可诱发急性胆囊炎。

（4）免疫功能缺陷，如AIDS可因感染巨细胞病毒或隐孢子菌等而发生急性胆囊炎；在应用抗菌药物发生过敏反应后也可导致急性胆囊炎的发生。

二、临床表现

（一）症状

急性胆囊炎往往以腹痛为首要症状，其疼痛部位以右上腹为主，持续性加重，伴有恶心、呕吐，疼痛可放射至右肩或右腰背部。

1. 结石性急性胆囊炎

结石性急性胆囊炎以胆绞痛为主，非结石性急性胆囊炎以腹上区及右上腹持续性疼痛为主要临床表现。如果伴有左上腹或腰部明显疼痛，应考虑合并胰腺炎。

2. 胆囊化脓或坏疽

剧痛，有尖锐刺痛感，疼痛范围扩大，提示不仅炎症重，而且有胆囊周围炎乃至腹膜炎。疼痛可放射至胸前、右肩胛下部或右肩部，个别可放射至左肩部或耻区。腹痛如因身体活动、咳嗽或呕吐而加重，主要是腹膜刺激所致。由于是炎症性腹痛，患者仰卧位或向右侧卧位并大腿屈向腹部可减轻疼痛，腹式呼吸减弱。疼痛阵发加剧时，患者常呈吸气性抑制。

3. 急性化脓性胆囊炎

随着腹痛的持续加重，轻者常有畏寒、发热，若发展到急性化脓性胆囊炎，则可出现寒战、高热，甚至严重全身感染的症状。

4. 恶心和呕吐

恶心和呕吐是除腹痛外唯一有价值的症状。其出现可能是与胆囊压力迅速上升有关的反射现象。由于患者于呕吐后感到舒适，故常有诱发呕吐的企图。重症患者常反复呕吐，但不会变为粪性，呕吐也不能使腹痛减轻。患者常大便秘结，反复呕吐时亦应想到胆囊管或胆总管结石的可能。

（二）体征

最常见和最可靠的体征是右上腹、上腹正中或两处均有压痛。出现压痛非常多见，以至于对无压痛者应当怀疑此病的诊断。约半数患者在右上腹有肌紧张；严重患者有反跳痛。这些反映腹膜炎体征的检出率随疾病的进展而增加。15%～30%的病例可扪及肿大而有触痛的胆囊，并有典型的 Murphy 征，即检查者用左手拇指轻按压胆囊下缘，嘱患者做深吸气使肝下移，因胆囊碰到拇指时感到剧痛，患者将有突然屏气或停止吸气现象，是确诊急性胆囊炎的可靠体征。胆囊区触及肿块者约占 40%，该肿块可能是扩张的胆囊或因炎症反应而黏附在胆囊上的大网膜；疾病晚期出现的包块则是发生胆囊周围脓肿的标志。

部分患者由于急性炎症、水肿，波及肝外胆管而致发生黄疸。可能与胆色素经受损的胆囊黏膜进入血液循环或由于胆囊周围炎症过程继发胆总管括约肌痉挛引起胆管系统生理性梗阻有关。

三、辅助检查

（一）实验室检查

血象检查主要表现为白细胞计数及中性粒细胞计数增高，白细胞计数一般为（10～

15）×10⁹/L，但在急性化脓性胆囊炎、胆囊坏死等严重情况时，白细胞计数可上升至20×10⁹/L以上。50%的患者胆红素升高。1/3患者血清淀粉酶常呈不同程度升高，部分患者由于同时有急性胰腺炎，小结石从胆囊排出过程中，可以引起急性胰腺炎，而胆管口括约肌部的炎症、水肿，亦可能是导致血清淀粉酶升高的原因。较多的患者有血清谷草转氨酶（SGOT）和血清谷丙转氨酶（SGPT）升高，特别是当有胆管阻塞及胆管感染时，SGPT升高更为明显，提示有肝实质的损害。血清碱性磷酸酶亦可升高。

（二）超声检查

B型超声是急性胆囊炎快速简便的非创伤性检查手段，为首选检查方法。其主要声像图特征为：①胆囊的长径和宽径可正常或稍大，由于张力增高常呈椭圆形；②胆囊壁增厚、轮廓模糊，有时多数呈双环状，其厚度＞3mm；③胆囊内容物透声性降低，出现雾状散在的回声光点；④胆囊下缘的增强效应减弱或消失。

（三）CT和MRI检查

CT和MRI检查也是诊断胆囊病变的重要手段，并可排除鉴别相关病变。

四、诊断及鉴别诊断

（一）诊断

患者大多有：①突发的右上腹痛及右肩部放射痛；②右上腹胆囊区有腹壁压痛和腹肌紧张，并有典型的Murphy征；③白细胞计数常有增加，一般在（10～15）×10⁹/L，有时可达20×10⁹/L以上，表示胆囊可能已有蓄脓；④患者常有轻度体温升高（38～39℃），但寒战、高热不多见，有此现象时多表示已伴有胆管炎；⑤少数病例发病2～3天后可出现轻度黄疸（血清胆红素低于3mg/d），为肝细胞有损害的表现，小便中的尿胆素原常有增加；⑥其他肝功能也可能有一定变化，如SGPT升高；⑦影像学证据，B超或CT检查有典型表现，但要指出，15%～20%的患者临床表现可能较为轻微，或者症状发生后随即有所好转，以致有鉴别诊断上的困难。

（二）鉴别诊断

1. 胆囊扭转

既往有腹痛病史者很少见，绝大多数是突发腹上区或右上腹痛，伴有恶心、呕吐，胆囊区可触及肿大肿块并有压痛。无全身症状及中毒症状，一旦绞窄引起腹膜炎，则全身症状明显，未合并胆总管病变时一般无黄疸。此种患者胆囊以"系膜"与肝相连，又称"钟摆胆囊"。

2. 十二指肠溃疡合并十二指肠周围炎

患者右上腹疼痛剧烈并持续加重，常常误诊为急性胆囊炎。但溃疡病患者呈季节性发作，疼痛呈规律性，以夜间为重，服药或适当进食后可暂时缓解，多数患者有反酸史，Murphy征阴性，可有隐血或黑粪，血清胆红素无明显增高，X线钡剂或胃镜检查是鉴别的主要方法。

3. 胃、十二指肠溃疡急性穿孔

发病较急性胆囊炎更突然，疼痛剧烈并迅速扩散至全腹。开始时发热不明显，甚至由于休克体温可低于正常。溃疡病穿孔患者腹膜刺激症状出现早并且非常明显，肝浊音界消失。腹部透视或平片常显示膈下有游离气体，可确诊。

4. 急性胰腺炎

本病和急性胆囊炎都可因饱餐或酒后发病，两病可同时存在。急性胰腺炎疼痛更为剧烈，尤其是出血坏死性胰腺炎，多为持续性胀痛。疼痛与触痛多位于上腹中部及左上腹，其次是右上腹和脐部，疼痛可放射至背部。呕吐常在腹痛后发生并且较重。绝大多数急性胰腺炎血清淀粉酶及其同工酶显著增高。B超检查和CT检查可帮助鉴别。

5. 肠梗阻

由于腹痛、恶心、呕吐及腹胀，可误诊为急性胆囊炎。其不同点是肠梗阻患者无特殊右上腹痛和触痛，Murphy征阴性，亦无右肩背放射痛。腹部立位平片可帮助鉴别。

6. 肝癌出血

大多数原发性肝癌患者有肝炎或肝硬化病史，破裂出血时多为全腹痛和腹膜刺激征。当破裂出血仅限于肝周时，其疼痛局限于右季肋部或右上腹，并可有右肩部放射痛，可误诊为急性胆囊炎。B超和CT检查可帮助鉴别。

五、治疗

急性胆囊炎的治疗应针对不同原因区别对待，对于结石性急性胆囊炎一般主张手术治疗，但手术时机的选择目前尚存在争论。一般认为，经非手术治疗，60%～80%的结石性急性胆囊炎患者病情可以得到缓解，然后再进行择期手术，择期手术的并发症及病死率远低于急性期手术。近年来，几组前瞻性随机研究表明，急性胆囊炎早期胆囊切除术（在诊断时即进行手术）优于急性发作解除后的择期胆囊切除术，其优点是并发症发生率明显降低，住院天数减少，并不再有发作出现。而对于非结石性胆囊炎的患者，由于其情况多数较为复杂，并发症较多，应及早手术。因此，对于急性胆囊炎患者手术时机的选择是非常重要的。

手术方法主要是胆囊切除术或胆囊造口术，如病情允许而又无禁忌证时，一般行胆囊切除术。但对高度危重患者，应在局部麻醉下行胆囊造口术，以达到减压、引流的目的。胆囊切除术是治疗最彻底的手术方式，在当前也是较安全的术式，总体手术病死率不足1.0%，但急性期手术病死率要稍高一些。

（一）胆囊切除术

1. 自胆囊颈开始的切除法（顺行）

如果胆囊周围的粘连并不严重，胆囊管与胆总管交角（Calot三角）的解剖关系可以辨认清楚，则自囊颈部开始先分离出胆囊管并予以结扎切断，再辨认清肝右动脉分出的胆囊动脉，予以结扎、切断，则较容易提起胆囊颈部，将胆囊自胆囊床中剥离出并予以切除。注意：在胆囊切除过程中最严重的事故是胆总管损伤，这是由于胆囊管与胆总管的解剖关系辨认不清，或在胆囊切除时将胆囊管牵拉过度，以致胆总管被拉成锐角，血管钳夹得太低；或因胆囊动脉出血时，盲目使用血管钳在血泊中夹钳，而致误伤胆总管。所以条件允许者先解剖出 Calot 三角中胆囊管、胆囊动脉与胆总管的关系，是防止误伤胆总管的根本保证，也是切除胆囊的常用方法。在解剖胆囊中发生大出血时，切勿在血泊中盲目钳夹，以致误伤胆总管、门静脉等重要组织。此时可先用左手示指伸入网膜孔，与拇指一起捏住肝十二指肠韧带中的肝固有动脉，使出血停止，再查明出血点所在，予以彻底止血。从肝床上剥离胆囊时，须仔细钳夹并结扎直接进入肝床的小血管支，并在胆囊窝放置引流，防止积血和感染。

2. 自胆囊底部开始的切除法（逆行）

若胆囊管和胆总管等组织因周围粘连过多而辨认不清，可以先自胆囊底部开始分离。若胆囊的边界不十分清楚，可以先切开胆囊底部，将左手示指伸入胆囊中，作为剥离胆囊的依据，正如剥离疝囊一样。做胆囊底部开始的切除术时出血可能较多，因胆囊动脉未能先行结扎，胆囊管的残端既可以因切除过多而伤及胆总管，也可能因切除不足而致残端过长，术后有可能形成残株综合征，因在胆囊管残端中可有结石形成，或继发感染，致有轻度不适。所以在胆囊周围粘连较多而必须做囊底开始的胆囊切除时，应紧贴胆囊壁做囊壁分离，以减少出血，而不一定要暴露右肝动脉，待胆囊颈部完全游离后，将囊颈向外牵拉暴露出胆囊管，随胆囊管向下追踪就可以找到胆总管，在认清胆囊管与胆总管和肝总管的关系后可以切断胆囊管，并切除胆囊。注意：切断胆囊管时，应将胆囊管残端保留长些（保证胆囊颈管内无结石嵌顿），切勿将胆囊管牵拉过长，血管钳也不可夹得太低，以免损伤胆总管。

3. 胆囊半切除术

若手术时发现：①胆囊的位置过深、粘连很多，所以从胆囊窝中剥离胆囊非常困难或出血过多者。②胆囊壁已有坏死，不耐受切除者。③患者的情况在手术过程中突然恶化，需要尽快结束手术者，可以选择做胆囊部分切除术——将胆囊底部、体部及颈部前壁、紧贴肝的胆囊窝予以切除，刮除后壁上的剩余黏膜，并结扎胆囊管，然后将留下的胆囊边缘用肠线相对缝合，其中插入一支导管引出体外作为引流。该导管常在术后第 2 周予以拔除，所余瘘口不久可以自动愈合。

4. 胆囊部分切除术

成功的关键在于：①在手术时胆囊颈必须予以结扎，否则有形成胆瘘的危险。②胆囊后壁的黏膜必须刮除干净，或用碳酸或电烧灼予以烧毁，否则窦道可能长期不愈。胆囊部分切除术虽不如全切除"正规"，但其疗效与全切除术无明显差异，较单纯胆囊造口术后须再次切除者显然更合理。故在胆囊周围粘连很多、炎症严重、胆囊管与胆总管的解剖关系辨认不清时，与其冒损伤胆总管或右肝管的危险而勉强做胆囊全切除术，不如知难而退，行胆囊部分切除术。外科医师应保持头脑清醒，临场时应该善于抉择。

（二）胆囊造口术

胆囊造口术的适应证如下。

（1）病程已久，非手术疗法无效，不得已须做手术治疗而又不能耐受长时间手术者。

（2）术中发现胆囊已有蓄脓或穿孔，胆囊周围的炎症也很严重，不能做胆囊切除者。

（3）术中发现胆总管内有大量结石和严重感染，而患者又病情严重，不易或不耐受暴露胆总管做探查者。待病情好转后再择期做胆囊切除或其他手术，做胆囊造口前，必须肯定胆囊管通畅，且结石的位置又在胆囊管水平以上者，方属有益。

决定做胆囊造口时，应先对胆囊行穿孔减压。手术多采用距胆囊底最近的切口（有条件时经 B 超定位），如右肋缘下切口。在胆囊底部做双重荷包缝合线后于中心处抽吸减压，剪开小口探查胆囊尽量取净结石，再插入 18～22F 的蕈状导管，收紧并结扎双重荷包缝线。然后使用温盐水冲洗胆囊，并观察有无漏液，有可能时将胆囊底固定于腹壁上，胆囊旁放置引流管。胆囊造口后如病情逐渐好转，一般在术后 2～4 周便可拔除导管，所留胆瘘多能自行愈合。术后 3～6 个月后应考虑再做胆囊切除或其他手术，否则不仅胆囊炎有复发可能，胆管的其他病变也可能再度恶化。曾做胆囊造口术的患者，发生胆囊癌的机会较多，这也是需要切除胆囊的另一理由。

如患者不能耐受手术，可在 B 超引导下行经皮经肝胆囊穿刺置管引流术，在一定程度上可缓解病情；条件允许时也可行腹腔镜胆囊切除术；需要再次强调，胆囊是整个胆管系统的一个组成部分，在处理胆囊病变时，如发现有胆管病变者切不可忘记同时做胆总管探查；即使患者的情况不允许做胆管病变（结石成癌肿）的彻底治疗，也必须尽可能放置一支"T"形管引流，以便术后通过"T"形管做胆管造影；必要时还应做 PTC 或 ERCP，然后在彻底了解胆系病变的基础上考虑选择正确的手术方案，方能使胆管的再次手术获得满意的疗效。

（宋青春）

第六节　胆管损伤

任何因外伤性或医源性因素造成的胆道结构破坏和胆流异常即为胆管损伤。医源性胆管损伤特指因医源性因素如外科手术或其他有创性诊疗操作造成的胆管损伤。损伤性胆管狭窄系指因胆管损伤导致的胆管管腔狭窄甚至闭塞，其中包括胆管损伤直接造成的原发性损伤性胆管狭窄和损伤后因胆管壁纤维化而形成的继发性损伤性胆管狭窄。

胆管损伤的致伤因素包括医源性和外伤性。医源性是胆管损伤的主要致伤原因；外伤性胆管损伤比较少见，主要见于腹部刀刺伤、枪击伤和交通伤等，损伤多发生于胆管相对固定的区域，其中 80% 以上为胆囊损伤。医源性胆管损伤主要见于胆囊切除术。腹腔镜胆囊切除术（laparoscopic cholecystectomy，LC）术后胆管损伤的发生率高于开腹胆囊切除术，为 0.2%～0.6%。

一、病因

胆管损伤的致伤因素包括医源性和外伤性。医源性是胆管损伤的主要致伤原因；外伤性胆管损伤比较少见。主要见于腹部刀刺伤、枪击伤和交通伤等。文献报道，1%～5% 的腹部创伤患者存在肝外胆管的损伤，损伤多发生于胆管相对固定的区域，其中 80% 以上为胆囊损伤。

外科手术、有创性诊断和治疗操作及腹部外伤等多种因素都可以造成胆管损伤。80% 的医源性胆管损伤来自胆囊切除术，尤其是 LC。其他常见的医源性因素包括肝切除术、胆道探查术、内镜下十二指肠乳头括约肌切开术（EST）和经导管动脉化学栓塞（TACE）。此外，肝肿瘤的局部消融［无水乙醇注射、冷冻消融、微波消融、射频消融术（RFA）］；肝包虫病的乙醇注射、T管拔除术等也偶有造成胆管损伤的报道。

胆管损伤的致伤类型复杂多样，主要包括机械性、电热性、化学性和缺血性损伤。部分患者可能同时存在多种致伤因素。

（一）机械性损伤

机械性损伤最为多见，包括切割伤、撕裂伤、缝扎伤、钳夹伤和穿通伤等。多数损伤部位单一，损伤范围明确。

（二）电热性损伤

电外科手术器械使用不当可导致胆管组织的热力损伤。肝内占位病变的热消融治疗如微波、射频等，也可伤及肝内胆管甚至肝门部胆管。电热性损伤早期病变范围不明确，直接对端吻合或缝合易发生胆漏或瘢痕狭窄。

（三）化学性损伤

福尔马林、无水乙醇等溶液可导致胆管组织变性或坏死。如在化学性消融治疗中上述液体进入胆管，可损伤胆管上皮并导致迟发性胆管硬化狭窄。化学性损伤常涉及较大范围的胆管结构，严重者可累及整个肝外胆道系统。

（四）缺血性损伤

任何导致胆道血供障碍的操作均可造成胆管缺血性损伤。如肝动脉栓塞术时栓塞部位或栓塞剂应用不当；胆道探查后应用管径过粗的T管或缝合过密过紧；胆管周围组织的过多剥离等。缺血性损伤多呈迟发性的病理过程，常在术后数月甚至数年出现胆管狭窄的表现。

二、临床分型

胆管损伤应依据损伤的部位、范围和损伤程度等做出合理的分型。

Strasberg和Bismuth分型是目前胆囊切除术后胆管损伤推荐的两种分型系统，内容如下。

（一）Bismuth分型

Ⅰ型，左右肝管汇合部下方肝总管或胆管残端长度≥2cm。Ⅱ型，左右肝管汇合部下方肝总管残端长度<2cm。Ⅲ型，左右肝管汇合部完整，左右肝管系统相通。Ⅳ型，左右肝管汇合部损伤，左右肝管系统被隔离不相通。Ⅴ型，Ⅰ型、Ⅱ型或Ⅲ型＋右侧副肝管或迷走胆管狭窄，右侧副肝管或迷走胆管狭窄。

（二）Strasberg分型

Ⅰ型，进入胆囊床或胆囊管的小胆管切断后未结扎，伴有胆漏。Ⅱ型，副肝管损伤，两断端结扎，不伴有胆漏。Ⅲ型，副肝管损伤，一侧断端未结扎，伴有胆漏。Ⅳ型，胆管部分撕裂，伴有胆漏。Ⅴ型，左右肝管汇合部下方肝总管或胆管残端长度＞2cm。Ⅵ型，左右肝管汇合部下方肝总管残端长度＜2cm。Ⅶ型，左右肝管汇合部完整，左右肝管系统相通。Ⅷ型，左右肝管汇合部损伤，左右肝管系统被隔离不相通。Ⅸ型，Ⅴ、Ⅵ或Ⅶ＋右副肝管或迷走胆管损伤。

（三）中华医学会外科学分会胆道外科学组分型（2013）

基于胆管树损伤的解剖部位、致伤因素、病变特征和防治策略，中华医学会外科学分会胆道外科学组将胆管损伤分为3型4类。

1. Ⅰ型损伤（胰十二指肠区胆管损伤）

根据胆管损伤部位及是否合并胰腺和（或）十二指肠损伤可分为3个亚型。Ⅰ1型，远段胆管单纯损伤；Ⅰ2型，远段胆管损伤合并胰腺和（或）十二指肠损伤；Ⅰ3型，胆胰肠结合部损伤。

2. Ⅱ型损伤（肝外胆管损伤）

位于肝和胰十二指肠之间的肝外胆管损伤。依据损伤的解剖平面将Ⅱ型损伤分为4个亚型。Ⅱ1型，汇合部以下至十二指肠上缘的肝外胆管损伤；Ⅱ2型，左右肝管汇合部损伤；Ⅱ3型，一级肝管损伤［左和（或）右肝管］；Ⅱ4型，二级肝管损伤。

3. Ⅲ型损伤（肝内胆管损伤）

3级和3级以上肝管的损伤，包括在肝实质外异位汇入肝外胆管的副肝管和变异的三级肝管损伤及来源于胆囊床的迷走肝管损伤。

依据胆道损伤的病变特征将其分为4类。a类：非破裂伤（胆道管壁保持完整的损伤，包括胆管挫伤及因缝扎、钛夹夹闭或其他原因造成的原发性损伤性胆管狭窄）。b类：裂伤。c类：组织缺损。d类：瘢痕性狭窄（胆管损伤后因管壁纤维化形成的继发性胆管狭窄）。

患者的具体分型可由以上分型、分类组合确定，如Ⅱ2c型为汇合部胆管损伤伴组织缺损，BismuthⅠ型和Ⅱ型胆管损伤均属Ⅱ1d型。

三、诊断

（一）胆管损伤的术中诊断

胆管损伤的术中诊断主要依赖术中发现手术野存在胆汁、发现异常的解剖或胆道造影结果显示造影剂外溢等异常影像特征。常规术中胆道造影检查可将胆管损伤的术中诊断率从33％提高到75％。

（二）胆管损伤的早期诊断

未能及时诊断的胆管损伤术早期可出现一些非特异性的临床症状，如腹痛腹胀、畏寒发热、持续的恶心呕吐、皮肤及巩膜黄染等。体格检查可发现上腹部压痛、反跳痛等局限性腹膜炎，甚至弥散性腹膜炎的体征。实验室检查白细胞计数和中性粒细胞比例升高，肝功能呈持续的异常改变。这些早期临床症状和体征均与胆管损伤后胆道梗阻或胆汁漏有关。约80％的胆管损伤存在胆汁漏。发生胆汁漏时胆汁可从腹腔引流管流出或从切口渗出，也可进入腹腔造成胆汁性腹膜炎或被包裹形成胆汁瘤。胆道梗阻可为完全性或不完全性，患者出现不同程度的梗阻性黄疸，实验室检查结果表现为进展性的肝功能异常、血清 TBIL 和 ALP 等胆系酶谱升高。这些非特异性临床表现和症状多在术后 48 小时内出现。但由于上述临床表现常常被外科医师忽略或错误的解释，胆管损伤的术后诊断多集中在术后 1～2 周。腹部超声检查对可疑胆管损伤具有较高的诊断率。由于 10%～14% 的胆囊切除术可在肝下出现少量积液，而胆道梗阻在术后早期只有 10% 的患者会出现胆管扩张。因此，超声检查的结果需谨慎解释。

（三）胆管损伤的延迟诊断

胆管损伤可在损伤后数月甚至数年出现延迟性狭窄的临床表现，包括不同程度的梗阻性黄疸和（或）胆管炎。狭窄既可能来自于早期急性损伤未能正确诊断和及时治疗，也可来自严重的局部炎症刺激（术后胆汁漏合并感染）、胆管壁的血供受损（术中广泛剥离）、胆管壁的压迫性坏死（T 管放置不当）等造成的胆管慢性损伤。但大多数情况下，确切的损伤机制难以准确判断。腹部 B 超检查可发现不同平面以上的肝内外胆管扩张，再通过进一步行 CT 或 MRI 检查排除肿瘤造成的胆道恶性狭窄或原发性肝胆管结石病，结合既往胆道手术史，多能做出医源性胆管损伤的诊断。

（四）胆管损伤的解剖影像学评估

胆管损伤的确切诊断应通过解剖影像诊断技术全面检查胆道结构的完整性，明确损伤的部位和程度，以指导进一步的临床治疗。确定性手术修复前是否进行高质量的胆道成像检查能显著影响胆管损伤患者的最终预后。

临床常用的影像学诊断技术包括胆道造影（PTC、ERCP、经 T 管造影、经瘘管造影）、磁共振胆管成像、CT 和 MRI 等检查。

1. 经皮肝穿刺胆管造影 （percutaneous transhepatic cholangiography，PTC）

PTC 检查能正确显示损伤或狭窄近端胆管树的解剖结构，尤其是针对胆道不连续的横断伤和损伤后胆道完全梗阻的患者。PTC 检查同时具有通过胆道减压治疗损伤后胆管炎、引导术中肝门部胆管定位的价值。因此，该检查方法曾被认为是诊断胆管损伤的金标准。但 PTC 检查是一种有创的诊断技术，存在出血、继发感染、穿刺失败的风险。

2. 经内镜逆行胆管造影 （endoscopic retrograde cholangio pancreatograp，ERCP）

ERCP 检查可清晰显示连续性完整的胆管树结构。对以胆汁漏为主要特征的胆管损伤，ERCP 检查可通过造影剂的外溢提供诊断胆管破裂的直接证据。ERCP 检查在诊断的同时具有能利用支架或球囊扩张治疗胆汁漏和胆管狭窄的优势，使得部分胆道外科中心更倾向于 ERCP 检查。但对于胆管完全横断或狭窄的患者，ERCP 检查难以显示损伤近端胆管树的结构。

3. 磁共振胆管成像

磁共振胆管成像检查作为一种非侵袭性的胆道显像技术可多方位显示各种损伤类型的胆管树解剖结构，准确提供胆管狭窄的部位、范围和程度及近端胆管扩张程度等信息，从而为手术方案的设计提供可靠依据，在部分胆道外科中心成为评估胆管损伤的首选诊断方法。

（五）胆管损伤合并症的诊断与评估

胆管损伤可继发局限性胆汁性腹膜炎、胆汁瘤、弥散性腹膜炎和急性胆管炎等，也可因合并血管损伤、继发肝脓肿、肝萎缩、肝胆管结石、肝硬化和门静脉高压症等造成复杂的肝胆病理改变。这些合并症的存在及严重程度是决定手术时机和手术方式的重要因素。针对以上合并症，胆管损伤术前应常规进行肝功能和凝血功能检查以评估肝功能的代偿状态，并通过 CT 和（或）MRI 检查评估损伤局部的炎症状态、肝和胆道继发性病变的部位、性质和程度。怀疑合并十二指肠损伤者可做上消化道碘水造影检查或口服亚甲蓝溶液试验以确定诊断。

四、治疗

无论是医源性胆道损伤还是外伤性胆道损伤，一定要及时发现、及时处理，处理及时与否直接影响其预后。

（一）术中及时发现的胆道损伤

1. 胆管裂隙伤

处理这类损伤的方法大致有以下三种：①胆管旁引流，对于较小的胆管裂隙伤，可将双套引流管置于损伤的裂隙旁，术后持续负压吸引 3～4 天后改为自然重力引流，一般可望2～3 周内创面自行愈合。②直接缝合法，可用于长 0.5cm 左右且位置靠近肝门不便放置 T形管的裂伤。操作时创缘一般不宜做修整，可用 7-0～5-0 无损伤针线间断缝合，黏膜对合应准确。在损伤下方另做切口置 T 形管支撑，术后 3～6 个月拔除此管。③T 形管引流法，可在胆管裂隙处直接放置相应口径的 T 形管，必要时可人为延长裂隙长度后再放入 T 形管。术后 14～21 天常规胆道造影后拔除 T 形管。

2. 胆管壁缺损伤

由于此类患者胆管壁或多或少存有缺损，因此，若直接缝合创口，术后狭窄可能性大，尤其是缺损面积较大时切忌强行缝合。稳妥的处理方法应是采用自身组织修复缺损区。目前，临床上常用的有胃壁、空肠壁或肝圆韧带。有报道认为，采用胃壁修复是一种较为简便的办法，因为胃小弯前壁紧靠胆总管，操作时不需做任何复杂的游离，仅将胃壁的浆膜面缝合于胆管创缘上即可。此外，还有应用带血管蒂的胆囊瓣修补缺损胆总管并获成功的病例。上述方法胆管内均应放置 T 管支撑引流。

3. 胆管横断伤

长期以来，在处理胆管横断伤时，断端吻合术以其能维持胆道及肠道正常生理功能及解剖结构而常被作为首选方法。但由于生理状态下胆管管径很细，加之胆汁对创面的刺激作用、修复时的组织创伤及术后缝线残留等，均为后期吻合口纤维瘢痕形成及胆管狭窄提供了条件。因此，手术操作过程中应做到下列两点：①确保吻合口无张力，可适当游离两端胆管，但需注意保护胆管壁的血供，必要时可行后腹膜 Kocher 切口以游离胰头十二指肠，甚至游离肝周韧带后下拉肝脏使胆管两端尽量靠拢而无张力；②手术操作时应遵循显微外科原则，术者应做到仔细、准确，操作时可选用 4-0 可吸收缝线间断缝合，黏膜对合要准确。与断端吻合术比较而言，胆肠内引流是处理胆管横断伤相对稳妥的术式，但由于术中破坏了胆道生理功能及解剖结构，术后并发症多。这里值得注意的是，由于空肠的长度和游离度可以充分满足各种胆-肠吻合术的要求，吻合口一般不至于有张力，加之空肠血供较胆管更丰富，愈合能力强，对于胆管横断面对合不良或创缘缺损较长（如超过 1.5cm）或胆管游离不良等情况，应选择胆肠内引流，其中以胆管-空肠 Roux-en-Y 吻合为首选。

（二）术后发现的胆道损伤

1. 胆管破损或横断伴胆汁性腹膜炎

若发现于术后 24 小时以内，手术探查局部解剖清晰，炎症局限且水肿较轻者，可考虑Ⅰ期手术。对于发现在 24 小时以后的胆道损伤，由于局部组织炎性水肿大多已很明显，此时不宜做任何决定性手术，否则会给患者带来更加严重的后果。针对这类患者，应采取及时有效的胆管内置管外引流及腹腔引流术，实现过渡性治疗，3～6 个月后再行Ⅱ期胆道重建手术。

2. 胆管完全结扎

胆管完全结扎者术中常难以发现，术后大多因出现完全性胆道梗阻症状及体征而得以发现。传统的处理方法是，尽可能延缓手术时机，旨在使近侧胆管扩张，以便于创建足够大的胆-肠吻合口。值得注意的是，梗阻时间越长，对肝脏功能损伤越严重，患者全身情况越差。针对这种情况，临床上常以 B 超动态测量近侧端胆管直径为准，在胆管内径达到 1.0cm，并维持 2 天后即可手术，这样既有利于操作，又不至于过分损伤肝脏功能。

（赵金璐）

第七节　急性胰腺炎

急性胰腺炎（acute pancreatitis，AP）是指多种病因引起的胰酶激活，以胰腺局部炎症反应为主要特征，伴或不伴有其他器官功能改变的疾病。临床上，大多数患者的病程呈自限性，20%～30%患者病情凶险。总体病死率为 5%～10%。

重症急性胰腺炎（severe acute pancreatitis，SAP）是指急性胰腺炎伴有脏器功能障碍或出现坏死、脓肿或假性囊肿等局部并发症者或两者兼有。腹部体征：上腹部明显的压痛、反跳痛、肌紧张、腹胀、肠鸣音减弱或消失等，腹部包块，偶见腰肋部皮下瘀斑征（Grey-Turner 征）和脐周皮下瘀斑征（Cullen 征）。可以并发一个或多个脏器功能障碍，也可伴有严重的代谢功能紊乱，包括低钙血症（血钙<1.87mmol/L）。增强 CT 为诊断胰腺坏死的最有效方法，B 超及腹腔穿刺对诊断有一定帮助。APACHE Ⅱ评分≥8 分。Balthaza CT 分级系统≥Ⅱ级。死亡率为 20%，伴有严重并发症的患者死亡率可高达 50%。

暴发性急性胰腺炎是重症急性胰腺炎的一个特殊类型，是指凡在起病 72 小时内经正规非手术治疗（包括充分液体复苏）仍出现脏器功能障碍，常继发腹腔间隔室综合征者。

一、病因

重症急性胰腺炎的病因较多，且存在地区差异。在确诊急性胰腺炎基础上，应尽可能明确其病因，并努力去除病因，以防复发。

（一）胆道结石

近年来的研究表明，重症急性胰腺炎中有 70% 是由胆道微小结石引起的，这种微小结石的成分主要是胆红素颗粒，其形成与肝硬化、胆汁淤积、溶血、酗酒、老龄等因素有关。微小结石的特点是：①大小不超过 3～4mm，不易被 B 超发现；②胆红素颗粒的表面很不规则，一旦进入胰管，容易损伤胰管而引起炎症和感染；③胆石的大小与急性胰腺炎的危险性呈反比，微小胆石引起的急性胰腺炎比大结石引起的急性胰腺炎更为严重。若临床上怀疑此病，可做急诊内镜逆行胰胆管造影（ERCP）或十二指肠引流，将收集到的胆总管内的胆汁进行显微镜检查，即可明确诊断。

（二）高脂血症

近年来高脂血症引起胰腺炎明显增多，尤其是体型肥胖伴有高血脂、脂肪肝和家族性高血脂病史的患者。目前认为高脂血症胰腺炎的发生与血胆固醇无关，而与血三酰甘油（TG）密切相关。血三酰甘油在 5.65～11.30mmol/L 之间，且血清呈乳状的胰腺炎称为高三酰甘油血症性胰腺炎。脂蛋白酶（LPL）是内、外源性脂肪代谢的关键酶，可将乳糜微粒和极低密度脂蛋白中的三酰甘油水解成甘油和脂肪酸，对血三酰甘油的清除起着重要作用。家族性 LPL 缺乏或家族性脂蛋白 CII（ApoCII）缺乏可导致机体脂代谢障碍，引起血三酰甘油水平的增高。

（三）酗酒或暴饮暴食

患者以男性青壮年为主，暴饮暴食和酗酒后，可因大量食糜进入十二指肠、酒精刺激促胰液素和胆囊收缩素释放而使胰液分泌增加，进而引起乳头水肿和肝胰壶腹括约肌痉挛，最终导致重症急性胰腺炎发病。

（四）其他病因

如壶腹乳头括约肌功能不良、药物和毒物、逆行性胰胆管造影（ERCP）后、十二指肠乳头旁憩室、外伤、高钙血症、腹部手术后、胰腺分裂、壶腹周围癌、胰腺癌、血管炎、感染（柯萨奇病毒、腮腺炎病毒、获得性免疫缺陷病毒、蛔虫症）、自身免疫（系统性红斑狼疮、干燥综合征）、α_1-抗胰蛋白酶缺乏症等。

二、发病机制

（一）胰腺的自身消化

重症急性胰腺炎的发病机制主要是胰液对胰腺及其周围组织自身消化的结果。正常人胰液在体内不发生自身消化，是因为有几种防御机制：①胰管上皮有黏多糖保护层；②胰腺腺泡有特异的代谢功能，可阻止胰酶侵入细胞内；③进入胰腺的血流中有中和胰酶的物质等。此外，胰蛋白酶等大部分胰酶在分泌时以不激活的状态存在，即以酶原的形式存在，此时无自身消化作用。上述的正常防御功能遭到破坏，如胰管阻塞、刺激胰酶分泌的作用突然增加、感染的胆汁或十二指肠液侵入腺泡等因素，均可导致胰管内压增加、腺泡破裂，暴发性地释放出所有胰酶，包括蛋白酶、脂肪酶和淀粉酶等，从而造成了胰酶的自身消化。

此外，在急性胰腺炎时许多酶系统也被激活：①胶原酶可使炎症扩散；②弹性硬蛋白酶可损害血管壁，引起出血；③蛋白水解酶复合体可使组织坏死进一步蔓延、扩散；④脂肪酶可以使胰周脂肪组织（如肠系膜根部、小网膜囊、腹膜后间隙、肾床、主动脉两侧、盆腔等）形成脂肪坏死区，钙离子和坏死的脂肪结合形成皂化斑，这是血钙下降的原因之一。同时，胰腺本身的坏死组织分解溶化后可产生血管活性物质，如血管舒缓素、激肽及前列腺素等，使周围血管张力降低，加上胰周大量液体渗出、血容量锐减、血压下降均可进一步造成循环功能紊乱以及肾脏损害。此外，坏死毒素中尚有心肌抑制因子和休克肺因子，可以引起心、肺功能的损害。各器官功能障碍还可涉及肝脏和中枢神经系统等，所有这些病变统称为"酶性休克"。

（二）细胞因子在致病中的作用

炎性细胞因子在急性胰腺炎导致的全身性炎症中起重要作用。在急性胰腺炎中炎性细胞因子互相关联和累积，可导致血管渗漏、低血容量、多系统器官衰竭等危象的发生。研究证明，急性胰腺炎受损的胰腺组织作为抗原或炎症刺激物，激活了巨噬细胞而释放出炎症介质，造成细胞因子网络和免疫功能紊乱，很可能就是急性胰腺炎易于从局部病变迅速发展为全身炎症综合征（SIRS）以及多系统器官衰竭的重要原因。有学者报道重症急性胰腺炎合并脓毒败血症的患者，其免疫功能及激素水平均发生变化，54.3%的患者因血中胰岛素和C肽减少而发生高血糖；47.3%的患者早期皮质醇含量增高，当合并脓毒败血症时，其中67.3%的患者出现皮质醇及T淋巴细胞活性下降，免疫应答细胞减少。脓毒败血症时补体系统的连锁反应可激活产生C3a、C4a、C5a等过敏毒素，这些毒素均使血管渗透性增加，促进细胞因子释放，TNF、IL-1、IL-6、IL-8和PAF等增多。因而认为检测血液中此类细胞因子的浓度，有助于判断胰腺病变的严重程度、病情的发展和预后等。与此同时，急性胰腺炎患者也存在一些保护性细胞因子和内生性细胞因子拮抗剂，主要有IL-2、IL-10、可溶性TNF受体（sTNFR）和IL-1受体拮抗剂（IL-1ra），这些因子可用于治疗重症急性胰腺炎，减轻胰腺和其他脏器的损伤，缓解病情，改善预后，降低病死率。

近年来人们注意到白细胞及其代谢产物，如细胞质、弹性蛋白酶等酶类物质和氮氧化合物等在加重胰腺的炎症反应中可能起一定作用，可导致多系统并发症的发生，同时还注意到微循环障碍可能是引起胰腺坏死的重要因素。

三、临床表现

（一）腹痛

腹痛是重症急性胰腺炎的主要临床表现之一，持续时间较长，如有渗出液扩散入腹腔内可致全腹痛。少数患者，尤其是年老体弱者可无腹痛或仅有轻微腹痛，对于这种无痛性重症急性胰腺炎应特别警惕，很容易漏诊。

（二）黄疸

如黄疸进行性加重，又不能以急性胆管炎等胆道疾病来解释时，应考虑有重症急性胰腺炎的可能。

（三）休克

常有不同程度的低血压或休克，休克既可逐渐出现，也可突然发生，甚至在夜间发生胰源性猝死或突然发生休克而死亡。部分患者可有心律不齐、心肌损害、心力衰竭等。

（四）高热

在急性胰腺炎感染期，由于胰腺组织坏死，加之并发感染或形成胰腺脓肿，患者多有寒战、高热，进而演变为败血症或真菌感染。

（五）呼吸异常

早期可有呼吸加快，但无明显痛苦，胸部体征不多，易被忽视。如治疗不及时，可发展为急性呼吸窘迫综合征。

（六）神志改变

可并发胰性脑病，表现为反应迟钝、谵妄，甚至昏迷。

（七）消化道出血

可并发呕血或便血。上消化道出血多由于急性胃黏膜病变或胃黏膜下多发性脓肿所致；下消化道出血多为胰腺坏死穿透横结肠所致。

（八）腹水

合并腹水者几乎都为重症急性胰腺炎。腹水呈血性或脓性，腹水中的淀粉酶常升高。

（九）皮肤黏膜出血

患者的血液可呈高凝状态，皮肤黏膜有出血倾向，常有血栓形成和局部循环障碍，严重者可出现弥散性血管内凝血（DIC）。

（十）脐周及腰部皮肤表现

部分患者的脐周或腰部皮肤可出现蓝紫色斑，提示腹腔内有出血、坏死以及血性腹水。脐周出现蓝紫色斑者称为 Cullen 征，腰部皮肤出现蓝紫色斑者则称为 Grey-Turner 征。

四、辅助检查

（一）血、尿淀粉酶

一般急性胰腺炎患者的血、尿淀粉酶均呈 3 倍以上的升高，若在升高的基础上突然明显降低，则提示预后不良。

（二）血脂肪酶

血脂肪酶升高开始时间较淀粉酶晚，多在起病后 24～72 小时开始升高，持续 7～10 天，特异性较高。

（三）血清正铁血红蛋白（MHA）、C 反应蛋白（CRP）

当腹腔内有游离血液存在时，MHA 可呈现阳性，有助于重症急性胰腺炎的诊断。坏死性出血性肠炎、肠系膜血管阻塞时也可以出现 MHA 阳性，应注意鉴别。发病 72 小时后 CRP＞150mg/L，提示胰腺组织坏死。

（四）血常规、血气分析、生化指标

血常规 WBC＞12.0×10^9/L，血气 pH＜7.3，BE＜－3mmol/L，伴发 ARDS 时氧分压＜60mmHg，生化指标乳酸＞2.0mmol/L，低钙血症（血钙＜1.87mmoL/L），伴发急性肾衰竭时 Scr＞176.8μmol/L，伴发凝血功能障碍时 PT、APTT 时间均延长。

（五）腹部 X 线平片

如有十二指肠或小肠节段性扩张或右侧横结肠段充气梗阻，常提示有腹膜炎及肠麻痹的存在。前者称为警哨肠曲征，后者称为结肠切割征，多与重症急性胰腺炎有关。

（六）B 超

可发现胰腺明显肿大、边缘模糊、不规则、回声增强、不均匀等异常，胰腺中还可有小片状低回声区或无回声区。

（七）CT

CT 是诊断重症急性胰腺炎的重要手段，准确率可达 70%～80%。可显示胰腺和胰后的图像。重症急性胰腺炎可见肾周围区消失、网膜囊和网膜脂肪变性、密度增厚、胸腔积液、腹水等病变。根据炎症的严重程度分级为 A～E 级。A 级：正常胰腺。B 级：胰腺实质改变，包括局部或弥漫的腺体增大。C 级：胰腺实质及周围炎症改变，胰周轻度渗出。D 级：除 C 级外，胰周渗出显著，胰腺实质内或胰周单个液体积聚。E 级：广泛的胰腺内、外积液，包括胰腺和脂肪坏死、胰腺脓肿。D～E 级：临床上为重症急性胰腺炎。

五、诊断及鉴别诊断

（一）诊断

具备急性胰腺炎的临床表现和生化改变，且具下列之一者：局部并发症（胰腺坏死，假性囊肿，胰腺脓肿）；器官衰竭；Ranson 评分≥3 分；APACHE Ⅱ 评分≥8 分；CT 分级为 D、E。

有助于重症急性胰腺炎的诊断：①有暴饮、暴食、外伤、手术、肾衰竭等诱导因素；

②原有胆道疾患，突然发生持续性上腹部剧痛，并且血象和尿素氮明显升高，血钙低于正常；③凡病情危重、有黄疸和休克的急腹症或原因不明的急腹症患者，都应做血、尿淀粉酶检查；④对诊断不明的可疑病例，除常规进行 B 超检查外，尚须进一步做诊断性腹腔穿刺检查，如发现腹水为血性、无臭味，镜检主要成分为红细胞、正铁血红蛋白升高、多核细胞增多、涂片无细菌，腹水中的淀粉酶升高，则应考虑为重症急性胰腺炎；⑤病情复杂、诊断不能明确的急腹症患者，经内科治疗后病情仍无好转，甚至恶化，则应在 12～24 小时内行急诊手术，通过剖腹探查明确诊断。

（二）并发症

1. 全身并发症

包括 ARDS、急性肾衰竭、心肌损伤、凝血功能障碍、胰性脑病、肠梗阻、消化道出血等。

2. 局部并发症

（1）急性液体积聚　发生于病程早期，胰腺内或胰周或胰腺远隔间隙液体积聚，并缺乏完整包膜。

（2）胰腺坏死　增强 CT 检查提示无生命力的胰腺组织或胰周脂肪组织。

（3）假性囊肿　有完整非上皮性包膜包裹的液体积聚，内含胰腺分泌物、肉芽组织、纤维组织等。多发生于急性胰腺炎起病 4 周以后。

（4）胰腺脓肿　胰腺内或胰周的脓液积聚，外周为纤维囊壁。

（三）鉴别诊断

1. 急性胆囊炎、胆石症

急性胆囊炎、胆石症与重症急性胰腺炎有相似之处，但两者还是有明显的区别。急性胆囊炎、胆石症的疼痛多位于右上腹，并向右肩部放射，常有反复发作史，多伴有畏寒、发热、寒战及黄疸；而重症急性胰腺炎的疼痛多位于上腹部，疼痛较急性胆囊炎或胆石症更为剧烈，且向左侧腰部放射，疼痛一般不能被镇痛解痉药所缓解。重症急性胰腺炎的血、尿淀粉酶常升高，而急性胆囊炎、胆石症患者的血、尿淀粉酶多正常，若为胆源性胰腺炎，临床上则更难鉴别，常在手术中方能明确诊断。

2. 消化性溃疡急性穿孔

本病与急性胰腺炎的鉴别诊断比较困难，但典型的胃、十二指肠溃疡穿孔患者多有慢性溃疡病史，穿孔前有长短不一的消化性溃疡发作症状，并且有突然出现的全腹痛，体格检查可发现腹壁呈板状腹，肝浊音界缩小或消失，肠鸣音消失，X 线检查可见膈下游离气体，血、尿淀粉酶正常，腹腔穿刺的抽出液内偶可见有食物残渣。

3. 胆道蛔虫症

突然发病，多见于儿童及青壮年，上腹部剑突下的钻顶样疼痛，疼痛的发作与缓解无规律性。主要临床特点为症状严重，但体征轻微，血、尿淀粉酶正常，若合并有急性胰腺炎，则淀粉酶可升高。

4. 肠系膜血管栓塞

腹痛多位于中腹部，疼痛不如急性胰腺炎严重，但腹胀较急性胰腺炎明显，肠管坏死后腹痛可缓解或消失，有时伴有休克。

5. 急性肠梗阻

常有剧烈的腹痛，并伴有呕吐，淀粉酶可升高，特别是高位绞窄性肠梗阻。肠梗阻患者腹痛的阵发性加剧较重症急性胰腺炎更为明显，腹痛时伴有肠鸣音亢进，呕吐后腹痛即可缓解。腹部检查可见肠型，腹部 X 线检查可见肠腔有多个气液平面。

6. 急性肾绞痛

急性胰腺炎有时需与左肾及左输尿管结石相鉴别，由泌尿系统结石引起的肾绞痛多为阵发性绞痛，向会阴部放射，并合有血尿、尿频、尿急、尿痛等尿路刺激症状。

7. 心肌梗死

由于重症急性胰腺炎常有心血管系统的损害，心电图上也可出现心肌梗死样改变，故与冠状动脉粥样硬化性心脏病、心肌梗死的鉴别十分重要。心肌梗死多有冠心病史，胸前有压迫感和胸闷.心电图常有各种心肌梗死表现，肌酸磷酸激酶升高，多无急腹症表现。

六、治疗

根据急性胰腺炎的分型、分期和病因选择恰当的治疗方法。

（一）非手术治疗

急性胰腺炎全身反应期、水肿性胰腺炎及尚无感染的出血坏死性胰腺炎均应采用非手术治疗。

1. 禁食、胃肠减压

持续胃肠减压可防止呕吐、减轻腹胀、增加回心血量，并能降低促胰酶素和促胰液素的分泌，从而减少胰酶和胰液的分泌，使胰腺得到休息。

2. 补液、防治休克

静脉输液，补充电解质，纠正酸中毒，预防治疗低血压，改善微循环，维持循环稳定。对重症患者应进行重症监护。

3. 镇痛解痉

在诊断明确的情况下给予止痛药，同时给予解痉药如山莨菪碱、阿托品等，禁用吗啡，以免引起肝胰壶腹括约肌痉挛。

4. 抑制胰腺分泌

H_2 受体阻滞药（如西咪替丁）可间接抑制胰腺分泌；生长抑素疗效较好，但由于价格昂贵，多用于病情比较严重的患者。

5. 营养支持

早期禁食，主要靠完全肠外营养。可考虑手术时附加空肠造口，待病情稳定、肠功能恢复后可经造瘘管输入营养液。当血清淀粉酶恢复正常，症状、体征消失后可恢复饮食。

6. 抗生素的应用

在合并胰腺或胰周坏死时，应经静脉使用致病菌敏感广谱抗生素。

7. 腹腔灌洗

腹腔灌洗可将富含胰酶和多种有害物质的腹腔渗出液移出体外,减少由它们所造成的局部和全身损害。方法:经脐下做小切口,向上腹部和盆腔分别置入进水管和出水管,用平衡液灌洗。

(二) 手术治疗

1. 手术适应证

① 不能排除其他急腹症者;②胰腺和胰周坏死组织继发感染;③虽经合理支持治疗,但临床症状继续恶化;④暴发性胰腺炎经过短期非手术治疗,多器官功能障碍仍不能得到纠正;⑤胆源性胰腺炎;⑥病程后期合并肠瘘或胰腺假性囊肿。

2. 手术方式

坏死组织清除加引流术最为常用。经上腹弧形切口开腹,游离、松动胰腺,切断脾结肠韧带,将结肠向中线翻起,显露腹膜后间隙,清除胰周和腹膜后的渗液、脓液以及坏死组织,彻底冲洗后放置多根引流管从腹壁或腰部引出,以便术后灌洗和引流。缝合腹部切口,若坏死组织较多,切口也可部分敞开,以便术后经切口反复多次清除坏死组织。同时行胃造口、空肠造口及胆管引流术。

3. 胆源性胰腺炎的处理

伴有胆管下端梗阻或胆管感染的重症患者,应该急诊或早期手术。取出结石,解除梗阻,通畅引流,并按上述方法清除坏死组织,做广泛引流。若以胆管疾病表现为主,急性胰腺炎的表现较轻,可在手术解除胆管梗阻后,行胆管引流和网膜囊引流术,病情许可时同时切除胆囊。若有条件可经纤维十二指肠镜行肝胰壶腹括约肌切开、取石及鼻胆管引流术。如果患者经非手术治疗后病情缓解,可在急性胰腺炎治愈后 2～4 周做胆管手术。

(袁　丽)

第八节　脾破裂

正常脾包膜菲薄,仅 1～2mm 厚,脾实质内间质较少,柔软脆弱,故易在直接或间接暴力作用下破裂,发生率占各种腹部伤的 40%～50%。有慢性病理改变(如血吸虫病、疟疾、黑热病、传染性单核细胞增多症、淋巴瘤等)的脾脏更易破裂。脾损伤 20%～30% 合并其他内脏损伤,按其频数依次为左胸、左肾、颅脑、肝及胃肠道等。这些多器官伤表明损伤严重,也增加了治疗的复杂性,故其并发症及病死率较单纯脾破裂显著增加。

一、外伤性脾破裂

脾外伤占腹部损伤的 40%～50%。外伤性脾破裂分为开放性和闭合性两类。

（一）开放性脾损伤

开放性脾损伤多由锐器、子弹贯通和爆炸等所致。所有左侧第6肋以下的创口包括子弹的入口或出口都应考虑到脾损伤和腹内其他脏器损伤的可能。低速子弹在进入腹腔前常在皮下或筋膜内行走一段距离，高速且重量轻的子弹射入人体后稳定性差，碰到不同密度的组织（如腹膜与骨髓等）会发生偏斜，改变方向，可损伤脾脏或其他脏器。

（二）闭合性脾损伤

闭合性脾损伤又称钝性脾损伤，常见于车祸，其次是坠落伤、压砸、撞挤、左胸损伤和左上腹挫伤等。儿童大多是单纯腹部外伤。随着我国经济的发展和机械化程度的提高，车祸造成的钝性脾损伤日益增多。

1. 分类

（1）根据损伤形式分为腹部直接损伤和间接损伤两种。

① 直接损伤：主要是左上腹钝性挫伤。其机制为在突然深吸气时，胸腔扩大，脾脏向下移动，外力撞击左肋弓，使脾脏受挤压而破裂。年龄较大患者常伴有肋骨骨折，且肋骨的断端能直接刺伤脾脏。另外，外力直接作用于脾脏某一部位时，可使该部位发生急骤的应力变形，若超过脾组织弹性限度时，便可发生脾破裂。

② 间接损伤：是外力作用于左上腹以外部位引起的脾脏损伤。脾脏通过其周围的韧带牢固固定于脾窝内，若外力以切线方向经过脾时，脾的移动受到限制，可导致脾损伤。

（2）根据损伤范围可分为中央性破裂、被膜下破裂和真性破裂。

① 中央性破裂：系脾实质的深部破裂，表浅实质及脾包膜完好，而在脾髓内形成血肿，致脾脏逐渐增大，略可隆起。这类脾破裂转归有三种情况：一是出血不止，血肿不断增大，裂口加长以至于破裂；二是血肿继发感染；三是血肿可逐渐吸收或机化，不留痕迹。

② 被膜下破裂：系脾包膜下脾实质周边部分破裂，包膜仍完整，致血液积聚于包膜下。因此，临床上仅有左上腹不适或轻度疼痛，没有腹腔内出血迹象，不易察觉。如出血停止，则血肿可逐渐被吸收，形成纤维化肿块或外伤性脾囊肿；如脾实质继续出血，致血肿张力超过包膜承受力或由于患者活动及轻微外力均可使包膜破裂，突发急性大出血的临床症状，导致诊治中出现措手不及的局面。

③ 真性（完全性）破裂：系包膜与实质同时破裂，发生腹腔内大出血，占临床所见脾破裂的85%以上。出血量一般与破裂程度成正比。大的撕裂或粉碎性破裂伤及脾门及脾蒂血管者可发生大出血，致患者在短期内死亡。已被凝血块堵塞的裂伤，在血压回升、体位移动或血块溶解时，也可再度出血。此种破裂最常见。

2. 临床表现

腹部外伤史，主要与惯性力、挤压力所致损伤有关。患者常诉左上腹痛或左肩部痛，呼吸时可加剧，如发展为完全破裂，可有全腹疼痛，疼痛持续而剧烈，病情进一步恶化，可以出现失血性休克的症状，如伴有颅脑、胸部或骨盆骨折等，症状可不典型，易造成漏诊。

如既往有脾大或脾包膜下破裂，常能摸到肿大的脾脏或囊性包块。完全性脾破裂早期仅有左上腹压痛，局部腹肌紧张。随着腹内积血量的增多，常出现弥散性腹膜炎体征，如全腹明显肌紧张、压痛、反跳痛，并以左上腹为著。

脾浊音界增大，且较固定，如腹内积血较多，可有移动性浊音，如果腹内积血、渗液较多，平卧时肠管漂浮于上面，叩诊时腹中央可呈鼓音，两侧呈移动性浊音及震水音。肠鸣音一般减弱，尤其在左侧腹部。血液积聚于盆腔，直肠指检时直肠膀胱陷窝饱满。局部腹壁可见软组织损伤，患者可有休克表现。1/4患者有左侧肋骨骨折。

3. 辅助检查

（1）诊断性腹穿　可抽出不凝血。这一方法简单、易行、安全、阳性率高。如穿刺阴性，但高度怀疑脾破裂，可以在不同部位、不同时间、不同体位反复穿刺。

（2）诊断性腹腔灌洗　阳性率较高，用于腹腔少量出血诊断。

（3）腹部B超　优点为无创、快速、价格低廉。超声对脾破裂诊断有独特的优越性，具有高度的分辨力，腹腔积血100mL即能确认。简便无痛苦，急诊患者一般在几分钟内可提示脾破裂及探测腹腔内有无出血及出血量的多少，同时可观察脾包膜下出血的动态变化，有助于对治疗方法的选择和预后的估计。

（4）腹部CT　CT扫描有助于了解脾脏形态、损伤部位、程度、腹腔内积血量及邻近脏器的损伤情况，如肝脏、胰腺、肾脏等，为选择手术和非手术提供依据。

此外，X线检查、放射线核素扫描、血管造影及电子计算机数字减影血管造影（DSA）、腹腔镜检查等手段也可用于脾破裂的诊断。

4. 诊断

由锐器所致的开放性损伤多见于战时，子弹或弹片不论从何处进入腹腔，都有可能伤及脾脏。此等开放性损伤通常伴有其他内脏损伤，需早期进行剖腹探查手术；术前确诊是否已有脾脏破裂既属困难，亦非必要。需注意，伴有内出血症状的腹部损伤患者，较之单纯空腔脏器损伤者尤具手术的紧急性。

闭合性脾破裂根据明显的左上腹或左季肋部外伤史，并可有局部的软组织挫伤与肋骨骨折，以及伤后出现的腹膜刺激和内出血症状，一般诊断并不困难，特别是腹内已有移动性浊音者，可在左下腹试行穿刺，能吸出血液时即可确定诊断。不完全性或仅有轻度裂伤而已经被凝血块堵住的脾破裂，诊断实属不易，患者才从早期休克中获得恢复而内出血现象尚不显著者，诊断亦属困难。对于此等可疑病例，唯有提高警惕，严密观察，才能不致延误病情。注意疼痛范围是否扩大，腹壁紧张是否增加，左肩是否疼痛，腹部是否膨隆，肠鸣音是否减弱，脉搏是否逐渐加快，红细胞及血红蛋白测定是否继续下降，一般可以及时发现有无内出血情况。并及时行X线、B超、CT等检查，在诊断困难时可酌情选用MRI、选择性腹腔动脉造影、肝脾核素显像等，或者进行剖腹探查手术。

5. 治疗

脾切除已经不是外伤性脾破裂所必须的治疗手段。处理原则：抢救生命第一，保留脾脏第二。

（1）非手术治疗

① 适应证

a. 按AAST分级标准为Ⅰ级。

b. 年龄＜50岁。

c. 无腹腔内其他脏器的合并伤，非开放性损伤。

d. 除外病理性脾破裂，无凝血功能异常。

e.血流动力学稳定，出血量不超过 800mL。

f.影像学（B超、CT）动态监测血肿不扩大。

g.具有中转手术与重症监护的条件。

② 主要措施：绝对卧床休息、严密的 ICU 监护、禁饮食、胃肠减压、输血、补液、应用止血药与抗生素及 CT 或超声随诊等。2～3 周后可下床轻微活动，恢复后 3 个月内避免剧烈活动。治疗失败多发生在 96 小时以内，但出现在 6～20 天者亦并非罕见。失败的原因可为延迟出血、继发感染等。在观察期间发现以下情况之一者，宜中转手术：a.腹痛和（或）局部腹膜刺激征持续加重；b.24 小时内输血量＞800mL 而生命体征仍不稳定；c.血细胞比容持续下降，通过输血仍不能得到迅速纠正；d.通过观察不能排除腹内其他脏器的损伤。

（2）手术治疗

① 适应证：成人手术探查的指征为血流动力学不稳定，经输注 1000～2000mL 晶体液复苏后收缩压仍低于 90mmHg（12kPa）或心率大于 120 次/分；估计出血大于 1000mL；输血量大于 2U；有活动性出血者。小于 12 岁的儿童患者应当尽可能予以非手术治疗。如需手术，在止血的同时应当尽可能保脾。通过自体脾片移植来维持脾脏免疫功能意义不大。

② 手术治疗方法：现对于脾脏分级有多种分类方式，国外常用 ASST 分类法，在我国采用全国脾外科学术研讨会分级（2000 年，天津）：Ⅰ级，脾被膜下破裂或被膜及实质轻度损伤，手术所见脾裂伤长度≤5.0cm，深度≤1.0cm。Ⅱ级，脾裂伤总长度＞5.0cm，深度＞1.0cm，但脾门未累及，或脾段血管受损。Ⅲ级，脾破裂伤及脾门部或脾脏部分离断，或脾叶血管受损。Ⅳ级，脾广泛破裂，或脾蒂及脾动、静脉主干受损。

a.Ⅰ级脾损伤：可采用非手术疗法或黏合止血修补术。Ⅰ级脾损伤采取非手术疗法的主要适应证为儿童或青少年的单纯性闭合性脾损伤，症状、体征不明显，且血流动力学稳定者。监护期间应绝对卧床休息 2～3 周，给予禁食、适当输血补液。密切观察病情变化，监测血流动力学指标、必要的影像学检查（如 B 超、CT）对判断伤情至关重要。在临床动态观察、临床检验、影像观察（B 超、CT 等）确定病情稳定者，住院治疗 2～3 周，出院后限制活动 3 个月。若中途有出血表现，应积极中转手术。

b.Ⅱ级脾损伤：多数病例可采用黏合止血修补术，部分需行脾脏部分切除术。相比之下，后者需要较高的操作技巧和监护手段，在技术和护理条件不具备时亦不可勉强为之，以免再次出血。脾部分切除术可为规则性或不规则性，技术要求高，风险大，在患者血流动力学不稳定情况下，应权衡多方面因素，以保障生命为第一。

c.Ⅲ级脾损伤：常采用脾脏部分切除术或全脾切除术，或全脾切除术加自体脾（组织）移植。脾组织移植常采用去被膜小脾片移植，缝合于大网膜中。带血管的全脾或脾片移植亦可在需要时采用。

d.Ⅳ级脾损伤：应果断行全脾切除术，或附加自体脾（组织）移植。核心原则是救命第一，保脾第二。年龄越小越应注意保脾。

二、自发性脾破裂

自发性脾破裂是指无明确外伤史而发生的脾脏突发性或隐匿性破裂。

（一）病因及发病机制

自发性脾破裂少见，占全部脾破裂的 3%～4%，主要发生于病理性脾脏，极少发生于正常脾脏。病理性脾脏常由传染性疾病、脾占位性疾病、血液性疾病及结缔组织病所致，如慢性病毒性肝炎、血吸虫病、疟疾、伤寒、传染性单核细胞增多症、白血病、恶性淋巴瘤、脾囊肿、脾血管瘤、脾血管肉瘤和尼曼-匹克病（鞘磷脂沉积病）。这些疾病往往影响单核巨噬细胞系统，直接导致脾脏的肿大及其脆性的增加，成为自发性脾破裂的病理基础。另外，脾脏邻近脏器的恶性肿瘤对脾脏的直接浸润，也成为自发性脾破裂的原因之一。

（二）临床表现及诊断

自发性脾破裂症状和创伤性脾破裂症状虽然相似，但术前很少确诊。即使有腹痛、腹膜炎和内出血等征象也常常不考虑为脾破裂，凡无原因的腹腔内出血和左上腹进行性增大的囊性肿块，应考虑自发性脾破裂的可能，如再有病理性脾大病史，则更应考虑，应做有关的辅助检查以协助诊断。

（三）治疗

手术治疗是主要的治疗的方法，手术治疗的同时应治疗原发病。

三、迟发性脾破裂

迟发性脾破裂指腹部外伤后经过至少 48 小时潜伏期后，出现脾破裂出血症状及体征。

（一）病因及发生机制

（1）被膜下血肿压力增高使脾被膜破裂造成延迟出血。

（2）脾破裂后由于腹膜包裹和周围器官填塞而形成脾周血肿，脾周血肿破裂后造成延迟出血。另有报道发现，脾脏髓质的裂伤由于脾脏实质内的小动脉撕裂形成假性动脉瘤，破裂动脉不断向假性动脉瘤供血使瘤体增大而发生破裂出血。

（二）分型

1. 膜型

脾实质损伤，包膜完整无损，其下积血量多，常表现为左上腹肿块，其潜伏期长，包膜代偿性增厚。

2. 破裂型

潜伏期短、易急性破裂，术中发现大片游离松弛的包膜。

3. 边缘型

脾有多处裂伤，在脾上或下极有包膜下血肿，量不定，血腹常来自脾其他破裂处。

4. 血块型

破裂之包膜下有多处凝血块，与破裂脾组织相互嵌插。

（三）诊断

腹部外伤史，部分患者有典型的"腹痛-缓解-突发性腹痛"病史。临床表现以左上腹疼痛、压痛为主，部分患者可有休克表现。

诊断依据如下。

（1）不明原因的腹痛、腹膜炎，尤其是合并腹内出血或休克者，应常规询问有无腹部外伤史，或在腹部外伤后二次腹痛间有缓解期，应想到脾破裂。

（2）对于左上腹部外伤，疑有内脏破裂者应在 2 周内观察腹痛演变过程，定期检测脉搏、血压和血红蛋白、红细胞计数。

（3）如患者有 Kehr 征（左肩牵涉痛）、Ballance 征（左上腹固定浊音区）、Trendelenberg 征（里急后重，提睾肌收缩至阴茎勃起）、左上腹进行性增大的包块和伤后持续性低热等症状时，应怀疑延迟性脾破裂，选择相关辅助检查可获诊断。

（4）辅助检查

① 诊断性腹穿。诊断性腹穿阳性率高达 90%。

② 腹部 X 线检查，阳性率达 80%。X 线片表现为脾影加大、模糊、左膈移动度降低。

③ 选择性脾动脉造影或 CT、DSA、MRI、ECT 对诊断有较大帮助。

（四）治疗

对于血流动力学稳定者及轻度脾外伤者可行非手术治疗，血流动力学不稳定的患者常需手术治疗。

（赵金璐）

第九节　急性肠梗阻

急性肠梗阻是一种常见的外科急腹症，是由于各种原因使肠内容物通过障碍而引起一系列病理生理变化的临床症候群。由于病因多种多样，临床表现复杂，病情发展迅速，需要早期做出诊断、处理。诊治的延误可使病情加重，甚至出现肠坏死、腹膜炎等严重的情况。

一、分类

急性肠梗阻可由很多不同原因引起，处理方法也不尽相同，故诊断时不能笼统称为肠梗阻，必须弄清病因和分型，并给予针对性治疗。

（一）根据发病的缓急

根据发病的缓急可分为急性和慢性肠梗阻。急性肠梗阻常合并较严重的水电解质紊乱、酸碱平衡失调等全身病理生理变化，慢性肠梗阻的全身变化则主要是营养不良。

（二）根据梗阻部位

根据梗阻部位可分为小肠和结肠梗阻。小肠梗阻又可分为高位小肠梗阻和低位小肠梗阻。

（三）根据梗阻肠管有无血供

肠管如无损害为单纯性肠梗阻，如肠系膜血管血供受阻则为绞窄性肠梗阻。单纯性和绞窄性的鉴别在临床上有重要意义，绞窄性肠梗阻若不及时解除，可很快导致肠壁坏死和穿孔，引起严重后果。

（四）根据梗阻程度

根据梗阻程度可分为完全性和不完全性肠梗阻。

（五）根据病因

肠梗阻可由不同的病因引起，按病因可分为以下 3 类。

1. 机械性肠梗阻

机械性肠梗阻是临床上最常见的一类肠梗阻，是由于肠内、肠壁和肠外不同机械性因素引起肠腔变小、肠内容物通过受阻而产生的梗阻。

2. 动力性肠梗阻

肠道本身无器质性病变，无肠腔狭窄，但受全身或局部影响致肠壁肌肉运动功能失调，肠内容物通过受阻。动力性肠梗阻可分为麻痹性和痉挛性两种，前者是因交感神经反射性兴奋或毒素刺激肠管而失去蠕动能力，以致肠内容物不能运行，常见有低钾血症、腹膜炎或腹腔脓肿等；后者系肠管副交感神经过度兴奋，肠壁肌肉过度收缩所致，较少见，急性肠炎、肠道功能紊乱或铅中毒时可造成痉挛性肠梗阻。有时麻痹性和痉挛性可在同一患者不同肠段中并存，称为混合型动力性肠梗阻。

3. 血运性肠梗阻

当肠系膜动脉或静脉因栓塞或血栓形成而引起肠管血运障碍，可迅速地抑制肠管活动而导致肠内容物运行受阻，较少见，但病情凶险。

（六）闭袢性肠梗阻

如一段肠管的两端均被阻塞，肠内容物既不能向远端运行，也不能向上反流减压，称为闭袢性肠梗阻。结肠梗阻时回盲瓣阻挡住逆流时可形成闭袢性肠梗阻。闭袢段肠管内压力可逐渐增高，当肠壁过度扩张时可坏死穿孔，应及早手术治疗。

腹部手术后早期（1～2 周内），由于肠壁水肿和渗出可导致机械性和动力性因素同时存在的粘连性肠梗阻，称之为术后早期炎症性肠梗阻。腹部手术的次数增加会导致术后粘连概率增加。粘连性肠梗阻已成为肠梗阻病因的第一位。

肠梗阻的分类是从不同角度来考虑的，并不是绝对孤立的。如肠扭转既可是机械性、完全性，也可是绞窄性、闭袢性。不同类型的肠梗阻在一定条件下可以转化，如单纯性肠梗阻治疗不及时，可发展为绞窄性肠梗阻。机械性肠梗阻近端肠管扩张，最后也可发展为麻痹性肠梗阻。不完全性肠梗阻时，由于炎症、水肿或治疗不及时，也可发展成完全性肠梗阻。

二、病理生理

肠梗阻发生后，肠管局部和全身会出现一系列复杂的病理生理变化。不同类型的肠梗阻的病理生理变化各不相同。一般来说，急性肠梗阻可引起以下局部和全身的病理生理变化。

（一）局部病理生理变化

1. 肠动力紊乱

梗阻近端肠管为克服肠内容物的通过受阻，肠蠕动的频率和强度均有增加。但随着病程延长和病情进展，肠扩张逐渐加剧，最后导致肠平滑肌收缩力逐渐减弱到完全麻痹，而远端肠管仍保持正常的动力，所以在肠梗阻病程中排出少量气体或干粪便并不说明梗阻解除，只有当排出大量稀便并伴有临床症状的全面好转才是真正的梗阻缓解。

2. 肠腔胀气、积液

肠梗阻时肠内气体中68%是从吞咽而来，32%乃从血液中弥散入肠及肠内容物分解所产生。持续胃肠减压，保持胃空虚，可能使肠胀气不再加剧。正常情况下，肠腔内液体和体内液体不断交换，肠梗阻时梗阻近端肠管不再自肠腔内吸收液体，而仍有液体自血液流向肠腔，可造成大量液体积聚在近端肠管。

3. 肠壁水肿、通透性增加

肠腔内压力增高导致肠壁静脉回流受阻，肠壁的毛细血管及小静脉淤血，肠壁充血、水肿、增厚，呈暗红色。由于组织缺氧，毛细血管通透性增加，肠壁上有出血点，并有血性渗出液渗入肠腔和腹腔。

随着血运障碍的发展，继而出现动脉血运受阻，血栓形成，肠壁失去活力，肠管变成紫黑色。又由于肠壁变薄、缺血和通透性增加，腹腔内出现带有粪臭的渗出物。最终，肠管可缺血坏死而溃破穿孔。

（二）全身病理生理变化

1. 水和电解质的丢失

体液丧失及因此引起的水、电解质紊乱与酸碱失衡，是肠梗阻非常重要的病理生理改变。胃肠道的分泌液每日约为8000mL，在正常情况下绝大部分被再吸收。急性肠梗阻患者由于不能进食及频繁呕吐，大量丢失胃肠道液，使水分及电解质大量丢失，尤以高位肠梗阻为甚。低位肠梗阻时，胃肠道液体不能被吸收而潴留在肠腔内，等于丢失于体外。另外，肠管过度膨胀，影响肠壁静脉回流，使肠壁水肿和血浆向肠壁、肠腔和腹腔渗出。如有肠绞窄存在，更会丢失大量血液。这些变化可以造成严重的缺水，导致血容量减少和血液浓缩，以及酸碱平衡失调。体液变化也因梗阻部位的不同而有差别，如十二指肠第一段梗阻，可因丢失大量氯离子和酸性胃液而产生碱中毒；小肠梗阻丧失的体液多为碱性或中性，钠、钾离子的丢失较氯离子为多，以及在低血容量和缺氧情况下酸性代谢物剧增，加之缺水、少尿可引起严重的代谢性酸中毒。严重的缺钾可加重肠膨胀，并可引起肌无力和心律失常。

2. 感染和中毒

在梗阻以上的肠腔内细菌数量显著增加，细菌大量繁殖而产生多种强烈的毒素。由于肠壁血运障碍或失去活力，通透性增加，细菌和毒素可渗透入腹腔，引起严重的腹膜炎和中毒。当肠坏死、穿孔，发生腹膜炎时，全身中毒尤为严重。

3. 休克

严重的缺水、血液浓缩、血容量减少、电解质紊乱、酸碱平衡失调、细菌感染、中毒等，可引起严重休克。

4. 多器官功能障碍

肠腔膨胀使腹压增高，膈肌上升，腹式呼吸减弱，影响肺内气体交换，同时妨碍下腔静脉血液回流，导致呼吸、循环功能障碍。最后可因多器官功能障碍乃至衰竭而死亡。

三、临床表现

尽管由于肠梗阻的原因、部位、病变程度、发病急慢的不同，可有不同的临床表现，但肠内容物不能顺利通过肠腔则是一致具有的，其共同表现是腹痛、呕吐、腹胀及肛门停止排气排便。

（一）四大特征

1. 腹痛

单纯性机械性肠梗阻呈阵发性绞痛，有腹痛缓解间歇期，其时间长短因梗阻部位而异，高位梗阻间歇 3～5 分钟，低位梗阻间歇 10～20 分钟。腹痛部位可弥漫至全腹，也可偏于梗阻所在的部位。腹痛发作时可伴有肠鸣，自觉有"气块"在腹中窜动，并受阻于某一部位。有时能见到肠型和肠蠕动波。如果腹痛的间歇期不断缩短，以至成为剧烈的持续性腹痛，应该警惕可能是绞窄性肠梗阻。麻痹性肠梗阻呈持续性全腹胀痛，少有阵发性绞痛。

2. 呕吐

在肠梗阻早期，呕吐呈反射性，吐出物为食物或胃液。此后，呕吐随梗阻部位高低而有所不同，一般是梗阻部位愈高，呕吐出现愈早、愈频繁。高位肠梗阻时呕吐物主要为胃及十二指肠内容物；低位肠梗阻时，呕吐出现迟而少，吐出物可呈粪样；结肠梗阻时，呕吐到晚期才出现；呕吐物如呈棕褐色或血性，是肠管血运障碍的表现；麻痹性肠梗阻呕吐多呈溢出性。

3. 腹胀

一般在梗阻发生一段时间后出现，其程度与梗阻部位有关。高位肠梗阻腹胀不明显，但有时可见胃型；低位肠梗阻及麻痹性肠梗阻腹胀显著，遍及全腹；结肠梗阻时，如果回盲瓣关闭良好，梗阻以上结肠可成闭袢，则腹部四周膨胀显著；腹部隆起不均匀对称，是肠扭转等闭袢性肠梗阻的特点。

4. 停止排气排便

完全性肠梗阻发生后，患者多不再排气排便；但梗阻早期，尤其是高位肠梗阻，可因梗阻以下肠内尚残存的粪便和气体，仍可自行或在灌肠后排出，不能因此而否定肠梗阻的存在。某些绞窄性肠梗阻，如肠套叠、肠系膜血管栓塞或血栓形成，则可排出血性黏液样粪便。

（二）腹部体征

腹部视诊可见腹胀、肠型和肠蠕动波。肠扭转时腹胀多不对称；麻痹性肠梗阻则腹胀均匀。腹部触诊：单纯性肠梗阻因肠管膨胀，可有轻度压痛，但无腹膜刺激征；绞窄性肠梗阻可有固定压痛和腹膜刺激征；压痛的包块常为受绞窄的肠祥；肿瘤或蛔虫引起的肠梗阻有时可在腹部触及包块或条索状团块；麻痹性肠梗阻腹部可无明显压痛。叩诊：绞窄性肠梗阻时，腹腔有渗液，当渗液大于 1000mL，移动性浊音可呈阳性。听诊：肠鸣音亢进，有气过水声或金属音，为机械性肠梗阻表现；麻痹性肠梗阻时，则肠鸣音减弱或消失。直肠指检如触及肿块，可能为直肠肿瘤、极度发展的肠套叠的套头或低位肠腔外肿瘤。

（三）全身表现

单纯性肠梗阻早期，患者全身情况多无明显改变。随着病情进展逐渐出现脱水，患者出现唇干舌燥、眼窝内陷、皮肤弹性消失，脉率增快，尿少或无尿等明显缺水征。绞窄性肠梗阻全身症状较严重，患者往往很快出现烦躁不安、发热、脉率加快、血压下降、休克等症状。

四、辅助检查

放射检查有助于肠梗阻的明确诊断及梗阻部位的确定。腹部卧位片上可显示肠管扩张的程度。扩张的小肠一般位于腹部中央，呈横向排列，空肠黏膜的皱襞呈鱼骨刺状，回肠影则无特征。扩张的结肠影多位于腹部四周或盆腔，具有袋影，可与小肠影相区别。立位片可见扩张的肠腔内多个液平。小肠梗阻时结肠在腹部平片上无或仅有少量气体。结肠梗阻时结肠内经常伴有大量气体使结肠明显扩张。如回盲瓣功能良好，小肠内气体极少，如回盲瓣功能不全，小肠亦有扩张、液平等小肠梗阻的表现。小肠梗阻时多个液平呈阶梯状排列，在立位或侧卧位上可表现为倒 U 形扩张肠曲影。有时小肠与结肠梗阻难以鉴别，可以做钡灌肠造影。

绞窄性肠梗阻的腹部平片表现有不因时间推移而改变的孤立胀大的肠祥，或肠间隙增宽，提示有腹腔积液，或有假性肿瘤影，或门静脉内有气体等，但这些征象仅见于少数患者。

如果肠梗阻的诊断仍无法明确，腹部 CT 检查有助于明确诊断及病因的判断。

五、诊断

在肠梗阻诊断过程中，必须辨明下列问题。

（一）是否肠梗阻

根据腹痛、呕吐、腹胀、肛门停止排气排便 4 大症状和腹部可见肠型或蠕动波、肠鸣音亢进等，一般可做出诊断。X 线检查对确定有否肠梗阻帮助较大。但需注意，有时可不完全具备这些典型表现，特别是某些绞窄性肠梗阻的早期，与输尿管结石、卵巢囊肿蒂扭转、急性坏死性胰腺炎等易混淆，甚至误诊为一般肠痉挛，尤应警惕。

（二）是机械性还是动力性梗阻

机械性肠梗阻具有上述典型临床表现，早期腹胀可不显著；麻痹性肠梗阻无阵发性绞痛等肠蠕动亢进的表现，相反肠蠕动减弱或消失，而腹胀显著，X线检查可显示结肠、小肠全部充气扩张，而机械性肠梗阻胀气限于梗阻以上的部分肠管，即使晚期并发肠绞窄和麻痹，结肠也不会全部胀气。

（三）是单纯性还是绞窄性梗阻

这点极为重要，因为绞窄性肠梗阻预后严重，必须及早进行手术治疗。有下列表现者，应考虑绞窄性肠梗阻的可能：①腹痛发作急骤，起始即为持续性剧烈疼痛，或在阵发性加重之间仍有持续性疼痛；肠鸣音可不亢进；有时出现腰背部痛，呕吐出现早、剧烈而频繁。②病情发展迅速，早期出现休克，抗休克治疗改善不显著。③有明显腹膜刺激征，体温上升、脉率增快、白细胞计数增高。④腹胀不对称，腹部有局部隆起或触及有压痛的肿块。⑤呕吐物、胃肠减压抽出液或肛门排出物为血性，或腹腔穿刺抽出血性液体。⑥经积极非手术治疗而症状体征无明显改善。⑦腹部X线检查见孤立、突出、胀大的肠袢，不因时间而改变位置；或有假肿瘤状阴影；或肠间隙增宽，提示有腹腔积液。

（四）是高位还是低位梗阻

高位小肠梗阻的特点是呕吐发生早而频繁，腹胀不明显；低位小肠梗阻的特点是腹胀明显，呕吐出现晚而次数少，并可吐粪样物。结肠梗阻与低位小肠梗阻的临床表现很相似，鉴别较困难，X线检查有助于鉴别：低位小肠梗阻，扩张的肠袢在腹中部，呈"阶梯状"排列，结肠内无积气；结肠梗阻时扩大的肠袢分布在腹部周围，可见结肠袋，胀气的结肠阴影在梗阻部位突然中断，盲肠胀气最显著，小肠内胀气可不明显。

（五）是完全性还是不完全性梗阻

完全性梗阻呕吐频繁，如为低位梗阻腹胀明显，完全停止排便排气。X线腹部检查见梗阻以上肠袢明显充气和扩张，梗阻以下结肠内无气体。不完全梗阻呕吐与腹胀都较轻或无呕吐，X线所见肠袢充气扩张都较不明显，而结肠内仍有气体存在。

（六）是什么原因引起梗阻

应根据年龄、病史、体征、X线、CT等分析。在临床上粘连性肠梗阻最为常见，多发生在以往有过腹部手术、损伤或炎症史的患者。嵌顿性或绞窄性腹外疝是常见的肠梗阻原因，因此机械性肠梗阻的患者应仔细检查各可能发生外疝的部位，如腹股沟部、脐部等。结肠梗阻多系肿瘤所致，需特别提高警惕。新生婴儿以肠道先天性畸形为多见。2岁以内小儿，则肠套叠多见。蛔虫团所致的肠梗阻常发生于儿童。老年人则以肿瘤及粪块堵塞为常见。

六、治疗

肠梗阻治疗方法的选择取决于肠梗阻的部位、原因、类型以及有无水、电解质紊乱、低血容量和重要脏器功能障碍等全身情况，主要有非手术治疗和手术治疗两大类。动力性肠梗阻以处理原发病为主；绞窄性肠梗阻则需要紧急手术；完全性肠梗阻应及时手术；部分性肠梗阻可先进行非手术治疗，48～72 小时无效或恶化则改为手术治疗。

（一）非手术治疗

非手术治疗主要适用于麻痹性或痉挛性肠梗阻、早期单纯性粘连性肠梗阻、早期肠套叠以及炎性肠病引起的不完全性肠梗阻。同时，非手术治疗可纠正水、电解质紊乱和酸碱失衡，改善患者的全身情况，为手术创造条件。

1. 禁食

禁食是必需和重要的措施。

2. 生长抑素联合胃肠减压

生长抑素联合胃肠减压是治疗肠梗阻的重要方法之一。通过胃肠减压，吸出胃肠道内的气体和液体，可以减轻腹胀，降低肠腔内压力，减少肠腔内的细菌和毒素的产生，改善肠壁血循环，有利于改善局部病变和全身情况。有效的胃肠减压是肠梗阻非手术治疗成功的重要保证。生长抑素可抑制各种胃肠、胰腺激素如胃泌素、血管活性肠肽、胰岛素、胰高血糖素的分泌，减少消化液的分泌。在全胃肠外营养基础上应用生长抑素，可使消化液分泌减少，从而减少梗阻以上肠管内液体积聚，有利于肠壁血液循环的恢复，加速炎症消退。近年来，生长抑素治疗术后早期炎性肠梗阻和恶性肿瘤引起的肠梗阻取得了较好的疗效。由于内镜技术的发展，内镜下置管技术日趋成熟，经鼻肠梗阻导管的临床应用有复苏和增加的趋势。对于粘连性肠梗阻，生长抑素联合肠梗阻导管应用应成为非手术治疗的重要方法。

3. 纠正水、电解质紊乱和酸碱失衡

无论采用手术和非手术治疗，纠正水、电解质紊乱和酸碱失衡是极重要的。输液所需容量和种类须根据呕吐情况、缺水体征、血液浓缩程度、尿排出量和比重，并结合血清钾、钠、氯和血气分析监测结果而定。单纯性肠梗阻，特别是早期，上述生理紊乱较易纠正。单纯性肠梗阻晚期和绞窄性肠梗阻，尚须输给血浆、全血或血浆代用品，以补偿丧失至肠腔或腹腔内的血浆和血液。

4. 抗感染

肠梗阻时肠壁水肿，组织缺氧，毛细血管通透性增加，细菌及毒素渗入腹腔，以及菌群失调，菌群移位，应予抗生素抗感染治疗。选用抗生素应包括对需氧菌和厌氧菌有效的药物。

5. 营养支持治疗

由于炎性肠梗阻患者完全依赖肠外营养，同时还需使用生长抑素抑制消化液的分泌，容易出现胆汁淤积。一旦出现胆汁淤积，静脉营养无法实施，患者的营养状况和低蛋白血症得不到纠正，肠道功能的恢复将被推迟，治疗陷于困境。应尽量避免淤胆的发生，包括避免过高的热量摄入、制定合适的糖脂比、采用合理的氨基酸配方、采用"全合一"方式输注。

对非手术治疗的患者应严密观察病情变化，包括全身情况、腹部体征和临床症状等，每24 小时可重复腹部 X 线检查。如有肠绞窄现象，应立即改用手术治疗。另外，如非手术疗法无效者亦应改为手术治疗。

（二）手术治疗

各种类型的绞窄性肠梗阻、肿瘤及先天性肠道畸形引起的肠梗阻，以及非手术治疗无效的患者，适用手术治疗。

对于绞窄性肠梗阻，应争取在肠坏死之前解除梗阻，恢复肠管血液循环，因此正确判断肠管的生机十分重要。如在解除梗阻原因后有下列表现，则说明肠管已无生机：①肠壁已呈黑色并塌陷；②肠壁已失去张力和蠕动能力，肠管麻痹、扩大、对刺激无收缩反应；③相应的肠系膜终末小动脉无搏动。如有可疑，可用等渗盐水浸纱布热敷，或用 0.5％普鲁卡因溶液做肠系膜根部封闭等，倘若观察 10～30 分钟，仍无好转，说明肠管已坏死，应做肠切除术。若肠管生机一时难以肯定，特别当病变肠管过长，切除后会导致短肠综合征的危险，则可将其回纳入腹腔，缝合腹壁，于 18～24 小时后再次行剖腹探查术。但在此期间内必须严密观察，一旦病情恶化，即应随时行再次剖腹探查，加以处理。

由于急性肠梗阻患者的全身情况常较严重，因此手术的原则和目的是：在最短手术时间内，以最简单的方法解除梗阻或恢复肠腔的通畅。

（葛振忠）

第十节　急性阑尾炎

急性阑尾炎是"急腹症"最常见的病因之一，尽管近半数病例有典型的临床表现，但仍有许多患者出现模棱两可的症状和体征。即使经验丰富的外科医生也会遇到这样的情况：表现为典型的急性阑尾炎病例，术中却发现阑尾是正常的，许多疾病最初常常被错误的诊断为阑尾炎；同样在一些认为不太可能是急性阑尾炎的病例，恰恰是阑尾炎。常见的急腹症几乎都需要和急性阑尾炎做鉴别诊断，尽管超声、CT 等影像技术有效地增加了阑尾炎诊断的准确率，但是误诊仍是一个难以避免的问题。虽然目前的抗生素及医疗技术都有了显著的发展，但是阑尾切除术后的并发症也仍是一个普遍性问题，而并发症的发生率和外科医生的经验、手术技巧关系尤为密切，因此外科医生需要对急性阑尾炎的诊疗风险有充分的认识，这样才会最大限度地降低误诊和并发症的发生。

一、阑尾的解剖变异

阑尾的解剖变异已经有过太多的阐述，这里只介绍几种少见的情况。

（一）阑尾畸形

阑尾畸形非常罕见，有学者对 5 万例阑尾炎病例进行回顾性调查研究，其中共发现 8 例阑尾畸形，4 例为双重阑尾畸形，4 例为发育不全。双重阑尾可以是阑尾重复呈双筒状包裹在同一肌层内或形成两个完全分离的发育好的阑尾或是一个正常阑尾伴有从盲肠长出的另一条发育不全的阑尾。第一种情况术中容易发现，不易造成漏诊，而第二种和第三种情况则容易因为已经找到阑尾而停止继续寻找，以致造成漏诊。阑尾发育不全是另一种少见的病例，多数认为是发育不全的病例，实际上是萎缩性或结肠内阑尾，也有人称之为短小阑尾。还有一种畸形为马蹄形阑尾异常，发病时称为马蹄形阑尾炎，更为少见，几乎是个案报道。有人认为马蹄形阑尾可能为胚胎期阑尾炎，其末端与盲肠发生粘连而贴紧，在肠腔再度沟通时，末端逆向性合并，突破盲肠壁而愈合，则形成襻状阑尾，阑尾随着生长发育逐渐增长并呈弓形，如果手术时仅满足于切断一端根部，而把另一端根部误认为尖端切除，忽视残端处理，会导致术后发生残端瘘。

（二）阑尾缺如

阑尾缺如的发现途径主要是手术（多数拟做阑尾切除术），另外就是生前无症状而做尸体解剖时发现，除此之外别无他法，所以发生率也很难估计。阑尾缺如多数情况下伴有盲肠的变异：①盲肠、阑尾均缺如（大小肠连接处异常）；②残余盲肠、阑尾缺如；③盲肠正常、阑尾缺如；④盲肠畸形、阑尾缺如。诊断阑尾缺如要审慎，术中如在回盲部未能发现阑尾，首先要考虑阑尾异位的可能性，不要臆断为先天性阑尾缺如。

（三）阑尾憩室

阑尾憩室分为先天性和后天性两类，多数为假性憩室，真性憩室更为少见。真性憩室的发病原因为：①胎儿期阑尾腔再通时部分呈囊状形成憩室；②胎儿期胎胚上皮异位；③重复阑尾。后者即双重阑尾的最后一种情况，在分类上目前尚没有明确的定义。阑尾憩室炎多是在手术或尸检中发现，阑尾憩室通常很小，直径 3～5mm，也偶有多发憩室的情况。术前诊断很困难，偶有个案报道说可在术前用超声波确诊。阑尾憩室炎的穿孔风险比急性阑尾炎高4倍，而且穿孔多在阑尾发病早期。

（四）阑尾套叠和扭转

阑尾套叠病因和发生机制与其他部位套叠相似。把阑尾套叠分成解剖性因素和病理性因素两大类。

（1）解剖学因素　阑尾腔大，而阑尾相对窄小，并且阑尾游离，激烈运动或瞬时体位改变可导致阑尾向腔内套叠。

（2）病理因素　阑尾腔内有粪石、寄生虫、异物等，淋巴滤泡异常增生。

阑尾受到上述病理因素的刺激引起异常蠕动，常常以阑尾为中心形成套叠。其他因素如黏液囊肿、腺瘤、腺癌、类癌和子宫内膜异位等。根据阑尾套叠套入部和鞘部的不同，又把阑尾套叠分为 4 型。

一型，套叠发生在阑尾尾部，阑尾尾部为套入部，近段阑尾为套叠鞘部，远段套入到近段；二型，套叠起始于阑尾的基部，阑尾基部为套入部，盲肠形成套叠鞘部；三型，阑尾的近段形成套入部，远段为套叠鞘部，即近段套入近远段；四型，阑尾完全套入盲肠内。

临床上阑尾套叠症状与其他引起右髂窝疼痛的病变一样，术前很难确诊，但疼痛症状最重要的特征就是周期性和间断性，和急性阑尾炎非常相似。有时也表现为间断性和慢性症状，出现无痛性直肠出血或腹部包块，容易并发肠梗阻，以目前的影像学技术多数可在术前诊断。纤维结肠镜检查能够协助诊断，但是经常会误诊为盲肠息肉而摘除，引起肠瘘。

至于单独的阑尾扭转则比较少见，阑尾扭转的机制可能与下列因素有关：儿童及青少年、消瘦、剧烈运动、阑尾细长和肠蠕动加快。阑尾扭转时阑尾腔梗阻，首先发生静脉血流受阻，阑尾淤血水肿，随后动脉血流受阻，导致阑尾绞窄、坏疽和炎症，出现急腹症。临床上常表现为右下腹疼痛、伴呕吐及发热、血白细胞增高等类似急性阑尾炎的临床特征，但腹痛多无转移性，且腹痛突然发作、持续性伴阵发性加重，术前很难做出明确诊断。阑尾扭转后易发生绞窄或坏死，手术治疗是本病唯一安全、有效的方法。超声检查容易误诊为肿瘤，有时会延误手术治疗。

（五）疝囊内阑尾

右侧疝囊内阑尾即"Amyand疝"，多数为绝经后妇女的股疝，男性则多见于右侧腹股沟疝，少见的病例还出现于脐、切口和左腹股沟。疝囊内阑尾的诊断主要根据临床表现。疝囊内的疼痛突然发作类似于绞窄性或嵌顿性疝，但是临床上通常没有肠梗阻的症状，多数在手术中发现。

二、临床表现

1. 疼痛

急性阑尾炎最初的疼痛多发生在脐周，属于内脏性质的疼痛，缺乏明确的定位。和腹膜炎患者一样，不活动通常是最佳的选择。患者通常活动会感觉不适，不过多数人愿意上厕所，因为排便或排气后疼痛会稍有缓解，但不久又会出现。有一点至今原因不清，就是阑尾炎经常半夜发生，患者常常从睡梦中醒来，这和功能性疾病截然不同。

疼痛通常在6～18小时逐渐转移到右下腹并固定，这时的疼痛就不是内脏而是体表，即腹膜刺激产生的疼痛。由于阑尾的位置不同而引起不同的临床体征已经有过太多的阐述，这里就不一一赘述了。对于肛门指诊的价值，传统医学认为肛门指诊对疑难阑尾炎的诊断有重要作用，不过目前的研究已经明显地对这一观点提出质疑。

通常来说，疼痛的症状和体征是诊断阑尾炎最有利的证据，不过在统计学上的意义不甚明显。在一项前瞻性研究中发现，患者出现右下腹痛的阳性预测值为34%、阴性预测值为77%、敏感性为94%、特异性为70%；右下腹压痛则对应为36%、82%、95%、70%；反跳痛为39%、63%、91%、80%；肌紧张为28%、9%、84%、95%。另外有报道提出，用指尖轻压麦氏点1分钟，若疼痛持续存在，则为阑尾炎，若压痛消失则考虑其他疾病。

2. 消化道症状

阑尾炎发病初期会逐渐出现一些消化道症状，如畏食、恶心、呕吐、腹泻。

（1）畏食　急性阑尾炎患者几乎不出现饥饿感和食欲，如果出现，就要考虑诊断阑尾炎的正确性。畏食通常在疼痛之前出现，多数在年轻人群中常见。畏食在阑尾炎中的诊断价值有待商榷，过去认为在成年人的内脏疾病中多数能表现畏食，所以对阑尾炎的诊断价值不大。畏食在阑尾炎的早期表现中占有重要地位。

（2）恶心、呕吐　恶心、呕吐通常都是在一起讨论的症状，不过在阑尾炎的诊断中有一点区别。恶心经常是在急性阑尾炎疼痛之前出现，而呕吐通常发生在疼痛出现后几小时，如果先出现呕吐后出现腹痛，就需要考虑阑尾炎的诊断是否合理了。恶心呕吐的特异性相对较差，凡是腹部疾病刺激腹膜时都会引起恶心、呕吐，不过在小儿阑尾炎中更容易发生。

（3）腹泻　阑尾炎腹泻通常为水样泻，这也是阑尾炎容易误诊为胃肠炎的主要原因，这在小儿阑尾炎中更为常见。出现腹泻的患者阑尾穿孔率也较高，达到71%，多数认为是延误诊断的结果。不过是因为出现腹泻而延误诊断致使阑尾穿孔，还是已经穿孔的阑尾导致腹泻的出现，从而引起腹泻患者的高穿孔率目前尚有争议。另外在婴幼儿，一些感染性胃肠炎确实能够导致阑尾炎的发生。

3. 体温

通常认为体温对于急性阑尾炎的诊断没有什么价值，然而一项前瞻性研究发现，体温是晚期阑尾炎非常重要的鉴别指标。一般在发病24小时后才出现体温升高，若体温逐渐升高则支持阑尾炎的诊断。在阑尾穿孔前，通常体温会略高于正常。挪威的一项研究结果显示，体温37.7℃作为鉴别急性阑尾炎和非特异性腹痛的临界值，其敏感性和特异性分别为55%和58%，不过体温超过37.7℃并不是急性阑尾炎的一项独立的鉴别指标，必须包括白细胞计数、中性粒细胞计数及C反应蛋白等。

4. 动态观察

1969年提出"动态观察"这一概念，这可以将阴性阑尾切除率有效地减少5%～10%。不过因为动态观察可能会延迟手术而增加穿孔的危险，所以也受到质疑。

提倡动态观察的学者认为，大多数穿孔性阑尾炎来院前症状就很明显，入院后也会得到及时治疗，因此症状不明显的留院观察而导致穿孔的危险就很小。至少有两项研究表明，入院后延迟手术与阑尾炎的各种并发症无明显关联，而且留院观察的患者阴性手术探查率也明显降低。然而类似调查显示入院后立即手术与留院观察后的阴性手术率并无差别。不过有一点可以肯定，留院观察后阑尾炎的诊断准确性会明显增加，因为症状通常不是好转就是恶化。显然对疑诊阑尾炎的患者进行动态观察是有效的，因为切除正常的阑尾也不是没有弊端的，后者一样能引起肠梗阻等并发症。

三、辅助检查

（一）实验室检查

1. 白细胞计数

白细胞总数和淋巴细胞比率被作为急性阑尾炎的辅助诊断方法，在外科教材中一直被引用，不过由于它对阑尾炎的特异性很低，所以其价值也饱受质疑。

通常术前白细胞计数最高，如无并发症的出现，术后增高的白细胞会迅速的下降。有一项研究显示，白细胞计数对阑尾炎诊断的敏感性是90%，而特异性只有41%。而且白细胞计数对于阑尾炎是否有并发症也没有诊断价值。研究发现，有并发症的阑尾炎患者的白细胞计数并不显著高于无并发症者。另外，对于年龄而言，白细胞增多和核左移在年轻人和老年人之间也并无差异。总之，在炎性反应期白细胞计数都可以升高，除非患者有防御功能低下，所以白细胞计数要结合其他检查来综合考虑。

2. C反应蛋白

白细胞计数是急性阑尾炎早期非特异性指标，在阑尾穿孔或脓肿形成后，C反应蛋白就会明显升高，而白细胞计数不再上升，即C反应蛋白鉴别晚期阑尾炎比较有意义。

研究显示，白细胞计数在诊断无并发症的阑尾炎时优于 C 反应蛋白，而 C 反应蛋白在反映阑尾穿孔或脓肿形成时优于白细胞计数。C 反应蛋白在急性阑尾炎患者中的敏感性为 68％，特异性为 73％，阴性预测值为 87％，阳性预测值为 46％；白细胞计数的敏感性则为 83％，特异性为 59％，阴性预测值为 92％，阳性预测值只有 32％。不过急性阑尾炎的患者 C 反应蛋白和白细胞计数至少有一项是增高的，如果二者都正常，基本可以排除阑尾炎，预测值为 100％。

3.其他实验室检查

（1）细胞因子　细胞因子在炎症的早期就被激活，通常是作为临床疾病严重程度的标志，在急性阑尾炎的诊治中，以白介素-6 应用价值较高。白介素-6 通常在阑尾炎术前增高，术后会迅速下降，对于无并发症的阑尾手术，在术后 2 天白介素-6 就会降至正常。另外，白介素-6 和阑尾炎的严重程度也密切相关，穿孔阑尾炎患者的血清白介素-6 水平无论术前还是术后都明显高于未穿孔者。在预测急性阑尾炎方面，白介素-6 的敏感性为 84％，特异性为 79％，阳性预测值为 82％，要高于白细胞计数和 C 反应蛋白。

（2）5-羟色胺　血液中的 5-羟色胺主要由消化道黏膜产生，尤其是小肠和阑尾，所以阑尾炎患者 5-羟色胺水平升高。5-羟色胺预测急性阑尾炎的敏感性为 45％，特异性为 95％；在坏疽性阑尾炎 5-羟色胺的敏感性会升高，达到 94％。5-羟色胺的代谢产物，尿 5-羟吲哚乙酸在阑尾炎患者中显著升高，要远远高于除了胃肠炎之外的其他急腹症。5-羟吲哚乙酸对阑尾炎的诊断敏感性为 98％，特异性为 100％，阳性预测值为 100％，阴性预测值为 93％。

（二）影像学检查

1.超声检查

正常阑尾最大壁厚 $2.0mm±0.5mm$，各年龄段相差不大，通常阑尾壁厚<3mm 考虑正常。超声检查是测定阑尾最粗段的两壁厚度和腔内尺寸相加的总和，急性阑尾炎征象为阑尾外径为 6～7mm，这一标准只是用来排除阑尾炎而不是证实阑尾炎，正常的阑尾也会很粗，可能达到 13mm。一般阑尾炎的检出率取决于其炎症的严重程度，化脓性和坏疽性阑尾炎的超声敏感性可达到 100％，不过穿孔性阑尾炎阳性率较低，只有 29％，这可能与肠腔胀气和腹肌紧张有关。急性阑尾炎的典型声像图改变如下。

（1）急性单纯性阑尾炎　发病时间短，阑尾轻度肿大，阑尾区纵断面图像似腊肠样改变，横断面图像呈靶环状，内部呈低回声，其内可见少量液性暗区。由于此型腔内积液少，其周围肠腔积气增加，超声难以显示。

（2）急性化脓性阑尾炎　阑尾化脓后肿胀增粗，阑尾腔内积脓液，阑尾明显肿大，阑尾区可出现长管状低回声区，周边不规则，管壁明显增厚，阑尾腔为无回声或充满散在强光点的弱回声，有的还可见阑尾粪石的强光团伴声影。

（3）急性坏疽性阑尾炎　阑尾明显肿大，形态不规则，壁明显增厚，"粪石"周围可见不规则低回声区，穿孔部位管壁回声中断，周围有不规则液性暗区与腔内暗区相连。

（4）阑尾周围脓肿　阑尾正常结构消失，阑尾区见形态不规则的无回声，低回声或囊实混合性包块。边界欠清晰，内回声不均匀，内部为杂乱的强回声和不规则无回声暗区，部分见粪石强回声伴声影，阑尾周围有局限性积液。

超声检查和操作者的临床经验关系密切，所以其诊断的准确率常常令外科医生失望，另外肥胖、盲肠后阑尾等其他干扰因素也影响了超声检查早阑尾炎诊断方面的应用。超声检查预测急性阑尾炎的敏感性为93%，特异性为74%，准确率为82%，还要低于临床观察值（分别为93%、96%和100%）。不过对于女性患者，经阴道超声似乎能够提高阑尾炎的检出率，在一项女性患者的调查中，42%的阑尾炎可以同时经腹和经阴道检出，而24%的阑尾炎仅经过阴道检出。

2. CT

CT诊断急性阑尾炎的标准为阑尾最大外径>6mm，合并周围炎性改变（脂肪沉淀、蜂窝织炎、积液、腔外气体等）。其中以螺旋CT的应用价值较高，它可以在一个屏气过程中对全腹进行高清晰度的薄层扫描，能够有效地消除运动伪像，其诊断阑尾炎的敏感性为90%～100%，特异性为91%～99%，阳性预测值为95%～97%，准确率为94%～100%。依据手术病理结果与CT表现对照后，提出与之对应的不同病理阶段的CT表现，共分为0～5级，CT表现依次为充液的阑尾直径<6mm或充气<8mm的阑尾；充液的阑尾直径6～7.9mm并阑尾周围无异常改变；充液的阑尾直径6mm并阑尾壁增厚，但无阑尾周围渗出；充液的阑尾直径6mm伴有阑尾周围渗出及条索状影；充液的阑尾直径6mm伴有阑尾周围积液；脓肿或炎性肿块形成等。在多层螺旋CT上，急性阑尾炎CT表现则主要包括直接征象和间接征象。

（1）CT直接征象　主要是阑尾肿大增粗（直径>6mm）和阑尾壁增厚，明显者可以超过14mm，增强扫描可有明显强化，可表现为"靶环征"，这是阑尾存活的表现，如果强化减低或缺失，往往提示坏死或穿孔。

（2）CT间接征象　包括阑尾盲肠炎性改变和阑尾周围脓肿与肿块。阑尾的炎症改变常引起盲肠壁水肿增厚，阑尾开口处漏斗状狭窄形成"箭头征"，该征象有一定特异性，但较少出现，有时在盲肠与阑尾之间出现条状软组织密度影，形成"盲肠条带征"。这两种征象在盲肠充盈造影剂时显示较为清晰，盲肠壁局部增厚，甚至可引起结肠后筋膜的增厚和结节隆起，阑尾周围可有少量的液体渗出。另一个重要的间接征象是阑尾盲肠出现"脂肪条纹征"，CT表现为右下腹阑尾及盲肠周围脂肪间隙模糊，密度增加，阑尾周围脂肪层出现片絮状或条纹状密度增高影，边界不清。CT还可显示为盲肠周围或盆腔内积液，右侧腰大肌模糊或软组织内有积液或积气，边界不清或部分包裹，脓肿周围常有条纹状密度增高影，部分病例右侧侧椎筋膜增厚，呈"彗星尾"征。另外，蜂窝织炎、腹膜腔脓肿、阑尾壁强化伴缺损和阑尾周围或腹腔积气常高度提示阑尾穿孔，其中阑尾壁强化伴缺损和阑尾周围积气常是阑尾穿孔的直接征象。

螺旋CT的优点为更适合肥胖和盲肠后阑尾的患者，缺点为放射剂量问题，螺旋CT诊断阑尾炎时的放射剂量为胸部正位片的100倍。CT检查的其他问题涉及造影剂的应用，总体来看，CT扫描时应用静脉碘油造影还是肠道造影，目前尚无统一认识。静脉造影可更清楚显示增厚的阑尾壁即阑尾周围的炎症状况，提高诊断准确率。肠道造影主要为了确认回肠末端和盲肠，因为末端回肠炎于影像学上类似于阑尾炎。另外，CT在诊断阑尾周围脓肿时有极大的优势，而且还可以在CT引导下穿刺引流，是一种安全有效的方法。

四、诊断及鉴别诊断

几乎所有的急腹症都需要和急性阑尾炎做鉴别诊断，常见的鉴别诊断从外科学教材开始就有较多的阐述，这里只介绍几种少见和特殊的情况。

(一) 肠脂垂炎

肠脂垂是指结肠浆膜面小的脂肪突起，出现梗死会引起腹痛，与急性阑尾炎的表现极为相似。结肠肠脂垂炎的疼痛一般表现较为强烈，患者常常能准确地指出疼痛部位，但体征通常较轻，很少会出现局限性腹膜炎。多数患者没有恶心、呕吐及腹泻等消化道症状，也很少发热。结肠肠脂垂炎几乎都是在手术中发现的，目前 CT 检查可提示诊断，若确诊多数不需要手术，非手术治疗有效。

(二) 大网膜病变

大网膜梗死是一个罕见疾病，多数发生在小儿，多表现为急性下腹疼痛，以右侧常见。大网膜梗死多是由于网膜扭转或绞窄所致，可分为原发性和继发性两种。原发性可由于剧烈活动、突然体位改变、饱餐后或胃肠炎时胃肠蠕动加强以及腹内压力改变等诱因，促使大网膜发生扭转。继发性大网膜梗死多与腹腔内炎症、创伤或手术后粘连等疾病有关。临床患者疼痛多在躺下后可以缓解，大网膜梗死仅 24％ 伴有胃肠道症状，超声和 CT 检查能够显示受累区的炎性包块，因为临床表现无特异性，所以多数病例是在手术中确诊的。

(三) 乙状结肠憩室炎

乙状结肠憩室炎的症状和急性阑尾炎极为相似，也有人称之为"左侧阑尾炎"。在早期的内脏性疼痛，乙状结肠憩室炎腹痛多发生在下腹部，而阑尾炎多发生在上腹部。乙状结肠憩室炎也可以出现恶心、呕吐，但通常没有阑尾炎那么明显，不过腹泻较为常见。乙状结肠憩室炎的疼痛多在左侧的耻骨弓上区域，有时也能因为乙状结肠冗长而粘连在右髂窝表现为阑尾炎区域的疼痛。

(四) 克罗恩病

克罗恩病的常见症状是右下腹痛，和急性阑尾炎相似。不过克罗恩病通常有前驱症状，在疼痛之前就可能扪及腹部包块。约 25％ 的克罗恩病例会累及阑尾，即克罗恩病阑尾炎，这只能靠组织学上的诊断。由于克罗恩病术后易导致肠瘘，所以传统的观念不提倡在克罗恩病时切除阑尾，以避免肠瘘的发生。不过通过研究发现，克罗恩病的肠瘘多发生在粘连切口的末端回肠，和阑尾切除关系不大，所以目前的观点认为，只要阑尾有确切的炎症，无论有无克罗恩病都行手术切除。

五、治疗

阑尾切除术目前仍是腹部外科中经常施行的一种手术。手术一般并不复杂，但有时也可很困难，特别是当阑尾的位置有异常，阑尾周围有过多的粘连或阑尾组织已因急性炎症、穿孔、坏死而致组织十分脆弱时，阑尾的寻找、分离和切除均可能有一定困难，因此，负责进行阑尾切除术的医师，必须全面了解和熟悉各种不同情况下阑尾处理的方法，不可轻视阑尾切除术，切记阑尾切除术不是小手术。

随着微创技术的发展，腹腔镜阑尾切除术应用日益广泛，尤其是对疑似阑尾炎患者进行腹腔探查时较开腹手术具有很大的优势。与开腹阑尾手术相比，腹腔镜阑尾切除术具有以下优点：视野清晰、广泛，腹腔、盆腔暴露充分，便于腹腔积脓的处理；创伤小、恢复快；手术切口小、美容效果好；术后并发症，尤其是切口感染率低。

目前有多个系统综述、Meta 分析及 RCT 研究证实，腹腔镜阑尾切除术能够安全有效治疗儿童阑尾炎、肥胖患者阑尾炎、孕期阑尾炎及各类阑尾脓肿，术后并发症发生率低。因此，在有条件的单位，推荐优先选择腹腔镜阑尾切除术。单孔腹腔镜阑尾切除术作为一项新技术能够减少切口手术瘢痕，达到美容效果，与三孔腹腔镜阑尾切除术治疗阑尾炎无明显差异。针对基层医院，应该结合自身腹腔镜器械条件、技术水平及患者经济水平，选择合适的手术方式。

（一）开腹阑尾切除术

1. 术前准备

一般可适当于术前静脉补液、应用抗生素，重要生命脏器功能不全而又必须手术者应尽快于短期内纠正，使患者在尽可能良好的情况下接受手术，取得最佳的手术效果。

2. 切口选择

（1）麦氏切口　标准麦氏点是在右髂前上棘与脐部连线的外 1/3 与中 1/3 交接点上，麦氏切口是做与连线相垂直的 4～6cm 长的切口。因此，切口多为斜行，也可为横行，与皮纹一致，以减少瘢痕。麦氏斜行切口一般暴露良好；切口偏于一侧，即使阑尾周围已有积脓，术时也不致污染腹膜其他部分；各层组织仅按腹膜和肌肉纤维方向分开，很少伤及腹壁的神经血管，因此切口愈合比较牢固。但在应用时应在压痛最明显处做切口比较切合实际。当阑尾异位时，偏离可很大。斜行麦氏切口的缺点为暴露范围不大，如遇意外，麦氏切口无法完成，因此在决定行麦氏点斜切口前诊断必须肯定。

（2）麦氏点横行切口　开始时应用于儿童，目前也用于成年人，是为了保持美观。方法是沿皮纹方向切开皮肤，切口与皮肤皱折相吻合，余同斜行切口。

（3）右下腹旁正中（或经腹直肌）探查切口　当急性阑尾炎诊断不肯定而又必须手术时，应选右下腹旁正中（或经腹直肌）探查切口，尤其是弥散性腹膜炎疑为阑尾穿孔所致时，以便可以上下延伸，以获得较大的暴露范围。

3. 手术步骤

（1）选择适当切口进入腹腔后，先在右髂窝内找到盲肠，再进一步找到阑尾。阑尾切除术的关键在于进腹后找出阑尾，阑尾位于盲肠的 3 条结肠带汇合处，回肠末端后方，一般可从盲肠、回肠末端或回肠末端系膜来追寻至找到阑尾。

通常有几个方法可以帮助寻找阑尾根部：①沿盲肠壁上的结肠带追寻，3 条结肠带汇合于盲肠顶端之点即为阑尾根部。②沿末段回肠追踪到盲肠，在回肠与盲肠交界处的下方，即阑尾基底部位。③沿末段回肠盲肠系膜追寻，该系膜在末段回肠的后侧延伸成为阑尾系膜，找到阑尾系膜即可找到阑尾。

（2）找到阑尾并确定其病变后，尽量将其置于切口中部或提出切口以外，四周用纱布隔开，以便于操作和减少污染。手术动作要轻柔，勿挤破阑尾使炎症扩散，尽量不要用手接触已感染的阑尾。

（3）一般可按下述步骤顺行切除阑尾。①提起阑尾远端，显露系膜根部，于根部钳夹、切断、缝扎阑尾动脉，使阑尾根部完全游离。②在距阑尾根部 0.5～1.0cm 的盲肠壁上做荷包缝合（也有用横跨根部的 Z 字形或间断缝合替代荷包）。③轻轻钳夹阑尾根部后松开，并在此处结扎阑尾。结扎不宜过紧，以防肿胀阑尾被勒断。在其远端钳夹、切断阑尾，剩余阑尾根部一般应<0.5cm。④残端断面消毒后，用荷包缝合将残端埋入盲肠。盲肠袋口缝合后形成的腔大小应适中，以刚好将阑尾残端包裹而不留腔隙为宜，残腔过大，易致感染。⑤阑尾切除后，可用湿纱布拭尽周围或局部脓性渗液；当腹腔内也有大量渗液或脓液时，应彻底吸净，并冲洗腹腔、放置引流。

对盲肠后位阑尾或阑尾粘连较多，一时不易暴露整条阑尾者，可用逆行法切除之，即先在阑尾根部切断阑尾，然后钳住其根部逐步逆行切断其系膜，直至阑尾末端。

当阑尾根部病变严重或坏死以致处理困难时，可紧贴盲肠切除全部阑尾，盲肠创口应两层缝合，术后应适当营养支持，延长禁食时间，以防肠瘘形成。

在急性阑尾炎手术时若发现阑尾炎症很轻，与临床表现不相符合时或者阑尾仅浆膜层轻度水肿发红，而四周已有较多脓液，说明阑尾炎症可能是继发的。此时，应首先探查发现原发病灶，并给予正确处理。至于阑尾是否切除可视具体情况而定。

4. 关于引流和切口缝合

一般来说，阑尾炎症较轻而且局限，可不必放置引流。

但下列情况下，应考虑放置引流：①阑尾周围组织的炎症、充血、粘连严重，手术时操作极为困难，且阑尾切除后手术野继续有少量渗血出现者。②阑尾根部和盲肠壁炎症坏死较为严重，阑尾根部结扎处理不可靠。③位置较深或靠近盲肠后的阑尾，其渗液不易自行引流局限者。④阑尾因坏疽严重或粘连过多，导致可能切除不完全而有部分坏死组织遗留腹内者；或者阑尾周围的纤维脓性沉积很多，且已呈绿黑色坏死状态者。⑤伴有明显腹膜炎者，腹腔内可放置负压引流。

阑尾手术切口一般较小，张力也不大，可用 2-0 铬制肠线或其他可吸收线间断或连续缝合腹膜、肌层组织和腹外斜肌筋膜，用细丝线缝合皮肤。如切口在手术中受到污染，可在腹膜缝合完成后用生理盐水或抗生素液（如甲硝唑液、庆大霉素液）冲洗，预防术后切口感染。

（二）腹腔镜阑尾切除术

1. 适应证

（1）急、慢性阑尾炎。

（2）妊娠 20 周以内发作的急性阑尾炎。

2. 禁忌证

（1）因严重心肺疾患等不能耐受气管插管、全身麻醉者。

（2）腹腔复杂手术史，存在广泛粘连者。

（3）合并休克、严重水电解质平衡紊乱等的危重患者。

3. 术前准备

（1）常规禁饮食，备皮，清洗脐部。急性阑尾炎需给予静脉补液，调整水电解质平衡并使用抗生素。

（2）妊娠期急性阑尾炎应与产科协同制订围术期处理和用药方案，予镇静和抑制宫缩等保胎治疗。

4.体位与套管放置

患者取仰卧位，手术开始后调至头低左倾位，以利于暴露回盲部。术者立于患者左侧，扶镜手立于术者右侧，显示器设置在术者对面。

在脐下缘开放法置入10mm套管作为观察孔，建立气腹后置入30°镜，再于麦氏点左侧对称位置，及脐下10cm正中或偏右侧，分别放置5mm套管作为操作孔。也可将两个操作孔设计在双侧耻骨结节上方，术后阴毛可遮盖瘢痕，使用此法应注意避免损伤膀胱，患者取人字体位，术者立于患者两腿之间。

5.麻醉

气管插管全身麻醉。

6.手术步骤

（1）腹盆腔探查　术中应先全面探查腹盆腔，再重点针对右下腹，明确阑尾炎诊断。若术前诊断急性阑尾炎，但术中所见与阑尾病变不符，应提高警惕，考虑其他鉴别诊断，腹腔镜探查对此多可提供明确信息。在腹腔镜下观察回盲部形态和寻找阑尾都更加容易。若化脓性阑尾炎局部脓苔多，有大网膜、回肠或盲肠覆盖包裹，需用无损伤肠钳钝性剥离暴露阑尾。少见的浆膜下阑尾部分或全部位于盲肠浆膜下，无明显阑尾系膜，可用剪刀剪开浆膜暴露，不要用带电操作，以免损伤盲肠。盲肠后位和少见的腹膜外阑尾多需游离盲肠与侧腹壁附着部。对化脓坏疽病变严重的阑尾不要过度牵拉，避免阑尾破裂或断裂，多量脓液和粪石漏出加重腹腔污染。探查同时先尽量吸尽所见脓液。

（2）结扎离断阑尾系膜　阑尾动脉多为1支，少数2支，沿阑尾系膜游离缘走行。大多数阑尾系膜近阑尾根部有无血管区，由此处穿过器械较安全且容易。

根据阑尾长短在合适部位提起阑尾，展开系膜，分离钳钳尖闭合紧贴根部穿过系膜，经此孔带入10cm 7号丝线。两手分离钳配合打结结扎阑尾系膜。如阑尾系膜水肿明显，需分次结扎，也可用带电分离钳切开部分系膜后再结扎。距结扎丝线约5mm以上剪刀剪断或电凝离断阑尾系膜。除腹腔内打结外，也可用Prolene线在腹腔外打结后推入结扎。在解剖清晰暴露良好时，可以用结扎锁、钛夹等方法结扎系膜。在局部粘连化脓严重，阑尾位置隐蔽，系膜较短、卷曲等情况下，结扎系膜较困难，而用带电器械凝切是简便安全的，但要注意应先夹持电凝较大范围的系膜，使阑尾动脉在热损伤下凝固闭合，再于此范围内电切离断。带电操作必须注意保持与肠壁的距离，并间断短时通电，避免副损伤。另外，还可使用超声刀或者双极电凝离断阑尾系膜，更加简便安全。

（3）切除阑尾　两手器械配合，用10cm长7号丝线结扎阑尾根部。若阑尾根部粗大或有坏疽穿孔，不宜单纯结扎，可行8字缝合闭合阑尾残端。若阑尾化脓严重，粗大饱满，估计内有较多脓液或粪石，应在根部结扎线远端再结扎一次，避免切除阑尾时污染腹腔。在距阑尾根部约1cm处切开阑尾，电凝烧灼残端，再完全离断阑尾。标本应及时置入标本袋内，避免污染腹腔。

阑尾残端结扎切实，根部周围无明显病变时无须包埋，必要时可行腹腔镜下荷包缝合、8字缝合或浆肌层间断缝合包埋。荷包缝合：经10mm套管将2-0带针缝线放入腹腔，带线长约15cm。充分暴露阑尾残端，由盲肠内侧缘进针进行荷包缝合，进针点距阑尾根部5～8mm或根据残端大小调整，残端较大距离需稍远。缝至盲肠外后方时可将针反持完成下方和内侧的缝合。荷包缝合完成后用钳轻轻反推阑尾残端至肠腔内，同时收紧荷包线打结。缝针可在镜下用器械稍扳直后由5mm套管取出。

（4）取出阑尾　标本袋置入前在其袋口线上绑全长7号丝线一根，经10mm套管置入腹腔后线尾留在套管外，最后取标本时在腹腔镜下用器械收紧袋口，再牵拉丝线，即可将标本袋口收入观察套管，随套管拔出而将标本袋带出腹腔。阑尾粗大者可于袋内分次取出。腹腔污染严重时可先冲洗袋壁后再取出，避免污染取标本孔，腹腔内积液需吸尽。

（5）冲洗引流　结束手术前应吸尽腹盆腔残余积液，污染严重时可局部冲洗术野、盆腔并吸净液体，但不主张大范围腹腔冲洗，以免感染扩散。同时观察阑尾残端及系膜处理是否牢靠。若化脓感染严重，粪石或脓液漏出，污染严重时应放置术野或盆腔引流管，经下腹部套管引入。放尽气腹、拔出各套管，切实缝合脐部套管孔（缝合前可用活力碘浸泡消毒），术毕。

单孔法阑尾切除术：单孔法腹腔镜阑尾切除术可用带操作通道的腹腔镜（0°镜）实施，只做脐部一个套管孔，放入腹腔镜和一把操作器械，找到阑尾后自脐部套管孔提出腹腔切除，操作简单，美容效果良好。主要针对回盲部无粘连，阑尾根部游离，放尽气腹后可提至脐孔的慢性阑尾炎和单纯性阑尾炎。因器械和腹腔镜使用同一个硬质通道，活动互相制约，且仅能置入单把器械，故视野不稳定、欠清晰，不能进行复杂的分离操作。

在有条件的中心也可使用专用的单通道腹腔镜手术器械（LESS），通过一个多通道软质构件建立腹壁通道，腹腔镜镜头角度可调，与器械的相互影响降低，且可以置入两把器械，进行更复杂的操作，实现经单孔完全腹腔内阑尾切除。

① 手术步骤：在脐下缘开放法置入10mm套管建立气腹。

将带操作通道的腹腔镜置入腹腔，由操作通道置入肠钳，探查腹腔、盆腔及盲肠，据阑尾、盲肠游离度及局部粘连情况评估能否进行单孔操作，如有轻度粘连或系膜卷曲较短可先行简单分离（钝性分离或电切分离），如单器械操作困难，可由麦氏点向腹腔穿刺置入带线缝针，穿过阑尾系膜后再穿出腹壁，悬吊阑尾，形成张力，再分离影响阑尾提出的粘连或系膜。带电操作时可使用夹持组织后旋转再电凝的动作，可增加一部分张力。游离至阑尾根部可提拉至脐孔处即可。

夹持阑尾尖端，提至套管内，同时消除气腹，拔出套管，同时将阑尾自脐部套管孔提出腹腔。在腹腔外结扎切断阑尾系膜，切除阑尾后若张力许可，可荷包缝合包埋残端，放回腹腔，也可以不作荷包包埋。切实缝合套管孔，术毕。

② 术后处理

a.鼓励患者术后早下床活动，有利于胃肠道功能恢复，预防肠粘连。

b.多数患者术后第1日即可开始饮水并逐渐恢复流质饮食，但对腹腔感染重、肠道功能恢复不良者应待排气后逐步恢复饮食。

c.对妊娠期阑尾炎患者围术期使用$MgSO_4$抑制宫缩，常规用量为25％ $MgSO_4$ 30mL加入5％葡萄糖液500mL，1～2g/h静脉滴注，每日可用至15g。用药期间应注意监测呼吸、膝跳反射和尿量，及时发现$MgSO_4$中毒表现。术后应给予敏感抗生素，如离预产期尚远，应予镇静和抑制宫缩等保胎治疗。可口服苯巴比妥，30mg/次，每日3次，服用3～5日。如已临近预产期或胎儿已发育成熟（≥37周），可任其自然分娩。

③ 并发症及其防治

a.出血：阑尾系膜的结扎线松脱是导致术后出血的主要原因，肥厚的系膜需要分段分次结扎。结扎线的第一个结尽量打外科结，在无张力的状态下再打第二个结。术中电凝离断系膜需充分凝固血管残端，先电凝一段系膜，包括其中的阑尾动脉，再于凝固区远端离断系膜和血管，留有一定距离的凝固区。用超声刀离断阑尾系膜相对简单安全，特别是阑尾系膜水肿明显，局部粘连包裹复杂时，超声刀操作相对电器械安全。术毕前应检查系膜止血确切。

b.肠漏：术中带电操作过于贴近肠壁或显露不清时在分离过程中损伤盲肠或末端回肠，若术中未发现则导致术后肠漏。应在术野清晰、暴露良好的情况下规范、精细操作，随时发现损伤并及时修补。术中未发现损伤但仍存怀疑时可留置腹腔引流管，术后严密观察，一旦发现尽早手术探查。

c.腹盆腔脓肿：若术中遗漏清除盆腔、膈下等隐蔽部位的脓液或阑尾坏疽穿孔、粪石漏出、化脓感染严重的病例未留置引流管，术后可能形成腹腔或盆腔脓肿。术毕前应彻底吸除术区、盆腔、结肠旁沟，甚至肝上间隙的脓液，可局部冲洗，并放置引流管。若术后发热不退、腹泻、腹痛持续、腹膜炎体征、腹胀、肠道功能恢复不良，应考虑腹盆腔积脓可能，B超、CT 等检查有助于诊断。应先予广谱抗生素治疗，并据术中腹腔脓液培养药敏结果调整敏感抗生素，保守治疗无效可行 B 超或 CT 引导穿刺引流，若不能成功则需腹腔镜或开腹手术探查，清除脓肿，充分引流。

（赵金璐）

第十一节　急性脑疝

当颅内某分腔有占位性病变时，该分腔的压力大于邻近分腔的压力，脑组织从高压力区向低压力区移位，导致脑组织、血管及脑神经等重要结构受压和移位，有时被挤入硬脑膜的间隙或孔道中，从而出现一系列严重的临床症状和体征，称为脑疝。

一、病因

颅内任何部位占位性病变发展到一定程度均可导致颅内各分腔因压力不均诱发脑疝。引起脑疝的常见病变有：①颅脑损伤引起的各种颅内血肿，如急性硬脑膜外血肿、硬脑膜下血肿、脑内血肿等；②各种颅内肿瘤，特别是位于一侧大脑半球的肿瘤和颅后窝的肿瘤；③颅内脓肿；④颅内寄生虫病及其他各种慢性肉芽肿；⑤先天因素，如小脑扁桃体下疝畸形。此外，如对颅内压增高的患者，腰椎穿刺释放过多的脑脊液，导致颅内各分腔之间的压力差增大，可促使脑疝的形成。

二、发病机制

颅腔与椎管之间，或颅内各间腔之间的压力差是脑疝形成的基础。因颅骨不具有弹性，小脑幕和大脑镰也较坚硬，当颅内某一分腔压力增高到一定程度，势必推挤脑组织通过一些空隙至压力较低的部位，从而产生脑疝。疝出脑组织压迫邻近的神经、血管等组织，引起相应组织缺血缺氧，造成组织损伤功能受损。概括而言有以下机制。

（一）神经受压或牵拉

脑疝压迫或牵拉邻近脑神经产生损伤最常见动眼神经受累。动眼神经紧邻颞叶钩同，且支配缩瞳的神经纤维位于动眼神经的表层，对外力非常敏感。疝出的脑组织压迫和牵拉动眼神经，导致动眼神经麻痹，出现瞳孔变化等症状，为小脑幕切迹疝早期出现的体征之一。

（二）脑干病变移位的脑组织压迫或牵拉

脑干病变导致脑干变形、扭曲，影响上、下行神经传导束和神经核团功能，出现神经功能受损。中脑受沟回疝挤压时，疝出脑组织压迫同侧大脑脚，出现对侧锥体束征；脑干被推向对侧时，对侧大脑脚与小脑幕游离缘相挤压，造成脑疝同侧锥体束征。小脑扁桃体疝时，延髓受压易导致生命中枢功能失调；急性疝很快出现生命中枢衰竭，迅速发生呼吸和循环障碍，危及生命。

（三）血管变化

供应脑组织的动脉直接受压或者牵拉引起血管痉挛，造成缺血、出血，继发水肿和坏死软化；静脉淤滞，可导致静脉破裂出血或神经组织水肿。如供应脑干的细小穿动脉受压时，因其缺少侧支循环，易引起局部缺血。小脑幕切迹疝可出现大脑后动脉受压或痉挛，导致枕叶梗死。

（四）脑脊液循环障碍

中脑周围脑池是脑脊液循环必经之路，小脑幕切迹疝可使中脑周围脑池受压，导致脑脊液向幕上回流障碍；而脑干受压、扭曲、变形可引起中脑导水管梗阻，使导水管以上脑室系统扩大形成脑积水，使颅内压进一步增高，脑疝程度加重。

（五）疝出脑组织的变化

疝出脑组织可因血液循环障碍发生充血、出血或水肿，对邻近组织压迫加重。
这些病理生理改变并不孤立，通常相伴发生、相互影响，形成恶性循环。

三、临床表现

因发生部位、压迫组织结构、病情发展阶段不同，脑疝可以发生多种病理改变，而表现出不同的临床症状和体征。

（一）小脑幕裂孔疝

小脑幕裂孔疝是最常见的有临床意义的脑疝综合征，常由单侧幕上病变挤压颞叶的海马旁回、钩回，通过小脑幕切迹被推移至幕下引起。外伤导致的一侧中颅窝颞叶硬膜外或硬膜下血肿容易造成小脑幕裂孔疝。其典型的症状和体征如下。

1. 瞳孔改变

因疝出的脑组织压迫动眼神经引起。初期可出现同侧动眼神经受刺激导致患侧瞳孔缩小，对光反射迟钝，该过程可持续数分钟至数小时，取决于病变产生的速度；随着病情进展，患侧瞳孔逐渐散大，间接和直接对光反射消失，并有患侧上睑下垂。

2. 运动障碍

初期运动系统检查可无明显体征，对侧巴宾斯基（Babinski）征阳性出现较早。随病情发展，疝出的脑组织压迫同侧大脑脚，出现对侧肢体肌力减弱或麻痹，病理征阳性。脑疝进一步发展可致双侧肢体自主活动消失，最终可出现去脑强直。超过 25％ 的患者因脑干被推向对侧，使对侧大脑脚被小脑幕游离缘挤压，出现脑疝同侧的锥体束征。

3. 意识状态改变

因脑干网状上行激活系统受累引起。早期变化不明显，可出现焦虑、躁动、意识模糊，但很快进展为嗜睡、浅昏迷直至深昏迷。

4. 生命体征紊乱

由于脑干受压，脑干内生命中枢功能紊乱，引起呼吸循环系统改变。早期呼吸可正常，后出现持续性过度换气，脑干持续受压后出现呼吸不规则。循环方面早期出现心率频数，血压升高，继之心率减慢或不规则，血压急剧波动。如脑疝未得到控制，可迅速出现脑干功能衰竭，危及生命。

5. 其他表现

颅内压增高出现剧烈头痛、喷射性呕吐、视盘水肿等表现。部分患者因大脑后动脉受压或痉挛出现枕叶梗死，引起偏盲，但在脑疝发生时因为存在意识障碍不易发现。

（二）枕骨大孔疝

枕骨大孔疝常因小脑病变或者严重幕上病变导致脑干整体移位，将小脑扁桃体经枕骨大孔推挤向椎管内。主要临床表现如下。

1. 枕下疼痛及颈肌强直

疝出脑组织压迫颈上部神经根，或因枕骨大孔区脑膜或血管壁的敏感神经末梢牵拉可引起枕下疼痛。为避免延髓受压加重，机体发生保护性反射性颈肌强直以致强迫头位，慢性疝常见。

2. 瞳孔变化

瞳孔变化主要是脑干受压缺血，损害动眼神经核所致，初期常为对称性瞳孔缩小（＜2mm），继而散大；对光反射迟钝、消失。

3. 锥体束征

由双侧皮质脊髓束受累引起，最常见表现为四肢弛缓、肌张力下降。

4. 生命体征改变

慢性疝时生命体征变化不明显，急性疝时生命体征变化显著，先呼吸减慢，脉搏细速，血压下降，很快出现潮式呼吸和呼吸停止，如不采取措施，不久心跳也停止。

5. 其他

可出现颅内压增高表现；后组脑神经受累可出现眩晕、听力减退等症状。

慢性疝病情发展缓慢，由于机体出现代偿和缓冲，临床症状常不明显；但是有时某一诱因（如用力咳嗽、腰椎穿刺放出大量脑脊液或搬动患者头颈部过猛等）可引起脑疝急剧恶化，出现延髓危象甚至死亡。而急性疝，症状发展迅速，可迅速发生延髓功能衰竭危及生命。与小脑幕切迹疝相比，枕骨大孔疝的特点是生命体征变化出现较早，而瞳孔改变和意识障碍出现较晚。早期表现如不引起重视，双瞳孔散大、呼吸停止就觉得突然，而且难以挽救生命。

（三）大脑镰下疝

当一侧大脑半球有占位病变，除出现小脑幕裂孔疝外，病变侧的大脑内侧面扣带回也在大脑镰下前 2/3 部位向对侧疝出。大脑镰下疝一般不引起特殊症状，有时疝出脑组织可使大脑前动脉较窄，使同侧额叶内侧面或中央旁小叶出现血液循环障碍，甚至软化坏死，从而出现对侧下肢运动和深感觉障碍及排尿障碍等，但该表现并不常见。

四、诊断

病史采集时需要注意询问导致脑疝的原发病的表现，注意是否有颅内压增高的病史，或由慢性脑疝转为急性脑疝的诱因。注意结合病因、症状和体征等综合分析判断和预防脑疝发生。

影像学检查有助于脑疝病因的确定，可以参考脑疝的影像学直接或间接表现。CT 检查中，小脑幕切迹疝时可见基底池、环池、四叠体池变形或消失，中线移位等。MRI 可观察脑疝时脑池变形、消失情况，直接观察到脑内结构如钩回、海马旁回、间脑、脑干和小脑扁桃体的受压变形、移位等。

五、治疗

脑疝病情发展迅速且致死率高。如果得不到及时诊治，脑疝将导致大脑中线结构和脑干的不可逆性的缺血性损伤，导致患者死亡。因此，脑疝治疗需要争分夺秒，有时诊断和治疗需同时进行。脑疝治疗的短期目标是降低颅内压，且保证脑灌注压（CPP）和脑组织氧合，纠正高碳酸血症和酸中毒。最终有效治疗需要明确病因确定诊断，尽早去除病因。

（一）初步抢救和治疗

1. 急救 ABCs

无论病因如何，急性脑疝的最初步骤是 ABCs，即通畅气道、维持呼吸和循环。

（1）通畅气道　首先，需要通畅气道；院外可采用面罩吸入 100% 氧气；入院后需尽早行气管内插管。对于住院患者出现脑疝症状，插管仍是必需的。对于颅脑损伤患者插管前需要首先排除颈椎骨折，且插管操作需要轻柔，避免颈椎过伸或过度牵拉。

（2）维持呼吸和控制性过度通气　气道建立后，常吸入 100% 氧气，以改善动脉氧合，纠正高碳酸血症和酸中毒。控制性过度通气，可以使脑血管收缩、减少颅内血容量、降低颅内压。对于颅内血肿造成的小脑幕切迹疝，控制性过度换气可使瞳孔对光反射和锥体束征等体征明显减轻，从而为颅内血肿的诊断和治疗赢得时间。但过度换气可以导致脑血管过度收缩，导致脑缺血，因此诊断性检查明确诊断后，需要恢复正常通气。如果因故无法手术，可维持 $PaCO_2$ 在 4～4.7kPa（30～35mmHg），或在其他脑组织氧合监测指标的指导下施行控制性过度换气。

（3）循环和血压的维持　建立静脉通道，适当补液，应用血管活性药物，维持有效循环血量和血压。对于外伤出血性休克患者，除及时扩容、给予血制品外，还需迅速发现出血部位和止血。

2. 甘露醇的应用

甘露醇可以有效降低颅内压，是脑疝常用的抢救药物，其常规应用方法与降低颅内压时相同。但有研究显示高剂量（1.4g/kg）甘露醇较低剂量（0.7g/kg）对于颅内血肿引起的脑疝患者，有更好的保护作用。快速输注甘露醇可引起低血压，其输注速度不宜超过 0.1g/（kg·min）。

高张盐溶液可以降低颅内压、改善脑灌注压。虽然其疗效并不优于甘露醇，但是在脑疝治疗中亦有成功应用的报道。对于出血性休克的脑疝患者或其他甘露醇应用禁忌证的患者，亦可以应用。

（二）后续治疗措施

各种原因造成的脑疝，及时清除原发病灶、去除病因是最根本的治疗措施。对于尚未明确病因的患者在施行急救措施赢得抢救时间后，需要尽快行 CT 及 MRI 等检查明确诊断，除清除原发病灶外，其他脑疝相关的手术治疗方式如下。

1. 侧脑室体外引流术

颅后窝或中线部位肿瘤造成室间孔或导水管梗阻，出现脑积水而引起脑疝危象时，可以迅速颅骨钻孔行脑室穿刺放液以达到减压抢救目的。婴幼儿患者可以行前囟穿刺脑室放液。幕上大脑半球占位病变所致小脑幕切迹疝时，因引流可加重脑移位，不宜行侧脑室引流术。

2. 减压手术

原发病灶清除后，为进一步减低颅内压，防止术后脑水肿；或因为病变位置较深或处于重要的功能区、病变广泛等原因原发病灶无法清除，常需要进行内减压术。减压术的目的是降低颅内压和减轻脑疝对脑干的压迫。小脑幕切迹疝时可以采用颞肌下减压术；枕骨大孔疝时可采用枕肌下减压术。重度颅脑损伤致严重脑水肿而颅内压增高时，可采用去骨瓣减压术。为达到减压的目的，去除的骨窗应够大，硬脑膜切开要充分。以上术式称为外减压术。开颅手术中，可能会遇到脑组织肿胀膨出，此时可将部分非功能区脑叶切除，达到减压目的，称为内减压术。内减压术和外减压术可同时应用。

3. 脑疝局部处理

在脑疝代偿期或前驱期，清除原发病灶后，脑疝大多可以自行复位；但在脑疝衰竭期，清除原发病灶外，对某些病例还需要处理脑疝局部病变。

（1）小脑幕切迹疝　切开小脑幕游离缘，使幕孔扩大，以解除绞窄；或直接将疝出脑组织还纳复位；有时可在清除原发病灶、颅内压已降低情况下，刺激患者的气管引起咳嗽，帮助脑疝复位。

（2）枕骨大孔疝　清除原发病灶外，还应将枕骨大孔后缘，寰椎后弓椎板切除，并剪开枕筋膜以充分减压，解除绞窄并使疝出的脑组织易于复位；或者直接将疝出的小脑扁桃体予以切除，以解除压迫。

（李江峰）

第十二节　头皮损伤和颅骨骨折

一、头皮损伤

头皮是覆盖在颅骨之外的软组织，在解剖学上可分为 5 层，分别是皮层、皮下层、帽状腱膜层、腱膜下层、腱膜下间隙及骨膜层。头皮是接受颅脑部暴力的第一屏障，具有较大的弹性和韧性，对压力和牵张力均有较强的抗力。头皮损伤是原发性颅脑损伤中最常见的一种，它的范围可由轻微擦伤到整个头皮的撕脱伤，可以根据头皮损伤的情况来判断颅脑损伤的部位。单纯头皮损伤往往不易引起严重后果，但在临床处理中应注意有无颅骨及颅内的损伤，根据头皮损伤的机制判断外力的着力点，推测脑损伤部位与机制。头皮损伤可分为头皮擦伤、头皮挫伤、头皮裂伤、头皮血肿、头皮撕脱伤及头皮缺损等。

（一）病因

当暴力直接作用在头皮上，由于有头皮下颅骨的衬垫，常致头皮挫伤或头皮血肿，严重时可引起挫裂伤。斜向或近于切线的外力，因为头皮的滑动常导致头皮的裂伤、撕裂伤，但在一定程度上又能缓冲暴力作用在颅骨上的强度。常见的暴力作用方式为：打击与冲撞，切割与穿戳，摩擦和牵扯，挤压等。

（二）临床表现

1. 头皮裂伤

头皮含有大量的毛囊、汗腺和皮脂腺，容易隐藏污垢、细菌，容易招致感染。然而头皮血液循环十分丰富，虽然头皮发生裂伤，只要能够及时施行彻底的清创，感染并不多见。在头皮各层中，帽状腱膜是一层坚韧的腱膜，它不仅是维持头皮张力的重要结构，也是防御浅表感染侵入颅内的屏障。当头皮裂伤较浅，未伤及帽状腱膜时，裂口不易张开，血管断端难以退缩止血，出血反而较多。若帽状腱膜断裂，则伤口明显裂开，损伤的血管断端随伤口退缩、自凝，故而出血较少。

（1）头皮单纯裂伤　主要为锐器的刺伤或切割伤所致，裂口较为平直整齐，创缘一般无缺损，由于致伤因素的不同所致的伤口的深浅也不同。大多数单纯裂伤仅限于头皮，有时可深达骨膜，但颅骨常完整无损，也不伴有脑损伤。但少数锋利的锐器可直接穿戳或劈砍进入颅内，造成颅内与外界相交通的开放性颅脑损伤者。

（2）头皮复杂裂伤　主要为钝器损伤或因头部碰撞在外物上所致，相较于头皮单纯裂伤，裂口往往不规则，创缘有挫伤痕迹，创内裂口间尚有纤维相连，没有完全断离。伤口的形态常能反映致伤物的大小和形状。由于这类创伤暴力往往较大，常伴有颅骨骨折或脑组织损伤，严重时亦可引起粉碎性凹陷骨折或孔洞性骨折穿入颅内，故常有毛发、金属或泥沙等异物嵌入，容易导致颅内感染。检查伤口时慎勿移除嵌入颅内的异物，以免引起突发出血。

（3）头皮撕裂伤　大多为斜向或切线方向的暴力作用在头皮上所致，撕裂的头皮往往是舌状或瓣状，常有一蒂部与头部相连。头皮撕裂伤一般不伴有颅骨和脑损伤，偶尔亦有颅骨骨折或颅内出血。这类患者失血较多，但较少达到休克的程度。

2. 头皮撕脱伤

头皮撕脱伤是指部分或整个头皮被撕脱，完全游离。多因头皮受到强烈牵拉所致，如发辫卷入转动的机器中，由于表皮层、皮下组织层与帽状腱膜3层紧密相接在一起，故在强力的牵扯下，使头皮部分或整块自帽状腱膜下层或骨膜撕脱，甚至将肌肉、一侧额或双侧耳郭、上眼睑一并撕脱。头皮撕脱伤损伤重，出血多易发生休克。头皮撕脱伤是一种严重的头皮损伤，往往将头皮自帽状腱膜下间隙全层撕脱，有时连同部分骨膜也被撕脱，使颅骨裸露。

3. 头皮血肿

头皮富含血管，伤后可导致组织内血管破裂出血，形成各种血肿，头皮出血常发生在皮下组织、帽状腱膜或骨膜下，形成皮下血肿、帽状腱膜下血肿或骨膜下血肿。其所在部位和类型有助于分析致伤机制，并能对颅骨和脑的损伤做出估计。各种头皮血肿的特点如下。

（1）皮下血肿　头皮的皮下组织层是头皮的血管、神经和淋巴汇集的部位，伤后易于出血、水肿。由于血肿位于表层和帽状腱膜之间，受皮下纤维隔限制而有其特殊表现，如体积小、张力高；疼痛十分显著；扪诊时中心稍软，周边隆起较硬，往往误为凹陷骨折。

（2）帽状腱膜下血肿　帽状腱膜下层是一疏松的结缔组织层，其间有连接头皮静脉、颅骨板障静脉及颅内静脉窦的导血管。当头部遭受斜向暴力时，头皮发生剧烈的滑动，引起层间的导血管撕裂，出血较易扩散，常致巨大血肿。故其临床特点是血肿范围宽广，严重时血肿边界与帽状腱膜附着缘一致，前至眉弓，后至枕外粗隆与上项线，两侧达颞弓部，恰似一顶帽子顶在患者头上。血肿张力低，波动明显，疼痛较轻，有贫血外貌。婴幼儿巨大帽状腱膜下血肿，可引起休克。

（3）骨膜下血肿　颅骨骨膜下血肿，除婴儿因产伤或胎头吸引助产所致外，一般都伴有颅骨线形骨折。板障出血或因骨膜剥离而致为主要的出血来源，血液往往集聚在骨膜与颅骨表面之间，骨膜下血肿的主要特点是血肿周界止于骨缝，这是因为颅骨在发育过程中，将骨膜夹嵌在骨缝之内，所以很少有骨膜下血肿超过骨缝者，除非骨折线跨越两块颅骨时，但血肿仍将止于另一块颅骨的骨缝。

（三）治疗

1. 一般处理原则

（1）尽快止血，出血多时用无菌纱布、棉垫填塞创口压迫创面，后加压包扎或直接用头皮针暂时间断全层缝合头皮防止失血性休克的发生。

（2）伤后为了防止进一步污染，应用无菌纱布覆盖保护创口。

（3）防止疼痛性休克，使用强镇痛药。

（4）注射破伤风抗毒素。

（5）保护撕脱头皮，在无菌、无水和低温密封下保护撕脱头皮，并随同伤者一起送往有治疗条件的医院。

（6）根据创面条件和头皮撕脱的程度，选择相应的手术方法，达到消灭创面、恢复和重建头皮血供的目的，最大限度地提高头皮的存活率。

2. 处理原则

（1）头皮裂伤 为锐器或钝器所致。锐器伤创缘整齐，形状规则，裂开较平直，创缘无缺损；钝器伤创缘参差不齐，形态多样或有部分组织缺损。由于头皮血管丰富，血管破裂后不易自行闭合，伤口出血较严重，甚至因此发生休克。

① 头皮单纯裂伤处理的原则是尽早施行清创缝合，即使伤后超过24小时，只要没有明显的感染征象，仍可进行彻底清创并一期缝合，同时应给予抗菌药物及破伤风抗毒素（TAT）注射，TAT应于伤后24小时内注射。清创缝合需注意，剃除伤口周围至少8cm的头皮的毛发，在局麻或全麻下，用无菌生理盐水冲洗伤口，然后用消毒软毛刷蘸肥皂水刷净创部和周围头皮，彻底清除可见的毛发、泥沙及异物等，再用生理盐水至少500mL，冲净肥皂泡沫。继而用灭菌干纱布拭干创面，以聚维酮碘等消毒剂消毒伤口周围皮肤，对活跃的出血点可用压迫或钳夹的方法暂时控制，待清创时再一一彻底止血。常规铺巾后由外及里分层清创，创缘修剪不可过多，以免增加缝合时的张力。残存的异物和失去活力的组织均应彻底清除，术毕逐层缝合帽状腱膜和皮肤。若直接缝合有困难时可将帽状腱膜下疏松层向周围行分离，施行松解术之后缝合。必要时亦可将裂口做S形、三叉形或瓣形延长切口，以利缝合，一般不放皮下引流条。伤口较大且污染明显者，缝合后应做低位戳口置引流条，并于24小时后拔除。伤后2~3天也可一期清创缝合或部分缝合加引流。

② 头皮复杂裂伤处理的原则亦是应及早施行清创缝合，并常规使用抗生素预防感染及TAT注射。清创缝合方法：术前准备和创口的冲洗清创方法如上所述。由于头皮挫裂伤清创后常伴有不同程度的头皮残缺，应注意头皮小残缺的修补方法，对复杂的头皮裂伤进行清创时应做好输血的准备。机械性清洁冲洗应在麻醉后进行，以免因剧烈疼痛刺激引起心血管的不良反应。对头皮裂口应按清创需要有计划地适当延长或做附加切口，以便创口能够一期缝合或经修补后缝合。创缘修剪不可过多，但必须将已失去血供的挫裂皮缘切除，以确保伤口的愈合能力。对残缺的部分，可采用转移皮瓣的方法，将清创创面闭合，供皮区保留骨膜，以中厚断层皮片植皮覆盖之。

③ 头皮撕裂伤由于撕裂的皮瓣并未完全撕脱，常能维持一定的血液供应，清创时切勿将相连的蒂部扯下或剪断。有时看来十分窄小的残蒂，难以提供足够的血供，却出乎意料地使整个皮瓣存活。清创缝合方法已如前述，原则上除小心保护残蒂之外，应尽量减少缝合时的张力，可采用帽状腱膜下层分离，松解裂口周围头皮，然后予以分层缝合。若张力过大，应首先保证皮瓣基部的缝合，而将皮瓣前端部分另行松弛切口或转移皮瓣加以修补。

（2）头皮血肿 皮下血肿往往无须特殊处理，数日后可自行吸收。帽状腱膜下血肿和骨膜下血肿早期可冷敷和加压包扎，小血肿可自行吸收，如果血肿增大或1周后未见明显吸收者，可穿刺抽吸并加压包扎。多次穿刺仍复发的头皮血肿应考虑是否合并全身出血性疾病，有时需切开止血。儿童巨大头皮血肿，出现贫血和休克表现者，应及时输血。

① 皮下血肿：头皮下血肿多在数天后自行吸收，无须特殊治疗，早期给予冷敷以减少出血和疼痛，24~48小时之后改为热敷以促进血肿吸收。

② 帽状腱膜下血肿：对较小的血肿可采用早期冷敷、加压包扎，24~48小时或以后改为热敷，待其自行吸收。若血肿巨大，则应在严格皮肤准备和消毒下，分次穿刺抽吸后加压包扎，尤其对婴幼儿患者，须间隔1~2天穿刺1次，并根据情况给予抗生素。血肿不消失或继续增大者，在排除颅骨骨折及颅内损伤后，可经套管针置入引流管引流数天，也可切开清除血肿并止血，严密缝合伤口，加压包扎，并应用抗生素预防感染。血肿合并感染者应切

开引流。婴幼儿帽状腱膜下血肿可导致全身有效循环血量不足，必要时尚需补充血容量的不足。

③ 骨膜下血肿：早期仍以冷敷为宜，但忌用强力加压包扎，以防血液经骨折缝流向颅内，引起硬脑膜外血肿。血肿较大且难以吸收者，应在严格备皮和消毒情况下施行穿刺，抽吸积血 1～2 次即可恢复。若反复积血则应及时行 CT 扫描或其他辅助检查。对较小的骨膜下血肿，亦可采用先冷敷、后热敷、待其自行吸收的方法。但对婴幼儿骨膜下血肿，往往为时较久，即有钙盐沉着，形成骨性包壳，难以消散。对这种血肿宜及时穿刺抽吸，在密切观察下小心加压包扎。

（3）头皮撕脱伤　首先应积极采取止血、止痛等措施，避免失血性休克和疼痛性休克的发生。紧急情况下应用无菌敷料或纱布覆盖创面并加压包扎止血，并妥善保留撕脱的头皮备用，争取在 12 小时内送往有条件的医院清创。根据患者就诊时间的早晚、撕脱头皮的存活条件、颅骨是否裸露及有无感染迹象而采用不同的方法处理。

① 头皮瓣复位再植：将撕脱的头皮经过清创后行血管吻合，原位再植。此仅适于头皮伤后 2～3 小时，最长不超过 6 小时，要求头皮瓣要完整、无明显污染和血管断端整齐。分组行头部创面和撕脱头皮冲洗、清创，然后将主要头皮供应血管行小血管吻合术。若能将其中一对动静脉吻合成功，头皮瓣即能成活。由于头皮静脉菲薄，断端不整，吻合术常有一定困难。

② 清创后自体植皮：头皮撕脱后在 6～8 小时，创面尚无明显感染，骨膜亦较完整的前提下可实行清创后自体植皮。将头部创面冲洗清创后，切取患者腹部或腿部中厚断层皮片进行植皮。也可将没有严重挫裂和污染的撕脱皮瓣仔细冲洗，清创，剃去头发，剔除皮下组织，包括毛囊在内，留下表皮层，作为皮片回植到头部创面上，也常能成活。

③ 晚期创面植皮：头皮撕脱伤时间过久，头皮创面边缘已有感染存在，则只能多次行创面清洁及更换敷料或纱布，待肉芽组织生长后再行晚期植皮。若颅骨有裸露区域，还需行外板多处钻孔，间距约 1cm，使板障血管暴露，以便肉芽生长。覆盖裸露的颅骨后再行种子式植皮，消灭创面。

3. 手术

（1）清创缝合术　撕脱头皮未完全离体，撕脱时间比较短，血液供应良好，可以彻底清创、消毒后，可将撕脱的头皮直接与周围正常头皮缝合。

（2）清创头皮再植　撕脱头皮在 6 小时内，无严重挫伤，保护良好，创面干净，血管断端尚整齐，应立即行头皮再植术。该法在临床使用较少，并需要整形外科协助。

（3）清创自体植皮　头皮撕脱伤无法进行头皮血管显微吻合术，而创面无明显污染，撕脱时间在 8 小时内，骨膜完整或骨膜可以缝合的情况下，可将撕脱头皮制成中厚皮片一期植皮，严禁原位全皮再植。

（4）晚期植皮　对于头皮撕脱的晚期，创面明显感染，上述方法失败且伴有大面积颅骨暴露者，只能清洁创面，待肉芽生长后再行晚期植皮。若颅骨大面积暴露，可切除颅骨外板或者颅骨表面每间隔 1cm 钻直达板障层，待肉芽生长后晚期植皮。

二、颅骨骨折

颅骨骨折的发生是因为暴力作用于头颅所产生的反作用力的结果，如果头颅随暴力作用的方向移动，没有形成反作用力，则不至于引起骨折。颅骨具有一定的黏弹性，在准静态下，成人颅骨承受压缩时最大的应力松弛量为12%，最大的应变蠕变量为11.5%左右。同时，颅骨的内、外板拉伸弹性模量、破坏应力和破坏应力对应变率的敏感性亦有一定限度，其抗牵张强度小于抗压缩强度，故当暴力作用于其上时，总是在承受牵张力的部分先破裂。如果打击的强度大、面积小，以颅骨的局部变形为主，常致凹陷性骨折，伴发的脑损伤也较局限；若着力的面积大而强度较小时则易引起颅骨的整体变形，而发生多数线形骨折或粉碎性骨折，伴发的脑损伤亦较广泛。

（1）颅骨局部变形　颅盖（穹窿部）遭受外力打击时，着力部分即发生局部凹曲变形，而外力作用终止时，颅骨随即弹回原位。若暴力速度快、作用面积小，超过颅骨弹性限度时，着力的中心区即向颅腔内呈锥形陷入，内板受到较大的牵张力而破裂。此时如果暴力未继续作用于颅骨上，外板可以弹回而复位，故可以保持完整，造成所谓的单纯内板骨折，是为后期外伤性头疼或慢性头疼的原因之一。如果暴力继续作用，则外板亦将随之折裂，造成以打击点为中心的凹陷或其外周的环状或线形骨折。若致暴力的作用仍未耗尽或属高速强力之打击，则骨折片亦被陷入颅腔内，而形成粉碎凹陷性骨折或洞形骨折。

（2）颅骨整体变形　头颅的骨质结构和形态，犹如一个具有弹性的半球体，颅盖部呈弧形，颅底部如断面，恰如弓与弦的关系。在半球体的任何一处加压，均可使弓与弦受力而变形。例如，当侧方受压，头颅的左右径即变短而前后径加大；反之若为前后方的暴力常使矢状径缩短而横径相应变长。因此，当暴力为横向作用时骨折线往往垂直于矢状线，折向颞部和颅底，当暴力是前后方向，骨折线常平行于矢状线，向前伸至颅前窝，向后可达枕骨，严重时甚至引起矢状缝分离性骨折。此外，当重物垂直作用于头顶部及臀部或足跟着地的坠落伤，暴力经脊柱传至颅底。这两种情况，无论是自上而下还是自下而上，其作用力与反作用力都遭遇在枕骨大孔区，引起局部变形，轻度造成颅底线性骨折，重者可致危及生命的颅底环形骨折，陷入颅内。

（3）颅骨的拱架结构　颅盖与颅底均有一些骨质增厚的部分，作为颅腔的拱柱和桥架，能在一定程度上对外力的压缩或牵张，起到保护颅脑损伤的作用。颅盖的增强部分有鼻根、额部颧突、乳突及枕外粗隆四个支柱；于其间又有眶上缘、颞嵴、上项线及矢状线四个位居前方、侧方、后方及顶部中央的骨弓，形成坚强的拱柱。颅底的增强部分有中份的枕骨斜坡、两侧有蝶骨嵴和岩锥，形成梁架，有力地支撑颅底、承托颅脑，并与周围的颅盖部支柱相接，结合为有相当韧性和弹性强度的颅腔，完美地保护着神经中枢。当头颅遭受打击时，暴力除了引起局部颅骨凹陷变形之外，同时也将造成不同程度的整体颅骨变形，若暴力的能量在局部全部被吸收，消耗殆尽，则仅引起凹陷性骨折或着力部的损伤；如果暴力的能量并未耗竭，继续作用在头颅上，则由于颅骨的整体变形，骨折线将通过着力点沿颅骨的薄弱部分延伸，也就是在增厚的拱架间区发生折裂。这种规律不仅见于颅骨骨折，尤其多见于颅底骨折，由于颅底厚薄不一，含有许多孔、裂，因而骨折线常经骨质薄弱的部分穿过。

（4）颅骨骨折的规律性　暴力作用的方向、速度和着力面积等致伤因素对颅骨骨折的影响较大，具有一定的规律性，概括如下。

暴力作用的力轴及其主要分力方向多与骨折线的延伸方向一致，但遇有增厚的颅骨拱梁结构时，常折向骨质薄弱部分。若骨折线径直横断拱梁结构或引起骨缝分离，则说明暴力强度甚大。

暴力作用的面积小而速度快时，由于颅骨局部承受的压强较大时，故具有穿入性，常致洞形骨折，骨片陷入颅腔，若打击面积大而速度较快时，多引起粉碎凹陷骨折；若作用点面积大而速度较缓时，则常引起通过着力点的线状骨折，若作用点的面积大而速度较缓时，可致粉碎骨折或多数线性骨折。

垂直于颅盖的打击易引起局部凹陷或粉碎性骨折；斜行打击多致线性骨折，并向作用力轴的方向延伸，往往折向颅底；枕部着力的损伤常致枕骨骨折或伸延至颞部及颅中窝的骨折。

暴力直接打击在颅底平面上，除较易引起颅底骨折外，其作用力向上时，可将颅骨掀开；暴力作用在颅盖的任何位置，只要引起较大的颅骨整体的变形，即易发生颅底骨折；头顶部受击，骨折线常垂直向下，直接延伸到邻近的颅底；暴力由脊柱上传时，可致枕骨骨折；颅骨遭受挤压时往往造成颅底骨折。

额部受击时可引起下颌关节凹骨折，但头部因可沿作用力的方向移动而缓冲外力对颅颈交界区的冲撞；上颌骨受击时不仅易致颌骨骨折，尚可通过内侧角突将暴力上传至筛板而发生骨折，鼻根部受击可致额窦及前窝骨折。

按颅骨骨折的部位，可分为颅盖骨折及颅底骨折。根据骨折的形态不同，又可分为线形骨折、凹陷骨折、粉碎性骨折、洞形骨折及穿透性骨折。此外，按骨折的性质，视骨折处是否与外界相通，又分为闭合性骨折及开放性骨折，后者包括颅底骨折伴有硬脑膜破裂而伴发外伤性气颅或脑脊液漏者。

（一）颅盖骨折

颅盖骨折即穹窿部骨折，其发生以顶骨及额骨为多，枕骨及颞骨次之。颅盖骨折有三种主要形态，即线形骨折、粉碎性骨折和凹陷骨折。骨折的形态、部位和走向与暴力作用方向、速度和着力点有密切关系，可借以分析损伤机制。不过对闭合性颅盖骨折，若无明显凹陷仅为线形骨折时，单靠临床征象很难确诊，常需行 X 线片或头颅 CT 片检查始得明确。即使对开放性骨折，如欲了解骨折的具体情况，特别是骨折碎片进入颅内的数目和位置，仍有赖于 X 线摄片、头颅 CT 扫描检查。

1. 线形骨折

单纯的线形骨折本身无需特殊处理，其重要性在于因骨折而引起的脑损伤或颅内出血，尤其是硬膜外血肿，常因骨折线穿越脑膜中动脉而致出血。因此，凡有骨折线通过上矢状窦、横窦及脑膜血管沟时，均需密切观察及时做可行的辅助检查，以免贻误颅内血肿的诊断。

线形骨折常伴发局部骨膜下血肿，尤其以儿童较多。当骨折线穿过颞肌或枕肌在颞骨或枕骨上的附着区时，可出现颞肌或枕肌肿胀而隆起，这一体征亦提示该处可能有骨折发生。

儿童生长性骨折：好发于额顶部，为小儿颅盖线形骨折中的特殊类型，婴幼儿多见。一般认为小儿硬脑膜较薄且与颅骨内板贴附较紧，当颅骨发生骨折裂缝较宽时，硬脑膜亦常同时发生撕裂、分离，以致局部脑组织、软脑膜及蛛网膜突向骨折的裂隙。由于脑搏动的长期不断冲击，使骨折裂缝逐渐加宽，以致脑组织继续突出，最终形成局部搏动性囊性脑膨出，患儿常伴发癫痫或局限性神经功能废损。治疗原则以早期手术修补硬脑膜缺损为妥。手术方法应视有无癫痫而定，对伴发癫痫者需连同癫痫源灶一并切除，然后修复硬脑膜（参阅外伤性癫痫）。对单纯生长性骨折脑膨出的患儿，则应充分暴露颅骨缺口，经脑膨出之顶部最薄弱处切开，清除局部积液及脑瘢痕组织，尽量保留残存的硬脑膜，以缩小修复的面积。硬脑膜修补材料最好取自患者局部的骨膜、颞肌筋膜、帽状腱膜，亦可切取患者的大腿阔筋膜来修补缺损，必要时则可采用同种硬脑膜或人工脑膜等代用品。颅骨缺损一般留待后期再行修补，特别是使用人材料修补硬脑膜后，不宜同时再用无生机的材料修补颅骨缺损。若遇有复发性脑膨出需要同时修补硬脑膜及颅骨缺损时，需查明有无引起颅内压增高的因素，予以解除。颅骨修补以采用患者自身肋骨劈开为两片或颅骨劈开内外板，加以修补为佳。

2. 凹陷骨折

凹陷骨折多见于额、顶部，常为接触面较小的钝器打击或头颅碰撞在凸出的物体上所致。着力点头皮往往有擦伤、挫伤或挫裂伤。颅骨大多全层陷入颅内，偶尔仅为内板破裂下凹。一般单纯凹陷骨折，头皮完整，不伴有脑损伤多为闭合性损伤，但粉碎性凹陷骨折则常伴有硬脑膜和脑组织损伤，甚至引起颅内出血。

（1）闭合性凹陷骨折　儿童较多，尤其是婴幼儿颅骨弹性较好，钝性的致伤物可引起颅骨凹陷，但头皮完整无损，类似乒乓球样凹陷，亦无明显的骨折线。患儿多无神经功能障碍，无需手术治疗。如果凹陷区较大、较深或有脑受压症状和体征时，可于凹陷旁钻孔，小心经硬膜外放入骨橇，将陷入骨片橇起复位。术后应密切观察以防出血。

成年人单纯凹陷骨折较少，如果直径小于 5cm，深度不超过 1cm，未伴有神经缺损症状和体征，亦无手术之必要。若凹陷骨折过大过深，伴有静脉窦或脑受压征象时，则应手术整复或摘除陷入之骨折片。术前应常规拍摄 X 线片及 CT 扫描，了解凹陷范围、深度和骨折片位置。手术方法是在全麻下充分暴露凹陷骨折区，做好输血准备，以防突发出血。在凹陷的周边钻孔，然后沿骨折线环形咬开或用铣刀切开，小心摘除陷入之骨折片，清除挫伤、碎裂组织及凝血块，认真止血。检查硬脑膜下有无出血，必要时应切开硬脑膜探查。术毕，硬脑膜应完整修复，骨折片带有骨膜的或内、外部完全分离的，可以拼补在缺损区作为修补。若缺损过大，则应用人工材料修补或留待日后择期修补。

（2）开放性凹陷骨折　常系强大之打击或高处坠落在有突出棱角的物体上而引起的开放颅脑损伤，往往头皮、颅骨、硬脑膜及脑均可能受累。临床所见开放性凹陷骨折有洞形骨折及粉碎凹陷骨折两种常见类型。

① 洞形凹陷骨折：多为接触面积较小的重物打击所致，如钉锤、铁钎杆或斧头等凶器或偶尔因头颅碰撞在坚硬的同体物体上而引起，由于着力面积小，速度大，具有较强的穿透力，故可直接穿破头皮及颅骨而进入颅腔。颅骨洞形骨折的形态往往与致伤物形状相同，是法医学判断凶器的重要依据。这种洞形骨折的骨碎片常被陷入脑组织深部，造成严重的局部脑损伤、出血和异物存留。但由于颅骨整体变形较小，一般没有广泛的颅骨骨折和脑弥散性损伤，因此，临床表现常以局部神经缺损为主。治疗原则是尽早施行颅脑清创缝合术，变开放伤为闭合伤，防止感染，减少并发症和后遗症。手术前应例行 X 线片检查或 CT 扫描检查，了解骨折情况和陷入脑内的骨碎片位置、数目，作为清创时参考。手术时，头皮清创方法已如前述，延长头皮创口，充分暴露骨折凹陷区，将洞形骨折沿周边稍加扩大，取出骨折片，骨窗大小以能显露出正常硬脑膜为度，按需要切开硬膜裂口，探查硬膜下及脑表面的情况，然后循创道小心清除脑内碎骨片、异物及挫碎的脑组织，并核对 X 线片上的发现，尽量不造成新的创伤。位置深在已累及脑重要结构或血管的骨碎片，不可勉强悉数摘除，以免加重伤情或导致出血。清创完毕，应妥当止血，缝合或修补硬脑膜。骨缺损留待伤口愈合 3 个月之后，再择期修补。

② 粉碎凹陷骨折：即粉碎性骨折伴有着力部骨片凹陷，常为接触区较大的重物致伤，

不仅局部颅骨凹曲变形明显,引起陷入,同时,颅骨整体变形亦较大,造成多数以着力点为中心的放射状骨折。硬脑膜常为骨碎片所刺破,偶尔亦有硬脑膜完整者,不过脑损伤均较严重,除局部有冲击伤之外,常有对冲性脑挫裂伤或颅内血肿,治疗方法与洞形骨折相似,术前除X线片外,尚应做CT扫描检查了解脑组织损伤及出血情况。清创时对尚连有骨膜的骨片不易摘除,仍拼补在骨缺损区,以缩小日后需要修补的面积。

(3) 凹陷骨折手术适应证与禁忌证　凹陷性骨折,有一定的手术适应证与禁忌证。

① 适应证:a.骨折凹陷深度>1cm;b.骨折片刺破硬脑膜,造成出血和脑损伤;c.凹陷骨折压迫脑组织,引起偏瘫、失语和局限性癫痫;d.凹陷骨折的压迫,引起颅内压增高;e.位于额面部影响外观。对静脉窦上的凹陷骨折手术应持慎重态度,有时骨折片已刺入窦壁,但尚未出血,在摘除或撬起骨折片时可造成大出血,故应先做好充分的思想、技术和物质上的准备,然后才施行手术处理。儿童闭合性凹陷骨折,多钻孔将骨折片撬起复位;成人凹陷骨折难以整复时,往往要把相互嵌顿的边缘咬除才能复位;如实在无法复位,可将下陷之颅骨咬除,用颅骨代用品作Ⅰ期颅骨成形术或留待日后择期修补。

② 禁忌证:a.非功能区的轻度凹陷骨折,成年人单纯凹陷骨折,如果直径<5cm,深度不超过1cm,不伴有神经缺损症状和体征者;b.无脑受压症状的静脉窦区凹陷骨折;c.年龄较小的婴幼儿凹陷骨折,有自行恢复的可能,如无明显局灶症状,可暂不手术。

(二) 颅底骨折

单纯性颅底骨折很少见,大多为颅底和颅盖的联合骨折。颅底骨折可由颅盖骨折延伸而来或着力部位于颅底水平,头部挤压伤时暴力使颅骨普遍弯曲变形,在少数的情况下,垂直方向打击头顶或坠落时臀部着地也可引起颅底骨折。以线形为主,可仅限于某一颅窝,亦可能穿过两侧颅底或纵行贯穿颅前窝、颅中窝、颅后窝。由于骨折线经常累及鼻窦、岩骨或乳突气房,使颅腔和这些窦腔交通而形成隐性开放性骨折,易致颅内继发感染。

暴力作用的部位和方向与颅底骨折线的走向有一定规律,可作为分析颅骨骨折的参考;额部前方受击,易致颅前窝骨折,骨折线常向后经鞍旁而达枕骨;额部前外侧受击,骨折线可横过中线经筛板或向蝶鞍而至对侧颅前窝或颅中窝;顶前份受击,骨折线常经颞前伸延至颅前窝或颅中窝;顶间区受击,可引起经过颅中窝,穿越蝶鞍和蝶骨小翼而至对侧颅前窝的骨折线;顶后份受击,骨折线可经岩骨向颅中窝内侧延伸;颞部受击,骨折线指向颅中窝底,并向内横过蝶鞍或鞍背到对侧;颞后份平颅中窝底的暴力,可致沿岩骨前缘走向岩尖、卵圆孔、鞍旁、圆孔,再经鞍裂转向外侧,终于翼点的骨折;枕部受击,骨折线可经枕骨指向岩骨后面甚至横断之;或通过枕骨大孔而折向岩尖至颅中窝或经鞍旁至颅前窝。

1. 临床表现

颅底骨折临床表现特殊、典型。颅前窝、颅中窝、颅后窝骨折表现又各不相同。总的来说,临床上有三大体征:①迟发性瘀斑、淤血;②脑脊液鼻、耳漏;③脑神经损伤。这些体征也是诊断颅底骨折的主要依据。

颅前窝底即为眼眶顶板,十分薄弱,易破损,两侧眶顶的中间是筛板,为鼻腔之顶部,其上有多数小孔,容嗅神经纤维和筛前动脉通过。颅前窝发生骨折后,血液可向下浸入眼眶,引起球结膜下出血,及迟发性眼睑皮下淤血,多在伤后数小时始渐出现,呈紫蓝色,俗称"熊猫眼",对诊断有重要意义。但有时与眼眶局部擦挫伤互相混淆,后者呈紫红色并常伴有皮肤擦伤及结膜内出血,可资鉴别。颅前窝骨折累及筛窝或筛板时,可撕破该处硬脑膜及鼻腔顶黏膜，而致脑脊液鼻漏和（或）气颅，使颅腔与外界交通，故有感染之虞，应视为开放性损伤。脑脊液鼻漏早期多呈血性，需与鼻出血区别，将漏出液中红细胞计数与周围血液相比或以尿糖试纸测定是否含糖，即不难确诊。此外，颅前窝骨折还伴有单侧或双侧嗅觉障碍，眶内出血可致眼球突出，若视神经受波及或视神经管骨折，尚可出现不同程度的视力障碍。

颅中窝底为颞骨岩部，前方有蝶骨翼，后份是岩骨上缘和鞍背，侧面是颞骨鳞部，中央是蝶鞍即垂体所在。颅中窝骨折往往累及岩骨而损伤内耳结构或中耳腔，故患者常有听力障碍和面神经周围性瘫痪。由于中耳腔受损脑脊液即可由此经耳咽管流向咽部或经破裂的鼓膜进入外耳道形成脑脊液耳漏。若骨折伤及海绵窦则可致动眼、滑车、三叉或展神经麻痹，并引起颈骨动脉假性动脉瘤或海绵窦动静脉瘘的可能，甚至导致大量鼻出血。若骨折累及蝶鞍，可造成蝶窦破裂，血液和脑脊液可经窦腔至鼻咽部，引起脑脊液鼻漏或咽后壁淤血肿胀。少数患者并发尿崩症，则与鞍区骨折波及下丘脑或垂体柄有关：颅中窝骨折的诊断主要依靠临床征象如脑脊液耳漏，耳后迟发性瘀斑（Battle 征）及伴随的脑神经损伤。如果并发海绵窦动静脉瘘或假性动脉瘤时，患者常有颅内血管鸣及患侧眼球突出、结膜淤血、水肿等特征性表现，不难诊断。

颅后窝的前方为岩锥的后面，有内耳孔通过面神经及听神经，其后下方为颈静脉孔，有舌咽神经、迷走神经、副神经及乙状窦通过，两侧为枕骨鳞部，底部中央是枕骨大孔，其前外侧有舌下神经经其孔出颅。颅后窝骨折时虽有可能损伤上述各对脑神经，但临床上并不多见，其主要表现多为颈部肌肉肿胀，乳突区皮下迟发性瘀斑及咽后壁黏膜淤血水肿等征象。

2. 影像学检查

对颅底骨折本身的诊断意义并不太大。①由于颅底骨质结构复杂，凹凸不平，又有许多裂孔，故 X 线检查难以显示骨折线，但有时患者咽后壁软组织肿胀得以显示，亦可作为颅底骨折的间接影像；拍摄 X 线汤氏位照片，即向头端倾斜 30°的前后位像，常能显示枕骨骨折，若骨折线穿越横窦沟时，则有伴发幕上下骑跨式硬膜外血肿或横窦沟微型血肿的可能，应予注意。此外，枕骨大孔环形骨折或颅颈交界处关节脱位和（或）骨折，也可以采用 X 线片检查做出诊断。②CT 检查扫描可利用窗宽和窗距调节，清楚显示骨折的部位，有一定价值。③MRI 扫描检查对颅后窝骨折尤其是对颅颈交界区的损伤有价值。

3. 治疗

颅底骨折本身无需特殊处理，治疗主要是针对由骨折引起的并发症和后遗症。原则：不堵流，头高患侧卧，防感染，忌腰穿。早期应以预防感染为主，可在使用能透过血脑脊液屏障的抗菌药物的同时，做好五官清洁与护理，避免用力擤鼻及放置鼻饲胃管。采半坐卧位，鼻漏任其自然流出或吞咽下，颅压下降后脑组织沉落在颅底漏孔处，促其愈合，切忌填塞鼻腔。通过上述处理，鼻漏多可在 2 周内自行封闭愈合，对经久不愈长期漏液达 4 周以上或反复引发脑膜炎以及有大量溢液的患者，则应在内镜下或开颅施行硬脑膜修补手术。

视神经损伤：闭合性颅脑损伤伴视神经损伤的发生率为 0.4%～0.5%，且大多为单侧受损，常因额部或额颞部的损伤所引起，特别是眶外上缘的直接暴力，往往伴有颅前窝和（或）颅中窝骨折。视神经损伤的部位，可以在眶内或视神经管段，亦可在颅内段或视交叉部。视神经损伤后，患者立即表现出视力障碍，如失明、视敏度下降、瞳孔直接对光反射消失等。视神经损伤的治疗较困难，对已经断离的视神经尚无良策。若系部分性损伤或属继发性损害，应在有效解除颅内高压的基础上，给予神经营养性药物及血管扩张剂，必要时可行血液稀释疗法，静脉滴注低分子右旋糖酐及丹参注射液，改善末梢循环，亦有学者采用溶栓疗法。视神经管减压手术仅适用于伤后早期（<12小时）视力进行性障碍，并伴有视神经管骨折变形、狭窄或有骨刺的患者，对于伤后视力立即丧失且有恢复趋势的伤员，手术应视为禁忌。

（三）颅骨生长性骨折

1. 概述

颅骨生长性骨折（GSF）是颅脑损伤中少见的一种特殊类型的骨折，即骨折后骨折缝不愈合，反而逐渐扩大造成永久性的颅骨缺损，同时伴有脑组织的膨出，并可产生一系列的并发症。好发于顶部，其次为额部、枕部，偶发于颅底，表现为头部搏动性包块、颅骨缺损和神经功能障碍。颅骨生长性骨折的发病率很低，文献报道颅骨生长性骨折在婴幼儿颅脑外伤中占0.05%～1%，50%发生在1岁以内，90%发生在3岁以内。

2. 病理生理

小儿硬脑膜较薄且与颅骨内板贴附紧密，颅骨发生分离骨折时，下面的硬脑膜同时发生撕裂，此时如硬脑膜、蛛网膜、软脑膜及脑组织突入骨折裂隙之间，即存在向外部生长的"力量"促成生长性骨折的发生。如蛛网膜突入后可能形成某种程度的活瓣样作用，使脑脊液流出而不易返回，形成局部的液体潴留；同时骨折裂缝长期受脑搏动的冲击，使骨折缝进一步分离及骨折缝缘脱钙吸收，形成颅骨缺损逐渐加宽，导致脑组织膨出继续加重。婴幼儿期颅脑生长发育较快也是促使脑膨出加重和颅骨缺损增大的重要因素。局部脑组织的挫裂伤及膨出脑组织在骨窗缘受压迫导致血供障碍，使局部脑组织萎缩、坏死、吸收，是膨出脑组织发生囊性变形成囊肿的主要原因。若同侧脑软化严重，膨出的脑囊肿可以和脑室相通形成脑穿通畸形，加重神经功能障碍。囊肿的形成和扩大可以使颅骨缺损增大。部分病例没有明显的脑膨出，局部以胶质瘢痕增生为主要病理表现。

3. 临床表现

颅骨生长性骨折的最常见症状为颅脑外伤后数周至数月颅盖部出现进行性增大的软组织包块，可呈搏动性。多伴发偏瘫、失语等局限性神经功能障碍，其次是局灶性癫痫发作，部分患者抽搐可以是首发症状。发生于颅盖部的颅骨生长性骨折患者，病程中期、后期均可触及颅骨缺损。发生于颅底的颅骨生长性骨折不出现包块，神经系统功能障碍为主要表现，其他少数病例表现为眼部症状、脑膜炎等。

4. 诊断与鉴别诊断

降低严重颅骨生长性骨折的发生主要是做到早期诊断。颅骨生长性骨折局部包块需与单纯头皮血肿鉴别。颅盖骨折后如出现逐渐增大的局部搏动性肿块，基底部触及颅骨缺损，则高度提示颅骨生长性骨折。典型的颅骨生长性骨折诊断并不困难，表现为外伤后合并颅骨骨折并逐渐出现骨折缝增宽颅骨缺损，局部搏动性包块。但颅骨生长性骨折早期诊断尤其重要，早期硬脑膜修补可避免颅骨缺损及继发性脑损伤的发生。准确判断颅骨骨折是否伴有硬脑膜破裂非常关键，因为颅骨骨折伴硬脑膜破裂是发生颅骨生长性骨折的病理基础。应根据颅骨骨折、脑损伤、合并头皮血肿等情况并辅助影像学检查，仔细判断是否有硬脑膜破裂。发生颅骨生长性骨折的病例往往有如下特征：①骨折部位位于颅盖部。②骨折相应部位脑组织有明显挫裂伤。③骨折缝有分离，一般大于 3mm。④局部头皮肿胀与单纯头皮血肿（此时多为骨膜下血肿）有所不同，单纯头皮血肿有明显波动感，早期张力较高，数天后张力明显降低；合并硬脑膜破裂者头皮肿胀波动感稍差，几天后有明显沿骨折走形的头皮下软组织感（皮下碎烂坏死脑组织）；或者因为脑脊液漏出，较单纯头皮血肿有更明显的皮下水样波动感。⑤头皮下穿刺可见碎裂脑组织或淡血性脑脊液，此方法简便易行，安全可靠。⑥头颅 CT 检查可见皮下积液密度较头皮血肿低，结合三维 CT 及 MRI 判断硬脑膜完整性，典型病例可见脑组织疝出。一般情况下细致的体检结合头皮穿刺可以明确判断。一些难以明确诊断的病例，需充分告知家长密切门诊随访，一旦提示有生长性骨折的征象应及时复诊。

5. 治疗

颅骨生长性骨折重在早发现、早处理，因为早期诊断及治疗是控制病情发展的关键环节。颅骨生长性骨折只能采用手术治疗，其主要目的是修补硬脑膜及颅骨缺损，对伴发癫痫者可同时行癫痫灶切除。在病情早期手术较容易，修补硬脑膜后颅骨骨瓣原位复位，即使存在缝隙较宽一般也不会影响颅骨的生长重建。病情进展后颅骨缺损范围增大，撕裂的硬脑膜常回缩至颅骨缺损区之外，开颅时为了显露出硬脑膜边缘，应在颅骨缺损缘 1～3cm 外钻孔以探查骨孔下方是否存在硬脑膜。若存在硬脑膜即以此为界掀开骨瓣，若没有硬脑膜则需适当再扩大范围。术前还需了解有无硬膜下积液、脑积水等引起颅内压增高的并发症，若有则应做相应处理。硬脑膜修补材料可取自患者局部的颅骨骨膜、颞肌筋膜、帽状腱膜，现在使用人工材料神经补片修补硬脑膜也是较好的选择。颅骨修补材料以往多采用患者自身的肋骨或劈开的颅骨内外板，目前修补材料主要采用塑形钛网。修补颅骨缺损时需注意，因长时间脑搏动冲击，颅骨缺损边缘成唇样外翻，直接用钛网覆盖成形差，需去除变形的颅骨缺损边缘或打磨平整后再行钛网覆盖。手术皮瓣设计时需考虑到手术范围存在的可变因素，充分估计皮瓣大小。术前的塑形钛网准备可以根据头颅三维 CT 显示的颅骨缺损形状及术中颅骨缺损缘修整范围来设计钛网大小及形状，以达到满意的修复效果。

（李江峰）

第十三节　创伤性血胸

创伤性血胸是指胸部损伤后致胸膜腔积血，常见于胸部穿透伤或严重钝性挤压伤。其发生率在钝性胸部伤中占 25%～75%，在穿透伤中占 60%～80%。创伤性血胸属于胸部创伤的严重并发症之一，常与胸部其他部位伤或全身多发伤合并存在。

一、病因

（一）心脏、大血管伤

例如心脏贯通伤和胸主动脉、上下腔静脉或肺动静脉干撕裂伤等，多发生在胸腔和纵隔穿透伤。出血量多而流速快，如果不及时救治在短期内即可发生失血性休克死亡。

（二）胸壁血管损伤

例如肋间动静脉和胸廓内动脉，这些血管属体循环血管，压力高、出血量大，流速快，自行停止较慢也难以自行止血。多数可引起大量血胸需紧急手术止血。

（三）肺组织血管伤

由于属肺循环血管多为小口径肺动、静脉，因其血管壁薄、血压仅为体循环血压的1/4～1/3，加之肺组织具有弹性回缩的力量，故出血量较小，速度也慢，多能在数小时内停止出血。

（四）膈肌和腹腔器官伤

膈肌和腹腔器官伤主要见于胸腹联合伤，尤其是腹腔内的肝、脾损伤，其出血可通过破裂的膈肌进入胸腔。

二、病理生理

血液流入胸膜腔内，由于心、肺和膈肌的活动发生去纤维蛋白的作用，短期内少量胸内积血中纤维蛋白无法自行逸出，因而使血液失去其自行凝固的作用，故当胸腔穿刺时抽出的血液不会凝固。如果血胸发生时间较久，胸膜渗出的纤维素会覆盖在胸膜上，使肺的呼吸活动受限，去纤维蛋白作用也随之消失。这时胸膜腔内积血亦会发生逐渐凝固，如果在短时间内大量出血时呼吸运动不足以发挥其去纤维蛋白作用，也可出现血胸凝固现象，称为凝固性血胸。胸腔穿刺抽不出或不易抽出血液。

凝固性血胸3天以后，其附在胸膜上的纤维素和血块逐渐由于成纤维细胞和成血管细胞的侵入，发生机化形成纤维板。这种脏层胸膜纤维板可随时间逐渐增厚压迫肺脏，壁层胸膜纤维板的增厚可限制胸壁活动。如果胸膜间隙完全被纤维素填塞称为纤维胸，其胸壁运动及呼吸功能严重受限，伤侧的肺功能显著降低。大量血胸也可引起血容量的降低、伤侧肺的受压、肺不张、生理性右向左的分流、纵隔移位或休克等并发症。

血胸还可成为胸膜腔感染的条件，一旦受污染细菌的侵入还可形成脓胸。

三、临床表现

（一）血胸的分类

血胸的分类见表1-7。

表1-7 血胸的分类

类别	血量
小量血胸	血量不超过500mL，一般无临床症状，在X线片上仅见膈肋角的消失
中量血胸	血量500～1500mL，上界可达肺门平面
大量血胸	血量超过1500mL，上界可达胸膜腔顶，严重地压缩肺

（二）症状

小量血胸临床上可无明显症状，伤员仅有轻度吸收热。中等量以上血胸可引起两种不良结果。

（三）体征

小量血胸可无特殊症状，中等量以上血胸可发现伤侧胸廓呼吸运动减小。伤侧胸部饱满，肋间隙增宽。触诊发现气管移向健侧。叩诊下胸部呈浊音或实音。听呼吸音减弱或消失。如果并发血气胸时，上胸部呈鼓音，下胸部呈浊音。

四、辅助检查

（一）胸部 X 线片检查

胸部 X 线片检查可以发现肋膈角消失，胸部大片密度增高阴影，呈外高内低的弧形。

（二）胸部 CT

胸部 CT 可明确出血的位置或来源。

（三）实验室检查

检查或复查血常规，了解血红蛋白含量和血细胞比容的变化情况，以判断有无活动性出血，凝血功能检查以备行急诊手术。

（四）B 超

发现液性暗区。

五、诊断

临床上常根据出血量的多少，把血胸分成小量、中等量、大量血胸三类。单纯根据出血量分类是不够全面的，因为伤员胸腔出血速度、胸膜渗出等均不同。分类的目的应对判明伤情、分清轻重缓急、确定治疗原则有指导作用。

应明确血胸的定位、定量和定性诊断及鉴别诊断，以便尽快确定抢救和治疗原则。特别要重视对进行性出血的诊断。

（一）出血量的诊断

（1）摄立位全胸部 X 线片是判断小量、中等量及大量血胸分类的最重要根据。但有些伤员因休克或脊柱、下肢骨折而难以站立者，在卧位下摄胸部 X 线片时除看到伤侧透光度稍有降低外是很难分清出血量多少的。可摄坐位、立位或健侧卧位后前位全胸部 X 线片，再结合仰卧位对伤侧胸壁进行叩诊，分清浊音界的位置，并与健侧比较，凡浊音界在腋后线以下为小量，腋中线者为中量，达腋前线者为大量。

（2）根据引流量和胸内血红蛋白量测定计数丢失的循环血量，作为补充血容量的参考。

因为血液进入胸腔后对胸膜多有刺激，引起胸膜反应性渗出，使胸血多有稀释。因此，丢失的循环血量可按下述公式计算。

已丢失的循环血量（mL）＝胸出血量（mL）×测出胸血血红蛋白量（mL）×8.4/100

注：8.4为常数，正常血红蛋白含量为120g/L，即1g血红蛋白含在8.4mL血浆内。

（二）定位诊断

为了准确定位可摄侧位胸部X线片或胸部CT片，或在X线透视下找出最近胸壁积血位置，也可行超声定位，对了解液体的位置、多少、深度，估计出血量，分析有无血凝块、胸壁的厚薄，找出距胸壁最近距离，确定进针方向和深度，避开邻近脏器均有实际意义。处理时应按超声检查时的体位，并在超声引导下进行胸腔穿刺。如仍不能抽出，则可能因针头细，致血液抽出很慢或针头被纤维蛋白或血凝块堵塞难以抽出。

（三）定性诊断

1. 进行性血胸（胸内活动性出血）

对创伤性血胸，不仅要诊断有无胸血、胸血量和出血部位，更重要的是要判断胸内出血有无停止、出血量减少或仍在继续。如确诊胸内进行性出血，经短暂抗休克仍不能逆转，应立即开胸止血。

2. 迟发性血胸

标准：①胸部创伤入院时摄胸部X线片无血胸，但24小时后出现者；②入院后确诊为血胸或血气胸，已行彻底引流摄片证明无血气胸而后又再次出现者。

3. 血胸感染

血胸感染多发生于开放伤、反复胸腔穿刺和长期留置引流管的患者。可借助以下方法确诊。①涂片法：取胸腔引出的血性液体行常规的胸液检查，特别做胸血染色对红细胞和白细胞进行计数。②试管法（Petrof试验）：取胸血1mL，加蒸馏水5mL，充分混合及离心沉淀，3分钟后观察。正常液体为红色、清澈透明，异常（感染）液体为浑浊或见有絮状物。③细菌培养法：细菌培养（需氧菌及厌氧菌）加药物敏感试验，可见致病菌生长。

六、治疗

（一）治疗原则

（1）抗休克。

（2）彻底清除积血。

（3）防治继发感染。

（二）治疗方法

1. 补充血容量

① 对小量血胸，生命体征稳定可暂不需特殊处理。②对中、大量血胸，血压不稳定已出现休克者，应尽快补液、输血，维持血压和循环的稳定。

2. 手术治疗

（1）胸腔穿刺术　对中量以上血胸，在伤后即可进行胸腔穿刺术，同时予以输液、输血。穿刺部位在腋中线或腋后线上第5肋间隙或第6肋间隙，原则上应在伤后8～12小时尽快排空血胸，解除对肺组织的压迫，使肺重新复张恢复功能。

（2）胸腔闭式引流术　对中、大量血胸应予置放闭式引流装置，有利于保证胸膜腔的负压，促进肺的膨胀，可减少血液对胸膜腔的刺激，减轻胸膜增厚和粘连以及对肺功能的影响，同时又可观察胸内出血情况，防止继发感染。

（3）开胸探查止血术　血胸开胸探查的适应证为进行性血胸、伴有心脏及大血管损伤者、伴有气管、支气管损伤或食管损伤者、凝固性血胸伴有胸腔内异物存留者、胸腹联合伤的存在且血胸液中有污染物（胆汁、胃液物、粪便等）。

3. 抗感染治疗

给予头孢菌素类抗生素预防感染，如头孢唑啉钠2g，加入生理盐水100mL中，静脉滴注，3次/天。

（李江峰）

第十四节　创伤性气胸

气胸是指气体进入胸膜腔而引发的胸膜腔内积气。根据气胸产生的原因可分为自发性气胸、创伤性气胸和人工气胸。自发性气胸是由于肺部疾病导致肺组织、脏层胸膜或靠近肺表面的微小泡和肺大疱破裂，空气由肺和支气管进入胸膜腔所致。创伤性气胸可为钝性伤所致，亦可由于暴力作用引起的支气管或肺组织损伤或因气道内压力急剧升高而引起的支气管或肺破裂。人工气胸是为诊治胸内疾病，人为将气体注入胸膜腔。按照气胸与外界空气的关系，气胸又可分为闭合性气胸、开放性气胸和张力性气胸。除此之外，臂丛麻醉、锁骨下静脉穿刺、机械通气、胸外心脏按压、肺穿刺活检等医源性损伤均有可能引起气胸。

一、病因

（一）闭合性气胸

闭合性气胸是指胸部创伤后肺、支气管或食管的破裂，空气进入了胸膜腔，此时胸壁及皮肤仍保持着完整，胸膜腔不与外界直接相交通，其特点是胸膜腔内压力尚低于大气压。

常见原因为胸部钝性伤合并肺破裂、肋骨骨折端刺破肺组织。当气体进入胸膜腔后局部破口已经闭合，气体不再继续进入。气体进入胸膜腔后会造成肺组织的受压萎陷，出现不同程度的呼吸和循环功能的紊乱。

（二）开放性气胸

开放性气胸是指胸膜腔与外界相通，胸壁的完整性丧失，空气可自由进出胸膜腔，其特点是胸膜腔内压力与大气压相等。

常见于火器伤，胸壁上有缺损者也会造成胸膜腔经胸壁创口直接与外界相通，空气随呼吸运动自由地出入胸膜腔。

（三）张力性气胸

张力性气胸是指胸壁、肺或支气管伤虽造成伤道与胸膜腔相通，通常形成单方向开放呈活瓣状的气胸创口。其特点是胸膜腔内压力短期内迅速升高，并高于大气压。

胸部的闭合伤或开放伤均可能造成张力性气胸，例如肺裂伤、胸壁小的穿透伤或支气管、食管裂伤等。只要形成单向活瓣状创口，即可形成张力性气胸。

二、临床表现

（一）闭合性气胸

单纯性气胸的临床症状是胸部疼痛、呼吸异常改变，呼吸困难的程度取决于肺压缩的程度。少量气体进入胸膜腔一般对纵隔和心脏无明显影响和移位，临床上仅有呼吸急促，极轻者可能毫无症状。较大量的气胸时，肺大部分压缩则可出现胸闷、气短，气管和纵隔可移向对侧，叩诊呈鼓音，听诊出现呼吸音减弱或消失。

（二）开放性气胸

当伤员有严重呼吸困难、面色苍白、发绀、休克等，结合胸部有开放性伤口，或听到胸壁创口有空气进出胸腔的吸吮声；伤侧胸部叩诊为鼓音、呼吸音明显减弱或消失。根据外伤史，听到上述吸吮声和其他临床表现，再结合胸部X线检查即可确定诊断。

（三）张力性气胸

伤员多半有进行性呼吸困难、发绀和休克，常表现为躁动不安、痛苦样呼吸窘迫、大汗淋漓等。气管向健侧偏移，有时并有纵隔和皮下气肿，伤侧胸廓膨隆、肋间隙饱满，叩诊呈鼓音和呼吸音消失。胸部X线检查可见到不同程度的气胸、肺不张、纵隔移位等。胸腔穿刺对于张力性气胸有特殊的诊断价值，如果经穿刺排气减压后短时间内又出现呼吸困难及张力性气胸的征象，则可确立诊断。

三、辅助检查

普通胸部X线片检查对于气胸的诊断具有特异性，并可进一步明确气胸的严重程度和部位。但对于患者生命体征不稳定或张力性气胸危及生命，可根据患者临床表现及体征试行胸腔穿刺诊断。

四、诊断

根据受伤病史、临床表现及X线检查易于诊断。

闭合性气胸按肺被压缩的程度见表 1-8。

表 1-8　闭合性气胸分类及压缩程度

类别	压缩程度
少量气胸	肺压缩 30% 以下
中等量气胸	肺压缩 30%～50%
大量气胸	压缩 50% 以上

在胸部 X 线片上如果显示伤侧胸部外 1/3 被气体占据者，则提示肺已被压缩约 50%；如果显示伤侧胸部外 1/2 被气体占据，则提示肺已被压缩约 75%。

查体可见气管向健侧偏移，伤侧胸部叩诊呈鼓音，呼吸音明显减弱或消失，少部分患者可出现皮下气肿且常在肋骨骨折部位。

五、治疗

(一) 闭合性气胸

闭合性气胸治疗见表 1-9。

表 1-9　闭合性气胸治疗

类别	治疗
少量气胸	通常患者临床症状不明显，应严密观察，让其卧床休息，给予口服镇静药、止痛药物等，通常 1～2 周后可自行吸收，不需特殊处理
中量气胸	多有胸闷、气促不适症状，应做胸腔穿刺抽气，抽除气体后再严密观察伤情，如果数小时后气胸仍继续加重，则应施行胸腔闭式引流术
大量气胸	大部分伤患者都有呼吸困难症状，应尽早施行胸腔闭式引流术
血气胸	尽早排出胸膜腔内气体和积血，减少伤后胸膜粘连或感染的并发症，宜行胸腔闭式引流术

(二) 开放性气胸

1. 急救

急救原则是紧急封闭创口，使开放性气胸尽快变成闭合性气胸，然后按闭合性气胸急救原则进行处理。如果创口的直径超过声门的内径（2.75cm），不及早封闭，伤员将在短时间内死亡。开放性气胸的急救中应强调现场的自救和互救。

2. 清创缝合和闭式引流

清创缝合和闭式引流通常在气管插管后行胸壁清创缝合术的同时探查和处理胸膜内器官损伤，然后放置胸腔闭式引流。如果没有气管插管的条件时应先放置胸腔闭式引流，才能送至能做清创术的医疗单位进行胸壁的清创缝合术。

3. 防治感染

常规应用抗生素，鼓励伤者咳嗽、排痰及早期离床活动，以促进肺复张和防治肺部感染。

(三) 张力性气胸

张力性气胸是非常紧急、严重的胸部伤并发症，必须紧急救治。

1. 急救

急救原则是将张力性气胸变为开放性气胸，然后变为闭合性气胸，最后按闭合性气胸来处理。在紧急情况下可用粗针头在第 2 肋间的锁骨中线处刺入胸膜腔内排气，使用恰当可以挽救伤员的生命。在平时紧急穿刺后应立即在穿刺处放置胸腔闭式引流管。

2. 闭式引流术

一般在局麻下进行。气胸于锁骨中线第 2 肋间麻醉，然后放置引流管，血气胸则要求在腋中线第 5、6 肋间进行置入口径为 0.5～1.0cm 的胶管做闭式引流用，保持着连续减压，待肺完全膨胀后其漏气已停止 24 小时才考虑拔管问题，应持慎之又慎的态度。

3. 开胸手术

如果置放闭式引流后，仍不断有大量漏气，有肺不张甚至不断出现皮下气肿增加，这些多属肺、气管、支气管或食管大范围严重损伤，则应考虑开胸探查术。

（李江峰）

第十五节　急性肾损伤

急性肾损伤（acute kidney injury，AKI）是一组由多种病因导致，以肾小球滤过率迅速下降为特点的临床综合征，表现为肾功能急剧下降，短时间（48 小时）血清肌酐（Scr）进行性升高及尿量减少。据文献统计，AKI 在医院发病率占住院患者的 3%～8%，重症监护病房（ICU）或各种移植术后患者的 30%～50%，严重创伤烧伤患者的 20%～40%。ICU 患者 AKI 病死率高，为 28%～82%，AKI 患者即使存活下来，约 40% 遗留慢性肾功能损害，10%～20% 需要持续性透析，AKI 是临床常见的危急重症。

近年研究发现，急性肾衰竭（acute renal failure，ARF）在早期阶段，肾功能尚未衰竭，即使血清肌酐轻度上升也会对病死率有很大影响。基于此，近年逐渐开始使用 AKI 的概念取代 ARF。损伤更能体现早期病理生理变化，以利于早期诊断、早期干预，以保护肾功能，从而防止肾损伤进一步加剧，改善预后。

一、病因

(一) 肾前性因素导致的 AKI

1. 血管内容量减少

常见的病因有使用利尿药、消化道出血、腹泻、呕吐、烧伤等导致细胞外液丢失；胰腺炎、营养不良、肝衰竭、烧伤、肾病综合征、挤压综合征、创伤等导致的细胞外液滞留，引起有效循环血容量减少，肾血流量减少，肾小球滤过率降低。

2. 肾血管严重收缩

肾血管严重收缩主要诱发因素有脓毒症，β受体阻滞药、非甾体类消炎药等药物，肝肾综合征等。

3. 外周血管扩张

外周血管扩张主要诱发因素有药物（如抗高血压药）、脓毒症、低氧血症、肾上腺皮质功能不全、高镁血症、高碳酸血症等。

4. 心输出量减少

心肌梗死、严重肺源性心脏病、心律失常、缺血性心脏病、心肌病、心瓣膜病、高血压等原因可引起心功能不全，心输出量减少。

5. 肾动脉机械闭锁

血栓、栓塞、创伤、血管成形术等致肾血流量不足，易诱发肾动脉机械闭锁。

（二）肾性因素导致的 AKI

1. 肾小球肾炎

肾小球肾炎常见于急进性肾炎（特发性系统性红斑狼疮、过敏性紫癜、药物、韦格纳氏综合征、肺出血肾炎综合征等）、感染后、膜增生性肾炎。

2. 肾血管性疾病

肾血管性疾病主要有血管炎、肾静脉血栓形成、恶性高血压、硬皮病、DIC、肾动脉机械闭塞（手术、栓子、血栓栓塞等）。

3. 间质性肾炎

间质性肾炎常见于药物（利尿药、别嘌呤醇、青霉素、磺胺类、利福平、环丙沙星、西咪替丁、质子泵抑制药、硫唑嘌呤、苯妥英、卡托普利、非甾体抗炎药等）、高钙血症等。

4. 感染

脓毒症、全身抗炎反应综合征、特殊病因（军团菌、钩端螺旋体、立克次体、汉坦病毒、念珠菌、疟疾等所致）、特定器官受累（内脏脓肿、细菌性心内膜炎、肾盂肾炎）时，导致肾缺血、肾小管坏死。

5. 肾小管内因素

肾小管内因素常见原因有蛋白沉积，如轻链、肌红蛋白、血红蛋白；结晶沉积，如尿酸、草酸；药物所致，如甲氨蝶呤、阿昔洛韦、氨苯蝶啶、磺胺类、茚地那韦等；移植排斥反应等。

6. 浸润

常见如淋巴瘤、白血病、结节病等均可浸润肾实质。

7. 肾小管坏死

长时间的肾前性肾缺血、肾毒素（氨基糖苷类、造影剂、重金属、有机溶剂、其他抗生素）、色素毒素（肌红蛋白尿、血红蛋白尿）及其他原因导致肾小管损伤、坏死。

（三）肾后性因素导致的 AKI

1. 尿路梗阻

尿路梗阻主要有内在因素，如肿瘤、结石、血块、真菌球型等；外在因素，如腹膜后、盆腔恶性肿瘤，肝纤维化，结扎术，腹主动脉瘤，前列腺肥大。

2. 排尿功能障碍

神经源性膀胱也可引起排尿不畅、尿潴留。

二、发病机制

AKI 的发病机制十分复杂，涉及因素甚多，目前仍未完全阐明，主要涉及肾血流动力学改变和肾小管功能障碍两方面。

（一）肾血流动力学改变

在毒素、肾缺血等因素作用下，通过一些血管活性物质，主要是内皮素、一氧化氮、花生四烯酸代谢产物、前列腺素和血管紧张素等，使肾血液灌注下降、肾内血管收缩，肾内血液发生重新分布，髓质缺血，特别是外层髓质，呈低灌注状态，肾小球滤过率（GFR）下降。肾小球滤过率在不同平均动脉压下能自行调整，当平均动脉压下降至 60mmHg，则肾小球滤过率下降 50%。肾灌注压力降低是 AKI 的起始因素。另外，氧自由基引起肾血流动力学的改变，与其种类、合成量以及作用的血管部位有关。

（二）肾小管功能障碍

各种因素所导致的肾小管上皮细胞损伤及其功能障碍。肾持续缺血或肾毒素引起肾小管上皮细胞损伤的机制有：①细胞能量代谢障碍及其所致的细胞内钙离子浓度明显增加，激活了钙依赖性酶，如一氧化氮合酶、钙依赖性细胞溶解蛋白酶、磷脂酶 A_2（PLA_2）等，导致肾小管低氧性损伤；②肾内炎性介质，如细胞因子、黏附因子、化学趋化因子等的合成和释放所引起的肾组织内的炎症反应；③具有细胞直接损害作用的氧自由基的产生等。此外，肾小管上皮在损伤后可诱发肾实质细胞的凋亡，引起其自然死亡。在这些综合因素的作用下，最终引起肾小管上皮细胞变性、坏死和脱落，发生肾小管堵塞和滤液返漏，成为 AKI 持续存在的主要因素。脱落的黏膜、细胞碎片、Tamm-Horsfall 蛋白均可在缺血后引起肾小管堵塞；严重挤压伤或溶血后产生的血红蛋白、肌红蛋白亦可导致肾小管堵塞。堵塞部位近端肾小管腔内压随之上升，继而肾小囊内压升高。肾小球滤过压接近或等于零时，肾小球即停止滤过。肾小管上皮细胞损伤后坏死、脱落，肾小管壁出现缺损区，小管管腔与肾间质直接相通，致使原尿液反流扩散至肾间质，引起肾间质水肿，压迫肾单位，加重肾缺血，使肾小球滤过率更低。

（三）肾缺血

肾缺血、缺氧导致细胞产生一系列代谢改变，最初为与缺血程度相关的细胞内 ATP 减少；若缺血时间延长，ATP 迅速降解为 ADP 和 AMP，AMP 可进一步分解成核苷（腺苷和肌苷）等，弥散到细胞外，导致 ATP 合成原料的不足；若缺血时间更长，可造成线粒体功能不可逆的丧失，导致 ATP 的再生受损，细胞内 ATP 减少，使各种依赖于 ATP 能量的离子转运发生障碍，细胞损害的酶被激活、细胞骨架蛋白被破坏。这些因素导致细胞水肿、细胞内钙离子浓度升高、细胞内酸中毒及细胞损害，最终引起细胞功能障碍和死亡。

（四）非少尿型急性肾损伤

非少尿型急性肾损伤的发病机制目前仍不很清楚，有人认为可能属于肾小管损伤的一种较轻类型。可能肾小管上皮细胞变性坏死、肾小管堵塞等仅发生于部分的肾小管，而有些肾单位的血流灌注量并不减少，血管无明显收缩、血管阻力不高，此时就会出现非少尿型急性肾衰竭。

三、临床表现

（一）主要表现

1.尿量减少

通常发病后数小时或数日内出现少尿（尿量＜400mL/d）或无尿（尿量＜100mL/d）。无尿，通常提示完全性尿路梗阻，但也可见于严重的肾前性或肾性 AKI，如肾动脉阻塞、血管炎。但非少尿型 AKI 患者，尿量可以正常甚至偏多。

2.氮质血症

AKI 时，摄入蛋白质的代谢产物不能经肾脏排泄而潴留在体内，可产生中毒症状，即尿毒症。尿素氮每天上升＞8.93mmol/L（25mg/dL）者，称为高分解代谢。少尿型 AKI 患者通常有高分解代谢。但是，尿素氮升高并非都是高分解代谢，胃肠道大出血、血肿等积血被吸收后，也会加重氮质血症。

3.液体平衡紊乱

由于水和钠排出减少致水钠潴留，常常导致全身水肿、肺水肿、心力衰竭、脑水肿、血压增高和低钠血症。大量输液，特别是输注低张液体以及未限制水摄入，也是容量负荷过重、低钠血症的原因。患者可表现为嗜睡，进行性反应迟钝，甚至癫痫发作。

4.电解质紊乱

（1）高钾血症　是 AKI 最严重的并发症之一，也是少尿期的首位死因。引起高钾血症的原因如下：肾脏排钾减少；酸中毒致使氢钾交换增加，钾离子由细胞内转移到细胞外；并发感染、溶血、大量组织被破坏，钾离子由细胞内转变到细胞外液；摄入富含钾的食物、使用保钾利尿药、输注库存血，均可加重高钾血症。

（2）低钠血症　主要是由于水过多导致的稀释性低钠血症。此外，恶心、呕吐等胃肠道失钠以及对大剂量呋塞米治疗有反应的非少尿型患者也可出现失钠性低钠血症。

（3）高磷血症　是 AKI 常见的并发症。在高分解代谢或 AKI 伴大量细胞坏死者（如横纹肌溶解、溶血或肿瘤溶解），高磷血症可能更明显（3.23～6.46mmol/L 或 10～20mg/dL）。

（4）低钙血症　转移性磷酸钙盐沉积，可导致低血钙。由于肾小球滤过率降低时，导致磷潴留，而骨组织对甲状旁腺激素抵抗和活性维生素 D_3 水平降低时，极易发生低钙血症。

由于患者往往存在酸中毒，游离钙水平并不降低，患者可出现无症状性低钙血症。但是，在横纹肌溶解、急性胰腺炎、酸中毒经碳酸氢钠纠正后，患者可出现低钙血症的症状，表现为肌肉抽搐、癫痫发作、口腔感觉异常，出现幻觉和昏睡等，心电图提示 Q-T 间期延长和非特异性 T 波改变。

（5）高镁血症　AKI 时常常出现高镁血症，可引起心律失常，心电图提示 P-R 间期延长。

（6）低镁血症　常见于顺铂、两性霉素 B 和氨基糖苷类抗生素所致的肾小管损伤，可能与髓襻升支粗段镁离子重吸收部位受损有关。低镁血症常无症状，但有时可表现为神经肌肉痉挛、抽搐和癫痫发作，或持续性低血钾或低血钙。

5. 代谢性酸中毒

正常蛋白质饮食可代谢产生非挥发性固定酸 $50\sim100mmol/d$（主要是硫酸和磷酸），通过肾脏排泄而保持酸碱平衡。AKI 时，肾脏不能排出固定酸，导致代谢性酸中毒的发生。临床表现为深大呼吸（Kussmaul 呼吸），血 pH、碳酸氢根和二氧化碳结合力降低，由于硫酸根和磷酸根潴留，因此常伴阴离子间隙升高。

6. 循环系统

循环系统可有充血性心力衰竭、心律失常、心包炎和高血压等。

7. 呼吸系统

临床表现的呼吸困难、咳嗽、咳粉红色泡沫痰、胸闷等，与体液潴留、肺水肿和心力衰竭有关。AKI 往往并发难治性肺部感染，偶见急性呼吸窘迫综合征。

8. 神经系统

神经系统可有昏睡、精神错乱、木僵、激动、精神病等精神症状以及肌阵挛、反射亢进、不安腿综合征、癫痫发作等。

9. 消化系统

消化系统常为 AKI 首发症状，主要表现为厌食、恶心、呕吐、腹泻、呃逆，约 25% 的患者并发消化道出血，出血多由胃黏膜糜烂或应激性溃疡引起。因为肾脏淀粉酶排出减少，血淀粉酶升高，一般不超过正常值的 2 倍。

10. 血液系统

血液系统可表现为贫血、白细胞升高、血小板功能缺陷和出血倾向。

11. 营养和代谢异常

AKI 患者常处于高分解代谢状态，蛋白质分解代谢加快，肌肉分解率增加，重者每天可丢失肌肉 $\geq1kg$。

12. 感染

感染是 AKI 患者常见和严重并发症之一，多见于严重外伤致高分解代谢型 AKI，预防性应用抗生素不能减少发生率。最常见的感染部位，依次为肺部、泌尿道、伤口和全身。

（二）临床分期

AKI 早期症状隐匿，可被原发疾病所掩盖，即使尿量开始减少，也容易被忽视。典型

AKI一般经过为少尿期、移行期、多尿期和恢复期。

1. 少尿期

每日尿量少于400mL，此期一般持续1～2周，少数患者仅持续数小时，长者可达3～4周。少尿期长，则肾损害重，如超过1个月，提示有广泛的肾皮质坏死可能。

2. 移行期

患者度过少尿期后，尿量超过400mL/d即进入移行期。这是肾功能开始好转的信号。

3. 多尿期

每日尿量达2500mL，甚至可多达4000～6000mL。此期的早期阶段尿素氮尚可进一步上升。此后，随着尿量的继续增加，水肿消退，血压、尿素氮和肌酐逐渐趋于正常，尿毒症、酸中毒症状随之消失。本期一般持续1～3周，可发生脱水、低血压（低血容量性）、低钠和低钾血症，故而应注意监测和纠正以上异常。

4. 恢复期

肾功能完全恢复需6个月至1年时间，少数患者肾功能不能完全恢复，成为永久性肾损害。

四、辅助检查

（一）血液

1. 生化指标

AKI患者可出现轻、中度贫血，部分和体液潴留、血液稀释有关；尿素氮和肌酐可进行性上升，高分解代谢者上升速度较快，横纹肌溶解引起的肌酐上升较快；血钾浓度可升高（>5.5mmol/L），部分正常，少数偏低；血pH常低于7.35，碳酸氢根离子浓度多低于20mmol/L，甚至低于13.5mmol/L；血清钠浓度可正常或偏低；血钙可降低，血磷升高。横纹肌溶解症患者肌酸激酶显著增高，并出现肌红蛋白尿。

2. 血清学异常

如自身抗体阳性（抗核抗体、抗dsDNA抗体、抗中性粒细胞胞浆抗体、抗GBM抗体等），补体水平降低，常提示可能为急性感染后肾小球肾炎和狼疮性肾炎等肾实质性疾病。

3. 血培养

如果患者有感染，应行血培养，排除AKI伴发脓毒症。

（二）尿液

1. 尿常规

尿液外观多呈浑浊，尿色深。根据病情不同，尿蛋白定性可为－～4＋。

2. 尿沉渣检查

尿沉渣检查可发现肾小管上皮细胞、上皮细胞管型、颗粒管型、红细胞、白细胞和晶体存在，有助于AKI的鉴别诊断，对区分肾前性、肾性和肾后性具有重要价值。

3. 尿液生化检查

尿液生化检查包括尿钠、钠滤过分数、肾衰指数、尿渗量/血渗量、尿和血尿素氮或肌酐比值等，有助于肾前性氮质血症和急性肾小管坏死的鉴别。

（三）AKI 早期的生物学标记

1. 尿酶

谷胱甘肽-S-转移酶（GST）、γ-谷氨酰基转移酶（γ-GT）、碱性磷酸酶（AKP）、N-乙酰-β-D-氨基葡萄糖苷酶（NAG）等。

2. 尿低分子蛋白

胱抑素 C、α_1-微球蛋白、β_2-微球蛋白、视黄醇结合蛋白（RBP）。

3. 其他

中性粒细胞明胶酶相关性脂质运载蛋白（NGAL）、肾损伤分子-1（KIM-1）、Na^+-H^+ 交换子-3、白细胞介素（IL-6、IL-8、IL-18 等）、角质细胞衍生趋化因子（KC）及其同构体 GRO-a、核因子-κB 及其二聚体、Cyr 61、亚精胺/精胺-N-乙酰转移酶（SSAT）、丙二醛、胎球蛋白 A 等。

（四）影像学检查

1. 肾脏超声检查

鉴别有无尿路梗阻、判断肾脏大小和对称性。肾血流灌注检测，常用彩色多普勒检测小叶间动脉收缩期和舒张期的血液流速。多普勒指数是反映肾脏血管阻力的经典指标。

2. 腹部 X 线平片

腹部 X 线平片显示肾、输尿管和膀胱等部位的结石以及超声难以发现的小结石。

3. CT 扫描

评估尿道梗阻，确定梗阻部位，明确腹膜后感染组织或腹膜后恶性肿瘤。

4. 肾血管造影

怀疑肾动脉梗阻（如栓塞、血栓形成、动脉瘤）时，应做肾血管造影。

（五）肾组织活检

肾组织活检指征：①可能存在缺血和肾毒性因素之外的肾性 AKI；②原有肾脏疾病的患者发生 AKI；③伴有系统性受累表现的患者，如伴有贫血、长期低热、淋巴结肿大等；④临床表现不典型者，肾活检可鉴别是贫血、中毒性急性肾小管坏死，还是急性间质性肾炎；⑤临床诊断缺血或中毒性急性肾小管坏死，4～6 周后肾功能不恢复；⑥肾移植后移植肾功能延迟恢复，已排除外科并发症者。

五、诊断及鉴别诊断

AKI 的诊断需要详细回顾患者的病史和入院前的病史、治疗史和用药史，合理地应用实验室及辅助检查，监测尿量，动态观察血肌酐变化，必要时行肾活检明确诊断。

（一）AKI 的诊断标准

采用 KDIGO 推荐的分期和标准，符合以下情况之一者可诊断为 AKI：①48 小时内测两次肌酐，血清肌酐增高≥26.5μmol/L（0.3mg/mL）。②7 天内血清肌酐增高至基础值的 1.5 倍；尿量＜0.5mL/（kg·h），且时间持续 6 小时以上。

此标准不适用于不知道既往血清肌酐水平、初次就诊的血清肌酐升高、不伴有少尿的 AKI 患者。临床上如果存在内生肌酐清除率＜60mL/min 或血清肌酐＞133μmol/L，尿素氮＞20mmol/L，仅仅合并轻中度贫血、双侧肾脏增大也可诊断为 AKI。注意：①老年人内生肌酐清除率存在生理性降低，且波动较大；老年人肌肉量、蛋白质摄入量减少，加上营养不良，因此老年人虽然存在 AKI，但肌酐和尿素氮数值可完全在正常范围。②溶血性尿毒症综合征、淋巴瘤、白血病性肾损害、免疫球蛋白沉积性肾病、肾脏淀粉样变性、多囊肾、糖尿病肾病引起的慢性肾功能不全，而肾脏无明显缩小或增大，需要加以鉴别。③检测患者尿肌酐排泄量对于早期发现 AKI 具有重要意义，无论尿量是否减少，如果患者尿肌酐排泄量明显或进行性减少，则应高度警惕 AKI 的发生。

有以下征象应考虑 AKI 可能：①突发性少尿或无尿，除外梗阻因素；②原因不明的充血性心力衰竭、急性肺水肿；③原因不明的电解质紊乱和代谢性酸中毒；④突发全身水肿或水肿加重。

（二）AKI 的分型

1. 少尿型

一般经过少尿或无尿期、多尿期和恢复期。

2. 非少尿型

部分 AKI 临床上无少尿期，仅表现短时间内生肌酐清除率迅速降低，血 BUN 和 Scr 迅速升高。临床表现相对较轻，常常被漏诊和误诊。

3. 高分解型

AKI 患者血 BUN 上升速度每日＞14.3mmol/L，血清肌酐上升速度每日＞132.6mmol/L，称为高分解代谢型 AKI。常见于大面积外伤、烧伤、大手术后以及合并严重感染等。临床常表现为严重的代谢性酸中毒和电解质紊乱，毒素症状明显，特别是神经系统症状突出，表现为尿毒症脑病。

（三）明确有无并发症

明确是否有：①呼吸道、泌尿系统、消化道感染；②肺水肿、心力衰竭、恶性高血压、高血钾、低血钠、低血钙、高血磷及高容量负荷；③电解质和酸碱平衡失调；④心律失常、多脏器功能衰竭、消化道出血等出血性疾病。

（四）鉴别诊断

1. 与慢性肾功能不全鉴别

既往史不明确者，AKI 患者肾脏大小如常或增大，贫血不明显等可资鉴别。慢性肾功能不全是各种进展性肾病的最终结局，伴有恶心、呕吐，少尿，水肿，恶性高血压，重度贫血，皮肤瘙痒，口有尿臊味等。

2. 肾前性 AKI、肾后性 AKI、肾性 AKI 鉴别

（1）**肾前性 AKI** 是肾脏供血不足、循环不良等因素导致的，肾实质组织学并无损伤，肾血流动力学恢复，肾功能即恢复，易被临床疏忽。临床表现为细胞外脱水、低血压、虚脱，尤其当体位改变时症状明显。尿液浓缩。尿量波动在 $400\sim600mL/24h$，血清肌酐轻度升高 $150\sim250\mu mol/L$，BUN 增高较 Scr 明显，血 BUN/Scr＞100，尿 Na^+/尿 K^+＜1，对于疑诊肾前性 AKI 的患者，给予 5% $NaHCO_3$ 或生理盐水 $200\sim250mL$ 快速静脉滴注，补液后尿量增多，支持 AKI 的诊断；反之，补液后尿量不增多，Scr 或 BUN 轻微或无明显下降，应考虑肾前性 AKI 已转为肾实质性 AKI，或在肾前性 AKI 基础上存在肾前性因素加重。对年轻既往无肾脏损害、心功能正常者，扩容即可纠正；而对老年心功能减退者，需密切监测中心静脉压和胸片，以免突然发生急性肺水肿和脑水肿。肾前性 AKI 应避免使用大剂量的利尿剂，利尿剂可加重低容量和钠的丢失，造成生命危险。

（2）**肾后性 AKI** 膀胱以上梗阻的患者，除非为双侧或一侧肾脏已失去功能或单一肾脏，否则很少发生 AKI。肾脏 B 超是首选检查，腹部尿路平片和肾脏 CT 可辅助诊断，可发现输尿管或肾盂肾盏扩张，对可疑病例需行双倍剂量静脉肾盂造影并加做 24 小时延迟摄片。如超声提示双侧肾盂积水和（或）双侧输尿管扩张，提示梗阻；仅提示肾盏饱满，肾盂轻度积液应做 MRI 水成像检查，明确是否存在肾后性梗阻。长期肾后梗阻可导致肾实质病变而出现肾性 AKI，如果解除梗阻尿量不增加，肾功能未恢复，考虑在肾性 AKI 的基础上存在肾后性加重因素。

（3）**肾性 AKI** ①肾小球肾炎合并 AKI：病史中存在血尿、蛋白尿，常合并高血压，病理表现见肾小球毛细血管内皮细胞明显增殖、管腔塌陷和或新月体形成。②急性肾小管坏死：有明显低血压或应用肾毒性药物以及服用生鱼胆等毒性物质病史，病理表现见肾小管上皮细胞坏死、脱落。③急性间质性肾炎：患者存在感染或药物等过敏病史，临床上伴有发热、皮疹及关节痛等症状，病理表现见肾间质炎性细胞浸润和水肿。④肾血管性 AKI：溶血性尿毒症综合征与血栓性血小板减少性紫癜，肾病综合征膜性肾病，ANCA 相关性血管炎等。临床疑为肾血管性 AKI，应实施肾动脉或肾静脉血管超声检查，MRI 三维成像检查明确。⑤慢性肾脏病或慢性肾衰竭基础上的 AKI。

3. 与肾后性尿闭的鉴别

肾后性尿闭无休克、创伤、溶血、脱水等病史，常突然发病，24 小时尿量多在 50mL 左右，甚至无尿，在发生尿闭前或发病后即出现单侧或双侧肾区胀痛，触之有时可扪及肾下极，有压痛或叩击痛。尿比重一般均正常，尿内无管型。如为结石、结核则尿内可有红细胞及脓细胞。如行膀胱镜检查及输尿管插管，则多在输尿管某段受阻，有时导管可越过梗阻处进入肾盂，导出大量尿液。

六、治疗

（一）非手术治疗

适用于肾挫伤或轻度撕裂伤，包括绝对卧床休息、抗感染、应用止血药等。严格制动至

少 2 周，保持排便通畅，预防呼吸道感染，避免腹压突然增高导致继发性出血。

肾损伤的治疗是依照患者的一般情况、肾损伤的范围和程度，以及其他器官有无严重损伤来确定的。因此，在处理上应考虑：①休克的治疗；②其他器官损伤的治疗；③肾损伤的处理主要为支持治疗或手术治疗；④至于手术的时间和方法，选择正确的初期治疗方法常是决定预后的重要因素。

对有严重休克的患者，首先进行紧急抢救，包括卧床休息、镇静止痛、保持体温、输血（或血浆）输液等。许多患者经处理后，休克已获得纠正，一般情况可好转。若休克为大量出血或弥散性腹膜炎引起，则应选择一个尽早且较安全的时期进行探查手术。一般广泛性损伤需手术探查时，可采取腰部切口，因其步骤简单、危险性较小，必要时亦可将切口下角横向延长，切开腹膜探查腹腔内容物。伴有腹腔内脏损伤时，应行紧急剖腹探查，此时可经腹部切口探查。在打开后腹膜探查伤肾之前，先游离并阻断伤肾血管可防止措手不及的大出血，避免不必要的肾切除。

钝性损伤所致的孤立轻微肾损伤，仅表现为镜下血尿的患者，处理可仅予以观察。单纯的肾挫伤或轻微撕裂伤表现为肉眼血尿的患者，如无严重的出血或休克，一般采用支持治疗。①绝对卧床至少 2 周，待尿液变清后可允许起床活动。但小裂伤创口的愈合须 4～6 周，因此剧烈活动至少应在症状完全消失后 1 个月才能进行。②应用镇静止痛和解痉药。③适量抗生素预防和抗感染。④止血药物。⑤定时观察血压、脉搏、血常规、腰腹部体征和血尿进展情况。局部可冷敷，必要时输血补充血容量。⑥3～5 周复查排泄性尿路造影并注意有无高血压。

（二）手术治疗

其手术指征包括：①开放性肾创伤；②伴有腹内脏器伤，或疑有腹腔内大出血或弥散性腹膜炎；③抗休克治疗血压不能回升或升而复降，则提示有大出血；④尿路造影等客观检查提示有明显造影剂外溢，有较大肾实质破裂或肾盂损伤；⑤肾动脉造影显示有肾动脉损伤或栓塞；⑥非手术治疗过程中肾区肿块不断增大，肉眼血尿持续不止，短期内出现严重贫血；⑦明显肾周感染。

肾损伤的手术治疗有下列常用的几种方法。

（1）肾部引流　肾损伤患者早期手术常可达到完全修复的目的，引流只是作为整个手术的一部分。但在尿外渗伴感染、肾周血肿继发感染、病情危重又不了解对侧肾情况时，只能单做引流术。如发现腹膜破裂，应吸尽腹腔内的血液和尿液，然后修补腹膜裂口，在腹膜外放置引流。引流必须彻底。引流不彻底常是肾周感染不能控制、大量纤维瘢痕形成的原因。如能放置硅胶负压球引流，效果最佳。术后引流至少留置 7 天，连续 3 天的日引流量少于 10mL 才能去除引流。如肾损伤严重而患者处于危险状态时，应用填塞法止血（对大的出血点应加以结扎）；等待患者情况好转时，再行肾切除术。

（2）肾修补术或部分肾切除术　肾实质裂伤可用丝线缝合。修补集合系统裂口应用可吸收缝线，如垫入脂肪块或肌肉块可防止缝线切割。失去活力的破碎组织应清创。如无明显感染，一般不必留置内支架或造口。创面应彻底引流。在平时的闭合性肾损伤，这些方法的疗效是良好的。但在战时，对于有感染的贯通伤，结果多不满意。因肾实质感染、坏死和晚期出血等常需第二次手术，甚至被迫切除全肾。

（3）肾切除术　应尽一切力量保留伤肾。但肾切除术较修补术简易，既能解除出血原因和感染来源，亦可避免再度手术和晚期残疾的后患。在病情危重需行肾切除时必须证实对侧肾功能良好后才能进行。至少应打开腹膜，查清对侧肾情况。肾切除适用于以下的情况：①无法控制的大出血；②广泛的肾裂伤，尤其是战时的贯通伤；③无法修复的肾蒂严重损伤；④伤肾原有病理改变且无法修复者，如肾肿瘤、肾脓肿、巨大结石和肾积水。肾错构瘤易发生破裂出血，但属良性，且肿瘤常为多发并可能侵犯双肾，故应尽量争取做部分肾切除。

（4）肾血管修复手术　肾动脉是终末分支，结扎其任一支动脉即可致相应肾实质梗死。而肾静脉分支间有广泛交通，只要保留其一条较粗的分支通畅就不会影响肾功能。左肾静脉尚通过精索静脉（或卵巢静脉）和肾上腺静脉等分支回流，故可在这些分支的近腔静脉端结扎肾静脉主干而不影响肾血液循环。因此，在肾静脉损伤时，左肾的挽救机会较多。对冲伤引起的肾动脉血栓形成，一旦经动脉造影证实，即应积极手术取栓。

（5）肾动脉栓塞疗法　通过选择性动脉造影的检查注入栓塞剂可达到满意的止血效果。常用的栓塞剂为可吸收的自体血块和吸收性明胶海绵碎片。如先注入少量去甲肾上腺素溶液使正常肾血管收缩，则可达到使栓塞剂较集中于受伤部位的目的。

（6）目前，国内外已可用冷冻的肾保存液灌注肾并冷冻保存 72 小时而不影响肾功能的恢复，故有可能经工作台仔细修复伤肾后冷冻保存，待患者情况稳定后再行植入髂窝。

（李江峰　刘广全）

第十六节　膀胱损伤

膀胱为肌膜性囊状器官，其大小、形状、位置及壁的厚度均随储尿量而变化。成年人膀胱是一个腹膜外器官，位于盆腔内，耻骨联合后方，四周有骨盆保护，一般情况下，膀胱不易受到损伤。膀胱损伤多发生于膀胱充盈，高出于耻骨联合之上时，下腹部受到暴力冲击所致；或骨盆骨折时，骨折断端有可能刺破膀胱；自发性膀胱破裂少见，多发生于病理性膀胱。膀胱损伤若不及时处理可引起尿外渗致盆腔感染、腹膜炎等。

根据膀胱破裂裂口与腹膜的关系可以分为腹膜内膀胱破裂、腹膜外膀胱破裂和混合型膀胱破裂，该种分型对临床的病因诊断、治疗、预后均有指导意义。

一、病因

1. 闭合性损伤

多为膀胱充盈状态下，因暴力冲击下腹部使膀胱内压急剧升高而破裂，此时膀胱破裂多为腹膜内型或混合型。

（1）腹膜外型破裂　因骨盆骨折的骨折碎片导致膀胱被刺破，此时膀胱破裂多为腹膜外型。

（2）腹膜内型破裂　自发性膀胱破裂，常因膀胱患有自身性疾病，如结核、溃疡、憩室、肿瘤或意识障碍等引起，膀胱内压增至一定程度，其不耐高压部分就容易发生破裂，自发性膀胱破裂几乎均为腹膜内型。

2. 混合型性损伤

多见于战时的火器伤、刀刺伤，常合并其他脏器的损伤，如肠道、子宫、阴道等。此类原因引起的膀胱破裂多为混合型。

3. 医源性损伤

膀胱镜检查、尿道扩张、经尿道膀胱碎石术、经尿道前列腺电切除术（TURP）、经尿道膀胱肿瘤切除（TURBt）、经尿道输尿管镜下碎石术及妇科手术，疝修补术、直肠手术损伤膀胱，腹膜内型及腹膜外型较多见。

二、临床表现

1. 血尿

膀胱挫伤时患者可仅有血尿，可表现为肉眼或镜下血尿，其中肉眼血尿最具有提示意义。有时伴有血凝块，大量血尿者少见。

2. 疼痛

腹膜内型膀胱破裂，尿液进入腹腔，在病程初期，低渗的尿液进入腹腔所造成的腹膜刺激症状可能较轻，当发展为感染性尿性腹膜炎，疼痛剧烈，疼痛由下腹部扩散至全腹部。腹膜外型膀胱破裂，骨折、软组织损伤、血肿、尿外渗引起下腹部疼痛。

3. 无尿或排尿困难

膀胱发生破裂，尿液外渗，表现为无尿或尿量减少，部分患者表现为排尿困难，与疼痛、恐惧或卧床排尿不习惯等有关。

4. 休克

合并有骨盆骨折或其他脏器损伤时，引起出血性休克。尿外渗、腹膜炎及继发感染常加重休克。

三、诊断

根据有无外伤史、暴力性质、有无手术史、有无病理性膀胱等病史，结合临床表现及体格检辅助检查一般都可明确诊断。

膀胱损伤常被腹部外伤、骨盆外伤引起的症状干扰或被其所掩盖。当患者诉耻骨上或下腹部疼痛，排尿困难时，结合外伤、手术史，耻骨上腹肌紧张，以及肠鸣音减弱等，应考虑膀胱损伤的可能。

1. 导尿检查

一旦怀疑膀胱损伤，应立即给予导尿，如尿液清亮，可初步排除膀胱损伤；如尿液很少或无尿，应行注水试验（向膀胱内注入 200～300mL 生理盐水，稍待片刻后抽出，如出入量相差很大，提示膀胱破裂）。该方法虽然简便，但准确性差，易受干扰。

2. 膀胱造影

膀胱造影是诊断膀胱破裂最有价值的方法，尤其是对于骨盆骨折合并肉眼血尿的患者。

导尿成功后，经尿管注入稀释后的造影剂（如 15%～30% 的复方泛影葡胺），分别行前后位及左右斜位 X 线摄片，将造影前后 X 线片比较，观察有无造影剂外溢及其部位。腹膜内破裂者，造影剂溢出至肠系膜间相对较低的位置或到达膈肌下方；腹膜外破裂者可见造影剂积聚在膀胱颈周围。亦有人采用膀胱注气造影法，向膀胱内注气，观察气腹症，以帮助诊断。需要指出的是，由于 10%～29% 的患者常同时出现膀胱和尿道损伤，故在发现血尿或导尿困难时，尚应行逆行尿道造影，以排除尿道损伤。

3. 静脉尿路造影（intravenous urography，IVU）

在考虑合并有肾或输尿管损伤时，行 IVU 检查，同时观察膀胱区有无造影剂外溢，可辅助诊断。

4. 盆腔 CT 扫描

临床应用价值低于膀胱造影，但患者合并其他伤需行 CT 检查，有时可发现膀胱破口或难以解释的腹水，应想到膀胱破裂的可能。

四、治疗

膀胱破裂往往同时还有其他合并伤，治疗方案的选择首先应对最危及生命的合并伤进行处理，包括防治休克，积极准备手术探查，应根据不同的损伤类型，采用不同的治疗方法。膀胱破裂不论伤势轻重，均应尽早预防感染。

1. 一般治疗

膀胱挫伤或膀胱破裂口较小的患者，损伤时间 <12 小时且无明显感染者，可行非手术治疗。留置导尿管引流，给予抗感染治疗，大量饮水，卧床休息，密切观察血肿、尿外渗有无继发感染。单纯膀胱挫伤留置导尿管 7～10 天；若怀疑有膀胱破裂，需保留导尿管 2～3 周或以上。

2. 腹膜内型膀胱破裂

只有极少的腹膜内膀胱破裂患者膀胱造影提示很小的破口并且无其他手术指征，可以考虑非手术治疗。多数情况下腹膜内膀胱破裂都有较大的裂口需要手术修补。手术中应同时对腹腔内其他脏器进行探查，并注意是否有腹膜外膀胱破裂，清除腹腔内尿液，缝合腹膜并在膀胱外修补膀胱破口，行高位膀胱造口。充分引流膀胱周围外渗的尿液和血肿。

3. 腹膜外型膀胱破裂

钝性暴力所致下腹部闭合性损伤，如患者情况较好，不伴有并发症，可仅予以尿管引流。主张采用大口径尿管（F22），以确保充分引流。2 周后拔除尿管，但拔除尿管前推荐行膀胱造影。同时应用抗生素持续至导尿管拔除后 3 天。下列情况可考虑行膀胱修补术。

（1）钝性暴力所致腹膜外破裂，有发生膀胱瘘、伤口不愈合、菌血症的潜在可能性时。

（2）因其他脏器损伤行手术探查时，如怀疑膀胱损伤，应同时探查膀胱，发现破裂修补。

（3）骨盆骨折行内固定时，应对破裂的膀胱同时修补，防止尿外渗，从而减少内固定器械发生感染的机会。而对于膀胱周围血肿，除非手术必需，否则不予处理。

4. 混合型膀胱破裂

因火器贯通伤、刀刺伤，常合并其他脏器的损伤，如肠道、子宫、阴道等，在处理上要严谨，术中在处理完膀胱损伤后，一定要检查和处理腹腔其他部位的损伤，不能遗漏。

5. 医源性膀胱破裂

此型膀胱损伤多在手术中发生，一旦术中发现膀胱损伤，应先检查损伤的程度和类型，如程度较轻，如输尿管镜检或碎石中穿破膀胱壁，外渗尿量较小，可立即置双"J"管结束手术，置气囊导尿管引流，2～3周后再行输尿管内碎石治疗。膀胱内置 F20 号气囊导尿管若是行前列腺电切过程中损伤膀胱，应尽早结束手术、置气囊导尿管引流，2～3周后再行输尿管内碎石治疗。

6. 膀胱贯通伤

明确诊断后，如有创伤性休克应先抗休克治疗，休克纠正后，在做好术前准备的同时，应立即进行手术探查，术中注意以下情况。

（1）有无腹腔内脏器官的损伤。

（2）有无泌尿生殖系其他组织的损伤。

（3）清除血肿及吸尽尿液。

（4）探查发现膀胱破裂时，应分层用可吸收线逐层修补、防止吻合口漏；同时观察有无三角区、膀胱颈部或输尿管及肾损伤，视损伤情况做对应处理。当并发直肠或阴道损伤时，处理同上。

（5）腹腔留置的引流管需在腹壁另外戳洞引出，防止尿性腹膜炎。

（6）术后应用敏感、足量抗生素预防感染。

（7）视出血量及腹腔损伤程度，术后可适当应用支持疗法。

（刘广全）

第十七节　上肢骨折

一、锁骨骨折

（一）病因

锁骨骨折多由间接暴力引起，跌倒时手撑地或肩部着地，暴力传导至锁骨引起骨折。临床上以锁骨中 1/3 骨折较多见，成年人多为短斜骨折，儿童多为青枝骨折，直接暴力可致粉碎性骨折。骨折后，近折端受胸锁乳突肌牵拉而向上移位；远折端则受上肢重量的牵拉及胸大肌、斜方肌等肌肉牵拉向下向内移位。

（二）临床表现

伤后局部疼痛、肿胀、压痛，可触及骨折断端。患肩向前向内倾斜，向下沉降。患侧肩、肘部不敢活动，患者常用健侧手掌支托患侧肘部，头部偏向患侧，以减轻局部牵拉痛。幼儿不能主动叙述疼痛部位，常表现为不敢活动上肢，穿衣时啼哭不止，应考虑锁骨骨折的可能。粉碎性骨折可刺伤皮肤、锁骨下血管、臂丛神经、肺炎而引起相应的症状，但临床上较少见。

（三）治疗

1. 三角巾悬吊或贴胸固定带固定伤肢

适用于锁骨不全骨折或青枝骨折。3周后去除悬吊或固定，进行肩关节功能锻炼。

2. 手法复位

"∞"字绷带固定适用于有移位的中段骨折。

（1）复位方法　患者取坐位，局麻后，术者在患者背后，用膝顶住患者背部。两手握住患者上臂使肩向后、上、外牵拉，患者挺胸即可达到复位。也可由另一术者用拇指、示指握住骨折的近、远端进行复位。

（2）固定方法　复位成功后，术者维持复位姿势，另一助手将棉垫分别放在患者两侧腋窝，在骨折处放一薄棉垫，经肩-背-肩，用无弹性绷带"∞"字固定，然后用胶布多做加强固定。术后严密观察双侧上肢血液循环情况及感觉运动功能，若出现肢体肿胀、麻木，表示固定过紧，应及时放松固定。术手1周左右，由于骨折区肿胀消失，或因绷带张力降低，常使固定的绷带松弛而导致再移位，因此，复位2周内应经常检查固定是否可靠，及时调整固定的松紧度。一般3～4周后拆除固定，进行肩关节功能锻炼。近年来临床上开始使用锁骨固定带来复位固定骨折的锁骨，其原理同"∞"字绷带。

3. 切开复位内固定

以下情况可考虑行切开复位内固定：①患者不能忍受"∞"字绷带固定的痛苦；②复位后再移位，影响外观；③合并神经、血管损伤；④开放性骨折；⑤陈旧骨折不愈合；⑥锁骨远端骨折，合并喙锁韧带断裂。内固定物可根据骨折情况选择钢板、螺钉或克氏针等。

二、肱骨外科颈骨折

（一）分类

肱骨外科颈骨折是指发生在肱骨解剖颈以下2～3cm处，相当于肱骨大、小结节下缘和肱骨干交界部位的骨折。多见于老年人。常由间接暴力所致，如跌倒时手掌部或肘部着地，暴力传导至肱骨外科颈处引起骨折。少数为局部受直接暴力所致。

1. 无移位骨折

肱骨外科颈为松质骨和密质骨相交处，骨折约半数为远折端嵌入近折端，无移位。

2. 外展型骨折

骨折后，近折端内收，远折端外展，骨折端形成向前、向内成角移位，可伴有侧方及重叠移位。患肢处于外展位，受间接暴力所致。

3. 内收型骨折

骨折后，近折端外展，远折端内收，形成向外、向前成角和侧方移位。患肢处于内收位，受间接暴力所致。

4. 粉碎型骨折

这类骨折常发生于强大暴力作用或骨质疏松患者。当间接暴力经过上肢传达到关节盂及肩峰下时，由于肩峰的阻挡和身体的阻力作用使肱骨近端发生粉碎骨折。

（二）临床表现

骨折局部疼痛、肿胀、皮肤有瘀斑，肩部活动明显受限。腋下可触及骨折端及骨擦感。外展型骨折，肩部稍向下凹陷，上肢呈外展位，但肩峰下不空虚，可与肩关节脱位相鉴别。肩关节正位穿胸位 X 线片可明确诊断及骨折移位情况。

（三）治疗

1. 无移位骨折

用三角巾悬吊或贴胸固定带固定上肢 3～4 周后进行功能锻炼，防止肩关节僵硬。

2. 外展型骨折

手法复位后，用超肩小夹板、贴胸石膏或贴胸固定带固定 3～4 周。

3. 内收型骨折

手法复位后，用肩关节外展架或外展支具固定 3～4 周。

4. 粉碎性骨折

严重粉碎性骨折，若患者年龄过大，全身情况差，可用三角巾悬吊或贴胸带固定，任其自然愈合。其余粉碎性骨折可采用切开复位内固定手术方法进行治疗。

5. 其他

对手法复位失败者或陈旧难以手法复位者，以及合并血管、神经损伤者应及时行切开复位固定手法治疗。术后用三角巾悬吊、贴胸或外展支具固定上肢 3 周，早期进行肩关节功能锻炼。

三、肱骨干骨折

肱骨干骨折是一种常见的损伤，约占全身骨折的 1%，是指肱骨外科颈下 1～2cm 至肱骨髁上 2cm 段内的骨折。肱骨干中 1/3 骨折最多见，下 1/3 骨折次之，上 1/3 骨折少见。中、下 1/3 交界处骨折易合并桡神经损伤，下 1/3 骨折易发生骨不连。

（一）病因

1. 直接暴力

打击伤、挤压伤等常引起肱骨干上、中 1/3 骨折，多为横骨折或粉碎性骨折。

2. 间接暴力

间接暴力跌倒时手或肘部着地，暴力向上传导至肱骨，引起下 1/3 斜骨折或螺旋骨折。骨折后，若骨折线位于三角肌止点以上，近折端受胸大肌、背阔肌、大圆肌的牵拉，向前、向内移位，远折端受三角肌、喙肱肌、肱二头肌和肱三头肌牵拉，向上、向外移位；若骨折线位于三角肌止点以下，近折端受三角肌牵拉，向前、向外移位，远折端受肱二头肌、肱三头肌的牵拉，向上移位。

（二）临床表现

（1）局部疼痛、肿胀、压痛，上臂缩短或成角畸形。

（2）上臂有异常活动，有骨擦感和骨擦音。

（3）合并有桡神经损伤者可出现垂腕，拇指不能伸展，各掌指关节不能伸直，手背桡侧皮肤感觉迟钝或消失。

（4）X线摄片可确定骨折的类型和移位方向。

（三）辅助检查

肱骨的标准影像学检查应该包括正位像、侧位像，同时将肩、肘关节包括在内，必要时加拍斜位片。在病理性骨折中，还需要进行骨扫描、CT和MRI等检查。

（四）诊断

首先要明确受伤机制，以便对患者病情的判断提供重要线索。对于多发伤患者，应该依据进展性创伤生命维持（ATLS）原则进行体格检查，观察患者的呼吸道是否通畅，评估呼吸、循环的复苏，控制出血，评估肢体的活动能力，在完成这些基本的步骤之后，才可以将注意力集中于损伤的肢体上。仔细检查上臂肿胀、淤血及畸形情况。应该在不同的水平对整个肢体的神经血管功能分别进行评估。必须仔细检查桡神经、尺神经和正中神经支配区的运动、感觉情况。

（五）治疗

在制定治疗方案时，应当综合考虑患者的骨折类型、软组织损伤程度、相应的神经损伤、年龄和并发症等，以期取得良好的疗效，并降低并发症的风险。

1. 非手术治疗

绝大多数肱骨干骨折能采用非手术治疗（表1-10）。

表1-10　肱骨干骨折的非手术治疗

治疗方法	适应证	优点	缺点
悬垂石膏	多用于短缩骨折早期治疗	可以复位	不适用于横形骨折
接骨夹板	无移位或轻微移位骨折的早期治疗	操作简便，允许腕手活动	无法限制骨折短缩
Velpeau吊带	用于无法耐受其他治疗方式的儿童或老年	在无法合作的儿童和老年患者中非常有用	限制了所有关节的活动
功能性支具	在早期使用悬垂石膏或接骨夹板后，功能性支具是大多数肱骨干骨折治疗的金标准	允许各个关节活动；轻便、耐受性好，降低骨不连发生率	不适用于骨折早期复位或恢复长度

2. 手术治疗

尽管非手术治疗在大多数肱骨干骨折的患者中可以取得很好的效果，但在某些情况下，仍然需要手术治疗。

手术治疗的方式包括接骨钢板、髓内钉以及外固支架。如果选择切开复位，对于有移位的肱骨干骨折采用钢板内固定仍然是金标准。

（1）接骨钢板　术前应仔细分析骨折的特点及手术部位的软组织条件，并根据骨折部位采用相应的手术入路。通常肱骨干近端2/3的骨折采用前外侧入路。远端1/3的骨折建议采用后侧入路，并将钢板放在肱骨的后侧，因为肱骨后面比较平坦，而且钢板可以向远端放置，而不影响肘关节功能。

通常选用宽4.5mm系列动力加压接骨板（DCP），对于肱骨比较狭窄的患者也可用窄4.5mm系列DCP。肱骨干远端移行部位的骨折固定比较困难，可以通过使用两块3.5mm动力加压钢板获得有效的固定，其中，采用有限接触-动力加压接骨板（LC-DCP）对骨皮质血液循环破坏小，更有利于新生骨的形成。对横形骨折，断端之间的加压主要依靠动力加压钢板，如果是斜形或螺旋形骨折，应尽可能在骨折端使用拉力螺钉，并用钢板加以保护。对于粉碎严重的骨折，应采用间接复位技术和桥接接骨板技术，并使用锁定钢板。在所有肱骨干骨折的内固定手术中，骨折远近两端都必须至少要有6层皮质，最好是8层皮质被穿透固定，以获得足够的稳定性。需要特别注意的是，在放置钢板之前应确认没有将桡神经压在钢板远端下。

术后第1周，如果内固定可靠稳定，患者就可以开始肩关节和肘关节的功能锻炼。在患者能够耐受的前提下，逐渐增加活动量。4～6周通常禁止负重锻炼。

（2）髓内钉　髓内钉可采用顺行入路或逆行入路。在肱骨干远端骨折中，和顺行髓内钉相比，逆行髓内钉可以显著增加早期的稳定性，提供更好的抗折弯性能和抗旋转强度。肱骨干近端骨折恰好相反，顺行髓内钉有更好的生物力学特性。

顺行入路用于治疗肱骨干中段和近端1/3骨折。近端呈弧形的髓内钉从大结节插入，要求骨折线距大结节至少5～6cm。直的髓内钉顺着髓腔插入，可用于治疗更偏近端的骨折，但这种髓内钉会影响肩袖和肩关节外侧关节软骨。入钉点在肩关节伸30°时于肩峰前方平行于肱骨干做纵形切口，切开喙肩韧带即可达肱骨髓腔，选取该入钉点可以避免损伤肩袖。远端锁钉可以从后向前（对与周围神经来说是最安全）、从前向后或者从外向内置入，但对于多发伤患者，从后向前置入锁钉会有一定困难。当使用外侧入路置入锁钉时，必须小心使用钝性分离到达骨面，确保桡神经不会受到损伤。

肱骨逆行髓内钉适用于累及中段和远端1/3的肱骨干骨折。进钉点位于距鹰嘴窝上方1.5～2cm的后侧皮质，并将髓内钉顺肱骨干插到距离肱骨头1～1.5cm的地方。

（3）外固定架　外固定架很少使用，通常应用在其他现有治疗方法禁忌使用的时候，主要为严重的开放性骨折伴有大面积软组织损伤和骨缺损。外固定架采用单侧、半钉结构即可稳定骨折端，在骨折上下方各置入2枚螺钉，螺钉应该穿透两层皮质并在同一平面，并在直视下置入以防止神经血管损伤。其常见的并发症为钉道感染，部分患者会出现骨不连。

四、肱骨髁上骨折

（一）分类

肱骨髁上骨折是指骨折或同时经过内、外髁上方的骨折，多见于儿童，占儿童肘部骨折的 30%～40%。对肱骨髁上骨折处理不当易引起 Volkmann 缺血性肌挛缩和肘内翻畸形，临床上应引起重视。

1. 伸直型肱骨髁上骨折

伸直型肱骨髁上骨折最常见。跌倒时，肘关节半屈位或全伸位。手掌着地，暴力沿前臂传导至肱骨下端。此处扁而宽，前有冠状窝，后有鹰嘴窝，是肱骨髁上最薄弱处，在外力作用下易引起伸直型骨折。骨折线自下斜向后上方，亦可呈横形骨折或粉碎性骨折。近折端向前下方移位，远折端向后上方移位，可同时伴有桡侧或尺侧移位，常合并肱动脉，正中神经桡神经损伤。

2. 屈曲型肱骨髁上骨折

跌倒时肘关节屈曲位，肘后着地，暴力沿肘部传导至肱骨髁上，引起屈曲型肱骨髁上骨折。骨折线由后下方斜向前上方，骨折远侧端向前上方移位。

（二）临床表现

伤后局部疼痛、肿胀、皮肤瘀斑、水疱，肘关节活动障碍。伸直型骨折时，骨折远端及鹰嘴向后方突出，但肘后三角仍保持正常关系。若合并肱动脉损伤或被骨折端压迫时，早期出现剧烈疼痛，桡动脉搏动减弱或消失，手部皮肤苍白或发绀，肢端发凉、麻木，若处理不及时，可发生前臂 Volkmann 缺血性肌挛缩。若正中神经、尺神经、桡神经等神经受损伤时可出现相应的症状。X 线摄片可明确骨折类型及移位情况。

（三）治疗

（1）对无移位的骨折，可用肘关节支具或石膏托使上臂功能位固定 3 周。

（2）对有移位的骨折，在臂丛或静脉麻醉下进行手法复位，用对抗牵引纠正重叠移位，用挤压方法纠正骨折远端的侧方移位，对尺偏移位应矫枉过正，轻度桡偏移位可不纠正，以免发生肘内翻畸形。复位后，伸直型骨折者，用石膏或夹板将肘关节固定于 90°～120°屈曲位，但应密切注意末梢循环和手部的感觉、运动情况，以防动脉及正中神经受压迫；屈曲型骨折者，用石膏或夹板将肘关节固定在近 40°～60°屈曲位，1 周后改为功能位固定。

（3）对手法复位失败者或因骨折局部肿胀和皮肤形成张力性水疱而无法进行复位者，可采用持续尺骨鹰嘴牵引复位。

（4）对手法复位或牵引复位失败者，伴有血管、神经损伤者，开放性骨折、污染不重者，应行切开复位交叉克氏针内固定手术，同时行血管、神经探查。术后使患肢功能位石膏托或支具固定 3～4 周，尽早行肘关节功能锻炼。

五、前臂双骨折

（一）病因

1. 直接暴力

重物打击、机器压轧是前臂尺桡骨骨折的常见病因，尺、桡骨骨折断端多在同一平面，呈横形粉碎性骨折，骨折局部常伴有严重的软组织损伤。

2. 间接暴力

跌倒时手撑着地，暴力沿腕部及桡骨远端向近侧传导，导致桡骨中1/3横形骨折或斜形骨折。残余暴力沿骨间膜传导至尺骨，引起低位的尺骨斜形骨折。

3. 扭转暴力

跌倒时手掌着地，同时前臂旋转，导致不同平面尺桡骨螺旋形或斜形骨折，尺骨骨折平面高于桡骨骨折平面。

（二）临床表现

伤后前臂疼痛、肿胀、畸形、活动受限，可触及骨擦感或闻到骨擦音。X线摄片可了解骨折类型及移位情况。X线摄片应包括上、下尺桡关节，以明确有无上、下尺桡关节脱位。尺骨干上1/3骨折合并桡骨头脱位，称为孟氏骨折。桡骨干下1/3骨折合并尺骨小头脱位，称为盖氏骨折。

（三）治疗

1. 非手术治疗

（1）青枝骨折有成角畸形者，术者双手握住上、下骨折端，用两拇指顶住骨折凸起处向对侧按压纠正畸形，但不宜用力过大，以免骨折移位。复位后，用石膏托、前臂支具或管型石膏将前臂固定于功能位，4周后拆除石膏进行功能锻炼。

（2）有移位的骨折，在臂丛麻醉下，患者取平卧位，肩关节外展90°，前臂中立位或稍旋后位，利用拔伸牵引手法纠正重叠和成角移位，利用捺正手法矫正侧方移位。复位满意后，在前臂掌侧掌长肌和尺侧屈腕肌之间以及背侧尺骨背面的桡侧缘各放置一分骨垫，并于骨折端的掌侧放一纸垫行三点挤压，以维持尺桡骨的正常生理弧度，并可防止骨折交叉愈合影响前臂旋转功能。用小夹板或管型石膏固定4～6周。

骨折复位后无论采取何种外固定方法，都必须严密观察患肢末梢血液循环，注意手指皮肤颜色、温度、感觉及活动情况，若出现手部剧烈疼痛、肿胀加重、皮肤青紫苍白、手指麻木、活动受限，应立即解除外固定，必要时应行切开减压，以避免发生骨筋膜室综合征。

2. 手术治疗

对手法复位失败、污染不重的开放性骨折，合并血管、神经、肌腱损伤，同侧肢体有多发性骨折等应行切开复位钢板螺钉或髓内钉内固定手术治疗。对软组织损伤严重的开放性骨折，可采用外固定架固定。

六、桡骨下段骨折

（一）分类

桡骨下端骨折系指下端3cm范围内的骨折，常见于中老年骨质疏松患者。

1. 直型桡骨下端骨折（Colles骨折）

直型桡骨下端骨折较常见。跌倒时手掌着地，腕部背伸，间接暴力传导到桡骨下端引起骨折。远侧骨折端向桡、背侧移位，常有骨折端的嵌插。由于骨折有成角和重叠移位可合并下尺桡关节脱位和尺骨茎突骨折。

2. 屈曲型桡骨下端骨折（Smith 骨折）

屈曲型桡骨下端骨折较少见。跌倒时手背着地，腕部掌屈，间接暴力传导至桡骨下端引起骨折，远侧骨折端向掌侧及桡侧移位。

3. 桡骨远端关节面骨折伴腕部关节脱位（Barton 骨折）

这是桡骨远端骨折的一种特殊类型。在腕背伸、前臂旋前位跌倒，手掌着地，暴力通过腕骨传导，撞击桡骨关节背侧发生骨折，腕关节也随之而向背侧移位。当跌倒时，腕关节屈曲，手背着地受伤，可发生与上述相反的桡骨下端掌侧关节面骨折及腕骨向掌侧移位。这类骨折临床上较少见，常误诊为腕关节脱位，X 线摄片明确诊断。

（二）临床表现

跌倒后，腕部肿胀，功能障碍。伸直型骨折移位明显时，手腕部呈"锅铲状"或"枪刺状"畸形。屈曲型骨折腕部呈"反餐叉"样畸形，有时伴有拇指伸展功能受限。X 线摄片可明确骨折类型。

（三）治疗

患者取仰卧位或坐位，屈肘 90°，一助手握住患肢前臂，另一助手握住患肢的拇指及其余四指，做拔伸牵引，纠正重叠移位。对伸直型骨折，向掌尺侧按压远侧骨折端，纠正背侧和桡侧移位，以石膏托将患腕固定于掌屈尺偏位，1 周后更换功能位石膏托，固定 2～3 周。屈曲型骨折，则向背尺侧按压骨折远端，纠正掌侧和桡侧移位，以腕关节支具或石膏托将患腕固定于功能位 3～4 周。Barton 骨折可行手法复位小夹板或石膏外固定方法治疗。

（李　智）

第十八节　骨盆骨折

骨盆骨折较常见，占全身骨折的 1%～3%，多由强大的直接暴力所致，如压砸、辗轧、撞挤或高处坠落等。骨盆骨折常合并腹腔内脏损伤或大量内出血，因此休克发生率很高。在因交通事故死亡的患者中，骨盆骨折是第三位死亡原因，造成骨盆骨折死亡的主要原因是伴发的严重损伤和失血性休克。

一、损伤机制

骨盆骨折多因直接暴力所致。依照损伤暴力的方向及作用部位，损伤机制分为四种。①骨盆前后挤压暴力：不论伤员处于俯卧或仰卧位，首先发生骨盆前环骨折，包括耻骨联合分离、耻骨体骨折、单侧或双侧耻骨上下支骨折，断端分离。如前后挤压暴力继续，因两侧髂骨翼开口成前宽后窄的状态。此时，髂骨受挤压向外旋转变位，继而骨盆后环损伤。②骨盆侧方挤压暴力：首先发生骨盆前环闭孔区的骨折，损伤可局限在一侧耻骨单支或上下支或双侧耻骨上下支骨折，断端重叠嵌插。侧方挤压暴力如再进一步，可造成髋臼处骨盆横断骨折或髋臼前壁和前柱同时骨折或髋臼后壁和后柱同时骨折或臼底穿裂骨折伴股骨头中央性脱位。③骨盆受侧前方暴力：是一种特殊的损伤。当汽车相撞，伤员为司机时，均为坐姿，下肢屈膝屈髋外展位，侧前方暴力通过股骨向后内侧冲击，先发生前环骨折，继而髋臼骨盆横断、双柱伴髋臼前、后壁骨折，同时发生股骨头后脱位。④骨盆受垂直剪切暴力（如伤员从高处坠落，单肢着地）：发生臼顶骨折伴股骨头脱位。严重者，先发生前环骨折，继而髋臼骨盆穿裂横断、双柱劈裂骨折，臼顶及其上方髋骨纵裂骨折，股骨头中心脱位。

由间接暴力造成骨盆骨折较少见，多为肌肉附着点撕脱骨折，常见于青少年，由于奔跑、跳跃等猛烈的肌肉收缩，发生髂嵴、髂前上棘或坐骨结节的骨骺撕脱或局部肌肉附着点的骨块撕脱。

二、分类

骨盆骨折分类方法有很多种。Tile 根据骨折的 AO 通用命名原则，将骨盆骨折分成 A（稳定）、B（旋转不稳定，垂直稳定）和 C（旋转及垂直不稳定）三大类型及相关亚型。该分类原则得到 AO 组织推荐并进一步细分，目前被国际上广泛使用。除此之外，某些情况下，历史上沿用的一些分类方法并具有一定的实用价值，在此一并列出。

（一）Tile 分类

A 型——稳定型，轻度移位。

A1 型：无损于骨盆环完整的骨折，如坐骨结节、髂前上嵴和髂骨翼骨折等。

A2 型：稳定移位较小的骨折，如耻骨支或坐骨支单侧或双侧骨折等。

A3 型：骶尾骨的横断骨折，不波及骨盆环。

B 型——旋转不稳定，垂直稳定性骨折。

B1 型：开书型骨折，前后方向挤压暴力或外旋暴力作用在骨盆上，造成耻骨联合分离，使得骨盆像开着的书本。

B2 型：骨盆侧方挤压损伤或髋骨旋转损伤。

B3 型：双侧 B 型损伤。

C 型——旋转及垂直不稳定（垂直剪力）。

C1 型：单侧损伤，后部损伤可能为髂骨骨折，骶髂关节无损伤；也可能是骶髂关节单纯脱位或合并骨折；或骶骨骨折，半侧骨盆移向上方。

C2 型：对侧损伤，受力侧髂骨后部和耻骨支骨折。对侧骶髂后韧带、骶棘和骶结节韧带损伤，髋骨外旋，骶髂关节脱位。

C3 型：合并髋臼骨折。

（二）按骨盆骨折稳定程度分类

1. 撕脱性骨折

因肌肉强烈收缩造成的髂前上、下棘或坐骨结节撕脱骨折。

2. 稳定型骨盆骨折

为不涉及骨盆主弓的骨折，即骨盆环一处骨折，如一侧耻骨上支或下支、髂骨翼骨折、耻骨联合分离、骶骨下方骨折或尾骨骨折；另外一侧耻骨上、下支骨折同时有对侧耻骨上支或下支骨折亦属此类。此类骨折不需复位，不需牵引，不需手术，通过卧床休息可得到治愈。

3. 不稳定型骨盆骨折

涉及骨盆主弓的骨折，即骨盆环有两处骨折，如一侧耻骨上下支骨折合并同侧骶髂关节脱位或合并骶髂关节附近的髂骨或骶骨骨折；一侧骶髂关节脱位合并耻骨联合分离或合并双侧耻骨上下支骨折。由于骨盆环具有两处以上的骨折，盆环解体，并发症多，治疗困难。

4. 髋臼骨折

包括髋臼缘或臼底骨折造成股骨头中心性脱位，股骨头突入盆内。

（三）根据骨盆环受损程度分类

1. 骨盆环仍保持完整的孤立性骨折

骨折发生在骨盆的边缘，未破坏骨盆环的完整与稳定。常见以下四种类型。

（1）骨盆边缘撕脱骨折　多因在体育运动时突然而来未加控制的用力，肌肉猛烈收缩而将其起点处骨折撕脱，如缝匠肌撕脱髂前上棘，股直肌撕脱髂前下棘，腘绳肌撕脱坐骨结节。

（2）髂骨翼骨折　多为直接暴力所致。骨折可为线型或粉碎，大多无明显移位。

（3）单一的耻（坐）骨支骨折　侧方挤压，可造成一侧或两侧单一的耻（坐）骨支骨折。骨盆环的稳定性未受影响，骨折端无明显移位。

（4）孤立性骶骨横断骨折　多为后仰坐倒撞击所致。骨折在两骶髂关节下缘连线平面以下或有向前轻度移位。

2. 骨盆环单处骨折

骨盆环仅在一处断裂骨折，仍较稳定，骨折多无明显移位，并发症少。常见以下四种类型。

（1）单侧耻骨上下支骨折　骨盆受侧方对冲外力挤压，单侧耻骨上下支骨折。骨盆后壁仍保持完整，骨盆环的稳定型无明显影响，骨折多无明显移位。

（2）髂骨体骨折　多为直接暴力所致。骨折虽侵犯承重弓，但髂骨后上部仍与骶骨牢稳组成骶髂关节，骨折无明显移位。

（3）耻骨联合轻度分离　孤立性耻骨联合轻度分离少见，分离间隙较大者常同时合并骶髂关节损伤。

（4）骶髂关节半脱位　这是唯一具有重要意义的骨盆环孤立性损伤。骶髂关节半脱位使关节失稳，引起持久性疼痛。

3. 骨盆环的联合骨折

骨盆环两处或两处以上断裂，骨盆环完全破裂而失去稳定性，骨折端多有重叠错位或分离，骨盆亦常变形。常伴有大出血和盆腔脏器等多种合并伤，病死率较高。骨盆环的联合骨折可分为以下两种类型。

（1）骨盆环前部联合骨折　两处骨折都发生在耻骨段上，可以是双侧耻骨上下支骨折或为单侧耻骨上下支骨折与耻骨联合分离。常合并尿道损伤。由于骨盆后壁仍保持完整，骨折移位不大。

（2）骨盆环前后部联合骨折　骨盆环前后部同时断裂，骨盆分为两半而完全失去稳定性。伤侧半个骨盆可发生旋转和向上移位，使骨盆变形与下肢短缩，是骨盆骨折最严重的一类。常见的是耻骨联合分离和一侧骶髂关节脱位或髂骨、骶骨骨折或者为单侧耻骨上下支骨折合并骶髂关节脱位或骶骨、髂骨骨折。骨盆前后向外力挤压时，伤侧半个骨盆将外翻外旋呈现张弓变形（分离型）。如受侧方挤压，则骨盆向中线移位和内翻内旋变形（压缩型）。高处坠落产生身体纵轴暴力可造成半侧骨盆骨折脱位（垂直剪力型），伤侧坐骨棘与第5腰椎横突骨折，半侧骨盆常向上移位。

4. 髋臼骨折

髋臼为骨盆的侧壁，分前柱、后柱与穹顶三个部分。前柱包括髂前下棘以下的全部耻骨及臼的前下1/3（前壁）。后柱包括整个坐骨及臼的后下1/3（后壁）。髋臼的上1/3为穹顶，臼底称为内壁。髋臼骨折是骨盆骨折中较少见的一类，骨折可发生在上述每个部位。髋臼骨折分两大类。

（1）无移位型　即髋臼骨折无移位或轻微移位，髋臼与股骨头解剖关系正常。

（2）移位型　指髋臼骨折移位，合并或不合并股骨头脱位。常见有以下三种类型：①单纯髋臼壁骨折，后壁骨折伴股骨头后脱位（常见），前壁骨折（少见）。②单纯髋臼柱骨折，髋臼后柱骨折伴股骨头后脱位以及髋臼前柱骨折伴股骨头前脱位。③第3种是髋臼横断骨折合并股骨头中心脱位。以上三种类型可单独发生，也可联合存在。

（四）为便于临床治疗分类

将骨盆骨折分为盆环变形与不变形骨折两大类，便于治疗和引起临床医师的重视。

1. 盆环不变形骨折

不论盆环几处骨折，而盆环基本保持原形，不影响骨盆的稳定，除对移位较大的骨折块需手术复位固定外，一般不需要手术治疗。

（1）髂骨翼骨折。

（2）耻骨或坐骨单支骨折。

（3）骶骨横断骨折：指 S_2 以下的骶骨横断骨折，不影响骨盆环形态。

（4）尾骨骨折脱位。

（5）髂前上、下棘、坐骨结节撕脱骨折或骨骺分离。

2. 盆环变形骨折

骨盆前、后环联合损伤是较严重的一种，骨折端发生分离或重叠变位。前、后环联合损伤的最终表现是发生各种组合的半盆脱位。

（1）重叠型　骨盆受侧方挤压暴力，断端重叠，塌陷变位。分为：①单侧或双侧耻骨上下支骨折，耻骨联合分离伴一侧耻骨上下支骨折；单侧耻骨上下支及另一侧耻骨体骨折，断端重叠变位。②单侧或双侧耻骨上下支骨折及耻骨联合分离重叠伴单侧或双侧骶髂关节后韧带撕裂，但未脱位。③重叠型伴盆脱位，指骨盆前后联合损伤，前环骨折包括一侧或双侧耻骨上下支骨折或耻骨体骨折或耻骨联合分离；后环骨折包括骶髂关节撕脱或其附近的髂骨骨折或骶骨骨折等。最后发生前后环骨折的各种组合的半盆脱位。断端重叠，塌陷变位，髂骨内旋、内收变位，伤侧半盆因腰肌、腹肌的牵拉向上后移位。

（2）分离型　骨盆遭受前后挤压暴力，折端分离移位。两侧髂骨翼前宽后窄，受前后挤压暴力后，前环骨折，两侧髂骨如翻书本样向两侧外旋、外翻，称为翻书型损伤，进而发生后环骨折，造成严重的前后环联合损伤，表现为各种组合的半盆脱位。分为：①耻骨联合分离，耻骨体骨折，单侧或双侧耻骨上下支骨折，断端分离，无后环损伤。②上述四种前环骨折中任何一种伴单侧或双侧骶髂关节前韧带撕裂，但未脱位，呈翻书形，断端分离。③分离型半盆脱位，即骨盆前、后环联合损伤。前环损伤包括耻骨联合分离，耻骨体骨折，单侧或双侧耻骨上下支骨折；后环损伤包括骶髂关节脱位，关节附近的髂骨或骶骨骨折。前、后环联合损伤造成各种组合的半盆脱位，表现为断端分离，髂骨外旋、外翻。

（3）垂直型　即中间型，多由高处坠落，单足着地，骨盆遭受垂直剪力损伤，伤侧半盆向上后移位，此种表现与分离型及重叠型半盆脱位相同，所不同之处是髂骨无旋转变位，也无塌陷、重叠等表现。分为：①单侧耻骨上下支骨折伴同侧骶骨骨折所致的半盆脱位，髂骨无旋转移位，称为 Malgaine 垂直型半盆脱位。②单侧耻骨上下支骨折伴对侧髂骨骨折所致的半盆脱位，髂骨无旋转变位，称为 ieMalgaine 垂直交叉型半盆脱位。

三、诊断

（一）病史采集要点

1. 外伤史

受伤的时间、受伤方式及受伤原因，外力的性质、方向及大小；如果伤员意识清楚，应询问受伤后即刻的处理方式、伤后体液摄入情况、大小便情况、女性患者应询问月经史及是否妊娠等。

2. 疼痛的特点

① 部位、持续时间、程度及性质；②是否伴有肿胀及与肿胀的关系。

3. 行走与活动情况

是否伴有运动功能障碍及程度。

（二）体格检查要点

1. 一般情况

仔细检查患者的全身情况，明确是否存在出血性休克、盆腔内脏器官损伤，是否合并颅脑、胸、腹内脏器伤。

2. 局部检查

（1）外观　局部活动受限、皮肤挫裂伤及皮下瘀斑；开放性骨折伤口内可直接看到骨折线或骨折碎块；骨盆是否倾斜、变形，双侧臀沟是否对称，双下肢不等长等。

（2）功能检查　骨盆环为一相对固定的整体，活动度很小，若活动度显著增大并伴有疼痛时，多有骨折发生。

（3）触诊　是否触及骨擦感；正常解剖标志，如耻骨联合、耻骨结节、髂嵴、坐骨结节等是否发生位置的改变、压痛或本身的碎裂和异常活动；肛门指检是否可触及骶尾骨骨折线或碎骨片，手指退出时是否有血液或便液随手流出。

（4）特殊检查　骨盆挤压及分离试验、床边试验、"4"字试验是否阳性。

（三）辅助检查要点

对血流动力学不稳定或多发性损伤患者，前后位 X 线检查是最基本和最重要的，但不要在影像学检查上浪费时间，以免延误治疗，更重要的是尽快复苏患者。

1. X 线检查

X 线检查是明确骨盆骨折的主要手段，同时还能观察到骨盆骨折的类型、是否移位及判断移位程度。对骨盆前后位 X 线片上显示有骨盆环骨折者，为明确了解骨折移位情况还应再拍摄骨盆入口位和出口位片。

2. CT 检查

只要情况允许，对骨盆骨折者都应该做 CT 检查。与 X 线检查相比，CT 具有以下优点：可以在不同的平面清楚地显示半侧骨盆移位情况；特别适用于髋臼骨折；可以发现一些 X 线平片不能发现的骨折；骨盆三位重建 CT 和螺旋 CT 更能从整体显示骨盆损伤后的全貌。

3. MRI

急诊患者很少选用，有助于发现盆内血管、神经及脏器损伤。

4. 数字减影血管造影（DSA）

适用于合并大血管损伤的患者，可以明确出血原因及部位，同时进行治疗。

5. 诊断性腹腔穿刺

有腹痛、腹胀及腹肌紧张等腹膜刺激征表现者可行诊断性腹腔穿刺。

（四）诊断要点

根据患者的病史、临床症状、体征及 X 线所见，不难诊断。

1. 病史与症状

继发于暴力冲击或挤压的外伤史；局部疼痛，活动下肢时骨盆部疼痛加剧。

2. 局部表现

伴有较广泛的肿胀瘀斑，不稳定的骨盆骨折可有骨盆明显变形、双下肢不等长或明显的旋转畸形、两侧的脐-髂前上棘间距不等、耻骨联合间隙显著增宽或变形；局部压痛明显，可触及骨擦感；骨盆挤压与分离试验在骨盆环连续性未受损害的患者呈阴性，否则为阳性。

3. X 线表现

低能量外力造成的不影响骨盆稳定性的骨折如单纯耻骨支、坐骨支骨折和耻骨联合分离等 X 线表现比较容易确认。高能量外力造成的骨盆前后环同时受损的不稳定骨折需结合三张不同体位的 X 线片了解骨折移位情况。

（1）侧方压缩型骨折　X 线示骨盆压缩变形，向健侧旋转，骨折端重叠移位，伤侧髂骨内旋髂骨翼影像变窄，闭孔变大，耻骨联合向对侧移位，耻骨支骨折端重叠。

（2）前后压缩型骨折　X线示骨盆张开，伤侧髋骨外展外旋，髂骨翼影响变宽，闭孔变小，耻骨联合或耻骨断端互相分离，髂骨与骶骨形象重叠，坐骨结节异常隆突，股骨外旋。

（3）垂直压缩型骨折　X线示伤侧半骨盆向上移位，无髂骨翼扭转变形。

四、治疗

（一）治疗原则

对有骨盆骨折的多发伤者其治疗原则仍然是：首先治疗威胁生命的颅脑、胸、腹损伤，其次是设法保留损伤的肢体，而后及时有效的治疗包括骨盆骨折在内的骨与关节的损伤。McMu着眼于严重骨盆骨折及其伴发和合并损伤的救治，曾提出ABCDEF方案，具体内容是：A（airway 气道）通畅呼吸道，注意胸部伴发伤、气管插管、胸腔闭式引流。B（bleeding 出血）扩充血容量，危重者可急输O型血。输注SL液体和血后给予2～3个单位新鲜冻干血浆和7～8个单位血小板、抗休克裤、监测凝血指标。C（CNS 中枢神经系统）过度通气，保持二氧化碳分压（$PaCO_2$）在30～35mmHg、肾上腺皮质激素。D（digestive 消化）腹内脏器损伤、脐上诊断性腹腔灌洗。E（excretion 排泄）尿道、膀胱损伤。F（fracture 骨折）其他部位骨与关节损伤。根据近年来的进展，应在B项中增加7.5％高渗盐溶液200mL静脉推注和用外固定器固定不稳定骨盆骨折；C项中肾上腺皮质激素应改为大剂量方案；D项中将腹部B型超声列为筛查腹部内脏损伤的首选方法。

对骨关节损伤早期手术固定的主张和成功的实践促使将需要手术固定的不稳定骨盆环骨折也列入早期适应证，以求减少脂肪栓塞综合征（fat embolism syndrome，FES）、弥散性血管内凝血（DIC）、急性呼吸窘迫综合征（ARDS）等严重并发症。在伤后8小时内早期固定不稳定骨盆骨折较晚期手术者并发症少，存活率高，康复快。此外，在伴发腹内脏器和（或）合并泌尿生殖系统损伤的骨盆不稳定骨折者，应在手术治疗脏器损伤的同时，整复、内固定移位的耻骨联合或耻骨联合附近的耻骨支骨折或应用外固定装置。仅固定前环虽不能达到完全整复固定后环移位的骨折和脱位，但可减少不稳定骨盆骨折的异常活动，对控制出血和预防严重并发症仍有益处。

（二）治疗方法的选择及适应证

骨盆骨折本身的治疗临床上分为非手术和手术治疗两个类别。非手术治疗是传统的治疗方案，包括卧床、手法复位、下肢骨牵引和骨盆悬吊牵引。手术治疗包括外固定器和切开复位内固定。20世纪70年代以前临床多采用非手术治疗方案，但对不稳定骨盆骨折特别是有明显移位者多不能恢复骨盆环的解剖和稳定，因而常有明显的后遗症。

骨盆骨折的非手术和手术治疗各有其适应证，其主要依据是骨盆环是否稳定和不稳定的程度。非手术治疗的适应证是：①骨盆环稳定骨折（A型），如撕脱骨折和无明显移位的骨盆环一处骨折；②骨盆环两处损伤而失稳，但影像学上无或轻微移位者（B1、B2）；③因早期救治需要经卧床、牵引治疗后，影像学证明复位满意者；④有手术禁忌或不宜手术治疗的多发伤者。手术固定适用于不稳定型骨盆骨折，有外固定器和切开复位内固定两大类别。外固定器的适应证是：①在急诊科用于有明显移位的B1、B2和C型不稳定骨盆骨折，特别是并发循环不稳定者，以求收到固定骨盆和控制出血的效果，并有减轻疼痛和便于搬动伤员的作用；②旋转不稳定（B1）型的确定性治疗；③开放性不稳定型骨折。外固定是急诊处理严重骨盆骨折时最为恰当的措施。

（三）骨外固定器固定

外固定器品种多样，但均由针、针夹和连接棒三部分组成。安装外固定器的具体步骤是：在每侧髂前上棘后方髂嵴处的皮肤上做一标记，再距此处 3～5cm 和 6～10cm 处皮肤做出标记。局部麻醉后，顺序自 3 个标记处经皮在髂骨翼内外板之间分别用直径 5mm 螺纹针，钻入 4～5cm（若用 2.5mm 骨圆针深达 7～8cm）3 针采用平行或不平行穿入法决定于不同外固定器针夹的设计。用针夹把持住穿入 3 针的尾部，再用连接棒将两侧针夹连成一体。根据骨盆骨折移位方向，用牵引矫正半盆上移后，调整连接棒纠正骨盆旋转畸形。摄片证实复位满意后，拧紧外固定器各固定旋钮保持外固定器的固定作用。但外固定器多不能保持有半盆向头侧移位的骨折，对此应加用患侧骨牵引，以防止半盆上移。有学者将四肢骨折单边外固定器用于急诊固定骨盆，收到效果。在固定期间应定期摄片复查，并根据情况调整外固定器。对用外固定器不能有效固定或外固定器失效者可改为切开复位内固定。为了加强髂骨把持骨针的效果，有在髂前下棘处平行穿入两针的方法。此外为了控制出血和稳定后环 Ganz 推出了抗休克钳，亦称 AOC 形钳，用于急诊科作为临时固定，并取得相应的效果。骨盆外固定器的并发症主要是针道感染。

（四）切开复位内固定

切开复位内固定的适应证尚不统一，Tile 提出：前环外固定后，后环移位明显不能接受者，需居坐位的多发伤者和经选择的开放骨折是切开复位内固定的对象。Matta 主张经非手术治疗后，骨折移位＞1cm，耻骨联合分离＞3cm，合并髋臼骨折以及多发伤者应行内固定。Romman 主张 B、C 型骨折和多发伤者是适应证。由于骨盆骨折形式多样，即使同一分型中亦不尽相同，且伤员全身伤情不同，以及术者对内固定方法的选择，因而内固定的方法繁多，手术入路亦有所不同，现将文献中一些切开复位内固定的资料综合如下。

耻骨联合分离＞3cm 者，经下腹弧形切口，用钢板、双钢板、合式板、重建板或Ⅱ形板固定。耻骨支骨折，需手术固定者用重建板或髓内螺钉；突向阴道的下支骨折应复位固定或切除。髂骨翼骨折用拉力螺钉或钢板。骶髂关节脱位：前入路用钢板或髂骶螺钉，后入路用钢板、骶棒、拉力螺钉（切开或经皮）。骶髂关节骨折脱位：髂骨外侧入路用钢板或拉力螺钉，前入路用拉力螺钉、髂骶螺钉。骶骨骨折：后路，髂骨加压棒、钢板。

对于骨盆前后环损伤均需内固定者，有经两个切口分别固定前、后环伤者。亦可应用 20 世纪 90 年代发展起来的经皮拉力螺钉内固定后环伤。切开复位内固定时应用各种骨盆复位固定钳保持骨折对位便于操作。故应重视皮肤和软组织损伤的早期处理，并注意选择手术时机和入路。医源性神经损伤和大血管损伤亦有发生，应注意防止。

骨盆骨折治疗的目标是恢复骨盆的解剖形态和稳定。骨盆骨折分类着眼于骨盆环，特别是后环的稳定性。因此，根据骨盆骨折分型选择治疗方案更为简捷、实用。

总之，根据骨盆骨折分型类别选择治疗方法是一条重要的准则，但临床工作中常因多种因素的影响，手术固定不稳定骨盆骨折难以实现，有待今后继续努力。

（李江峰）

第十九节　股骨头骨折

单纯股骨头骨折比较少见，常为髋关节损伤的一部分，例如髋关节后脱位并发股骨头骨折。

一、损伤机制

摔跌时髋关节处于屈曲内收位，膝部着地，外力沿股骨干传向股骨头，可冲破后侧关节囊向后脱位。如冲击时髋关节屈曲仅 60° 或更小，股骨头更多地与髋臼后上方坚固的骨质碰撞，则将引起髋臼骨折或股骨头部骨折。上述股骨头部骨折系由剪切、压缩暴力引起。此外尚可能是圆韧带撕脱骨折。

如膝部着地时股骨处于外展和外旋位，股骨上端有如一根杠杆，将股骨头向前撬出髋臼窝，并可能并发髋臼前缘或股骨头骨折。

由于致伤机制不同，其骨折类型差别甚大，并可伴有股骨颈骨折，甚至同时有髋臼骨折。

二、诊断

外伤暴力大且伴典型的受伤姿势有助于诊断。所有髋关节脱位的患者均应考虑合并股骨头骨折的可能。髋关节正位片有助于明确诊断。侧位片能较好地显示股骨头和髋臼的前后缘，但在髋关节后脱位时常难以拍摄，应在复位后再摄正侧位片以排除股骨头骨折。必要时，应加做 CT 及三维图像重建，以明确骨折片的移位情况。

引起股骨头骨折的暴力往往较大，应注意检查有无其他部位的复合伤，以及周围神经和血管情况。

三、分类

（一）髋关节后脱位伴股骨头骨折

对于髋关节后脱位伴股骨头骨折分类，最常使用 Pipkin 分类法。

1. Ⅰ型

股骨头骨折伴后脱位，骨折部位于中央凹的远侧。

2. Ⅱ型

股骨头骨折伴后脱位，骨折部位于中央凹的近侧。

3. Ⅲ型

Ⅰ型或Ⅱ型损伤伴股骨颈骨折。

4. Ⅳ型

Ⅰ型或Ⅱ型损伤伴髋臼边缘骨折。

（二）Giebel 分类法

Giebel 分类法包括所有的股骨头骨折。

1. Ⅰ型

骨折不伴髋脱位。

（1）头部压缩骨折。

（2）多块或粉碎性骨折。

2. Ⅱ型

骨折伴髋脱位。

（1）骨折伴前脱位。

（2）骨折伴后脱位（Pipkin Ⅰ～Ⅳ型）。

除了肌肉和骨性结构，关节囊和股骨头韧带也会限制关节脱位。股骨头韧带在髋臼（髋臼窝）和股骨头之间提供很强的附着。在脱位的过程中，股骨头韧带可断裂或牵拉导致股骨头骨折（Pipkin Ⅱ型）。同时，股骨头韧带中包含闭孔动脉的分支，可提供10%～15%的股骨头血供。

合并伤包括损伤坐骨神经、股骨颈、髋臼、膝关节和股骨干。髋臼盂唇亦容易损伤。后方髋臼缘的盂唇撕脱可能会阻碍后脱位的闭合复位。

四、治疗

大部分的股骨头骨折需要手术治疗。当股骨头骨折或移位时，需要评估股骨颈是否同时存在损伤。如果股骨头骨折不伴有股骨颈损伤，髋关节脱位应立即予以纠正。如果闭合复位失败或合并股骨颈损伤，则需要进行开放复位。如果术前可以进行1小时内的CT扫描，其结果可明确显示游离骨块和软组织嵌塞等情况，有助于选择合适的手术入路。复位后可通过骨盆X线片确认，而复位后的CT扫描也需要，它可以评估髋关节是否已经充分复位，同时可以观察骨折块的情况。骨盆斜位X线片也可以帮助明确股骨头骨折。

（一）Pipkin Ⅰ型骨折

闭合治疗可用于分离或小的中心骨折。闭合治疗包括保护髋关节合适的负重。如果骨折块撞击盂唇或髋臼软骨或存在>1mm的台阶，小的骨折块必须取出，大的应进行固定。典型的移位在尾端和前方。股骨头骨折中下方愈合不良可影响髋关节活动。大的股骨头中心骨折可引起关节不稳。对于Ⅰ型骨折，前、后侧入路都可以使用。后侧入路常用于取出小的骨折块，但很少用于骨折块的固定。

（二）Pipkin Ⅱ型骨折

中上的骨折包括负重半球，复位的质量是首要的。很小的不匹配都是不允许的。如果不能解剖复位，这种损伤往往需要切开复位内固定。入路的选择有几种争议。Smith-Peterson

入路（前侧入路）是最受推荐使用的入路，并且患者可以平卧在专为髋臼手术设计的可透视牵引床上进行手术。骨折常位于前内方，这种入路可以进行精确的骨折固定，同时不影响后方的血液供应。可以直视下进行骨折复位。当骨折块更偏向头侧时，术中需要脱位后在直视下进行复位固定。术中需要尽可能保护头部骨折块的软组织。前内侧的骨折通过后侧入路进行直视下固定则很困难。

对于一个不可复位的后方脱位合并股骨头骨折，可以使用 Kocher-Langenbeck 入路。正如前面所述，股骨头可以通过后方关节囊或短的表面旋转脱出。这些结构很难通过前侧入路探及。成功建立标准的后侧入路后，可以在切口 1～2cm 松解外旋肌群（为了保护股骨头的血供，绝对不能切下股方肌），髋关节通常可通过切开关节囊进行脱位，然后直视下取出小骨折块或进行骨折固定。如果需要，关节囊的切口可以延长至髋臼缘。除了 Kocher-Langenbeck 入路，骨折块的固定或许需要额外的前侧入路。备选入路可通过 Kocher-Langenbeck 后侧入路对前方脱位的患者进行转子间截骨，不管是哪种入路，必须保护股骨头的血供。通过关节面的骨折必须进行固定。标准的埋头钉或可变螺距无头螺钉都可以使用，这种螺钉的特点是直径短。可以切掉横韧带辅助切开复位。一般会切掉圆韧带，以防复位后嵌塞。不管是何种入路，关节囊必须修复，如果需要，可使用缝线铆钉。

（三）Pipkin Ⅲ 型骨折

Pipkin Ⅲ 型骨折是最少见的损伤。闭合复位是其禁忌。所有患者需要评估是使用前外侧入路（Watson-Jones 入路）还是前侧入路（Smith-Peterson 入路），因为这两个入路都可以进行髋关节前方和后方的操作。髋关节复位前必须固定股骨颈。如果股骨头的骨折块很大，必须同时复位股骨头和股骨颈。如果患者是老年人，用 2mm 的空心钻打洞而不出血者，可考虑行股骨头置换术或全髋关节置换术。

（四）Pipkin Ⅳ 型骨折

髋臼骨折的类型和位置决定手术入路。髋臼的显露不能让步。如果需要，可以另取前侧入路（Smith-Peterson 入路）治疗合并的股骨头骨折。然而，同时使用 Kocher-Langenbeck 后侧入路，因为其可以显露髋臼后方，并通过术中前脱位行转子间截骨到达股骨头。为了使髋关节早期活动，股骨头骨折块应进行固定或离断。在骨折块离断后，髋关节的稳定性需要进行慎重的评估。如果可能，不管是髋臼还是股骨头的压缩损伤，在术中应尽可能行撬拨复位。

手术技巧是行股二头肌转子附着点的关节切开，令关节脱位和暴露股骨头及髋臼。可行标准 Kocher-Langenbeck 切口。阔筋膜与皮肤一同切开。定位臀中肌后沿，大腿内旋可便于操作。以摆锯沿大转子尖内缘与外旋肌附丽外缘之间进行截骨。截骨向远端延伸至股外侧嵴后缘。截骨块旋转 90° 可向前复位。然后髋部屈曲和伸展旋转运动。钢板置于梨状肌和臀小肌定位，臀小肌被游离出后从后方、后上方、前方包绕关节囊。Z 形切口沿股骨颈轴线切开。髋关节脱位以更大范围屈曲和伸展活动，并置于一手术台对侧的无菌袋里。通过对术肢的摆放，可以全方位看到股骨颈及髋臼。如有必要，切口可从回旋肌延长 2cm 以进入髋臼的后方。

Pipkin 骨折患者切开复位术后应行积极的（小活动范围 ROM）锻炼。第一个 8 周应行足趾接触负重锻炼，然后过渡到最大负重。

五、并发症

并发症是损伤和手术共同作用的结果。主要的并发症是创伤后关节炎、异位骨化、坐骨神经麻木和股骨头缺血性坏死。

（一）股骨头缺血性坏死（AVN）

据文献报道，股骨头缺血性坏死的发生率为 0～24%。股骨头缺血性坏死由旋股内侧动脉（MFCA）及其分支损伤引起，原因是股骨头骨折或脱位损伤血管导致血供破坏。AVN 的发生率与髋关节处于脱位状态的时间相关。大规模数据结合，文献报道显示，髋关节后脱位导致 AVN 的发生率为 13%，如果合并股骨颈骨折则提高至 18%。一项研究表明，Kocher-Langenbeck 切口比前侧入路高 3.2 倍的股骨头缺血性骨坏死。切开圆韧带，不会增加股骨头缺血性坏死的发生率。

（二）坐骨神经麻痹

坐骨神经麻痹是后脱位风险。在股骨头骨折中发生率为 7%～27%。超过 3 个月的运动功能丧失则提示髋关节脱位预后不良。

（三）异位骨化

股骨颈骨折发生异位骨化的发生率为 2%～54%。异位骨化的程度与骨组织与软组织的创伤及手术入路有关。Smith-Peterson 入路比 Watson-Jones 入路的发生率更高，而这两种入路均高于 Kocher-Langenbeck 入路。然而，明显影响功能的异位骨形成很少发生。多发骨折和脑损伤可增加异位骨化的发生率。

（四）骨折畸形愈合和不愈合

目标是使骨折对合不平<1mm，倘若是粉碎性骨折则很难达到该目标。如果骨折块非负重面，骨折块缺损可接受。前侧入路对于骨折复位更有优势。固定失败常伴随畸形愈合或不愈合。

（五）髋关节复位不良

必须再次切开复位。

（六）退行性关节炎

股骨头骨折的创伤后关节炎在股骨头骨折的发生率为 0～72%。高达 50% 的 Pipkin Ⅱ 型和 Ⅲ 型的骨折合并后脱位和绝大部分的 Pipkin Ⅲ 型损伤可发展为退行性关节炎。粉碎性骨折和周围组织的嵌入都可增加创伤性关节炎的发生风险。

（刘　赫）

第二十节　股骨髁部骨折

随着交通及高速公路的发展，股骨远端髁部骨折已非少见，约占大腿骨折的8%，其在治疗方面的复杂性仅次于股骨颈骨折，易引起残疾，在处理上应小心谨慎。

一、股骨髁上骨折

股骨髁上骨折较为多见，且因易引起腘动脉损伤而为大家所重视和警惕。该血管一旦受损，肢体的坏死率在全身大血管损伤中占首位，因此在处理时务必小心谨慎。

（一）损伤机制

多为以下两种暴力所致。

1. 直接暴力

来自横向的外力直接作用与股骨髁上部，即可引起髁上骨折。

2. 间接暴力

多是在高处坠落时，如膝关节处于屈曲位，可引起髁上骨折，但这种暴力更易引起髁部骨折。

该处骨折以横形或微斜形为多，螺旋形及长斜形者少见，也可呈粉碎性或与髁部骨折伴发。因骨折远侧端受强而有力的腓肠肌作用而向后方屈曲移位，易引起腘动脉损伤。

（二）诊断

此处骨折在诊断上多无困难，除外伤史及症状外，要特别注意足背动脉有无搏动及搏动强度，并与健侧对比。同时注意足趾的活动与感觉，以确定腘部的血管及神经有无被累及。X线片即可显示骨折的类型及移位情况。

（三）治疗

以非手术疗法为主。复位不佳、有软组织嵌顿或血管神经损伤者，则需开放复位及内固定（或复位后采用外固定）。

1. 非手术疗法

一般采用骨牵引及石膏固定。

（1）骨牵引　与股骨干骨折牵引方法相似，只是需将牵引力线偏低以放松腓肠肌以便利于复位。如胫骨结节牵引未达到理想对位，则改用股骨髁部牵引，使作用力直接作用到骨折端。如有手术可能的，则不宜在髁部牵引，以防引起感染。

（2）下肢石膏固定　牵引2~3周后改用下肢石膏固定，膝关节屈曲120°~150°为宜；2周后换功能位石膏。拆石膏后加强膝关节功能锻炼，并可辅以理疗。

2. 手术疗法

（1）手术适应证　凡有下列情况之一的，即考虑及早施术探查与复位。

① 对位未达功能要求。

② 骨折端有软组织嵌顿者。

③ 有血管神经刺激、压迫损伤症状者。

（2）开放复位　根据手术目的不同可采取侧方或其他入路显示骨折断端，并对需要处理及观察的问题加以解决，包括血管神经伤的处理、嵌顿肌肉的松解等，而后将骨折断端在直视下加以对位及内固定。复位后呈稳定型的，一般无需再行内固定术。

（3）固定　单纯复位的，仍按前法行屈曲位下肢石膏固定，2～3周后更换功能位石膏。需内固定的可酌情选用"L"形钢板螺丝钉、Ender钉或其他内固定物，然后外加石膏托保护2～3周。

二、股骨髁骨折

股骨髁为膝关节组成部分，单髁骨折较少见，可损害关节面或改变下肢负重轴线，对此骨折需有正确复位，手法复位常较困难，多需做手术切开复位内固定。治疗较为复杂，结果不同，取决于关节面损害的范围，股骨髁形态及髌股之间滑动面恢复是否满意。

（一）诊断

股骨髁骨折易发生骨折块分离，而不同于胫骨髁产生塌陷。这是由于股骨髁解剖上的薄弱点是在髁间窝，三角形样髌骨如同楔子指向它，易将两髁劈开。此外，股骨干有一向前弯曲的弧度，前面骨皮质坚硬，后面的骨皮质又为股骨嵴所增强，皮质骨移行至股骨髁，呈蜂窝状松质骨处为其薄弱部是骨折的好发部位。

1. 诊断要点

股骨髁部骨折后膝部出现明显肿胀，股骨髁增宽，可见畸形。做膝关节主动或被动活动时，经常可感到骨摩擦音。临床检查时，同样必须注意肢体远端的血管和神经损伤的体征。

前后及侧位X线片常不能满足确定骨折的范围和移位的要求。常需摄斜位X线片作诊断参考，来明确髌股关节构形和胫股关节面的关系，在决定治疗上极为重要。

2. 分型

（1）股骨单髁骨折分为三型

① 矢状位骨折：骨折线在矢状面呈垂直型。自股骨髁间窝向外上至外上髁上方的干骺端皮质骨，或向内向上至内上髁上方的干骺端皮质骨。骨折块仍有同侧的副韧带和关节囊附着，亦可能有膝交叉韧带附着，故一般移位不太严重，骨折块向上移位时，可引起膝内翻或外翻畸形。

② 冠状位骨折：又称Hoffa骨折。此骨折在股骨外髁的发生率较内髁高2～3倍。在膝关节部分屈曲时，股骨后侧突起部受到胫骨平台撞击所造成，骨折线在冠状位呈垂直。骨折块含有股骨内髁或外髁后部突起的关节面。外髁骨折块可呈向后外旋转移位，仍可有膝前交

叉韧带和腘肌腱附着。内髁骨折块可能无膝后交叉韧带附着。

③ 混合型骨折：骨折线介于矢状位和冠状位骨折之间。

（2）股骨髁间骨折　常称为 T 形或 Y 形骨折。

① 轻度移位常由膝关节处屈曲位受撞击伤造成，多发生于骨质疏松者。由扭转暴力造成的螺旋形骨折较少见。骨折端呈嵌插或轻度移位。股四头肌常无损伤。骨折复位后稳定。

② 股骨髁向内移位膝关节呈屈曲位，暴力来自前外侧，骨折线由股骨外上髁近侧向内向上斜形至内上髁上方。股骨髁受内收大肌的下部肌纤维牵拉而发生向内和内旋移位。股骨两髁相互分离者少见。近侧骨折端向前外移位，在髌骨上缘处可损伤伸肌腱。远骨折块，髌骨和胫骨向后移位。由于腘绳肌和股四头肌牵拉，近远侧骨折端互相重叠。近侧骨折端可刺入伸肌腱并穿破皮肤，造成开放骨折，伤口常位于大腿前外侧。

③ 股骨髁向外移位膝关节处伸直位，暴力来自大腿外侧，造成横断骨折，骨折线可略呈斜形，自内下方至外上方。近侧骨折端向内移位，可穿破大腿内侧皮肤，造成开放性骨折。或由大腿内侧暴力，膝关节在屈曲位，也可造成此型骨折。股骨髁裂开较常见。由于腘绳肌和股四头肌牵拉而发生重叠移位，远骨折端向后屈曲移位者少见，伸肌腱常无损害。

④ 合并髁上和骨干骨折移位膝关节屈曲，暴力来自前方，髁上部常呈粉碎骨折，近侧骨折端可穿破髌骨上缘皮肤，股骨内外两髁分离。由挤压伤引起粉碎骨折常伴有髌骨骨折和严重伸肌腱损伤，或腘部大血管损伤。

股骨髁骨折可由直接或间接暴力损伤。直接暴力常经髌骨将应力转变为造成单髁或双髁骨折的楔形力。当暴力呈水平方向作用于髁上部位时，常造成髁上骨折。直接的内外翻暴力造成股骨髁骨折较少见。

由坠落造成的胫股间的传导暴力，在伸膝位时，可造成股骨或胫骨的单髁或双髁劈裂骨折。由于膝关节有生理性外翻，外髁的应力较内侧集中，而且外髁的结构较内侧薄弱，因此外髁骨折较为多见。

在膝关节呈屈曲位，来自胫股骨部位的冲击力（伴内翻或外翻）首先使膝关节处于最大限度的屈曲，以此吸收部分外来的能量，继而造成股骨髁或胫骨平台骨折，股骨髁表现为单一的后髁骨折。

外翻应力可产生股骨外髁的斜形骨折，有时产生股骨内上髁撕脱骨折，内侧副韧带撕裂或胫骨外髁骨折。内翻应力可造成股骨内髁斜形骨折，如果发生胫骨髁骨折，由于胫骨内髁的抗力较强，骨折线先出现在胫骨棘外侧，经骨干与干骺端的薄弱区再转至内侧。

当膝关节周围肌肉收缩时，股骨髁承受来自胫骨髁及髌骨两方面的应力。在膝关节由伸到屈曲时，髌股关节及胫股关节面之间的应力有不同程度的增加，此两种应力的合力方向指向股骨髁的后上面。髌骨与股骨之间，无论是伸直位还是屈曲位，总有一部分关节面相接触。屈膝时，髌骨还伴有由前向后的运动，与损伤时膝关节经常处于屈曲状态相一致，在外力作用下，有利于髌骨楔形作用的发挥。因此，股骨髁易于产生 T 形或 Y 形骨折。

（二）治疗

不论选用何种治疗方法，重要的是重建膝关节的解剖结构，不但要求骨折尽可能地达到解剖复位，而且若有韧带支持结构或半月板损伤也应进行相应的修复。对有移位的骨折，非手术治疗常难以治愈。复位不良或畸形易造成早期创伤性关节炎。

1. 股骨单髁骨折

对无移位的骨折可采用石膏外固定方式，外髁骨折应固定于膝关节内翻位，内髁骨折则在外翻位。长腿石膏常缺乏足够的固定力，不容易消除外翻和内翻应力，在固定期间有可能产生骨折移位。矢状位骨折移位者，可在胫骨结节牵引下，较易用手法复位，并用牵引维持位置直至骨愈合。主要适用于合并有其他损伤需卧床治疗的患者，或因皮肤条件不宜切开复位者。

常对有移位的单髁骨折做切开复位内固定治疗。此法较易恢复完整的关节面。由于骨折块的牢固固定，膝关节可行早期功能锻炼。手术复位宜采用前内侧及前外侧显露，复位操作方便，并保持骨折块的关节囊附着，对血运影响较小；后侧入路，复位较为困难，且需过多剥离关节囊而影响血运。内固定物可选用松质骨螺钉，螺钉方向与骨折线垂直，螺钉部分应超过骨折线。对需经关节面固定的骨折块，双端螺纹松质骨加压螺钉具有独特的优越性，在骨折端达到加压固定的同时，因无螺帽，螺钉可完全埋入软骨内。可吸收内固定材料制成的内固定物。也可经关节面固定骨折。关节面外留的内固定材料可用锯片去除，从而使关节面保持平滑。可吸收的内固定材料亦无须再手术取出。对骨质疏松的单髁骨折，应采用T形钢板做内固定。对冠状面骨折，在骨折复位后，用复位巾钳维持复位位置，可由前向后，也可由侧方斜向做骨折块内固定。

2. 股骨双髁骨折

股骨双髁骨折治疗较为困难，要求严格的解剖复位，股骨的两髁无论从额状或矢状面看，都是凸弧形，胫骨内髁在两个面上均呈凹弧形，但其半径远较股骨髁为大，胫骨外髁在额状面上微凹，几乎是平面，而矢状面上则呈凸弧形，两髁的前后径均较横径为长。胫骨两侧髁的曲面与相应的股骨髁不全吻合，尤其是外侧胫股关节，形成不吻合曲面。不吻合的胫股关节显然是十分不利于载荷传导的，而半月板的存在则不仅直接将大部分的载荷经其本身传递至其下面的胫骨面（或反之），而且大大扩充了胫股关节接触面，更重要的则是使不吻合曲面变成了对传导载荷最理想的轻度不吻合曲面。因而精确的解剖复位对今后功能的恢复及预防创伤性骨关节炎的发生极为重要。

目前趋向以手术治疗为主，但手术治疗较为困难。如果施行手术，需有坚强的内固定和达到膝关节早期功能锻炼的目的。

（1）牵引治疗　牵引治疗多适用于移位不多、关节面平整者，在牵引复位不满意时，需略加手法复位。Neer也主张采用牵引疗法，并提出在做肢体中立位牵引时，由于髋关节和股骨干受外旋肌群牵拉而趋向外旋，远骨折片易发生内旋畸形，并向后成角及内翻。因此，做胫骨结节牵引时内侧皮肤针孔应略偏后面，外侧略偏前，将小腿保持外旋15°做牵引。由于腓肠肌牵拉远侧骨断端向后旋转位，应在膝关节屈曲位做骨牵引，膝屈曲20°~30°位保持牵引，常较易整复向后旋转移位。有学者采用双钢针牵引法，在股骨下端增加一钢针做向前牵引，以加强骨折复位的力量。股骨下端的骨牵引针孔接近骨折部位时，应注意有发生感染的可能。髁间骨折复位不良，则也可做有限的内固定，股骨髁间用螺钉和骨栓，然后用牵引维持髁上部位的位置。

（2）切开复位内固定治疗　内固定的基本要求应达到关节面的平整，保持正常的力线关系。对双髁骨折，治疗中更应注意恢复股骨髁关节面的平整，恢复髌骨在股骨髁前方的正常滑动机制。有的患侧同时合并有髌骨骨折。由于直接撞击所致，髌骨粉碎性骨折多见。而单纯分离的较少见。在股骨髁上部位的短缩会造成髌骨处于相对高位，而造成髌股关节的紊乱。髌骨的粉碎性骨折固定应选用在荷包缝合的基础上做张力带钢丝固定，既达到牢固固定，又可早期进行膝关节活动，同时保持髌骨的正常大小的解剖关系。

髁部粉碎性骨折的治疗，不论采用非手术治疗方法或切开复位的方法，均难以达到理想复位。在做手术复位时，首先应注意股骨关节面的平整，小的骨折块可用克氏针或小的松质骨螺钉或双端螺纹钉固定。由于粉碎性骨折后造成的骨缺损必须用植骨法填充。有时为修复股骨髁的正常形态，小的骨折块可用骨水泥粘连，然后再用钢板固定。在股骨髁间的粉碎性骨折部位或骨缺损区，同样应植骨填补；此时髁间不宜用半螺纹松质骨螺钉加压固定，以免髁间距离缩短，而与胫骨髁不相适应，应以全螺纹松质骨螺钉固定为宜。

内固定有以下方式。

① 角钢板固定：不同于髁上骨折的情况。为得到髁间板块间加压，往往需在角钢板的前后分别用两枚松质骨螺钉做拉力钉固定。因损伤大，稳定性差，目前已很少使用。

② DCS 固定：操作方法类同于角钢板，为插入髁螺钉需有特殊操作器械。其优点是DCS 的髁螺钉具有骨折块间加压作用，增加固定的稳定性。

③ LISS 等解剖型锁定钢板：适用于复杂的髁间骨折。如双髁骨折合并股骨远侧粉碎或前侧切线骨折，内侧壁有缺损，需植骨，切线骨折块用拉力螺钉固定。目前，股骨远端解剖锁定型钢板已成为股骨髁间和髁上骨折的主要内固定方法。

（3）合并损伤的治疗　股骨髁骨折的同时常可合并有交叉韧带及半月板损伤。①为恢复膝关节完善的功能，损伤的韧带必须做修补。在新鲜损伤中，带有附着点骨块的撕脱性损伤的处理相对容易，可将骨块再固定于附着点上，用钢丝经骨孔拉出股骨髁内外侧面予以固定；体部损伤则采取多针缝合断端，使断端接近后，经骨孔拉出股骨髁内外侧面固定的方法。②半月板损伤应尽可能保留，边缘性损伤应修复，小的体部或前后角撕裂则做部分切除，仅在有严重撕裂伤，累及半月板的大部分时，才需全部切除半月板。

（4）股骨髁骨折畸形愈合的治疗　股骨髁骨折由于早期未能得到充分的完全解剖复位可造成畸形愈合。粘连可造成膝关节屈伸功能障碍。内外成角则可引起膝内外翻畸形，造成膝关节负重力线改变，使负荷传导异常，加上胫股髁在运动过程中关节面相互不适应，而易继发创伤性关节炎的发生。在畸形愈合的病例均应做手术截骨，重新复位，力求恢复正常解剖关系。在截骨矫正后有骨缺损的部位应取骨嵌入。畸形愈合的患者由于肢体仍在使用，发生骨质疏松的较少见，因而矫正畸形后内固定一般较为可靠，关节仍可早期进行功能活动。

（三）预后和并发症

开放性股骨髁间骨折常由严重暴力造成，需做局部彻底清创，以免发生感染。做手术内固定者，也常有感染的危险，少数病例可发生静脉血栓；由于骨折复位不当，常出现前后成角；由于内固定物固定不当，尤其在钢板对侧有骨缺损时，内固定物由于所受应力集中，可发生折断，可导致骨折不愈合。若损伤韧带未予修复，术后出现的内外翻畸形可加重韧带松弛，可导致膝关节不稳定。

（刘　　赫）

第二十一节　膝关节脱位

膝关节脱位是比较少见的，只有在强大的暴力作用下，膝关节周围的软组织几乎完全被破坏时，才能造成膝关节骨端分离脱位。膝关节脱位的严重性，不仅是因为关节及周围软组织损伤广泛和严重，而且常合并血管和神经的损伤，如不早期治疗或处理不当，容易造成不良后果。

一、损伤机制

（1）直接暴力。
（2）间接暴力（旋转力、杠杆力作用）。

二、分类

根据外力作用和胫骨在股骨下移动的方向，膝关节脱位可分为五种类型。

（一）前脱位

多为膝关节强烈的过伸性扣伤所致，屈膝时，外力向后作用于股骨下端或外力向前作用于胫骨上端，使胫骨向前移位，较多见。

（二）后脱位

向后的外力作用于胫骨上端，造成胫骨向后脱位，多合并动脉损伤。

（三）外侧脱位

为强大外翻力或外力直接作用在股骨下端使胫骨向外侧移位。

（四）内侧脱位

强大外翻压力使胫骨向内移位，较少见。

（五）旋转脱位

由于强大旋转外力的作用，胫骨向两侧旋转脱位少见，特点是移动幅度小，很少合并血管与神经的损伤。

另外，根据膝关节股骨髁与胫骨髁完全分离或部分分离，可将膝关节脱位分为完全脱位或部分脱位。

三、临床表现

（1）严重的膝部外伤史。

（2）伤后膝关节剧烈疼痛，膝部畸形、肿胀，关节活动受限。

（3）检查时膝关节有明显的异常活动。

（4）若合并神经、血管损伤，则可出现远端的神经、血管症状。

四、治疗

膝关节脱位的治疗已经有很长的历史了。血管损伤应立即处理以挽救肢体。相比来讲，韧带修复的处理不那么紧急。对于合并血管损伤的患者，需要评估下肢稳定性以便为血管修复提供稳定性。韧带修复需要评估采用非手术治疗或开放性手术处理的效果、并发症及预后。对于韧带损伤采用哪种治疗措施，通常取决于外科医师的经验和患者的要求。

（一）非手术治疗

虽然大多数文献认为非手术治疗不够妥当，但目前还没有比较非手术治疗和开放性手术治疗的前瞻性随机对照实验研究。开放性手术治疗往往只在合并血管损伤时才进行，因此开放性手术治疗的结果与非手术治疗的结果无法进行直接比较。自20世纪70年代以来，关节镜技术的发展、对韧带的解剖结构认识为手术重建和修复韧带创造了良好的条件。长期膝关节制动的非手术治疗会带来诸如骨质疏松、肌肉萎缩、纤维化等并发症，然而，当多发伤合并膝关节脱位时，对脱位膝关节采取非手术治疗也是一个适宜的措施。

（二）开放性手术治疗

随着对膝关节韧带手术的认识，逐渐有学者报道开放手术可以改进膝关节脱位的术后关节稳定性。首先应考虑保住肢体的问题，必须仔细排查、处理血管损伤，然后才考虑韧带手术。任何下肢的创伤，在制订处理方案时必须考虑合并伤。对于膝关节脱位，可以将重点放在韧带的处理上，但必须先集中精力判断和处理血管、神经、软组织损伤。韧带损伤的鉴别相对治疗来讲更加重要。后交叉韧带正常的膝关节脱位与前交叉韧带、后交叉韧带、后外侧结构损伤的膝关节脱位的治疗完全不同。同时，韧带损伤的处理要根据损伤的类型（止点撕脱、中段撕裂）来决定。如果后交叉韧带正常，早期功能锻炼至膝关节活动度正常后再处理前交叉韧带损伤会更好。手术方式的选择和时机取决于韧带损伤的情况，而不取决于脱位的情况。临床检查（通常需要在麻醉下进行）、X线片和MRI检查结果综合决定治疗方案。由于膝关节脱位后关节囊的损伤会导致关节液外渗的风险，因此早期手术（伤后7～10天）应尽量避免使用关节镜。早期推荐切开手术，二期关节镜下重建手术。对于后外侧角的损伤最好早期切开手术处理。对于韧带修复顺序的基本原则是：首先重建后交叉韧带和后侧角，再处理前交叉韧带。后交叉韧带是膝关节稳定的基石，对于膝关节脱位合并前交叉韧带和后交叉韧带损伤的患者必须先处理后交叉韧带。在固定后交叉韧带之前，如果拉紧重建的前交叉韧带会使得胫骨相对于股骨向后半脱位。许多膝关节脱位患者后交叉韧带是完整的（包括部分损伤），对于这部分患者可先锻炼膝关节活动度，二期行前交叉韧带重建术。

1. 切开手术

对于后外侧结构损伤合并前交叉韧带和后交叉韧带损伤的患者，推荐早期行切开手术。目前，对于后外侧结构损伤的争议在于是修复为主还是进行重建。大多数学者支持对后外侧结构进行修复。对于多发伤的患者，前交叉韧带、后交叉韧带和后外侧结构损伤最好先用外固定架临时固定膝关节，进行二期修复。因为膝关节脱位交叉韧带损伤手术成功也取决于多发伤情况，对于只有1～2个合并伤的患者膝关节脱位后韧带重建效果更好。

2. 延期关节镜手术

关节镜手术通常在膝关节活动范围正常后进行。重建后交叉韧带和后外侧结构后延期使用关节镜重建前交叉韧带已经有许多成功的报道。有学者建议膝关节活动范围正常后同时重建前交叉韧带、后交叉韧带，同时重建需要在胫骨上钻取两个骨道，这两个骨道之间要保留合适的骨桥。早期前交叉韧带和后交叉韧带同时重建会带来更好的结果，最理想的做法是关节活动度正常及关节炎症消退后马上进行重建。

3. 慢性脱位

慢性脱位通常发生于膝关节后外侧脱位（前交叉韧带、后交叉韧带、内侧副韧带损伤）合并髌股关节脱位被漏诊的病例，常合并腓总神经损伤，需要切开手术治疗。也有采用外固定架治疗的报道，但手术效果不理想。

（三）非手术治疗与切开手术治疗

有学者报道了非手术治疗与手术切开治疗膝关节脱位的结果，认为非手术治疗效果更好。仅在开放性膝关节脱位、复杂膝关节脱位或膝关节脱位合并血管损伤时才建议采用手术切开治疗。然而，大多数研究认为，对于膝关节脱位合并前交叉韧带和后交叉韧带完全断裂的治疗手术效果更好。无论是早期修复还是延期重建前交叉韧带，先进行功能锻炼至膝关节活动度基本正常后再重建前交叉韧带是最好的。在后交叉韧带正常的膝关节脱位患者中，也证实先进行功能锻炼再重建前交叉韧带的效果良好。对于多发伤合并膝关节复杂脱位（血管损伤、开放性膝关节脱位）的患者，采用外固定架治疗是一个不错的选择。固定4～6周后移除外固定架，采用关节镜进行膝关节松解，术后CPM功能锻炼48～72小时。后期如果膝关节不稳定再进行手术重建。

（四）并发症

膝关节脱位的并发症很常见，且与受伤的严重程度有关。常见并发症有膝关节不稳、骨关节炎、关节粘连、腓总神经麻痹等。

1. 僵硬

有学者指出，任何针对膝关节的手术操作都可导致膝关节僵硬。因此，开放手术之后必须立即开始关节活动度锻炼；否则，软组织损伤、关节脱位、术后制动等综合因素可能导致膝关节的永久性僵硬。屈曲位僵硬是一个棘手的并发症，功能往往很差。伸直位僵硬也很常见。非手术治疗的僵硬并发症发生率低。早期膝关节活动度锻炼和延迟交叉韧带重建手术是预防术后膝关节僵硬的一个较好的方法。在膝关节脱位手术治疗病例中，约20%的患者术后因为僵硬需要在麻醉下再次处理。

2. 血管损伤和肢体缺失

血管损伤和肢体缺失是一个灾难性的并发症。如果早期发现血管损伤进行探查和修复、筋膜切开减压等处理，一般不会导致截肢。有学者指出，如果腘动脉损伤后6～8小时没有进行修复，将会有约 80％的肢体需要进行截肢。修复血管需要维持关节的稳定性，一个简单的外固定架就可以做到维持关节的稳定以保证修复的血管恢复功能。

3. 神经损伤

腓总神经损伤导致的长期麻痹很常见。腓总神经损伤最常见于膝关节外侧损伤脱位，这时有必要进行探查修复。胫神经损伤非常少见，偶见于一些严重的血管损伤或开放性损伤。如果发现有任何的感觉神经或运动神经受累，应考虑是否发生了骨筋膜隔室综合征。

4. 骨关节炎

膝关节脱位也常导致骨关节炎，这与脱位时造成的软骨挫伤有关。膝关节脱位常发生于40 岁以下的患者，一旦发生严重的骨挫伤并发骨关节炎将非常麻烦，因为年轻患者不适合进行膝关节置换。

5. 晚期不稳定

僵硬和晚期不稳定是一对互相矛盾的并发症。早期手术的常见并发症是僵硬。交叉韧带修复不良、不恰当的功能锻炼、韧带愈合不良等常导致晚期膝关节不稳定，表现为步态异常。后交叉韧带损伤或后外侧结构损伤晚期处理非常麻烦，要尽早治疗，以降低晚期关节不稳定的发生率。

（五）预后

预后与膝关节脱位的严重程度有关，主要表现为膝关节功能受限、活动度下降、关节炎及膝关节不稳定。可根据损伤的类型来预测患者的预后。有学者指出，ⅢL 型膝关节脱位要比ⅢM 型膝关节脱位预后差，而Ⅳ型膝关节脱位预后最差。

（刘　赫）

第二十二节　胫骨干骨折

胫骨干骨折是骨外科医师临床最常见的骨干骨折之一。大多数胫骨干骨折能得到痊愈，愈合后能达到受伤前的功能水平且很少有严重的并发症。特殊类型的胫骨干骨折易出现严重并发症，因而需要有经验、训练有素的骨外科医师来处理，以避免并发症的发生，同时保留满意的运动功能。

一、损伤机制

（一）直接暴力

直接暴力指外力直接撞击引起，多见于交通事故、工矿事故、地震及战伤情况下。多属开放性及粉碎性骨折，在治疗上问题较多。暴力多来自小腿的前外侧，骨折线呈横断形、短斜形或粉碎性。两骨折线多在同一平面，骨折端多有重叠、成角、旋转移位。因胫骨位于皮下，如果暴力较大，可造成大面积皮肤剥脱，肌肉、骨折端裸露。如发生在胫骨中下 1/3 处骨折时，由于骨的滋养血管损伤，血运较差，加上覆盖少，以致感染率高。所以，该处骨折易发生骨的延迟愈合及不愈合。

（二）间接暴力

间接暴力主要为扭曲暴力，多见于生活及运动伤，骨折多为螺旋形或斜形，以闭合性常见。如从高处坠落、强力旋转扭伤或滑倒等所致的骨折，骨折线多呈长斜形或螺旋形。骨折移位取决于外力作用的大小、方向，肌肉收缩和伤肢远端的重量等因素。

二、诊断

（一）病史与体格检查

1. 病史

腿部受到低能量或高能量的创伤以后，胫骨干骨折患者都会出现不同程度的疼痛不适。应询问患者受伤的环境、时间，受伤后是否进行骨折复位和其他治疗，同时也应询问患者的既往病史。

2. 视诊

脱去受伤肢体所有衣物，能完整看到受伤肢体，观察有无开放伤、畸形、挫伤、肿胀以及肢体颜色。观察伤口的大小、部位，创口的污染程度，并对组织的创伤严重程度做好评估。

（1）畸形　畸形是骨折的特征性表现。挫伤或青肿的部位提示导致骨折的外力作用方向或提示为附带损伤。严重挫伤的位置很重要，因为它可以提示医师改变治疗计划，来避免手术切口通过严重创伤的软组织。

（2）与正常对侧肢体对比　与对侧正常肢体做对比，能够很好地评估伤肢的肿胀程度。随着时间进展，肿胀的严重程度可作为评估创伤严重程度的初步指标。

（3）颜色　肢体末端颜色是肢体末端血液灌注的重要信息。粉红色提示肢端毛细血管血氧良好，但不能提示深部血氧循环情况。发暗或灰暗，提示如果不给予及时、有效的处治，很有可能导致肢体的坏死。

（4）运动　在视诊患肢后，在触诊和治疗之前，接诊医师应观察患肢主动运动情况。重点观察膝关节、踝关节及足趾的屈伸运动情况。患者常会因为不舒服而不能完成上述部分的检查。

3. 触诊

（1）血管搏动　尽可能检查腘动脉、胫后动脉及足背动脉的搏动。如没有触及强有力的动脉搏动，应使用多普勒超声评估足背动脉及胫后动脉的血流情况。如果多普勒超声没有检测到三处动脉的搏动，且患肢存在畸形，应充分牵引患肢，而后再次使用超声检测动脉的血流。如果仍无法检测到动脉搏动，则应紧急行血管造影或请血管外科医师会诊。

（2）直接触诊　有时受伤的肢体外观看起来和正常肢体并没有太大区别，神经、血管检查也未见明显异常。如直接触诊骨折部位，引发疼痛和扪及骨擦感，通常提示胫骨干骨折。

4.骨筋膜隔室综合征

在评估完血管损伤情况之后，医师应对骨筋膜隔室综合征进行评估。如果患者能主动屈伸踝关节及足趾而不出现明显的疼痛，则此时发生骨筋膜隔室综合征的可能性比较小。然而，骨筋膜隔室综合征会随着时间的进展而发生。因此，有必要对患者的症状进行持续检查和观察。

（1）体征与症状　骨折处常疼痛剧烈，因此排除骨筋膜隔室综合征变得更加困难。与受伤程度不等比例的疼痛应引起注意。体格检查时被动牵引引起疼痛加重是最为重要的体征。其他不常见的体征包括骨筋膜室张力增高、感觉减退、肌肉无力。根据血管搏动来判断是否存在骨筋膜隔室综合征并不可靠，因为有时发生了骨筋膜隔室综合征，仍能非常明显地触及动脉搏动。

（2）隔室压力　对意识丧失、中毒昏迷或其他意识障碍的患者，对隔室压力进行相关评估则较为困难，因为这类患者对疼痛的反应不敏感。对于此类患者，如果怀疑存在骨筋膜隔室综合征的可能，应直接测量 4 个隔室的压力，以确诊或排除诊断。确诊骨筋膜隔室综合征的具体隔室压力尚无统一的标准，但舒张期隔室间的压力差＜30mmHg 是紧急四隔室切开减压的指征。

5.开放骨折

如果胫骨干骨折有开放性伤口，需按开放性伤口与骨折部位相通来处理，应急诊行冲洗和清创。远离骨折端的开放性伤口也可能与骨折端相连通。如有远离骨折端的开放性伤口，应在手术室消毒、铺巾后进行探查。

（二）影像学检查

影像学检查胫骨干骨折需要摄胫骨前后位和侧位 X 线片，同时摄片范围还应包括股骨远端和踝关节。如存在股骨远端和踝关节的合并骨折，需改变治疗方案。

对于靠近胫骨远端和干骺端骨折的评估，CT 扫描非常有必要。胫骨干应力性骨折通常在 X 线片上显影不明显，MRI 检查或三维骨扫描可帮助确诊。

三、分型

（一）骨折

胫骨干骨折有几种常见的分型方法。分型系统应能区分骨折及采用的治疗方法，并判断其预后。对于闭合性胫骨干骨折，Johner-Wruhs 分型系统较为简明，此分型系统基于骨折位置、受伤机制、暴力能量作用范围（如骨折块的粉碎程度）来分型。AO/OTA 分型系统在使用范围上有些类似，只是更加的详细和复杂。在科研中，采用 AO/OTA 分型可能是最佳选择，因为其可以更好地评价和比较不同研究中患者治疗的效果。

（二）开放性骨折

开放性骨折最好用 Gustilo 评分系统。Ⅰ型开放性骨折创口小（<1cm），伤口无污染，肌肉组织有轻微损伤，没有明显的骨膜剥离。Ⅱ型开放性骨折有创口较大（>1cm），但没有明显的软组织毁损、皮瓣形成和撕脱伤。Ⅲ型开放性骨折创口更大，伴有广泛的皮肤、肌肉、骨膜和骨的损伤。枪击伤和碾压伤是Ⅲ型开放性骨折的特殊类型，因为这两种高能量损伤出现并发症的风险更大，尤其是感染的风险。ⅢA型损伤存在广泛的污染和（或）深部软组织的损伤，但骨折端和神经、血管有充足的软组织覆盖，不需要行肌瓣转移。ⅢB型损伤存在广泛的污染或深部软组织的损伤，需要行肌瓣转移或游离肌瓣移植才能对骨折端和神经、血管进行覆盖。此类型的损伤常伴有大范围的污染。ⅢC型损伤伴有需行血管修复的动脉损伤。临床上常会遇到在急诊室初步检查判断为Ⅰ型或Ⅱ型的开放性损伤，但在手术室清创后，发现有明显的骨膜剥离和肌肉损伤，需多次清创后行肌瓣转移覆盖。因此，开放性骨折可随时间的推移，导致其 Gustilo 分型增高。

（三）软组织损伤

根据软组织损伤的严重程度对闭合性胫骨干骨折进行了分类：0 级损伤基本没有软组织损伤；1 级损伤为闭合骨折合并表皮或软组织挫伤；2 级损伤为闭合骨折合并明显的肌肉损伤或深部皮肤挫伤，骨折较软组织损伤为重；3 级损伤为伴有严重的软组织损伤，可合并严重的脱套伤、碾压伤、骨筋膜隔室综合征或血管损伤。

四、合并损伤

（一）骨折

绝大部分胫骨干骨折为低能量创伤，通常无严重的合并伤。严重的胫骨干骨折，合并伤的发生率>50%。合并同侧肢体的膝关节韧带损伤、股骨骨折、踝关节骨折是最为常见的合并伤。因此，在治疗胫骨干骨折的前后均应排除这些部位的合并伤。

胫骨干骨折时，常合并患肢腓骨骨折。腓骨骨折能提示踝关节或上胫腓联合损伤。因此，腓骨骨折的重要性不容忽视。

（二）神经、血管损伤

损伤血管、神经组织也很常见。因此，对患肢的循环、感觉及运动功能进行相关检查是必需的，以早期发现神经、血管损伤并及时给予恰当的处理。

（三）其他损伤

高能量导致的胫骨干骨折患者，也常合并头、胸、腹部的损伤。对于此类患者，需根据 ATLS 指南做一个彻底的、系统的评估，以便能及时发现和尽可能进行恰当处理。

五、治疗

治疗原则见表 1-11。

表 1-11　胫骨干骨折的治疗选择

治疗方法	优点	缺点	最佳使适应证
石膏	无创	很难维持力线	最小移位的闭合骨折
	便宜	活动受限	少动的患者
标准外固定架	创伤小	时间长后骨针易松动	严重的污染伤口
	过程短	很难维持力线	全身或肢体情况较差需要快速固定
	避免损失软组织	患者不满意（外观）	
环形外固定架	创伤小	技术要求高	高能量骨折
	钢丝不易松动	患者不满意（外观）	关节附近的胫骨骨折
	能够固定关节附近的骨折	钉道感染风险高	
切开复位内固定	满意的可靠固定	对受伤区域的切开	干骺端胫骨干骨折
	早期关节活动	固定的强度不如髓内钉	
髓内钉	很好的对线	干骺端骨折固定的可靠性	移位的胫骨干骨折（开放或闭合）
	可靠的固定	有限	
	软组织创伤少		

（一）非手术治疗

大多数胫骨干骨折患者行非手术治疗可达到很好的疗效。由于非手术治疗费用低、易于施行，且发生并发症的风险低，对于稳定的闭合性胫骨干骨折，首选非手术治疗。

1. 复位

如果需要，在镇静或麻醉下行骨折的闭合复位。悬吊小腿、纵向牵引可使胫骨干骨折复位。复位需要达到良好的对线。为了确认是否达到良好的复位，需复查 X 线片。

2. 固定

采用长腿石膏固定胫骨干骨折。由于石膏管型不能根据肢体的肿胀情况进行调节，可导致疼痛加剧，并使肢体麻痹加重。如果采用石膏固定胫骨干骨折，考虑随后的软组织肿胀，应采用前后石膏托来进行固定。当骨折部位骨痂形成后，骨折部位软组织对压力的敏感性已经降低，可改长腿夹板或长腿石膏托为 PTB 石膏进行固定。这个过程需要 8～10 天，对一些特殊骨折，可能需要 3～4 周。在用 PTB 石膏固定时，X 线评估至关重要，以确保良好的对位对线。改用 PTB 石膏后，患肢可以开始负重。

3. 对位对线

关于胫骨干骨折对线达到一个什么样的程度才算合适，临床上有很多争论。在前后位和侧位 X 线片上没有成角是解剖对线追求的目标，但在临床上常达不到此标准。在矢状面上的成角比在冠状面上的成角容易让人接受。矢状面上的成角会被膝关节和踝关节在矢状面上的运动所代偿。然而，冠状面上的成角常导致足内、外翻畸形，最终导致膝关节和踝关节不均匀受力。

（1）成角　因骨关节炎的发生发展进程受多重因素（包括骨折的位置、患者的年龄等）的影响，现有研究对多大度数的成角畸形会导致骨关节炎尚无定论。总的来说，成角在矢状面＞10°、在冠状面＞5°时，有必要重新复位骨折端或采用石膏楔形固定。也有一些外科医师认为，对大部分患者来说，胫骨干骨折存在20°成角畸形愈合是可以接受的。

（2）短缩　短缩1cm或1cm以内都无症状。如果短缩2～3cm，可通过1.25cm的增高鞋垫予以纠正。

（3）旋转对线不正　旋转对线不正对患者的影响因人而异。总的来说，如果旋转对位不正患者出现膝关节或踝关节症状，就需要考虑手术矫正。

4. 预后评估

应用PTB石膏固定的患者需要每6～8周进行一次放射性评估。当X线片显示骨折完全愈合，且患者达到临床愈合标准（骨折部位无疼痛或异常运动），则不再需要应用石膏固定。这最早也要到伤后8周，通常需要12～16周。患者去除石膏后，进行步态训练、踝关节功能锻炼、股四头肌及腓肠肌肌力训练，可以使患者更快恢复到正常的运动功能。

（二）手术治疗

1. 适应证

（1）绝对适应证　胫骨干骨折手术固定有几种绝对适应证。开放性骨折需要对骨折进行稳定的固定，从而为软组织修复提供一个稳定的环境，且方便伤口的护理。骨折合并血管损伤需要将骨折固定，给血管修复提供保护；骨折合并骨筋膜隔室综合征，需要骨折牢固固定，为损伤组织提供一个稳定的环境；胫骨干骨折合并全身多发伤的患者，胫骨需固定，有利于患者移动，减少疼痛，还可能减少炎症介质的释放。

（2）相对适应证　手术固定的相对适应证包括：①X线片示骨折端短缩；②严重的粉碎性胫骨骨折；③胫骨骨折而腓骨正常；④胫骨骨折伴同一水平的腓骨骨折。以上骨折采用非手术治疗，骨不连或骨不愈合的风险较大。

2. 外固定

（1）标准　外固定治疗胫骨干骨折，能快速达到骨折稳定，技术难度小。正因为如此，可应用于血流动力学不稳（损伤控制）的多发伤患者，或者有动脉损伤而未行急诊修复且需要快速提供骨折暂时稳定性的患者；外固定治疗也常用于开放性骨折合并伤口严重污染而暂时不适合行内固定治疗的患者。通过小切口实施外固定，可避免软组织的再次受损而导致的愈合能力的缺乏。

（2）环形外固定支架　环形外固定支架包括Ilizarov外固定支架和Hybrid外固定支架（后者采用半针固定在骨折的一端，另一端采用针环固定），两者都具有传统外固定支架的优点。外固定支架是通过穿过骨质的针起固定作用。穿过骨质的针通过拉紧线缆连接在环上，而环连接在由单根或多根连接杆组成的外固定支架上。连接杆与穿过骨质的固定针紧密相连。环形外固定支架的优势在于能提供一个相对无创的骨折固定，同时还能起到良好的固定作用，特别是针对干骺端的复杂骨折和胫骨远端的骨折。环形外固定支架需要比传统外固定支架更多的手术经验，但能用于固定更为复杂的骨折和关节内的骨折，而且不必跨过关节。另外，环形固定的针较传统外固定相比，更加牢固而不易松动，因此环形外固定支架也用于固定愈合较慢的骨折。

3. 切开复位内固定 (open reduction and internal fixation，ORIF)

ORIF 提供胫骨骨折的即时稳定，允许患者术后的早期活动，且骨折愈合率高，是治疗胫骨干骨折非常好的方法。对伴有严重软组织损伤的小腿骨折，不宜采用钢板螺钉内固定进行治疗，因为手术的主要风险是伤口愈合问题。严重小腿损伤伴胫骨干骨折（Gustilo Ⅲ型）的患者，若采用 ORIF 治疗，则伤口愈合相关并发症和深部感染的发生率更高。

（1）骨折块的处理　用 ORIF 治疗胫骨干骨折的患者时，所有的操作都必须考虑组织的生物特性和生理状态。固定每一块碎骨块是不明智也是不需要的，因为这样做往往需要大量地解剖和剥离骨膜，虽然 X 线片上看上去很完美，但骨折部位愈合能力差。胫骨干骨折应对线良好，近端和远端的胫骨主要骨折块牢固固定，中间的碎骨块使用刮勺逐渐复位。在此过程中，应保证中间碎骨块和周围软组织的连续性，以保持骨块的愈合能力。

（2）术后治疗　ORIF 治疗胫骨干骨折后，应关闭切口并放置引流管，并保持患肢固定在功能位，以利于软组织的早期修复。术后 3~5 天，应开始主动活动膝关节和踝关节。术者认为，骨折愈合到一定程度、骨内固定结构能承受足够的支撑力之前，禁止负重。ORIF治疗的胫骨干骨折愈合骨痂较少（主要为骨皮质愈合），如 X 线片示骨折线模糊或消失，提示骨折开始愈合。可以在支具保护下部分负重，这样患者会觉得骨折即将愈合，其心情也更加愉悦。

（3）MIPO　随着设备和技术的进步，允许胫骨骨折钢板螺钉内固定手术采用更小的切口和切开更少的组织。MIPO 技术具有对骨周围血管破坏少、减少组织愈合并发症等优点。应用 MIPO 技术治疗胫骨干骨折要求骨折复位良好，同时固定稳定。

4. 髓内钉

（1）优点　采用髓内钉治疗移位的胫骨干骨折是最普遍的选择。髓内钉固定的优势在于较易使骨折对线良好，同时髓内钉固定的失败率低。髓内钉通过靠近膝关节的切口插入，避免损伤小腿中部严重受损的软组织。锁定螺钉可以经皮小切口置入。通过近端和远端螺钉可维持适当的长度，可对抗旋转不稳及粉碎性骨折直至骨愈合。

（2）不足　主要的不足在于髓内钉需置入髓腔，在置入过程中会破坏骨皮质的骨内膜。对骨内膜的损伤不可避免，但影响较为短暂（2~3 周），且常无明显的临床表现。

（3）扩髓

① 优势：通过骨髓锉扩大骨髓腔，可以置入直径更粗的髓内钉，从而达到更坚强的固定，也可拧入直径更大的锁定螺钉，使锁定螺钉和髓内钉连接更牢固。置入髓内钉前进行扩髓，减少了闭合性胫骨干骨折的不愈合率。

② 不足：扩髓需要注意以下两个方面的问题。

a.破坏骨内膜的循环：扩髓较不扩髓破坏更多的骨内膜循环。在Ⅲ B 开放性胫骨骨折中，骨膜（髓外）的血供受损严重，如再行扩髓，骨折端血供完全中断的风险更大。有动物实验证实，扩髓髓内钉（50%~80%的中心皮质坏死）与未扩髓髓内钉（30%~50%的中心皮质坏死）相比，会导致更多骨皮质血供的破坏。临床应用髓内钉治疗胫骨干骨折时，在坚强固定和尽量保留骨皮质之间做一个折中的选择——进行有限扩髓，即扩髓至坚硬的骨皮质（扩髓器出现连续震颤）时，及时停止扩髓，这样既允许置入直径稍大的髓内钉，又保留了足够的骨皮质。

b. 骨筋膜隔室综合征：一般发生在扩髓后的 2～3 天，扩髓增加发生骨筋膜隔室综合征的风险。已经有一些相关病例报道，但还不清楚骨筋膜隔室综合征是否由于术中牵引或扩髓导致的（也有可能是这两种因素共同所致）。这些报道提醒应在髓内钉内固定术后对下肢进行体格检查，以便能及时发现和尽可能恰当处理并发的骨筋膜隔室综合征。

5. 截肢

合并非常严重的神经、血管、软组织损伤的胫骨骨折才会考虑截肢术。LEAP 通过大样本、多中心前瞻性队列研究来研究小腿截肢对患者活动功能和心理的影响。

LEAP 研究的结果见表 1-12。进行肢体重建和截肢的患者，治疗后 2 年和 7 年的疗效是类似的。无论选择保肢还是截肢手术，大多数的神经、血管、软组织严重损伤的患者都会遗留肢体的残疾。对损伤的下肢进行早期截肢能否更好地保留患者的运动功能，LEAP 的研究无明确结论。除非患者损伤的肢体血流动力学不稳定或为了挽救患者的生命，才应行截肢手术。应尽量避免仓促做出截肢的决定，只有与患者及其家属反复沟通，征得同意后才能进行截肢。

表 1-12　LEAP 研究结果

与正常的人群相比，在Ⅰ级创伤中心治疗过下肢损伤的患者更外向、不太容易相处，更多人嗜烟酒，且蓝领、无保险人员、精神病患者和低收入者占更多比例
创伤严重程度评分系统不能预测患者是否需要截肢
在 2 年的随访中，足底感觉的存在与否不影响患者的下肢功能
在 2 年的随访中，下肢毁损伤的患者疗效差
在 2～7 年随访中，老年人、女性、非白种人、教育程度低、有吸烟史、家境贫穷、自信心差、受伤前身体状况差、进行残疾方面法律诉讼的患者疗效差
膝下截肢包括截肢时采用游离皮瓣覆盖残端的患者，较膝上截肢患者的功能更好。膝关节离断患者的功能最差，运动更费力
毁损伤行保肢和截肢疗效相当

6. 皮瓣修复

如果骨、肌腱、神经、血管和内置物没有足够的软组织覆盖时，有必要行皮瓣修复。皮瓣的类型需根据具体受伤部位来选择：胫骨近端 1/3 的软组织缺损可以用腓肠肌内侧头皮瓣予以修复；胫骨中段 1/3 的软组织缺损可以使用比目鱼肌皮瓣予以修复；胫骨远端 1/3 的软组织缺损，则需要使用带血管蒂的游离皮瓣来修复。如果比目鱼肌或腓肠肌损伤而不适合做转移皮瓣，则选择游离皮瓣治疗胫骨近端 1/3 和中段 1/3 的软组织缺损。腓肠神经营养皮瓣可通过皮下隧道的方式来修复小腿远端小的或中等大小的组织缺损，且无须吻合血管，还可避免皮瓣供区的严重并发症。首次清创时不宜行皮瓣修复，但应在伤后 1 周内完成。

7. 负压引流

使用 VAC 或其他负压引流装置临时覆盖损伤的创面，可使巨大的创面保持负压（一般较大气压低 125mmHg），负压起到清除组织淤血和渗出、减轻组织水肿、促进肉芽组织形成的作用，NPWT 还被用作早期的组织覆盖，以减少感染和减少使用游离皮瓣修复创面。

（三）抗生素治疗

手术治疗闭合性胫骨干骨折时，需要应用抗生素预防感染，术前自静脉给予 1 次第一代头孢菌素，应用至术后 24～48 小时。

1. Gustilo Ⅰ型和Ⅱ型开放性骨折

对于 Gustilo Ⅰ型和Ⅱ型开放性胫骨干骨折，同样可以使用第一代头孢菌素静脉滴注以预防感染，但要尽可能早的在急诊室就预防性使用抗生素。

2. Custilo Ⅲ型开放性骨折

Gustilo Ⅲ型开放性骨折应尽早地使用抗革兰氏阳性菌的第一代头孢菌素和抗革兰氏阴性菌的氨基糖苷类抗生素或喹诺酮类抗生素。应严格控制清创术后抗生素的使用，推荐使用至术后 24～72 小时。清创术前、术后各使用一次抗生素。

3. 污染伤口

如果开放性骨折发生在田野或骨折受到泥土污染，需静脉使用青霉素类抗生素来预防厌氧菌感染。如果患者开放性骨折发生于沼泽或大型水域，需静脉使用第三代头孢菌素来预防产气杆菌感染。

六、并发症的治疗

（一）膝关节疼痛

带锁髓内钉治疗胫骨骨折最常见的并发症是膝前痛。长期随访置入胫骨髓内钉的患者，约 57% 存在膝关节不适。在置入胫骨髓内钉时，应选准进针点，同时在扩髓时应注意保护髌韧带和膝关节脂肪垫。在髓内钉置入后应行膝关节透视，确保髓内钉未突出于骨质。

（二）伤口愈合不佳

伤口愈合不佳在胫骨干骨折治疗中可导致破坏性后果。在做切口前全面评估皮肤和软组织条件，可避免此类并发症的发生。如果出现严重挫伤、皮肤水疱破裂、末梢循环障碍，应避免在这些部位做切口，且最好改用外固定支架进行固定。伤口愈合不佳可采用局部清创和换药的方法，直至伤口痊愈。如果骨质、金属置入物和神经血管结构缺少软组织覆盖，可采用皮瓣转移或移植的办法进行覆盖。肌腱外露的伤口可采取负压封闭引流的方法来治疗，若外露肌腱的腱鞘完整，则进行伤口换药即可。

（三）骨髓炎

骨髓炎是少见而严重的并发症，一般发生于采用手术治疗的胫骨骨折患者。闭合性骨折骨髓炎的发生率约为 1%，而 Gustilo ⅢB 型开放性胫骨骨折中，骨髓炎的发生率高达 25%～50%。治疗方法包括彻底清除坏死骨和软组织、内固定或外固定维持骨折的稳定性、软组织覆盖伤口、长时间（4～8 周）静脉滴注抗生素。

(四）骨筋膜隔室综合征

有报道称长时间应用牵引床牵引复位也会导致骨筋膜隔室综合征。如果患者有全身的创伤，病情不稳定，进行手术治疗，也可能导致骨筋膜隔室综合征。术后应常规检查，以便能及时发现和尽早处理并发的骨筋膜隔室综合征。硬膜外麻醉可能使术后发现骨筋膜隔室综合征更为困难，但同样可通过患者的症状和临床体格检查来诊断骨筋膜隔室综合征。

（刘　赫）

第二十三节　距骨骨折脱位

全身骨骼中，距骨是唯一一块无肌肉起止的骨骼，仅有滑膜、关节囊和韧带相连，因此血供较差，不愈合及无菌性坏死者多见。此类损伤的发病率在足部骨折中约占1%，虽然十分少见，但所引起的问题较多，是临床上所重视的难题之一。

一、解剖

距骨分为头部、颈部及体部；头部与舟骨构成距舟关节，后方为较窄的距骨颈；距骨体位于后方，不仅体积最大，上方以滑车状与胫骨下端构成踝关节，此处为力量传导最为集中的部位，易引起损伤。

距骨表面有60%左右为软骨面所覆盖，上关节面边缘部分也有软骨延续，距骨可在"榫眼"内向前后滑动的同时，也可向左右倾斜及旋转活动。

距骨体的后方有一个突起的后结节，如在发育中未与体部融合时，则形成游离的三角形骨块，周边部光滑，常可见于X线平片上，易与撕脱骨折相混淆。

距骨无肌肉附着，但与关节囊及滑膜相连，并有血管伴随进入，如在外伤时发生撕裂，则易因血供中断而引起缺血性坏死。

二、损伤类型

（一）距骨头骨折

占距骨骨折的5%~10%。

1. 损伤机制
（1）踝关节跖屈位轴向载荷或踝关节背伸位时将距骨头向胫骨远端压缩。
（2）距骨头内侧脱位时足舟骨受剪切力而骨折，致距骨头损伤。

2. 相关损伤
距骨骨折是常见的合并损伤，中足不稳也常见。

3. 治疗

（1）无移位骨折　由于坚强的关节囊和韧带附着，大多数骨折不发生移位。治疗用短腿石膏固定免负重4～8周。

（2）移位骨折　没有证据表明骨碎片切除或开放复位内固定哪种治疗更好。如果骨折块足够大，标准的治疗是内固定，并切除小的骨折块。

4. 并发症

并发症包括由骨折对位不良导致的关节炎、骨坏死（发生率约为10％）、骨软骨骨折。

（二）距骨颈骨折

1. 概述

距骨颈骨折又称飞行员距骨，是高能量损伤，通常是在足过度背屈位与胫骨远端撞击所致。15％～20％是开放性骨折。经常伴有踝关节骨折（25％），内踝损伤更常见。发生软组织损伤和骨筋膜隔室综合征的风险很高。

2. 分型

根据Hawkins分类法，距骨颈骨折分为4型。

（1）1型为无移位骨折。

（2）2型为移位的距骨颈骨折，伴距下关节半脱位或脱位。

（3）3型为移位的距骨颈骨折，伴踝关节和距下关节脱位。

（4）4型为移位的距骨颈骨折，伴踝关节、距下关节和距舟关节脱位。

3. 影像学检查

需要摄足和踝部系列X线片。距骨颈的轮廓在Canale位显示最清楚（踝关节处于最大跖屈位，足旋前15°，球管投射方向指向头侧并与水平面成75°）。

4. 治疗

治疗取决于Hawkins分型，目标是达到解剖复位，以往认为早期解剖复位可减少距骨坏死的风险。约60％的矫形外科专家发现8小时后手术可以接受，46％的矫形外科专家则认为24小时后进行手术可以接受。

（1）Hawkins 1型　1型骨折以免负重短腿石膏固定4～6周，然后更换行走石膏固定1～2个月。如果担心关节僵硬或后期发生骨折移位，可以考虑经皮固定。

（2）Hawkins 2型　2型骨折应当急诊处理。立即通过牵引并跖屈，重新对齐距骨头骨折块与距骨体以整复骨折。如果达到解剖复位（据报道约50％可手法解剖复位），可按1型骨折处理。剩余的畸形必须矫正，移位≤5mm、成角≤5°是可接受的。某项研究提示，距骨颈骨折仅2mm的移位就会显著影响关节压力。大多数学者主张2型骨折应当行内固定以避免后期发生骨折移位。开放复位可通过前外侧（血管损伤风险最小）或前内侧或后外侧切口。固定常使用经距骨颈的螺钉。手术入路取决于骨折块的位置、开放伤口、皮肤挫伤情况及相邻的骨折。前内侧入路最常用，但损伤跗骨管动脉的风险最高。有时需要联合使用前内侧和前外侧切口以进行交叉螺钉固定。后内侧入路应当避免，因为此入路发生疼痛后遗症的风险很高。术中透视是必需的，可以保证精确的骨折复位并避免对位不齐（尤其是距骨颈内翻畸形必须避免）。自后向前的螺钉固定能达到最大固定强度，优于克氏针或自前向后的螺钉固定。

（3）Hawkins 3 型　3 型骨折的治疗与 2 型相似。但 3 型骨折软组织问题更常见，治疗结果也普遍较差。手法复位很难得到满意的效果，因此 ORIF 更常用。有时需要通过跟骨牵引以复位距骨体。如果距骨体被挤出，可能需一期行 Blair 融合术，因为直接复位可导致极高的感染发生率。胫后动脉三角支可能是距骨仅存的血供来源，注意必须尽量少剥离三角韧带。距骨可能在三角韧带处发生旋转，必须将骨折块扭转回来以保持血供。

（4）Hawkins 4 型　4 型是非常罕见的损伤。

5. 并发症

由于各种后遗症很常见，患者的不满意率较高。

（1）皮肤坏死及感染　背侧的皮肤坏死和感染的风险特别高。骨折延迟复位导致皮肤受压，加重局部缺血。开放性损伤中骨髓炎多发，需要切除感染的骨块并行关节融合术。

（2）延迟愈合或不愈合

① 延迟愈合：是指骨折愈合于 6 个月以后，其发生率约为 10％。继发于距骨稀少的血供且血管重建缓慢。必须限制负重直到可以看到桥接骨痂。

② 不愈合：完全的不愈合很罕见。即刻行内固定可以减少不愈合及延迟愈合的发生率。骨折超过 1 年仍不愈合，应行 ORIF 及骨移植。

（3）畸形愈合　内翻畸形是最常见的畸形，通常发生于闭合复位且未使用内固定的情况下。这种畸形最终导致距下关节退行性关节炎，常发生于 2 型损伤（高达 50％）。临床上，患者表现为距下关节活动度下降，依靠足的外侧缘站立。手法复位后应仔细观察 X 线片或行 ORIF 可降低发生内翻畸形的风险。手术中仅采用内侧切口可能增加发生内翻畸形的风险，因为此入路限制了整体观察骨折复位情况。

（4）创伤性关节炎　创伤性关节炎发生于距下关节（50％）、胫距关节（33％）或两个关节均受累（25％）。起因为受伤时关节受损，后期骨坏死伴随部分塌陷、畸形愈合或制动时间过长导致纤维化。可能需要局部封闭以鉴定受累的关节。非手术治疗通常有效，倘若无效，只能行关节融合术。

（5）距骨坏死　发生率与损伤类型有关（表 1-13）。如果伤后 6～8 周的 X 线片上可见"Hawkins 征"，表示距骨体血管再生和骨质萎缩。Hawkins 征表现为前后位 X 线片上距骨穹顶软骨下的透亮带，存在 Hawkins 征表示不会发生距骨坏死，缺失则不能肯定一定会发生距骨坏死。MRI 或核医学检查有时有助于判断可疑坏死的病例是否真的发生了坏死。在距骨坏死的病例中，X 线片上距骨骨密度超过 3 个月以上并不增高。

表 1-13　距骨颈骨折后距骨坏死的发生率

Hawkins 分型	发生率
1 型	13％
2 型	20％～50％
3 型	几乎 100％
4 型	几乎 100％

如果发生距骨坏死，是否负重存在争议。骨折的骨性愈合似乎并没有被骨坏死延迟。然而，负重应当推迟至距骨颈骨折愈合以后。一些病例记录显示，尽管发生距骨坏死，只要避

免骨质塌陷，骨折仍愈合良好。可使用免负荷髋韧带承重支具，直到距骨血管重建完成（血管爬行替代长达 36 个月）。迟发的骨质部分塌陷处理起来很困难，治疗可选择胫跟融合、Blair 融合和改良 Blair 融合（保留距骨头和颈）。

（6）神经损伤

① 后外侧入路：最常损伤腓肠神经。

② 前内侧入路：最常损伤隐神经。

③ 前外侧入路：最常损伤腓浅神经的背侧中间皮支。

（三）距骨体骨折

距骨体骨折包括涉及距骨上关节面或滑车区的骨折。这些骨折可能发生在任何平面，且预后较距骨颈骨折差得多。分型是基于骨折平面和骨折块移位做出的。治疗除了移位极少的骨折，其余均需进行手术。行内踝截骨的内侧入路能提供广泛的显露。外侧入路损伤血管的风险较小。固定骨折可使用骨皮质螺钉、克氏针、Herbert 钉。距骨坏死发生率约为 50%，通常与骨折类型无关（距骨坏死发生率与距骨体骨折类型有关）。距骨体骨折后距骨坏死的治疗与距骨颈部骨折所致的距骨坏死相似。

（四）距骨突骨折

1. 外侧突骨折（滑雪板骨折）

受伤机制是踝关节背屈、内翻、外旋加以轴向载荷。距骨外侧突为颈韧带、分歧韧带、距腓前韧带及跟距外侧韧带提供附着。

（1）检查　检查结果与踝关节外侧扭伤相似。内翻损伤病史是其特征，应高度怀疑并做出诊断。X 线片常能显示细微或明显的改变，CT 有助于进一步评估。

（2）影像学检查

① X 线片：踝关节前后位 X 线片和小腿内旋 20°位片最能清楚地显示外侧突骨折。

② CT：冠状位片。

（3）治疗　治疗取决于骨折片的大小、移位和粉碎程度。

① 无移位骨折：可用短腿石膏（免负重）固定 4 周，然后用可负重石膏再固定 2 周。

② 移位、非粉碎性骨折：以小的骨折片或 Herbert 钉行 ORIF。

③ 粉碎性骨折：最好切除碎骨片，早期免负重活动距下关节。

（4）并发症　延误诊断可能带来严重的问题，移位的骨折块愈合后可导致距下关节炎。如果单纯切除骨折块不能解决问题，可考虑行距下关节融合。

2. 后突骨折（Shepherd 骨折）

（1）诊断　可能有外伤史或隐匿疼痛的病史。疼痛可能很模糊，非特异性，可能集中于后踝。疼痛常于踝关节强制马蹄位时加重。姆趾活动可引发疼痛，因为姆长屈肌腱走行毗邻距骨结节，然后进入载距突下的凹槽中。

（2）损伤机制　两种机制与损伤有关：①过度背屈和（或）内翻，导致距腓后韧带紧张撕裂外侧结节；②强制跖屈导致外侧结节于胫骨和跟骨受压。

（3）应力骨折　应力骨折可能因踝关节反复活动引发，可导致外侧小骨块与距骨分离。

（4）影像学检查　踝关节侧位片上显示最清楚。区分三角形突起的急性骨折（边缘毛糙）与距后三角骨（边缘光滑）比较困难，骨扫描可能有帮助。

（5）治疗　治疗包括免负重石膏固定 4 周，然后行走石膏固定 2 周。持续疼痛的话可以延长石膏固定时间。症状持续超过 6 个月提示骨折不愈合。骨扫描可显示局部代谢活跃。若骨折不愈合，推荐经后外侧入路（踇长屈肌与腓骨间）切除骨折块。关节镜下骨块切除也有报道。

（五）距骨的骨软骨缺损

这是距骨穹顶关节表面的关节内骨折。撞击损伤可能破坏软骨的完整性，剪切损伤可能导致软骨瓣状撕裂。在所有踝关节扭伤的患者中，距骨的骨软骨缺损发生率为 6.5%。55% 的损伤发生于距骨内侧部分，45% 在外侧。

1. 损伤机制

（1）外侧　背屈并内翻踝关节导致撞击和前外侧剪切。

（2）内侧　跖屈并内翻踝关节导致距骨内上嵴刮擦胫骨远端关节面，从而损伤距骨内侧。

2. 诊断

症状与踝关节扭伤相似，可能有异物感。

3. 影像学检查

外侧损伤通常较平、呈浅碟状，而内侧损伤较深、呈杯状。CT 扫描有助于显示损伤的深度和大小。MRI 能更精确地显示软骨缺损区的表面覆盖及碎片自软骨下移位情况。MRI 还能鉴别相关的软组织损伤。

4. 分期

Berndt 和 Harty 分期法是最经典、应用最广泛的分期方法（表 1-14）。

表 1-14　距骨骨软骨损伤的 Berndt 和 Harty 分类法

分期	表现
I	小块软骨下骨压缩
II	骨软骨块部分分离
III	骨软骨块完全分离，但无移位
IV	骨软骨块完全分离，并移位

5. 治疗（基于 Berndt 和 Harty 分期法）

（1）I 期、II 期损伤和内侧 III 期损伤　用石膏固定 6～12 周。如果症状超过 4～6 个月，可按下文所述行手术治疗。

（2）IV 期和外侧 III 期损伤　手术治疗。小的损伤可手术切除并在基底部钻孔，可开放或在关节镜下进行。大的损伤超过关节表面 1/3，则应手术复位并固定骨折块。是否行骨移植仍有争议。内侧或外侧关节入路均可取得满意效果，但大的后内侧损伤可能要求踝关节截骨。免负重的积极全方位功能锻炼应持续 8～12 周。

6.慢性损伤

踝关节扭伤后接受正规非手术治疗仍持续疼痛的患者应怀疑慢性损伤。症状多为活动相关的疼痛、交锁和肿胀。这些损伤在 X 线片上不可见，骨扫描、MRI 或两者联合有助于确诊。MRI 能评估骨折块的稳定性，通过骨折片基底部或骨折块有无纤维附着或液体来进行判断。对不稳定慢性损伤的治疗与急性外侧Ⅲ期和Ⅳ期损伤的治疗相似。慢性损伤常伴随踝关节僵硬和关节炎。

（六）涉及距骨的关节脱位

距骨脱位属高能量损伤，10％～15％为开放伤。

1.距下关节脱位

较少见，约占足部损伤的 1％。距下关节脱位常伴随距舟关节脱位。通常为高能量损伤，但也可能发生于小的损伤。区分距下关节脱位是高能量或低能量造成及脱位方向很重要，这决定治疗和预后。

2.解剖分类

（1）内侧距下关节脱位发生于足跖屈位强制内翻时，最常见，40％为开放伤。

（2）外侧距下关节脱位发生于足跖屈位强制外翻时，通常为高能量损伤，超过 50％为开放伤。

（3）后脱位可能发生于过度跖屈位。

（4）前脱位非常罕见，可能由牵拉伤引起。

3.影像学检查

要求摄包括足和踝 3 个位置的 X 线片以全面评估。复位后，应当重复摄一组 X 线片以确认距下关节和距舟关节轴线复位情况。Broden 位 X 线片能显示距下关节复位。后前位 X 线片和 CT 扫描能进一步评估相关的距舟关节或距下关节嵌插骨折或骨软骨骨折，也可评估嵌顿的骨折块。

4.治疗

（1）复位前和复位后神经、血管检查的资料很重要。

（2）复位时应屈膝，牵引或对抗牵引足，重现损伤时的暴力，直接压迫距骨头和跟骨使其回复原位。复位应尽早进行，以减少皮肤的隆起及可能的坏死。

（3）开放损伤

① 冲洗和清创。

② 由于外侧脱位多为高能量损伤，许多患者需要二期植皮或皮瓣移植。

（4）关节无法复位　如果关节不能闭合复位，就要通过距骨前内侧或前外侧切口开放复位。

① 内侧脱位：a.距骨头扣锁在伸肌支持带；b.缠绕趾短伸肌；c.缠绕腓深神经外侧支；d.足舟骨与距骨头撞击。

② 外侧脱位：a.足舟骨与距骨头撞击；b.距骨头缠绕胫后肌肌腱或趾长屈肌。

（5）复位后

① 若关节稳定且对位满意，用石膏固定至少 1 个月，早期全范围功能锻炼。

② 若关节对位不佳，再次检查阻碍复位的因素，如关节内嵌压骨折碎片，需要正规的开放复位。

③ 关节不稳定常见于高能量损伤，可能需要行踝关节和（或）距下关节外固定 4 周。也可选择斯氏针固定距下关节加石膏固定 6 周。

（6）并发症　皮肤坏死、距下关节炎、持续不稳、缺血性坏死、感染、神经血管伤常发生于高能量损伤（常涉及胫后动脉或胫神经）、胫后肌肌腱损伤。

（七）距骨全脱位

距骨全脱位是一种罕见损伤，多为开放伤。可能的话，在冲洗和清创后予以复位。有时距骨完全脱位且严重污染，需切除距骨（此类患者需一期行胫跟融合术）。

（刘　赫）

第二章　内科危急重症

第一节　脑梗死

脑梗死又称缺血性脑卒中，是由于各种原因引起的脑部血液供应障碍，使局部脑组织发生不可逆性损害，导致脑组织缺血、缺氧性坏死。脑梗死包括脑血栓形成、脑栓塞和腔隙性脑梗死等类型，是最常见的脑血管病急症。

一、脑血栓形成

（一）诊断

1. 病史

本病多见于 50～60 岁以上的中老年人，以 60～70 岁为发病高峰。有脑动脉粥样硬化、高血压、糖尿病等疾病史或短暂性脑缺血发作（transient ischemic attack，TIA）病史。部分患者有头晕、肢体麻木、乏力等前驱症状。起病较缓慢，常在睡眠或安静休息时发生，在若干小时内逐渐进展，多数于 1～2 天内达高峰。

2. 临床表现

除大面积脑梗死（尤在脑干梗死时）伴明显脑水肿和颅内高压外，全脑症状一般不明显，意识多清醒，血压多正常或偏高。神经系统局灶症状与体征视脑血管闭塞的部位及梗死的范围而定。闭塞好发的血管依次为颈内动脉、大脑中动脉、大脑后动脉、大脑前动脉及椎-基底动脉等。

（1）颈内动脉　颈内动脉起自颈总动脉，供应大脑半球前 2/3 和部分间脑。主要分支有：①眼动脉，颈内动脉在穿出海绵窦处发出眼动脉，供应眼部；②脉络膜前动脉，在视束下从颈内动脉分出，供应外侧膝状体、内囊后肢的后下部、大脑脚底的中 1/3 及苍白球等结构；③后交通动脉，在视束下分出，与大脑后动脉吻合，是颈内动脉系和椎-基底动脉系的吻合支；④大脑前动脉，在视神经上方从颈内动脉分出，皮质支分布于顶枕沟以前的半球内侧面、额叶底面的一部分和额、顶两叶上外侧面的上部，中央支供应尾状核、豆状核前部和内囊前肢；⑤大脑中动脉，为颈内动脉的直接延续，皮质支供应大脑半球上外侧面的大部分和岛叶，中央支（豆纹动脉）供应尾状核、豆状核、内囊膝和后肢的前部。

颈内动脉狭窄或闭塞以颈动脉窦及颈内外动脉分叉处最常见（占90％），其次为虹吸部（占80％）。其临床表现变化很大，这主要取决于前交通动脉、后交通动脉、眼动脉与软脑膜动脉等侧支循环的代偿能力。首先受累的是大脑中动脉供血区，而大脑前动脉供血区甚少出现受累症状。典型颈内动脉血栓闭塞与大脑中动脉血栓闭塞的不同点是前者可有眼动脉与大脑前动脉受累的表现。其临床特点有：①最常见的是对侧偏瘫、偏身感觉障碍与偏盲，主侧半球受累可有失语。此乃大脑中动脉供血区受损的表现。②精神障碍-偏瘫二联征，除偏瘫外，主要表现为精神障碍，可有智力减退、定向力丧失、遗忘症、人格改变，以及失认、失算、失用，甚至痴呆。此乃大脑中动脉与前动脉供血均受损的表现。③交叉性失明-偏瘫二联征，表现为病侧单眼短暂性失明或视神经萎缩，伴对侧偏瘫。此乃眼动脉与大脑中动脉供血区均受损的表现，是颈内动脉血栓闭塞的特征之一。④交叉性霍纳-偏瘫二联征，表现为患侧不完全性霍纳征（瞳孔缩小、眼球内陷与上睑下垂），伴对侧偏瘫。此乃海绵窦段血栓形成使攀附于颈内动脉外壁上的交感神经节后纤维受损所致。⑤发作性晕厥-偏瘫二联征，表现为晕厥发作，伴偏瘫，但意识障碍一般较轻。此乃病侧大脑半球突然缺血所致。④⑤两项也是颈内动脉血栓闭塞的特征之一。

（2）大脑中动脉　大脑中动脉是颈内动脉的直接延续，供应大脑半球血流量的80％左右，是血栓形成与栓塞性脑梗死最常见的发病部位。

① 主干闭塞：导致三偏症状，即病灶对侧偏瘫（包括中枢性面、舌瘫和肢体瘫痪）、偏身感觉障碍及偏盲（三偏），伴头、眼向病灶侧凝视，如病灶位于优势半球则可出现失语、失读、失写等。患者可出现意识障碍。主干闭塞相对少见，仅占大脑中动脉闭塞的2％～5％。

② 皮层支闭塞：a.上部分支闭塞，导致病灶对侧面部、上下肢瘫痪和感觉缺失，但下肢瘫痪较上肢轻，头、眼向病灶侧凝视程度轻，伴Broca失语（优势半球）和体象障碍（非优势半球），通常无意识障碍。b.下部分支闭塞，较少单独出现，导致病灶对侧同向性上1/4视野缺损，伴Wernicke失语（优势半球），急性意识模糊状态（非优势半球），无偏瘫。

③ 深穿支闭塞：最常见的是纹状体内囊梗死，表现为对侧中枢性均等性轻偏瘫、对侧偏身感觉障碍，可伴对侧同向性偏盲。优势半球病变出现皮质下失语。

（3）大脑前动脉

① 分出前交通动脉前主干闭塞：可因对侧动脉的侧支循环代偿不出现症状，但当双侧动脉起源于同一个大脑前动脉主干时，就会造成双侧大脑半球的前、内侧梗死，导致截瘫、大小便失禁、意志缺失、运动性失语和额叶人格改变等。

② 分出前交通动脉后大脑前动脉远端闭塞：导致对侧的足和下肢的感觉运动障碍，而上肢和肩部的瘫痪轻，面部和手部不受累。可以出现尿失禁（旁中央小叶受损）、淡漠、反应迟钝、欣快和缄默（额极和胼胝体受损）等，对侧出现强握及吸吮反射和痉挛性强直（额叶受损）。

③ 皮质支闭塞：导致对侧中枢性下肢瘫，可伴感觉障碍（胼周和胼缘动脉闭塞）；对侧

肢体短暂性共济失调、强握反射及精神症状（眶动脉及额极动脉闭塞）。

④ 深穿支闭塞：导致对侧中枢性面舌瘫、上肢近端轻瘫。

（4）大脑后动脉　主干闭塞症状取决于侧支循环。

① 单侧皮质支闭塞：引起对侧同向性偏盲，上部视野较下部视野受累常见，黄斑区视力不受累（黄斑区的视皮质代表区为大脑中、后动脉双重供应）。优势半球受累可出现失读（伴或不伴失写）、命名性失语、失认等。

② 双侧皮质支闭塞：可导致完全型皮质盲，有时伴有不成形的视幻觉、记忆受损（累及颞叶）、不能识别熟悉面孔（面容失认症）等。

③ 大脑后动脉起始段的脚间支闭塞：可引起中脑中央和下丘脑综合征，包括垂直性凝视麻痹、昏睡或昏迷；旁正中动脉综合征，主要表现是同侧动眼神经麻痹和对侧偏瘫，即Weber综合征（病变位于中脑基底部，动眼神经和皮质脊髓束受累）；同侧动眼神经麻痹和对侧共济失调、震颤，即Claude综合征（病变位于中脑被盖部，动眼神经和结合臂）；同侧动眼神经麻痹和对侧不自主运动和震颤，即Benedikt综合征（病变位于中脑被盖部，动眼神经、红核和结合臂）。

④ 大脑后动脉深穿支闭塞：丘脑穿通动脉闭塞产生红核丘脑综合征，表现为病灶侧舞蹈样不自主运动、意向性震颤、小脑性共济失调和对侧偏身感觉障碍；丘脑膝状体动脉闭塞产生丘脑综合征（丘脑的感觉中继核团梗死），表现为对侧深感觉障碍、自发性疼痛、感觉过度、轻偏瘫、共济失调、手部痉挛和舞蹈-手足徐动症等。

（5）椎-基底动脉　椎动脉起自锁骨下动脉，两椎动脉经枕骨大孔入颅后合成基底动脉，供应大脑半球后1/3及部分间脑、脑干和小脑。

椎动脉的主要分支有：①脊髓前、后动脉；②小脑下后动脉，为椎动脉的最大分支，供应小脑底面后部和延髓后外侧部，其行程弯曲易发生闭塞。

基底动脉的主要分支有：①小脑下前动脉，从基底动脉起始段发出，供应小脑下面的前部；②迷路动脉（内听动脉），发自基底动脉或小脑下前动脉，供应内耳迷路；③脑桥动脉，为细小分支，供应脑桥基底部；④小脑上动脉，发自基底动脉末端，供应小脑上部；⑤大脑后动脉，为基底动脉的终末支，皮质支供应颞叶内侧面和底部及枕叶，中央支供应丘脑、内外侧膝状体、下丘脑和底丘脑等。

椎-基底动脉狭窄或闭塞时，症状的严重程度取决于闭塞的部位与侧支循环的完善程度。单纯基底动脉血栓闭塞中50%～80%是椎动脉远端的血栓延伸到基底动脉的近端，由此引起的梗死灶主要在脑桥、中脑、丘脑及枕叶。少数起病急骤者常突然昏迷、四肢瘫痪，多数在2～4天内死亡，也可致猝死。更多见的情况是亚急性起病，呈台阶式发展，前驱症状为眩晕、恶心、呕吐、吞咽困难、复视、眼肌麻痹、视力障碍、构音障碍、一侧或双侧肢体运动、感觉障碍、猝倒或短暂性意识丧失，病情缓慢进展，临终前才进入昏迷。在椎-基底动脉系统缺血性脑卒中以基底动脉血栓闭塞最常见。

① 闭锁综合征：由基底动脉的脑桥支闭塞致双侧脑桥基底部梗死所致。患者大脑半球和脑干被盖部网状激活系统无损害，意识清醒，语言理解无障碍，出现双侧中枢性瘫痪（双侧皮质脊髓束和支配三叉神经以下的皮质脑干束受损），只能以眼球上下运动示意（动眼神经与滑车神经功能保留），眼球水平运动障碍，不能讲话，双侧面瘫，舌、咽、构音及吞咽运动均障碍，不能转颈耸肩，四肢瘫痪，可有双侧病理反射。常被误认为昏迷。

② 脑桥腹外侧综合征：由小脑下前动脉闭塞所致。表现为病灶侧眼球不能外展（展神经麻痹）及周围性面神经麻痹（面神经核损害），对侧中枢性偏瘫（锥体束受损）和对侧偏

身感觉障碍（内侧丘系和脊髓丘脑束损害）。

③ 脑桥腹内侧综合征：由基底动脉的旁中央支闭塞所致。主要表现为：a.病灶侧眼球不能外展（展神经麻痹）及周围性面神经麻痹（面神经核损害）；b.两眼向病灶对侧凝视（脑桥侧视中枢及内侧纵束损害）；c.对侧中枢性偏瘫（锥体束受损）。

④ 基底动脉尖综合征：基底动脉尖端（末端）分出小脑上动脉和大脑后动脉，闭塞后导致眼球运动障碍及瞳孔异常、觉醒和行为障碍，可伴有记忆力丧失、对侧偏盲或皮质盲。

⑤ 延髓背外侧综合征：由小脑下后动脉或椎动脉供应延髓外侧的分支动脉闭塞所致。

（6）小脑下后动脉　小脑下后动脉为椎动脉颅内段最大的一支，是血栓与栓塞最好发的部位。其小脑支与脉络膜支因侧支循环丰富，对临床影响较小，仅延髓支是终动脉，临床意义最大，供应延髓背外侧部，包括延髓内神经核（如疑核、迷走神经背核、孤束核、前庭外侧核及三叉神经脊束核）、传导束（如脊髓丘脑束、三叉神经脊髓束、孤束、脊髓小脑束、绳状体及红核脊髓束）、网状结构及其中的交感神经纤维。近年发现一侧椎动脉血栓形成比单纯小脑下后动脉血栓形成更常见，两者均引起延髓背外侧综合征。其主要表现有：①前庭功能障碍，表现为眩晕、呕吐及眼球震颤。此乃前庭核及其下降根受累所致。②吞咽迷走神经障碍，表现为吞咽困难、饮水发呛、声音嘶哑、同侧软腭麻痹及咽反射消失。此乃吞咽、迷走神经及其核如疑核、孤束核及迷走神经背核受累的结果。③同侧共济失调，表现为病变同侧平衡障碍，易向病侧倾倒。此乃病侧绳状体、脊髓小脑束受累所致。④同侧霍纳征，表现为病侧瞳孔缩小、上睑下垂、眼球内陷、结膜充血及面部少汗。此乃网状结构中交感神经下行纤维麻痹所致。若缺血累及延髓呕吐与呼吸中枢，还可引起剧烈呕吐与顽固性呃逆。⑤交叉性感觉障碍，表现为病侧面部与对侧半身痛温觉减退。前者是病变区三叉神经脊髓束及其核受损所致；后者乃病变区上行的脊髓丘脑束受累的结果。部分患者因梗死区周围水肿累及下行的锥体束，还可出现对侧肢体轻瘫与病理征阳性。

（7）特殊类型的脑梗死　常见以下几种类型。

① 大面积脑梗死：通常由颈内动脉主干、大脑中动脉主干闭塞或皮质支完全性卒中所致，表现为病灶对侧完全性偏瘫、偏身感觉障碍及向病灶对侧凝视麻痹。病程呈进行性加重，易出现明显的脑水肿和颅内压增高征象，甚至发生脑疝死亡。

② 分水岭脑梗死（CWSI）：是两支主要脑动脉分布区边缘带发生的脑梗死，也称边缘带脑梗死，多由血流动力学原因所致。典型病例发生于颈内动脉严重狭窄或闭塞伴全身血压降低时。常呈卒中样发病，症状较轻，纠正病因后病情易控制。可分为皮质前型、皮质后型和皮质下型。

③ 出血性脑梗死：是由于脑梗死灶内的动脉自身滋养血管同时缺血，导致动脉血管壁损伤、坏死，在此基础上若血管腔内血栓溶解或其侧支循环开放等原因使已损伤血管血流得到恢复，则血液会从破损的血管壁漏出，即为出血性脑梗死（HI），或称为梗死后出血。以发病后第2周最常见。HI多见于心源性脑梗死和大面积血栓形成性脑梗死。早期应用抗凝、溶栓、扩容扩血管以及早期行外科手术、恢复脑灌注均可促发HI。

④ 多发性脑梗死：指两个或两个以上不同供血系统脑血管闭塞引起的梗死，一般由反复多次发生脑梗死所致。

3. 辅助检查

（1）脑病变检查　颅脑CT检查是疑似脑卒中患者首选的影像学检查方法。颅脑CT检查，在起病24～48小时后可发现低密度软化区。磁共振像检测脑梗死更具优越性，单光子发射 CT（SPECT）可更早发现脑梗死，且能定量检测脑血流量和反映组织的病理生理变化。

（2）血管病变检查　颅内、外血管病变检查有助于了解脑卒中的发病机制及病因，指导选择治疗方案。常用检查包括颈动脉双功超声、经颅多普勒（TCD）、磁共振血管成像（MRA）、CT 血管成像（CTA）和数字减影血管造影（DSA）等。颈动脉双功超声对发现颅外颈部血管病变，特别是狭窄和斑块很有帮助；TCD 可检查颅内血流、微栓子及监测治疗效果，但其受操作技术水平和骨窗影响较大。MRA 和 CTA 可提供有关血管闭塞或狭窄的信息，以 DSA 为参考标准，MRA 发现椎动脉及颅外动脉狭窄的敏感度和特异度为70％～100％。MRA 可显示颅内大血管近端闭塞或狭窄，但对远端或分支显示不清。DSA 的准确性最高，仍是当前血管病变检查的金标准，但主要缺点是有创性和有一定风险。

（3）实验室及影像检查选择　对疑似脑卒中患者应进行常规实验室检查，以便排除类脑卒中或其他病因。

① 所有患者都应做的检查：a.平扫脑 CT 或 MRI；b.血糖、血脂、肝肾功能和电解质；c.心电图和心肌缺血标记物；d.全血计数，包括血小板计数；e.凝血酶原时间（PT）、国际标准化比例（INR）和活化部分凝血活酶时间（APTT）；f.氧饱和度；g.胸部 X 线检查。

② 部分患者必要时可选择的检查：a.毒理学筛选；b.血液酒精水平；c.妊娠试验；d.动脉血气分析（若怀疑缺氧）；e.腰椎穿刺（怀疑蛛网膜下隙出血而 CT 未显示或怀疑脑卒中继发于感染性疾病）；f.脑电图（怀疑痫性发作）；g.超声心动图（怀疑心脏附壁血栓、心房黏液瘤和二尖瓣脱垂）等。

4. 鉴别诊断

主要应与脑出血、蛛网膜下隙出血、脑栓塞、硬膜下血肿、脑肿瘤、脑脓肿、高血压脑病、脑静脉系统血栓形成（CVT）等鉴别。

（二）治疗

1. 治疗原则

（1）超早期治疗　力争发病后尽早选用最佳治疗方案，挽救缺血半暗带。

（2）个体化治疗　根据患者年龄、缺血性卒中类型、病情严重程度和基础疾病等采取最适当的治疗。

（3）整体化治疗　采取针对性治疗同时，进行支持疗法、对症治疗和早期康复治疗，对卒中危险因素及时采取预防性干预。

2. 一般支持性治疗和并发症的处理

脑梗死患者一般均应进入卒中单元治疗。

（1）一般护理观察　入院后最初 24 小时内应经常评估患者神经系统状态和生命体征，多数患者应卧床休息，一旦病情稳定就开始活动。在转换成坐位或站位时应密切观察神经系统症状是否加重。瘫痪肢体关节充分的被动活动在最初的 24 小时内就可以开始。早期活动的益处在于预防肺炎、深静脉血栓、压疮等并发症，还可以减少静止不动所导致的痉挛、畸形和压迫性麻痹。

（2）保持气道通畅及供氧　昏迷患者应将头歪向一侧，以利于口腔分泌物及呕吐物流出，并可防止舌根后坠阻塞呼吸道。应进行 SaO_2 监测，使其≥95％。合并低氧血症患者

（$SaO_2 < 92\%$ 或血气分析提示缺氧）应给予吸氧，气道功能严重障碍者应给予气道支持（气管插管或切开）及辅助呼吸。无低氧血症的患者不需要常规吸氧。

（3）饮食与营养支持　在允许患者进食或饮水之前应评估吞咽能力。吞咽后失声、口唇闭合不全、NIHSS计分增高都是误吸危险的独立指征，床边水吞咽试验是有用的筛查试验。正常经口进食者无须额外补充营养。若有吞咽障碍，可插入鼻胃管或鼻十二指肠管以供喂食并便于给药；持续时间长者经本人或家人同意可行经皮内镜下胃造瘘（PEG）管饲补充营养。

（4）血糖控制　应监测血糖浓度，发病24小时内避免静脉使用含糖液体，对血糖 $> 11.1mmol/L$ 者应立即用胰岛素使血糖降低至 $8.3mmol/L$ 以下。但要防止发生低血糖。

（5）血压控制　在发病24小时内，为改善缺血脑组织的灌注，维持较高的血压是非常必要的，通常只有当收缩压 $> 200mmHg$ 或舒张压 $> 110mmHg$ 时，或伴有严重心功能不全、主动脉夹层、高血压脑病、急性肾损伤、急性心肌梗死等，才需要降低血压。目前临床研究表明，急性缺血性卒中早期（24小时～7天）持续存在的高血压可采取较为积极的降压治疗，一般将血压控制在收缩压 $\leqslant 185mmHg$ 或舒张压 $\leqslant 110mmHg$ 是安全的，病情较轻时甚至可降低至 $160/90mmHg$ 以下。但卒中早期降压24小时内不应超过原有血压水平的15%。应静脉使用作用时间短和对脑血管影响较小的药物（如拉贝洛尔、尼卡地平等），最好应用微量输液泵，避免血压下降得过低。推荐使用拉贝洛尔 $10 \sim 20mg$ 静脉注射，时间 $> 1 \sim 2$ 分钟，每隔10分钟可重复或加倍给药（最大剂量300mg）；或者尼卡地平 $5mg/h$ 静脉输注作为初始剂量，每隔5分钟滴速可增加 $2.5mg/h$ 以达到预期效果，直至最大滴速 $15mg/h$，目标是使血压降低 $10\% \sim 15\%$。舒张压 $> 140mmHg$ 时可选用硝普钠 $0.5\mu g/$（kg·min）静脉注射作为初始剂量，滴注至预期的血压水平。应避免舌下含服钙拮抗药如硝苯地平，因其吸收很快，易继发突然的血压下降。其他能使血压迅速下降的药物也应避免使用。口服药物可选用卡托普利或尼卡地平。准备溶栓治疗的患者血压应控制在收缩压 $< 180mmHg$ 或舒张压 $< 100mmHg$ 水平。有高血压病史且正在服用抗高血压药物者，如病情稳定，可于脑卒中24小时后开始恢复使用抗高血压药物。

在急性缺血性卒中患者中，持续性低血压非常少见，但若存在，则必须查明原因。其原因包括主动脉瓣断裂、低血容量和继发于心肌缺血或心律失常的心排血量减少。在卒中后最初数小时内，应纠正血容量不足和使心排血量达到理想目标。治疗措施包括输注生理盐水补充血容量和纠正心律失常，如快速房颤应减慢心室率。若这些措施无效，可应用多巴胺等升压药物，以确保收缩压 $\geqslant 90mmHg$。

（6）控制脑水肿、降低颅内压　急性脑梗死中颅内压增高并不常见。大脑中动脉主干、颈内动脉梗死者可产生急性颅内压增高，但几乎所有的脑梗死患者均有脑水肿，且以发病后3～5天为最明显。严重脑水肿和颅内压增高是急性重症脑梗死的常见并发症，是死亡的主要原因。处理脑水肿的目的是：①降低颅内压；②维持适当的脑灌注，避免脑缺血加重；③预防脑疝形成引起继发性脑损伤。目前认为将颅内压（ICP）控制在 $20mmHg$ 以内，并使脑灌注压（CPP）维持在 $70mmHg$ 以上最为理想。常用的脱水剂有甘露醇、甘油、呋塞米、白蛋白、β-七叶皂苷钠等。

（7）防治心血管并发症　心肌梗死和心律失常是急性缺血性卒中潜在的并发症。应加强监测，并给予相应的治疗。

（8）防治感染　脑卒中患者（尤其存在意识障碍者）急性期容易发生呼吸道、泌尿系统感染等，是导致病情加重的重要原因。应积极防治。

（9）防治深静脉血栓形成（DVT）和肺栓塞（PE）　高龄、静止不动、下肢瘫痪、心房颤动等是DVT和PE危险性增加的原因。防治措施：①鼓励患者尽早活动（包括肢体的被动运动）、抬高下肢；尽量避免下肢（尤其是瘫痪侧）静脉输液。②对于发生DVT及PE高风险且无禁忌证者，首选低分子量肝素，剂量一般为4000IU皮下注射，每日1次。有抗凝禁忌者给予阿司匹林治疗。③可联合加压治疗（长筒袜或交替式压迫装置）和药物预防DVT，不推荐常规单独使用加压，但对有抗栓禁忌的缺血性脑卒中患者，推荐单独应用加压治疗预防DVT和PE。

（10）防治癫痫　缺血性脑卒中后癫痫的早期发生率为2%～33%，晚期发生率为3%～67%。防治措施：①不推荐预防性应用抗癫痫药物；②孤立发作1次或急性期痫性发作控制后，不建议长期使用抗癫痫药物；③脑卒中后2～3个月再发的癫痫，建议按癫痫常规治疗；④脑卒中后癫痫持续状态，建议按癫痫持续状态治疗原则处理。

（11）防治消化道出血　高龄和重症脑卒中患者急性期容易发生应激性溃疡，建议常规应用静脉抗溃疡药（H_2-RA，或PPI）；对已发生消化道出血患者，则按消化道出血治疗。

（12）防治水电解质平衡紊乱　脑卒中时由于神经内分泌功能紊乱、进食减少、呕吐及脱水治疗，常并发水电解质平衡紊乱，主要有低钾血症、低钠血症和高钠血症。应对脑卒中患者常规进行水电解质监测并加以纠正。纠正低钠血症和高钠血症均不宜过快，防止脑桥中央髓鞘溶解症和加重脑水肿。

（13）出血转化的处理　脑梗死出血转化发生率为8.5%～30%，其中有症状的为1.5%～5%心源性脑栓塞、大面积脑梗死、占位效应、早期低密度征、年龄>70岁、应用抗栓药物（尤其是抗凝药物）或溶栓药物等会增加出血转化的风险。研究显示，无症状性出血转化的预后与无出血转化相比差异并无统计学意义，目前对无症状性出血转化者尚无特殊治疗建议。对症状性出血转化：①停用抗栓治疗等致出血药物。②何时开始抗凝和抗血小板治疗，对需要抗栓治疗的患者，可于出血转化病情稳定后7～10天开始抗栓治疗；对于再发血栓风险相对较低或全身情况较差者，可用抗血小板药物代替华法林。

3. 溶栓治疗

溶栓治疗是目前最重要的恢复血流措施，重组组织型纤溶酶原激活剂（rtPA）和尿激酶（UK）是我国目前使用的主要溶栓药，溶栓的方法有静脉溶栓和动脉溶栓。目前认为有效抢救缺血半暗带组织的时间窗为4.5小时内或6小时内。

（1）静脉溶栓治疗

适应证：①年龄18～80岁；②发病4.5小时内（rtPA）或6小时内（尿激酶）；③脑功能损害的体征持续存在>1小时，且比较严重；④脑CT已排除颅内出血，且无早期大面积脑梗死影像学改变；⑤患者或家属签署知情同意书。

禁忌证：①既往有颅内出血，包括可疑蛛网膜下腔出血；近3个月有头颅外伤史；近3周内有胃肠或泌尿系统出血；近2周内进行过大的外科手术；近1周内有在不易压迫止血部位的动脉穿刺。②近3个月内有脑梗死或心肌梗死史，但不包括陈旧小腔隙梗死而未遗留神经功能体征。③严重心、肝、肾功能不全或严重糖尿病患者。④体检发现有活动性出血或外伤（如骨折）的证据。⑤已口服抗凝药，且INR>1.5；48小时内接收过肝素治疗（APTT超出正常范围）。⑥血小板计数低于$100×10^9$/L，血糖<2.7mmol/L。⑦血压，收缩压>180mmHg，或舒张压>100mmHg。⑧妊娠。⑨神经功能缺损非常轻微或迅速改善。

⑩CT已显示早期脑梗死低密度＞1/3大脑中动脉供血区（大脑中动脉区脑梗死）。

用法：①rtPA 0.9mg/kg（最大剂量90mg）静脉滴注，其中10%在最初1分钟内静脉推注，其余持续滴注1小时。国内习惯用5mg静脉注射，余45mg 1小时静脉滴注，总量50mg。②尿激酶100万～150万IU，溶于生理盐水100～200mL，持续静脉滴注30分钟。

静脉溶栓的监护及处理：①尽可能将患者收入重症监护病房或卒中单元进行监护；②定期进行神经功能评估，第1小时内30分钟1次，以后每小时1次，直至24小时；③如出现严重头痛、高血压、恶心或呕吐，应立即停用溶栓药物并行脑CT检查；④定期监测血压，最初2小时内15分钟1次，随后6小时内30分钟1次，以后每小时1次，直至24小时；⑤如收缩压≥180mmHg或舒张压≥100mmHg，应增加血压监测次数，并给予抗高血压药物；⑥鼻饲管、导尿管及动脉内测压管应延迟安置；⑦给予抗凝药、抗血小板药物前应复查颅脑CT。

静脉溶栓的并发症：溶栓治疗的主要危险是合并症状性脑出血，且其约1/3是致死性的。其他并发症有：①梗死灶继发性出血或身体其他部位出血；②再灌注损伤和脑水肿；③溶栓后再闭塞。

（2）动脉溶栓　动脉溶栓使溶栓药物直接到达血栓局部，理论上血管再通率应该高于静脉溶栓，且出血风险降低。然而其益处可能被溶栓启动时间的延迟所抵消。作为卒中紧急治疗，可在DSA直视下进行超选择性介入动脉溶栓。需指出的是，进行动脉内溶栓对设备和医师的专业知识的要求较高，因此，患者应在有经验的脑卒中治疗中心接受动脉内溶栓治疗，以便在必要时能立即进行脑血管影像学和介入性神经放射学检查。因此：①发病6小时内大脑中动脉闭塞导致的严重脑卒中且不适合静脉溶栓的患者，经过严格选择后可在有条件的医院进行动脉溶栓（Ⅱ级推荐，B级证据）；②发病24小时内由后循环动脉闭塞导致的严重脑卒中且不适合静脉溶栓的患者，经过严格选择后可在有条件的单位进行动脉溶栓（Ⅲ级推荐，C级证据）。接受动脉内溶栓治疗的患者，仍有接受rtPA静脉内溶栓治疗的可能性。有关动脉溶栓的适应证、禁忌证及并发症与静脉溶栓基本相同。

4. 抗凝治疗

一般不推荐急性期应用抗凝药来预防卒中复发、阻止病情加重或改善预后，但对于合并高凝状态有形成深静脉血栓和肺栓塞的高危患者，可以使用预防性抗凝治疗。

5. 抗血小板治疗

应常规在48小时内应用阿司匹林（150～325mg/d），但在应用溶栓剂治疗的24小时内，不用阿司匹林。应用2～4周后调整为二级预防长期用药（50～325mg/d）。也可用氯吡格雷（75mg/d），不建议与阿司匹林联用。但对于有急性冠状动脉疾病（例如不稳定型心绞痛，无Q波心肌梗死）或近期有支架成形术的患者，推荐联合应用氯吡格雷和阿司匹林。

6. 降纤治疗

很多研究显示脑梗死急性期血浆纤维蛋白原和血液黏滞度增高，蛇毒酶制剂可显著降低血浆纤维蛋白原，并有轻度溶栓和抑制血栓形成的作用。因此，对不适合溶栓并经过严格筛选的脑梗死患者，特别是高纤维蛋白血症者可选用降纤治疗（Ⅱ级推荐，B级证据）。可选择的药物包括血凝酶（巴曲酶）、降纤酶、安克洛酶和蚓激酶等。血凝酶首剂10BU，以后隔日5BU，静脉注射，共3～4次。用药过程中监测纤维蛋白原，防止出血的发生。

7. 脑保护治疗

脑保护剂包括自由基清除剂依达拉奉、阿片受体阻断药纳洛酮、电压门控性钙阻滞药尼莫地平、兴奋性氨基酸受体阻断药和镁离子等，在动物实验中显示有效，但尚缺乏循证医学证据。

8. 中医中药

常用的中成药有：①清开灵注射液，20～40mL加入液体静脉滴注，每日1次；②丹参注射液，10～20mL加入液体静脉滴注，每日1次；③川芎嗪注射液，80～120mg加入250～500mL液体中静脉滴注，每日1次；④灯盏花素注射液，20～30mL加入液体静脉滴注，每日1次；⑤脉络宁注射液，10～20mL加入250～500mL液体中静脉滴注，每日1次；⑥血塞通注射液，200～400mg加入液体静脉滴注，每日1次；⑦醒脑静脉注射液，5～10mL加入250～500mL液体静脉滴注，每日1次；⑧银杏达莫注射液，240mg加入液体静脉滴注，每日1次。上述中成药注射液疗程一般10天左右。

9. 其他疗法

（1）丁苯酞　本品可阻断缺血性脑卒中所致脑损伤的多个病理环节，具有较强的抗脑缺血作用，明显缩小局部脑缺血的梗死面积，减轻脑水肿，改善脑代谢和缺血脑区的微循环和血流量，抑制神经细胞凋亡，并具有抗脑血栓形成和抗血小板聚集作用。用法：成人0.2g口服，每日3次，10天为一个疗程；静脉滴注，每次25mg，每日2次，疗程14天。本品应在发病后48小时内开始给药。

（2）人尿激肽原酶（尤瑞克林）　本品有两点突出于其他药物的作用：①在临床剂量下，选择性扩张缺血部位细小动脉，改善梗死灶内供血，对一般动脉影响不大（不扩张正常动脉，不引起缺血区盗血）；②促进损伤部位新生血管的生成。此外，尚具有改善红细胞变形能力和氧解离能力、促进组织对葡萄糖的利用、抑制血小板聚集等作用。

（3）高压氧和亚低温的疗效和安全性还需开展高质量的RCT证实。

10. 手术治疗

（1）紧急手术治疗　幕上大面积脑梗死伴有严重脑水肿、占位效应和脑疝形成征象者，可行去骨瓣减压术；小脑梗死使脑干受压导致病情恶化时，可行抽吸梗死小脑组织和后颅窝减压术以挽救生命。

（2）紧急血管内治疗　机械取栓治疗的时间窗为8小时，一般在动脉溶栓无效时使用，也可合并其他血管内治疗包括颈动脉血管成形及支架植入术（CAS）、颈动脉内膜剥脱术（CEA）等。

二、脑栓塞

（一）诊断

1. 临床表现特点

（1）脑栓塞可发生于任何年龄，以青壮年多见。突然起病是其主要特征。常无任何先兆的突然发病，在数秒或数分钟内症状发展到高峰，是所有脑血管疾病中发病最快者。多属完全性卒中。大多数患者伴有风湿性心脏病、冠心病和严重心律失常等，或存在心脏手术、长骨骨折、血管内介入治疗等栓子来源病史。有些患者同时并发肺栓塞（气急、发绀、胸痛、咯血和胸膜摩擦音等）、肾栓塞（腰痛、血尿等）、肠系膜栓塞（腹痛、便血等）和皮肤栓塞（出血点或瘀斑）等表现。

（2）不同部位血管栓塞会造成相应的血管闭塞综合征，详见脑血栓形成部分。脑栓塞易复发和出血，病情波动大，部分病例因血管再通临床症状可迅速缓解；有时因并发出血临床症状可急剧恶化；有时因栓塞再发，稳定或一度好转的局灶性神经体征可再次加重。

（3）心源性脑栓塞高度危险栓子来源有二尖瓣狭窄伴房颤、心房颤动、病窦综合征、4周内心肌梗死、左心房或左心耳血栓、左心室血栓、扩张型心肌病、左心室区节段性运动功能不良、左心房黏液瘤、感染性心内膜炎。心源性脑栓塞中度危险栓子来源有二尖瓣脱垂、二尖瓣环状钙化、二尖瓣狭窄不伴心房颤动、房间隔缺损、卵圆孔未闭、心房扑动、生物心脏瓣膜、非细菌性血栓性心内膜炎、充血性心衰、4周～6个月之内的心肌梗死等。

2. 辅助检查

CT 和 MRI 检查可显示缺血性梗死或出血性梗死改变，合并出血性梗死高度支持脑栓塞诊断。许多患者继发出血性梗死临床症状并未加重，发病 3～5 天内复查 CT 可早期发现继发梗死后出血。MRA 可发现颈动脉狭窄程度或闭塞。心电图、心脏超声等检查有助于了解心脏情况。如疑有主动脉弓大血管或颈部血管病变时，可作脑血管造影。

3. 诊断注意事项

根据骤然起病，数秒至数分钟达到高峰，出现偏瘫、失语等局灶性神经功能缺损，既往有栓子来源的基础疾病如心脏病、动脉粥样硬化、严重的骨折等病史，基本可作出临床诊断，如合并其他脏器栓塞更支持诊断。CT 和 MRI 检查可确定脑栓塞部位、数目及是否伴发出血，有助于明确诊断。

脑栓塞主要应与动脉硬化性脑梗死、脑出血、蛛网膜下隙出血、CVT 等鉴别。

（二）治疗

1. 脑栓塞治疗

脑栓塞治疗与脑血栓形成治疗原则基本相同，主要是改善循环，减轻脑水肿，防止出血，减少梗死范围。注意在合并出血性梗死时，应停用溶栓、抗凝和抗血小板药物，防止出血加重。

2. 原发病治疗

针对性治疗原发病有利于脑栓塞病情控制和防止复发。对感染性栓塞应使用抗生素，并禁用溶栓和抗凝治疗，防止感染扩散。对脂肪栓塞，可采用肝素、5％碳酸氢钠及脂溶剂，有助于脂肪颗粒溶解。空气栓塞者可行高压氧治疗。有心律失常者应予以纠正等。

3. 抗凝治疗

心源性脑栓塞急性期一般不推荐抗凝治疗。心房颤动或有再栓塞高度风险的心源性疾病、动脉夹层或高度狭窄的患者推荐抗凝治疗预防再栓塞或栓塞继发血栓形成。心源性脑栓塞低度风险的患者，一般推荐抗血小板治疗。有抗凝治疗指征但无条件使用抗凝药物时，也可采用小剂量阿司匹林（50～150mg/d）与氯吡格雷（75mg/d）联合抗血小板治疗。

（王凤军）

第二节　脑出血

脑出血（intracerebral hemorrhage，ICH）是指原发性非损伤性脑实质内出血。病因多样，其中半数以上为高血压动脉硬化性脑出血，故又称为高血压脑出血。其他原因包括颅内动脉瘤破裂、脑血管畸形破裂、脑肿瘤出血、动脉炎、血液病、抗凝治疗并发症等。脑出血是中老年常见的脑血管急症，是脑血管病中病死率最高的临床类型，占全部脑卒中的20%～30%，急性期病死率为30%～40%。脑水肿、颅内压增高和脑疝形成是致死的主要原因。ICH 预后与出血量、出血部位及有无并发症有关。脑干、丘脑和大量脑室出血预后较差。

一、病理生理学

（一）病因

ICH 病例中大约 60% 是因高血压合并小动脉硬化所致，高血压伴发脑内小动脉病变，当血压骤升时破裂出血，又称高血压性脑出血。约 30% 由动脉瘤或动-静脉血管畸形破裂所致。其他病因包括脑动脉粥样硬化、血液病（如白血病、再生障碍性贫血、血小板减少性紫癜、血友病、红细胞增多症等）、脑淀粉样血管病变、抗凝或溶栓治疗并发症等。

（二）发病机制

通过大量临床及病理观察，目前大多数学者认为，脑出血不是单一因素引起，而可能是几种综合因素所致。单纯血压升高不足以引起脑出血，脑出血多在高血压所引起的慢性动脉病变的基础上发生。

1. 微动脉瘤形成与破裂

微动脉瘤又称粟粒状动脉瘤，它的形成与破裂导致高血压脑出血是目前公认的主要发病机制。有学者对死于脑出血者的脑进行研究，发现高血压患者脑动脉上存在微动脉瘤，这些动脉瘤常位于小动脉的分叉处，几乎都是多发性。

2. 小动脉壁受损出血

高血压患者的动脉，无论是颈内动脉还是椎-基底动脉系统，动脉硬化的程度均较血压正常者常见且严重。现已证明，长期高血压对脑实质内直径为 $100\sim300\mu m$ 的穿通动脉管壁内膜起到损害作用，尤其是从大脑前、中动脉发出的豆纹动脉和从基底动脉发出的丘脑穿通动脉受累更为严重。由于这些动脉是直接发自大动脉的终动脉，其所承受的跨壁压不像皮质小动脉那样逐渐降低。早期小动脉出现痉挛性改变，到了中、晚期，小动脉壁出现退行性改变，血浆内的脂质通过损害的内膜进入内膜下，使内膜通透性增加，血浆和脂肪等其他成分积聚在血管壁内，形成脂质透明变性、纤维蛋白样坏死和节段性的动脉结构破坏，最后导致管壁坏死。当血压或血流急剧变化时容易破裂出血。

3. 脑淀粉样血管病

脑淀粉样血管病是一种选择性发生在脑血管的病变，主要侵犯软脑膜动脉和皮质动脉，并可波及脑实质的小动脉，使受累血管的中层和外膜出现淀粉样物质沉积，导致颅内小动脉管壁发生淀粉样变性，受累的动脉失去收缩功能，在血流动力学改变时，容易发生破裂出血。此型多见于老年人，血肿多发生于枕叶、颞叶和额叶等大脑半球的周边区，而不累及基底节、小脑和脑干。常表现为多灶性、复发性脑出血，并且出血量往往较大，血肿也可通过皮质破入蛛网膜下隙或侧脑室。一般认为，脑淀粉样血管病与高血压无明显关系，但可与高血压并存，应注意鉴别。

4. 脑软化后出血

高血压引起的小动脉痉挛和动脉粥样硬化斑块脱落导致的脑动脉栓塞，可使脑组织发生缺血性软化和继发性脑血管壁坏死，致使血管周围支持力减弱发生出血。

5. 脑动脉的外膜和中层在结构上薄弱

大脑中动脉与其发生的深穿支——豆纹动脉呈直角，这种解剖结构在用力、激动等使血压骤然升高的因素作用下，该血管容易破裂出血。

（三）病理生理

高血压脑出血的动脉系直接来自颅底较大的动脉，由于其管径小、行径长，经常会受到较大动脉血流的冲击，加之脑动脉的外膜和中膜结构较薄且中层纤维少，没有外弹力纤维，同时伴有小动脉变性增厚、微动脉瘤形成及小动脉壁受损等病理变化，当血压发生急剧波动时，极易破裂出血。

一次高血压性脑出血通常在 30 分钟内停止，致命性脑出血可直接导致死亡。颅脑 CT 动态监测发现 ICH 有稳定型和活动型两种，后者的血肿形态常不规则，密度不均一，发病后 3 小时内血肿迅速扩大；前者的血肿保持相对稳定，血肿体积扩大不明显。多发性 ICH 多见于脑淀粉样血管病变、血液病和脑肿瘤等患者。

脑出血后，出血区为大量完整的红细胞，血肿呈暗红色，其周围脑组织发生水肿，毛细血管充血并可破裂形成点状出血。随着时间的延长，红细胞破裂，血肿逐渐液化吸收，遗留下小的囊腔；腔壁软化坏死组织和斑点状出血可被大量吞噬细胞清除，伴有星形胶质细胞增生、胶质纤维形成，可将腔壁填平而致局部萎缩，形成腔隙。

小量脑出血时，血液仅渗透在神经纤维之间，对脑组织的破坏较少；而大量脑出血时，可导致脑组织受压、破坏、推移、变形等直接的损害，并进一步发展成血肿周围脑组织水肿、缺血以及脑脊液循环障碍等继发性损害，使颅内压逐步或快速增高，形成恶性循环，严重时发生脑疝危及患者生命。

脑出血多数发生在大脑半球内，只有少部分原发于小脑、脑干和脑室。基底节区壳核出血最多见，占 50%～70%。出血动脉主要来源于大脑中动脉深穿支、外侧豆纹动脉，出血多在壳核外侧部分，出血量较小者仅局限于壳核范围或外囊；大量出血通常向后上方扩展，并向内侧侵入，压迫或破坏内囊纤维，有时破入侧脑室内；也可沿白质纤维走向，侵入额、颞或顶叶皮质下形成脑叶血肿或穿破大脑皮质形成继发性蛛网膜下隙出血。

丘脑出血次之，占 20% 左右，多因丘脑穿动脉或丘脑膝状体动脉破裂所致。前者多为丘脑内侧核出血，后者多为丘脑外侧核出血，出血范围多大于丘脑边界，可直接或间接累及内囊结构。出血量大时易破入第三脑室或向下丘脑、中脑延伸。

脑叶出血或称大脑皮质下出血，占15%左右。出血可由皮质下动脉破裂引起或由基底节区出血扩延所致。青壮年脑叶出血多因动静脉破裂引起，多发生在顶、颞、枕叶。

小脑出血，占10%左右，多源于小脑上动脉及小脑后下动脉的穿支，好发部位是小脑齿状核，很少见于蚓部。出血可通过小脑脚延伸到脑干，也可破入第四脑室。

原发性脑干出血，占10%左右，主要源于基底动脉的旁中央支。血肿多位于脑桥基底部与被盖部交界处，可向中脑方向扩展或向后破入第四脑室，极少向延髓扩展。

脑室出血分为原发性脑室出血与继发性脑室出血两种。原发性脑室出血占脑出血的2%左右，系指脑室脉络丛、脑室内和脑室壁血管以及室管膜下1.5cm以内的脑室旁区的出血；最常见部位为侧脑室，其次是第三脑室和第四脑室；一般都合并有继发性蛛网膜下隙出血。继发性脑室出血较为多见，多为脑实质内出血破入脑室所致。

二、诊断

（一）临床表现

脑出血多发生于50岁以上伴有高血压的患者，尤其是60~70岁更多见。但是，近年来50岁以下的患者有增加的趋势，性别差异不大，在一年四季中皆可发病，以寒冷或气温骤变时节发生较多；发病通常在情绪激动、精神紧张、剧烈活动、用力过度、咳嗽、排便等情况下，使血压升高而发病，但也可在安静无活动状态下发病；多发生于体型肥胖、脸面潮红、颈短肩宽的患者，部分病例可有家族遗传史。起病常较突然，出血前多数无前驱症状，出血后临床表现的轻重与出血的部位、出血量、出血速度及代偿能力有很大的关系，还与以下因素有关：①出血的原发动脉。②血肿扩展的方向。③脑实质破坏的程度。④有无破入脑室。持续性出血致血肿扩大是病情加重的原因之一，血肿扩大易发生在基底节和丘脑患者，血肿的形态中不规则形发生率高于圆形或规则形。一般认为血肿体积增大超过首次CT血肿体积的50%以上或两次血肿体积相差20mL以上者为血肿扩大。表现为患者突然或逐渐意识障碍加深和血压持续升高。

1. 前驱期

一般病前无预感，少数患者在出血前数小时或数天可有头痛、头晕、短暂意识模糊、嗜睡、精神症状、一过性肢体运动不便、感觉异常或说话不清等脑部症状，也可出现视网膜出血或鼻出血等其他症状。这些症状主要与高血压有关，并非脑出血特有的前驱症状。

2. 发病期

大多数患者起病急骤，常在数分钟或数小时内病情发展到高峰，也可在数分钟内即陷入昏迷，仅少部分患者发展比较缓慢，经数天才发展至高峰，类似缺血性脑梗死。其病程中一般有下述不同表现：①头痛，常为首发症状，表现为突发剧烈头痛，先位于患侧颞部，随后遍及全头或后枕部，乃血液刺激颅内疼痛敏感结构及颅内压升高所致。值得注意的是，失语患者仅能以手抚摸头部表示头痛；少量幕上脑出血和部分高龄患者仅有轻度头痛或不出现头痛。②头晕，可伴发于头痛，亦可为主要表现，多在后颅凹幕下出血时发生。③恶心呕吐，是早期症状之一，呕吐多因颅内压增高或脑干受损所致。头痛剧烈时表现更明显，但在幕下血肿时，头痛虽不剧烈，呕吐仍可非常频繁；如呕吐咖啡色物，则提示下丘脑受损。④意识障碍，极少量出血者可无明显意识障碍，轻者意识混浊、嗜睡，重者昏迷、去脑强直、高热。也有患者在出血几天后出现意识障碍，这可能与脑水肿及再出血有关。⑤血压增高，绝大多数的病例在 $170\sim250/100\sim150$ mmHg，这是由于原有高血压或由于颅内压增高、脑干缺血而导致血压代偿性增高所致。⑥瞳孔改变，一般大脑半球出血量不大时，瞳孔大小正常，对光反应良好，有时病侧瞳孔较对侧小。如出现脑疝，动眼神经受压，出现同侧瞳孔散大，对光反应迟钝或消失，边缘不齐。如病情继续加重，对侧瞳孔也散大。如脑干脑桥出血或脑室出血进入蛛网膜下隙，瞳孔常呈针尖样缩小。⑦其他，眼底检查可见动脉硬化、视网膜出血及视盘水肿；出血进入蛛网膜下隙而出现脑膜刺激征；血肿占位与破坏脑组织导致的偏瘫、失语及眼位的改变等。总之，较典型的脑内出血首先表现为头痛、恶心、呕吐，经过数分至数小时后，出现意识障碍及局灶神经障碍体征，脉搏缓慢有力、面色潮红、大汗淋漓、大小便失禁、血压升高，甚至出现抽搐、昏迷程度加深、呈鼾性呼吸，重者呈潮式呼吸，进而呼吸不规则或间停等，若出现脑疝则病情进一步恶化，出现脉快、体温高、血压下降、呕血等危险症状。

由于出血部位及范围不同可产生一些特殊定位性临床症状。

（1）壳核-内囊出血　临床最常见，约占脑出血的60%。脑出血好发在壳核与豆纹动脉的外侧支易于破裂有关。因该支动脉最易破裂，又称为出血动脉。豆纹动脉外侧支共3～6条，自大脑中动脉发出，与大脑中动脉几乎呈150°角发出，而大脑中动脉是颈内动脉的直接延续，相距很近，故其管腔内压与颈内动脉的管腔内压相近，血流量也大，豆纹动脉分支处环状狭窄，在血压高时，该处承受压力较大，动脉硬化性改变亦较他处显著，故血压高时易于破裂。一般将壳核-内囊出血分为壳核外侧型（即外囊出血）和壳核内侧型（即内囊出血），壳核-内囊出血除具有脑出血的一般症状外，病灶对侧常出现偏瘫、偏身感觉障碍与偏盲等"三偏综合征"。临床上由于出血所累及的范围不同，"三偏"可不完全，最常见的是偏瘫、偏身感觉障碍。外侧型多无意识障碍，轻度偏瘫，预后较好；内侧型以血肿的量和发展的方向，临床上可出现不同程度的病变对侧中枢性面瘫及肢体瘫痪，感觉障碍和同向性偏盲。双眼向病灶侧凝视，呈"凝视病灶"。优势半球病变可有失语。如血肿破入脑室或影响脑脊液循环时昏迷加深、偏瘫完全、头痛、呕吐、瞳孔不等大、中枢性高热、消化道出血，病死率高。

（2）丘脑出血　占脑出血的20%～25%，多见于50岁以上，有高血压动脉硬化的病史。常为丘脑膝状体动脉或丘脑穿动脉破裂出血，前者常为丘脑外侧核出血，后者常为丘脑内侧核出血。丘脑出血的血肿部位很深，位于基底节和内囊的内侧，故又称为内侧型出血。丘脑出血几乎都有眼球运动障碍，如下视麻痹、瞳孔缩小等。小量出血局限丘脑或对内囊有一定的影响，在临床上以偏身感觉障碍为主，无意识障碍或有轻微意识障碍，可有轻偏瘫、不自主运动，预后良好。丘脑出血破入脑室多数经第三脑室侧壁或侧脑室的下壁进入脑室。临床表现有明显的意识障碍，甚至昏迷，对侧肢体完全性瘫痪，颈项强直等脑膜刺激征表现。丘脑内侧或下部出血，出现双眼内收下视鼻尖，上视障碍，这是丘脑出血的典型体征。如少量出血破入脑室者，临床症状可出现缓解，大量出血破入脑室或造成梗阻性脑室扩张者使病情加重，如抢救不及时，可引起中枢性高热、四肢强直性抽搐以及脑-内脏综合征，甚至脑疝的表现。优势半球病变可出现各种类型的语言障碍，可为运动性或感觉性失语。有的病例缄默不语，语言错乱，句法错误，重复语言或阅读错误等；偏身感觉障碍常较运动障碍为重，深感觉障碍比浅感觉障碍为重。出血后很快出现昏迷者提示出血严重，所以丘脑出血的临床表现常呈多样性。

（3）脑叶出血　又称皮质下白质出血，占脑出血的 13%～18%，是指发生在额叶、颞叶、顶叶、枕叶等部位的出血，是皮质下动脉破裂所致，原因多为脑动脉淀粉样变性所致。绝大多数呈急性起病，多先有头痛、呕吐或抽搐，甚至尿失禁等临床表现；意识障碍少而轻；偏瘫较基底节出血少见，而且较轻，有昏迷者多为大量出血压迫脑干所致。受累脑叶可出现相应的神经缺损症状，颞顶叶出血可有同向偏盲、偏瘫、失语；额叶出血可有智力障碍、尿失禁等；枕叶出血则可有一过性黑矇等。

（4）小脑出血　约占 10%，好发于一侧小脑半球齿状核部位，多见于小脑上动脉的分支破裂出血，临床上可分为小脑半球和蚓部出血。多表现为突然发作的枕部头痛、眩晕、呕吐、肢体或躯干共济失调及眼球震颤等，当出血量较大椎体束受压迫时，可出现肢体瘫痪，当血肿影响脑干和脑脊液循环通路，出现脑干受压和急性梗阻性脑积水，表现为双瞳孔缩小、眼球分离、双侧锥体束征阳性及脑神经损害症状，部分患者出现强迫头位、颈强直等。小而局限的出血，多无意识障碍，只有 CT 检查方可确诊；重者短时间内迅速昏迷，发生小脑扁桃体疝等致突然死亡。也有部分患者呈现出进行性加重，逐渐出现昏迷和脑干受压的体征，如不能得到及时正确的治疗，多在 48 小时内死亡。

（5）原发性脑干出血　90% 以上的高血压所致的原发性脑干出血发生在脑桥，少数发生在中脑。脑干出血一直被认为是发病急骤，病死率很高，预后很差的疾病。中脑出血：侵犯一侧大脑脚则同侧眼球神经麻痹，伴对侧肢体瘫痪（Weber 综合征）。脑桥出血：症状取决于出血灶的部位和大小，常突然剧烈头痛、恶心、呕吐、头晕或眩晕，一侧或双侧肢体乏力，偏身或半侧面部麻木；大量出血常迅速出现深昏迷，瞳孔明显缩小呈针尖样，但对光反射存在；四肢瘫痪，双侧锥体束体征阳性，高热，呼吸不规则，血压不稳；头眼和前庭反射消失，部分患者并发消化道出血，病情进行性恶化，多在短时间内死亡。出血量小者，可有核间型眼球运动麻痹、外展麻痹、面神经麻痹、偏瘫、交叉性麻痹或四肢瘫、双下肢瘫等。延髓出血：一经出现即迅速死亡。

（6）脑室出血　分为原发性和继发性两种。原发性脑室出血是指出血来源于脑室脉络丛，脑室内和脑室壁的血管以及室管膜下 1.5cm 以内的脑室旁区的出血。临床表现主要是血液成分刺激引起的脑膜刺激征和脑脊液循环梗阻引起的颅内压增高症状；临床上见到的脑室出血绝大多数是继发性脑室出血。继发性脑室出血除了具有上述原发性脑室出血的临床特征外，还同时伴有原发性出血灶导致的神经功能障碍症状。因此，轻者仅有头痛、恶心、呕吐、颈强直等脑膜刺激征，无局灶性神经损害症状；重者表现为意识障碍、抽搐、肢体瘫痪、肌张力增高、瞳孔缩小或大小不定，双侧病理反射阳性等。血凝块堵塞室间孔、中脑导水管及第四脑室侧孔者，可因急性脑积水而致颅内压急剧增高，迅速发生脑疝而死亡。

（二）辅助检查

1. 颅脑 CT 扫描

CT 扫描的问世，为脑出血的诊断和鉴别诊断提供了一种准确可靠的工具，在高清晰度的 CT 图像上，脑出血的诊断几乎可达 100%。不仅为脑出血的定性、定位与定量诊断提供了可靠依据，而且可以直观反映血肿的形态、扩展方向、破入脑室的程度及其所致的脑水肿、脑结构移位情况等。因此，CT 检查既是有效的诊断方法，也是制订治疗方案、观察疗效、判断预后的重要依据。对疑有脑出血的患者，应首选 CT 扫描检查，并应尽早进行，必要时还应多次检查，观察血肿的动态变化。脑出血依据病期不同，CT 表现也不同。

（1）急性期（血肿形成期） 发病后 1 周内，血液溢出血管外形成血肿，其内含有大量血红蛋白、血浆白蛋白，球蛋白，因这些蛋白对 X 线的吸收系数高于脑质，故 CT 呈现高密度阴影，CT 值达 40～90H，最初高密度灶呈非均匀一致性，中心密度更高，新鲜出血灶边缘不清。

① 形态及大小：基底节区血肿多为"肾"型，内侧凹陷，外侧膨隆，因外侧裂阻力较小，故向外凸，其他部位血肿多呈尖圆形或不规则形，血肿出血量通常以多田民方程式计算，即 $\pi/6\times$长（cm）$\times$宽（cm）$\times$高（cm）＝出血量（mL）。

② 周围水肿带：一般于出血后第二天开始出现水肿带，呈均匀低密度区，环绕于血肿周围，起初范围较小，第一周范围较大，出现率达 95％以上，以后逐渐减轻，持续一个月左右消退。

③ 占位表现：由于血肿及周围水肿，使邻近脑室受压移位，甚至完全闭塞，中线结构亦向对侧移位，这种占位效应的出现及严重程度与脑出血量及速度有关，可见 75％以上的病例。

④ 破入脑室：大约 25％的病例血肿破入脑室，使脑室密度增高，完全充满血液者形成高密度的脑室铸形；未完全充满脑室者血液多沉积于脑室后角，以同侧最明显，可见一高密度影。

（2）血肿吸收期 此期从 2 周到 2 个月，自第 2 周开始血肿周边的血红蛋白逐渐破坏，纤维蛋白溶解，使周围低密度带逐渐加宽，血肿高密度影呈向心性缩小，边缘模糊，一般于第四周变为等密或低密度区。

增强检查：在 2 周至 2 个月期间，90％的血肿周围可出现环状强化，此环可直接反映原血肿的大小和形态，随着增强检查的时间推移，环内可出现高密度，等密度或低密度，强化环较薄，大约 6mm 厚，CT 值为 32～55H，一般认为强化环的出现是由于血肿周围含有增生的肉芽组织，血管自身调节力丧失，血液过度灌注及血脑屏障破坏等因素所致。

（3）囊腔形成期 发病 2 个月后血肿一般即完全吸收，周围水肿消失，不再有占位表现呈低密度囊腔，其边缘清楚，不再出现强化环，CT 值近脑脊液，较小的出血灶则形成纤维瘢痕，邻近的脑室或脑沟代偿性扩大。

2. 颅脑 MRI 扫描

脑出血后，MRI 主要显示的是血肿和血肿周围组织水肿演变过程中所形成的影像，反映了出血区红细胞的溶解和血红蛋白分子的化学变化过程。在 MRI 图像上，血肿信号的强弱受红细胞铁离子的影响，出血后，红细胞内所含血红蛋白历经氧合血红蛋白、脱氧血红蛋白、正铁血红蛋白、含铁血红素的变化过程。血红蛋白变化过程中不同阶段的物质所含铁离子的数量和不成对电子的数量都不相同，他们在构成这些物质的分子中的分布不相同，因而所产生的顺磁性效应也不相同。

从 MRI 的影像上分析：脑内血肿可分为 5 期，即超急性期、急性期、亚急性期、慢性期、残腔期。

（1）超急性期 指脑内出血 24 小时以内，此时出血灶的血浆尚未吸收，血肿主要由完整红细胞内的含氧血红蛋白组成，因此，在 T_1 加权像（TR<600ms）上呈低信号、略高信号或等信号，在质子密度加权像上呈高信号或等信号，在 T_2 加权像（TR>1500ms）上呈高信号。

（2）急性期　出血在 1 周内，出血几小时内病灶区血浆成分即开始吸收，红细胞压积逐渐升高，同时含氧血红蛋白（HbO_2）因缺氧而变成脱氧血红蛋白（DHb），伴周围脑组织水肿。因此，急性期血肿本身与灰质相比，在 T_1 加权像（TR＜600ms）呈等信号或略低信号，在 T_2 加权像（TR＞1500ms，高场强）呈低信号。其中，以 T_2 加权像最有意义，即 T_2 加权像上的低信号区相当于 CT 上的高密度影。当红细胞内的 DHb 逐渐演变成正铁血红蛋白（MHB）后，在 T_1 加权像上呈高信号，在 T_2 加权像上仍呈低信号，而且比 DHb 更低。总之，急性期血肿的典型表现是 T_2 加权像上呈短 T_2 低信号。急性血肿周围的脑水肿在发病后 24～48 小时即可在 MRI 上显示。与灰质相比，脑水肿在 T_1 加权像上呈低信号，在 T_2 加权像上呈高信号，脑水肿在 T_2 加权像上显示得最清楚，在发病数周后才会消失。

（3）亚急性期　出血后 1 周至 1 个月。在出血后 1 周左右，血肿周边部的脱氧血红蛋白（DHb）全已变成正铁血红蛋白（MHb），此时红细胞已溶解，也就是说，出血后第 1 周左右血肿周边部主要由游离而稀释的 MHb 组成，由于 DHb 先从血肿周边部转化为 MHb，因此，亚急性血肿早期在 T_1 加权像上血肿周边部呈明显环状高信号，血肿中心呈低信号，此乃亚急性血肿早期的 MRI 特征；在质子密度加权像上血肿周边部呈球状略高信号，血肿中心呈等或略低信号；在 T_2 加权像上血肿周边部呈明显环状高信号，血肿中心呈等或低信号。周围脑水肿依然存在。在以后的 2～3 周内，DHb 进行性地变成 MHb，从血肿周边向中心蔓延。因此，在 T_1 加权像上高信号环从周边部向中心扩展，直至充满整个血肿。在质子密度加权像及 T_2 加权像上也逐渐变成高信号。在上述演变过程中，T_2 加权像比 T_1 加权像缓慢，此时，周围脑水肿依然存在。

（4）慢性期　出血 1 个月之后，此时红细胞均已溶解，慢性血肿由稀释的游离 MHb 组成，后者在所有的加权像中均为高信号，反应性巨噬细胞积聚血肿周边，消化血红蛋白产物，在细胞质内以不溶性含铁血黄素颗粒的形式沉淀下来，形成含铁血黄素环。该环在 T_1 加权像上呈等或略低信号，在质子密度加权像上呈等或略低信号，在 T_2 加权像上呈明显低信号。此时血肿周围脑水肿已消散，总之，慢性期血肿的 MRI 特征为高信号血肿，外加一个低信号含铁血黄素环。

（5）残腔期　见于出血 2 个月后至数年。从 2 个月后血肿出现囊变液化，当慢性血肿内的所有液体被吸收后，仅留下一个含铁血黄素衬边的残腔，即脑实质内塌陷的血肿残腔。在 T_1 加权像上呈低信号，在 T_2 加权像上呈明显低信号。总之，陈旧性血肿的 MRI 特征为低信号残腔。

尽管目前 CT 仍是急性脑内出血的首选检查方法，但 MRI 诊断亚急性与慢性血肿比 CT 敏感，尤其对陈旧血肿，MRI 可清晰显示含铁血黄素衬边的低信号残腔，容易与陈旧性脑梗死相鉴别。

3. 脑血管造影（DSA）

脑出血患者一般不需要进行 DSA 检查，除非临床上怀疑有血管畸形、血管炎或烟雾病又需外科手术或血管介入治疗时才考虑进行。DSA 可清楚显示异常血管和造影剂外漏的破裂血管及部位。

4. 腰椎穿刺

在 CT 广泛应用后，已无须采用腰椎穿刺诊断脑出血，以免诱发脑疝，如需排除颅内感染和蛛网膜下隙出血，可谨慎进行。

（三）诊断注意事项

中老年患者在活动中或情绪激动时突然发病，迅速出现局灶性神经功能缺损症状以及头痛、呕吐等高颅压症状应考虑 ICH 的可能，结合头颅 CT/MRI 检查，可以迅速明确诊断。鉴别诊断方面：①首先应与急性脑梗死、蛛网膜下隙出血等鉴别。②颅内肿瘤出血。颅内肿瘤，特别是原发性肿瘤，多因生长速度快而致肿瘤中心部位的缺血、坏死，易与脑出血相混。但肿瘤患者，病程较长，多在原有症状的基础上突然加重，也可为首发症状。增强的头颅 CT 和 MRI 对肿瘤出血具有诊断价值。③对发病突然、迅速昏迷且局灶体征不明显者，应注意与引起昏迷的全身性疾病如中毒（酒精中毒、镇静催眠药物中毒等）及代谢性疾病（低血糖、肝性脑病、肺性脑病等）鉴别。④对有头部外伤史者应与外伤性颅内血肿相鉴别。

三、治疗

基本治疗原则：脱水降颅压，减轻脑水肿；调整血压；防止继续出血；保护血肿周围脑组织；促进神经功能恢复；防治并发症。

（一）内科治疗

1. 一般治疗

（1）卧床休息　一般应卧床休息 2～4 周，避免情绪波动及血压升高。

（2）保持呼吸道通畅　昏迷者应将头歪向一侧，以利于口腔分泌物及呕吐物流出，并可防止舌根后坠阻塞呼吸道，随时吸出口腔内的分泌物和呕吐物，必要时行气管切开。

（3）吸氧　有意识障碍、血氧饱和度下降或缺氧现象的患者应给予吸氧。

（4）鼻饲　昏迷或吞咽困难的患者，可通过鼻饲管进食。

（5）对症治疗　过度烦躁不安的患者可适量用镇静药；便秘者可选用缓泻药。

（6）预防感染　加强口腔护理，及时吸痰，保持呼吸道通畅；留置导尿时应做膀胱冲洗；昏迷患者可酌情使用抗生素预防感染。

（7）观察病情　严密注意患者的意识、瞳孔大小、血压、呼吸等改变，有条件时应对昏迷患者进行监护。

2. 颅内压监测和治疗

脑室出血后脑积水或血肿/周围水肿的占位效应是自发性脑出血后颅内压升高的常见病因。对合并脑积水（尤其是伴意识水平下降者）进行脑室引流，GCS 评分≤8 分。昏迷程度以睁眼反应、运动反应和语言反应三者分数加总来评估，正常人的昏迷指数是满分 15 分，昏迷程度越重者的昏迷指数越低（轻度昏迷，13～14 分；中度昏迷，9～12 分；重度昏迷，3～8 分）或有小脑幕裂孔疝的临床证据或严重脑室内出血/脑积水者还应考虑颅内压监测，并推荐将脑灌注压维持在 50～70mmHg。

渗透性脱水药甘露醇是最重要的降颅压药物。20% 甘露醇用量为 125～250mL，快速静脉滴注，每 6～8 小时一次，使血浆渗透压维持在 310～320mOsm/kg，用药时间不宜过长，建议用5～7天。可同时应用呋塞米20～40mg，静脉或肌内注射，两者交替使用，维持渗透梯度。用药过程中应检测尿量、水及电解质平衡。甘油果糖500mL静脉滴注，每日1～2次，脱水作用温和，没有反跳现象，适用于肾功能不全患者。20%血清白蛋白50～100mL静脉滴注，每日一次，能提高血浆胶体渗透压，减轻脑水肿，但价格昂贵，应用受限。皮质类固醇激素对ICH后颅内压升高无效且增加并发症的发生风险，故不推荐使用。

3. 调控血压

脑出血后高收缩压与血肿扩大、神经功能恶化、残疾和死亡均具有相关性。对收缩压150～220mmHg、无急性降压禁忌证的自发性脑出血患者将收缩压紧急降至140mmHg是安全的，可能会改善患者功能预后。对起病时收缩压>220mmHg者应在持续血压监测下积极予以静脉降压。

4. 止血和凝血功能障碍、使用抗血小板药物和深静脉血栓的预防

止血异常的危险因素包括口服抗凝血药/抗血小板药物、获得性/先天性凝血因子缺乏、遗传性/获得性血小板功能或数量异常等。合并严重凝血因子缺乏或严重血小板减少的ICH患者应补充凝血因子或血小板，接受肝素治疗者可使用鱼精蛋白，服用抗血小板药物者输注血小板的效果不确切。服用维生素K拮抗药引起国际标准化比值（INR）升高者应停用维生素K拮抗药并输注维生素K依赖的凝血因子和维生素K。凝血酶原复合物（PCCs）较冷冻新鲜血浆的并发症更少，纠正自发性脑出血的速度更快。不推荐将重组活化凝血因子Ⅶa（rFⅦa）用于维生素K拮抗药相关的自发性脑出血。对服用新型维生素K拮抗药（达比加群、利伐沙班和阿哌沙班）者可考虑使用Ⅷ因子旁路活性抑制物、其他PCCs或者rFⅦa进行个体化治疗。发病前2小时内服用上述药物者均可考虑使用活性炭，服用达比加群者还应考虑血液透析。尚不推荐对自发性脑出血患者非选择性应用rFⅦa。自发性脑出血患者有较高的发生血栓栓塞疾病的风险，在住院当日即应开始下肢间歇充气加压治疗以预防深静脉血栓，但分级加压弹力袜效果不确切。活动受限者在确定出血停止后，可于发病1～4天后皮下注射小剂量低分子量肝素或普通肝素。已经发生症状性深静脉血栓或肺栓塞的患者可考虑全身性抗凝或放置下腔静脉滤器。应结合距离首次出血的时间、血肿是否稳定、出血的原因及患者的全身状况等因素选择治疗方式。

5. 体温管理

自发性脑出血后发热以脑室内出血者常见，多与血肿扩大有关，且可能影响患者预后，故应控制发热，但亚低温治疗效果不确切。

6. 癫痫处理

自发性脑出血后癫痫的危险因素包括出血严重程度、血肿位于皮质和迟发的首次癫痫发作。目前推荐对有临床癫痫发作者和意识状态改变且脑电图有痫性放电者进行抗癫痫药物治疗，但不建议预防性应用抗癫痫药物。与脑损伤程度不符的意识障碍加重者需予以持续脑电监测。

7. 内科并发症的处理

自发性脑出血后常见并发症包括肺炎、误吸、呼吸衰竭/窘迫、肺栓塞和败血症。吞咽困难和误吸是发生肺炎的主要危险因素，故在经口进食前均应进行吞咽困难程度评估以降低肺炎风险。自发性脑出血患者可同时合并心肌梗死，故应进行心电图和心肌酶检查。

（二）外科治疗（血肿清除）

手术适应证：目前认为，患者无意识障碍时多无须手术；有明显意识障碍、脑疝尚不明时，外科治疗明显优于内科；深昏迷患者、双瞳扩大、生命体征趋于衰竭者，内外科治疗方法均不理想。目前手术适应证主要参考：大脑出血量＞30mL，小脑出血量＞10mL，患者出血后意识障碍情况，Ⅰ级一般不需手术，Ⅴ级病情处于晚期也无法手术，Ⅱ级～Ⅳ级需要手术治疗，Ⅱ级患者若一般情况可，也可首选内科治疗，根据病情变化再决定，Ⅳ级患者若出血时间短出血量大，进展快，脑疝形成时间长，则无法手术；另外，位置较为表浅的出血一般多可手术，而较为深在出血如脑干局部出血，若无意识障碍，可非手术治疗。对于出血量较少但患者病情明显加重的需要警惕是否存在持续出血，术前应充分考虑。此外，患者的一般情况需要考虑，是否存在心肺功能下降，高龄患者手术后一般恢复较差，效果一般，选择手术需要慎重。

（王凤军）

第三节　短暂性脑缺血发作

短暂性脑缺血发作（TIA）是各种病因引起的急性、缺血性、局灶性脑功能障碍，临床表现为突发短暂性、可逆性神经功能缺失。临床症状一般不超过1小时，最长不超过24小时，且无责任病灶的证据。凡神经影像学检查有神经功能缺损对应的明确病灶者，不宜称为短暂性脑缺氧发作。传统的短暂性脑缺氧发作定义，只要临床症状在24小时内消失，不遗留神经系统体征，而不管是否存在责任病灶。近来研究证实，对于传统短暂性脑缺血发作患者，如果神经功能缺损症状超过1小时，绝大部分神经影像学检查均可发现对应的脑梗死小病灶。

一、病因与发病机制

TIA的发病与动脉粥样硬化、动脉狭窄（如锁骨下动脉盗血综合征）、心脏病、血液成分改变（如真性红细胞增多症）及血流动力学改变等多种病因及多种途径有关。一般认为，TIA是一种在动脉粥样硬化基础上，由于某种原因使颅内小动脉管腔缩小，血流量降低，局部脑组织发生缺血，出现临床症状；后因脑血管自动调节及侧支循环建立等原因，短期内脑组织缺血得到纠正，24小时内临床症状完全恢复。其发病机制主要有：①血流动力学异常学说，基本病因可能是由各种原因所致的颈内动脉系统或椎-基底动脉系统的动脉严重狭窄，平时靠侧支循环等代偿尚能勉强维持该局部脑组织的血供。当这种代偿因血压、心排出量、脑灌注压、血黏度、血管壁顺应性等因素的变化而突然丧失时，该处脑组织发生缺血症状。此型TIA的临床症状比较刻板，发作频度较高，每天或每周可有数次发作，每次发作持续时间多不超过10分钟。②微栓子形成学说，微栓子主要来自颅外动脉，尤其是颈内动脉起始部的动脉粥样硬化斑块，其表面常有血小板、纤维蛋白、胆固醇等沉积而形成血栓，破碎脱落而成栓子，流向远端引起动脉管腔阻塞，导致供应区脑组织缺血而发生功能障碍。但因栓子很小，又易破裂而前移至更细的动脉，甚至完全消失，脑组织的血流及功能又重新恢复。此外，心脏瓣膜病（如二尖瓣狭窄）、冠心病、心脏黏液瘤、二尖瓣脱垂、心肌梗死、心律失常（如心房颤动）、心内膜炎（SBE 或无菌性心内膜炎），均可形成凝血块、壁栓或菌性、非菌性赘生物，脱落后随血流进入脑血管导致 TIA。但心源性栓子大多数造成脑栓塞而不是 TIA，故 TIA 栓子来源主要是血管源性。此型 TIA 的临床症状多变，发作频度不高，数周或数月发作一次，每次发作持续时间可达数十分钟至 2 小时。③其他因素，如锁骨下动脉盗血综合征，某些血液系统疾病，如真性红细胞增多症、血小板增多、各种原因所致的严重贫血和高凝状态等，也可参与 TIA 的发病。

二、诊断

(一) 临床表现

TIA 好发于中老年人（50～70 岁），男性多于女性。患者多伴有高血压、动脉粥样硬化、糖尿病或高脂血症等脑血管病危险因素。其临床表现根据缺血的局灶部位与范围不同而多种多样，其发作的频度与形式个体差异亦很大，但有其共同特征。

1. 共同特征

TIA 的共同特征：①起病的急剧性，常突然发病，数秒或数分钟内症状达高峰（从无症状到出现全部症状不到 5 分钟，通常在 2 分钟内）。②病程的一过性。③发作的反复性，少者 2～3 次，多者达数十次或数百次。④症状的刻板性和可逆性，每次发作症状、体征基本相同，且在 24 小时内完全恢复。临床上常将 TIA 分为颈内动脉系统和椎-基底动脉系统两类，前者较后者多见，约 10% 患者有此两个系统表现。

2. 局灶性症状

（1）颈内动脉系统 TIA　临床表现与受累血管分布有关。大脑中动脉（MCA）供血区的 TIA 可出现对侧肢体的单瘫、轻偏瘫、面瘫和舌瘫，可伴有偏身感觉障碍和对侧同向偏盲，优势半球受累时常出现失语和失用。大脑前动脉（ACA）供血区的 TIA 可出现人格和情感障碍、对侧下肢无力等。颈内动脉（ICA）主干 TIA 主要表现为眼动脉交叉瘫——由于病变侧眼动脉缺血出现同侧单眼一时性黑矇、失明（患者表现为突然出现一个眼睛的视物模糊或完全失明，几秒钟内达到高峰，几分钟后恢复正常，为颈内动脉系统 TIA 所特有）和（或）对侧偏瘫及感觉障碍，Horner 交叉瘫（病侧 Horner 征，对侧偏瘫）。

（2）椎-基底动脉系统 TIA　最常见表现是眩晕、平衡障碍、眼球运动异常和复视。可有单侧或双侧面部、口周麻木，单独出现或伴有对侧肢体瘫痪、感觉障碍，呈现典型或不典型的脑干缺血综合征。此外，还可出现下列 3 种特殊表现的临床综合征：①跌倒发作，表现为患者转头或仰头时，下肢突然失去张力而跌倒，但无意识障碍，常可很快自行站起，系下部脑干网状结构缺血所致。②短暂性全面遗忘症（TGA），发作时出现短时间记忆丧失，患者对此有自知力，持续数分至数十分钟，发作时对时间、地点定向障碍，但谈话、书写和计算能力正常。是大脑后动脉颞支缺血累及边缘系统的颞叶海马、海马旁回和穹隆所致。③双眼视力障碍发作，双侧大脑后动脉距状支缺血导致枕叶视皮质受累，引起暂时性皮质盲。

值得注意的是，椎-基底动脉系统 TIA 患者很少出现孤立的眩晕、耳鸣、恶心、晕厥、头痛、尿便失禁、嗜睡或癫痫等症状，往往合并有其他脑干或大脑后动脉供血区缺血的症状与体征。

（二）诊断注意事项

诊断 TIA 最重要的是病史典型而神经系统检查正常（因多数患者就诊时临床症状已消失）。中老年患者突然出现局灶性脑功能损害症状，符合颈内动脉或椎-基底动脉系统及其分支缺血表现，并在短时间内症状完全恢复（多不超过 1 小时），应高度怀疑为 TIA。MRI 灌注成像（PWI）/MRI 弥散成像（DWI）、CT 灌注成像（CTP）和单光子发射计算机断层扫描（SPECT）有助于 TIA 的诊断。

TIA 在临床上的重要性在于预防以后的 TIA 再发和发生脑梗死，因此需找出病因，但进一步的病因诊断较复杂。检查时须注意有无一侧颈、颞浅、桡等动脉搏动减弱，颈动脉或锁骨上窝处是否有杂音。有关心脏病变的检查以发现动脉硬化、心瓣膜病及心肌疾病。血流动力学测定以确定有无血液黏稠度及血小板聚集性增加。颈椎 X 线平片以除外颈椎骨质增生对椎动脉的压迫。超声多普勒、脑血管造影（DSA）、CTA、MRA 等可发现颅内动脉狭窄或闭塞等情况。EEG、CT 或 MRI 检查大多正常，部分病例（发作时间＞20 分钟）在 MRI 弥散加权（DWI）可显示片状缺血灶。SPECT 可发现局部脑灌注量减少程度及缺血部位；正电子发射断层扫描（PET）可显示局灶性代谢障碍。TIA 应与以下情况鉴别。

1. 可逆性脑缺血发作

可逆性脑缺血发作是一个临床诊断范畴，包括三个概念：一是 TIA；二是可逆性缺血性神经功能缺损（RIND），是指缺血性局灶性神经精神障碍在 3 周之内完全恢复者；三是完全恢复性脑缺血发作（SFR），是指局灶性神经障碍持续 24 小时以上至四周才完全恢复者。三者的区别仅在于发作的持续时间不同。可逆性脑缺血发作包括局灶性神经症状在四周之内完全恢复的各种脑缺血发作，即 TIA、RIND 和 SFR。

2. 癫痫

有意识障碍，TIA 无；系兴奋发作，表现为抽搐、感觉异常，而 TIA 为功能抑制，表现为瘫痪、感觉缺失，且脑电图有局部脑波异常。

3. 偏头痛

偏头痛先兆期易与 TIA 混淆不清，而偏瘫性偏头痛难以与 TIA 鉴别。偏头痛多见于青春期，发作时常有视觉先兆，然后偏侧头痛，伴恶心、呕吐等自主神经功能紊乱症状。其发作时间可长达数日，常有家族史，无局灶性神经症状。

4. 梅尼埃病

老年少见。除眩晕、耳鸣、眼震颤、渐进性耳聋外，无其他脑神经病损，从无运动或感觉障碍，且每次发作持续时间常超过 24 小时。而椎-基底动脉系统 TIA 除眩晕外，总伴有其他脑神经及脑干缺血征象，发作时伴运动或感觉障碍，及共济失调。

5. 癔症

癔症性黑矇、瘫痪、耳聋等有时需与 TIA 鉴别，但前者发作常有精神刺激，持续时间较久，症状多变，有明显的精神色彩。但另一方面，不要轻易将体征消失的 TIA 误诊为神经症。

（三）TIA 短期卒中风险评估

TIA 发病后 2～7 天内为卒中的高风险期，对患者进行紧急评估与干预可以减少卒中的发生。常用的 TIA 危险分层工具为 $ABCD^2$ 评分，评估项目与计分为：①年龄（A）＞60岁，1分。②血压（B）SBP＞140mmHg 或 DBP＞90mmHg，1分。③临床症状（C），单侧无力2分，不伴无力的言语障碍1分。④症状持续时间（D），＞60分钟2分，10～59分钟1分。⑤糖尿病（D），有，1分。症状发作在72小时内并存在以下情况之一者，建议入院治疗：①$ABCD^2$ 评分＞3分。②$ABCD^2$ 评分 0～2分，但门诊不能在2天之内完成 TIA 系统检查。③$ABCD^2$ 评分 0～2分，并有其他证据提示症状由局部缺血造成，如 DWI 已显示对应小片状缺血灶。

三、治疗

（一）病因治疗

病因明确者应该针对病因治疗，控制卒中危险因素，如动脉粥样硬化、高血压、心脏病、糖尿病、高脂血症和颈椎病等。如高血压患者应控制高血压，降压目标一般应该达到 BP＜140/90mmHg，糖尿病患者伴高血压者血压宜控制在更低水平（BP＜130/85mmHg）。控制高血压常选用钙通道阻滞药（如尼群地平 10mg 口服，3次/天；尼莫地平 40～60mg/d，分2～3次口服）、血管紧张素Ⅱ受体拮抗药（如厄贝沙坦 150mg/d）等。糖尿病合并高血压时，抗高血压药物以血管紧张素转化酶抑制药、血管紧张素Ⅱ受体拮抗药为宜。糖尿病血糖控制的靶目标为 HbA1c＜6.5%。胆固醇水平升高的缺血性脑卒中和 TIA 患者，应该进行生活方式的干预及药物治疗。首选他汀类药物，目标是使 LDL-C 水平降至 2.59mmol/L 以下或使 LDL-C 水平下降幅度达到 30%～40%。伴有多种危险因素（冠心病、糖尿病、代谢综合征、脑动脉粥样硬化病变但无确切的易损斑块或动脉源性栓塞证据或外周动脉疾病之一者）的缺血性脑卒中和 TIA 患者，如果 LDL-C＞2.07mmol/L，应将 LDL-C 降至 2.07mmol/L 以下或使 LDL-C 下降幅度＞40%。对于有颅内外大动脉粥样硬化性易损斑块或动脉源性栓塞证据的缺血性脑卒中和 TIA 患者，推荐尽早启动强化他汀类药物治疗，建议目标 LDL-C＜2.07mmol/L 或 LDL-C 下降幅度＞40%。

（二）药物治疗

1. 抗血小板治疗

非心源性栓塞性 TIA 推荐抗血小板治疗。一般单独使用：①阿司匹林，50～325mg/d。②氯吡格雷（波立维），75mg/d。③小剂量阿司匹林 25mg/d 与缓释的双嘧达莫（潘生丁）200mg/次联合应用，每日2次口服。对卒中风险较高患者，如 TIA 或小卒中发病1个月内，可采用小剂量阿司匹林 50～150mg/d 与氯吡格雷 75mg/d 联合治疗。

2. 抗凝治疗

目前尚无证据支持抗凝治疗作为 TIA 的常规治疗，但临床伴有房颤、频繁发作的 TIA 患者可以考虑应用。①心源性栓塞性 TIA 伴发房颤和冠心病的患者，推荐口服抗凝药治疗，治疗目标为 INR 达到 2～3 或凝血酶原时间（PT）为正常值的 1.5 倍。②频繁发作的 TIA 或椎-基底动脉系统 TIA 患者，对抗血小板治疗无效的病例可考虑抗凝治疗。③对瓣膜置换术后已服用足量口服抗凝药治疗的 TIA 患者也可加用小剂量阿司匹林或双嘧达莫联合治疗。常用抗凝药有：①华法林，初始剂量 6～12mg/d，每晚 1 次口服，3～5 天改为 2～6mg/d 维持。剂量调整至 PT 为对照组 1.5 倍或国际标准化比值（INR）2.0～3.0，用药 4～6 周逐渐减量停药，可用于长期治疗。消化性溃疡或严重高血压为禁忌证。②肝素，普通肝素 100mg 加入 0.9％氯化钠注射液 500mL 静脉滴注，20～30 滴/分。根据部分凝血活酶时间（APTT）调整剂量，维持治疗前 APTT 值 1.5～2.5 倍（100mg/d 以内）。或用低分子量肝素 4000～5000IU，腹壁皮下注射，2 次/天，7～10 天为 1 个疗程。

在抗凝治疗期间应注意出血并发症。需反复检查小便有无红细胞、大便有无隐血，密切观察可能发生的其他脏器的出血。如有出血情况即停抗凝治疗，如为口服抗凝药者停药后即予维生素 K$_1$ 10～40mg 肌内注射或 25～50mg 加葡萄糖或生理盐水中静脉滴注，每分钟不超过 5mg。用肝素抗凝出现出血情况时则用硫酸鱼精蛋白锌，其用量与最后一次所用的肝素量相当，但一次不超过 50mg。必要时给予输血。抗凝治疗期间应避免针灸、腰穿和任何外科小手术，以免引起出血而被迫中止抗凝治疗。

3. 调脂治疗

颈内动脉斑块、内膜增厚或颅内动脉狭窄者可使用他汀类调脂药物。常用药物有辛伐他汀（舒降之），20mg 口服，每日 1 次。

4. 钙离子拮抗药

可选择性地阻断病理状态下的钙离子通道，减少血管平滑肌的收缩，扩张脑血管。常用的药物有尼莫地平 20～40mg，每日 3 次口服；桂利嗪（脑益嗪）25mg，每日 3 次；氟桂利嗪（西比灵）5～10mg 每晚 1 次口服。

5. 其他药物

高纤维蛋白原血症可选择降纤药改善血液高凝状态，如巴曲酶、安克洛和蚓激酶等。对老年 TIA 并有抗血小板禁忌证或抵抗性者，可选用活血化瘀性中药制剂治疗。

（三）溶栓治疗

溶栓治疗是目前最重要的恢复脑组织血流措施，重组组织型纤溶酶原激活剂（rtPA）和尿激酶（UK）是我国目前使用的主要溶栓药，溶栓的方法有静脉溶栓和动脉溶栓。目前认为有效抢救缺血半暗带组织的时间窗为 4.5 小时内或 6 小时内。

1. 静脉溶栓治疗

静脉溶栓是血管再通的首选方法（Ⅰ级推荐，A 级证据）。静脉溶栓或血管内治疗都应尽可能减少时间延误（Ⅰ级推荐，B 级证据）。

（1）适应证 ①年龄≥18 岁。②发病 4.5 小时内（rtPA）或 6 小时内（尿激酶）。③脑功能损害的体征持续存在超过 1 小时，且比较严重。④脑 CT 已排除颅内出血，且无早期大面积脑梗死影像学改变。⑤患者或家属签署知情同意书。

（2）禁忌证 ①既往有颅内出血，包括可疑蛛网膜下隙出血；近 3 个月有头颅外伤史；近 3 周内有胃肠或泌尿系统出血；近 2 周内进行过大的外科手术；近 1 周内有在不易压迫止血部位的动脉穿刺。②近 3 个月内有脑梗死或心肌梗死史，但不包括陈旧小腔隙梗死而未遗留神经功能体征。③严重心、肝、肾功能不全或严重糖尿病患者。④体检发现有活动性出血或外伤（如骨折）的证据。⑤已口服抗凝药，且 INR 大于 1.7；48 小时内接受过肝素治疗（APTT 超出正常范围）。⑥血小板计数低于 $100×10^9/L$，血糖＜2.7mmol/L。⑦血压，收缩压≥180mmHg 或舒张压≥100mmHg。⑧妊娠。⑨神经功能缺损非常轻微或迅速改善。⑩CT 已显示早期脑梗死低密度＞1/3 大脑中动脉供血区（大脑中动脉区脑梗死）。

（3）用法　①rtPA 0.9mg/kg（最大剂量 90mg）静脉滴注，其中 10％在最初 1 分钟内静脉推注，其余持续滴注 1 小时。国内习惯用 5mg 静脉注射，余 45mg 1 小时静脉滴注，总量 50mg。②尿激酶 100 万～150 万 IU，溶于生理盐水 100～200mL，持续静脉滴注 30 分钟。

（4）静脉溶栓的监护及处理　①尽可能将患者收入重症监护病房或卒中单元进行监护。②定期进行神经功能评估，第 1 小时内 30 分钟 1 次，以后每小时 1 次，直至 24 小时。③如出现严重头痛、高血压、恶心或呕吐，应立即停用溶栓药物并行脑 CT 检查。④定期监测血压，最初 2 小时内 15 分钟 1 次，随后 6 小时内 30 分钟 1 次，以后每小时 1 次，直至 24 小时。⑤如收缩压≥180mmHg 或舒张压≥100mmHg，应增加血压监测次数，并给予降压药物。⑥鼻饲管、导尿管及动脉内测压管应延迟安置。⑦给予抗凝药、抗血小板药物前应复查颅脑 CT。

（5）静脉溶栓的并发症　①梗死灶继发性出血或身体其他部位出血。②致命性再灌注损伤和脑水肿。③溶栓后再闭塞。

2. 动脉溶栓

动脉溶栓使溶栓药物直接到达血栓局部，理论上血管再通率应该高于静脉溶栓，且出血风险降低。然而其益处可能被溶栓启动时间的延迟所抵消。作为卒中紧急治疗，可在 DSA 直视下进行超选择性介入动脉溶栓。需指出的是，进行动脉内溶栓对设备和医师的专业知识的要求较高，因此，患者应在有经验的脑卒中治疗中心接受动脉内溶栓治疗，以便在必要时能立即进行脑血管影像学和介入性神经放射学检查。因此：①发病 6 小时内由大脑中动脉闭塞导致的严重脑卒中且不适合静脉溶栓的患者，经过严格选择后可在有条件的医院进行动脉溶栓。②发病 24 小时内由后循环动脉闭塞导致的严重脑卒中且不适合静脉溶栓的患者，经过严格选择后可在有条件的单位进行动脉溶栓（Ⅲ级推荐，C 级证据）。接受动脉内溶栓治疗的患者，仍有接受 rtPA 静脉内溶栓治疗的可能性。

有关动脉溶栓的适应证、禁忌证及并发症与静脉溶栓基本相同。

3. 机械取栓

在严格选择患者的情况下单用或与药物溶栓合用可能对血管再通有效（Ⅱ级推荐，B 级证据），但临床效果还需更多随机对照试验验证。对静脉溶栓禁忌的部分患者使用机械取栓可能是合理的。对于静脉溶栓无效的大动脉闭塞患者，进行补救性动脉溶栓或机械取栓（发病 8 小时内）可能是合理的（Ⅱ级推荐，B 级证据）。

4. 血管内介入治疗

血管介入治疗包括动脉溶栓、桥接、机械取栓、血管成形和支架术等。紧急动脉支架和血管成型术的获益尚未证实，应限于临床试验的环境下使用。

（四）手术治疗

手术治疗的目的为恢复、改善脑血流量，建立侧支循环和消除微栓子来源。对颈动脉有明显动脉壁粥样硬化斑块、狭窄（＞70％）或血栓形成，影响脑内供血并有 TIA 的反复发作者，可行颈动脉内膜切除术（CEA）、颅内外动脉吻合术或颈动脉血管成形和支架植入术（CAS）等治疗。

四、预后

TIA 患者发病 7 天内的卒中风险为 4％～10％，90 天卒中风险为 10％～20％。发作间隔时间缩短、发作时间延长、临床症状逐渐加重的进展性 TIA 是即将发展为脑梗死的强烈预警信号。TIA 患者也易发生心肌梗死和猝死，90 天内 TIA 复发、心肌梗死和死亡事件总的风险高达 25％。最终 TIA 部分发展为脑梗死，部分继续发作，部分自行缓解。

（王凤军）

第四节　蛛网膜下腔出血

蛛网膜下腔出血（subarachnoid hemorrhage，SAH）是指颅内血管破裂，血液流入蛛网膜下隙，分为自发性与外伤性两类，自发性又分为原发性与继发性两种。原发性蛛网膜下腔出血为脑底或脑表面血管病变（如先天性动脉瘤、脑血管畸形、高血压脑动脉硬化所致的微动脉瘤）破裂，血液流入蛛网膜下隙，占急性脑卒中的 10％左右。继发性蛛网膜下腔出血为脑内血肿穿破脑组织，血液流入蛛网膜下隙。

一、病因

（一）血管畸形

约占蛛网膜下腔出血病因的 10％，其中动静脉畸形（AVM）占血管畸形的 80％。多见于青年人，90％以上位于幕上，常见于大脑中动脉分布区。

（二）颅内动脉瘤

占 50％～80％，是最常见的病因。其中先天性粟粒样动脉瘤约占 75％，还可见高血压、动脉粥样硬化所致梭形动脉瘤及感染所致的真菌性动脉瘤等。

（三）脑底异常血管网病

约占蛛网膜下腔出血病因的 1％，占儿童蛛网膜下隙出血的 20％。

（四）其他

夹层动脉瘤、颅内肿瘤、垂体卒中、血液系统疾病、结缔组织病、颅内静脉系统血栓和抗凝治疗并发症等。

二、诊断

（一）先兆和诱发因素

SAH 有 1/3 在发病前出现先兆征象或警告信号，常见全头痛、局限性头痛、嗜睡、眼球运动障碍、三叉神经分布区疼痛及项背部疼痛等。颈内动脉及大脑中动脉的动脉瘤在破裂之前可因血管痉挛、局部梗死、小量出血及刺激压迫而引起对侧轻偏瘫、感觉异常及或失语；大脑前动脉瘤可引起同侧动眼神经麻痹及皮质性一过性黑矇等。多数患者有诱因，如突然用力、兴奋、激动、屏气、大便、饮酒等。

（二）临床表现

1. 头痛

80％～90％的患者最突出的症状是剧烈的局限性劈裂样头痛，多数患者是在意识恢复清醒后才诉头痛的。患者常描述为"一生中经历的最严重头痛"，新发生头痛最有临床意义。常伴颈项与背痛，面色苍白与全身冷汗。头痛为氧合血红蛋白在脑脊液中对血管、脑膜、脑组织、神经根的刺激引起。老年人因反应迟钝、疼痛阈高及脑沟裂宽，可无头痛。头痛持续时间一般在起病 1～2 周后，才逐渐减轻或消失。动脉瘤性 SAH 的头痛可持续数日不变，2 周后逐渐减轻，如头痛再次加重，常提示动脉瘤再次出血。局部头痛常可提示破裂动脉瘤的部位。但 AVM 破裂所致 SAH 头痛常不严重。

2. 恶心、呕吐

头痛常伴恶心与呕吐。多为喷射性、反复性。系因脑膜刺激或颅内压增高引起，多于发病 6～12 小时后出现。

3. 意识障碍

48％～81％的患者有不同程度的意识障碍，绝大多数起病时立即发生，持续数分钟至数小时，甚至数日。少数患者在 5～14 天发生意识障碍，可能系脑血管痉挛或再出血之故。年龄越大者意识障碍越多见。部分患者有头昏和眩晕表现。

4. 精神障碍

一般认为系大脑前动脉或前交通动脉瘤破裂出血引起的主要表现，如定向障碍、谵妄、幻觉、妄想或淡漠、嗜睡、畏光怕声、拒动、木僵、痴呆等。多数在 2～3 周内恢复。

5. 癫痫发作

5％～10％的患者在发病后短时间内出现全身性或部分性癫痫发作。出血部位多在幕上，是皮质神经元急性缺血而阵发放电的表现。癫痫发作可作为 SAH 的首发症状。

6. 脑膜刺激征

脑膜刺激征是血液刺激脑膜所致。通常于起病后数小时至 6 天内出现，持续 3～4 周。以颈项强直最常见，Kernig 征、Brudzinski 征均可阳性。而老年、衰弱患者或小量出血者，可无明显脑膜刺激征。

7. 眼底改变

血液堵塞视神经鞘的蛛网膜下隙使视网膜静脉回流受阻，既可引起视盘水肿，又可因毛细血管胀裂而引起视网膜下出血与玻璃体膜下出血。眼底出血有时可侵入房水而致视力严重减退或永久性视力障碍。

8. 脑神经麻痹

脑神经受累的发生率为59%～63%，其中以动眼神经麻痹最常见。动眼神经先从大脑后动脉与小脑上动脉之间穿过，与后交通动脉相伴前行，在后床突外进入中颅窝，进出海绵窦后经眶上裂入眼眶。动眼神经在颅底行程长，靠近大血管，可在多处受到动脉瘤压迫，如在大脑后动脉下受压，在海绵窦外侧壁与眶上裂受颈内动脉瘤压迫。因此，一侧动眼神经完全性或不完全性麻痹，常表示该侧有颅内动脉瘤。另外，面神经、视神经、听神经、三叉神经与展神经均可受累，但较少见。

9. 局限性脑损害征

偏瘫、偏身感觉障碍的原因主要是脑水肿、血液流入脑实质，血块压迫、脑血管痉挛。若有显著的偏瘫及严重的偏身感觉缺失则提示出血来自外侧裂中的大脑中动脉的动脉瘤；而双侧肢体轻瘫则提示出血部位靠近大脑前动脉与前交通动脉的连接处，出血扩展至两侧额叶。早期出现的偏瘫、偏身感觉障碍则可能由于脑水肿或出血进入脑实质而引起；而以后出现的偏瘫，常是由于脑血管痉挛所引起。偏瘫发生率为7%～35%；锥体束征的发生率为30%～52%；腹壁反射和膝反射减弱，可引出病理反射。少数有短暂性失语。

10. 血压升高

出现于出血当时，但1～2天后恢复正常，可有心律失常。体温升高一般不超过39℃，发生率38.3%～78.4%，多于起病后24～48小时内，历时1～2周或以上。另外，可有面部充血、多汗、鼻出血、失眠、便秘、腹痛和尿潴留等。这些可能是因出血侵及下丘脑或因血管痉挛使下丘脑缺血、自主神经及内脏功能障碍所致。

11. 动脉瘤的定位症状

① 颈内动脉海绵窦段动脉瘤：患者有前额和眼部疼痛、血管杂音、突眼，Ⅲ、Ⅳ、Ⅵ和Ⅴ脑神经损害所致的眼动障碍，其破裂可引起颈内动脉海绵窦瘘。

② 颈内动脉-后交通动脉瘤：患者出现动眼神经受压的表现，常提示后交通动脉瘤。

③ 大脑中动脉瘤：患者出现偏瘫、失语和抽搐等症状，多提示动脉瘤位于大脑中动脉的第一分支处。

④ 大脑前动脉-前交通动脉瘤：患者出现精神症状、单侧或双侧下肢瘫痪和意识障碍等症状，提示动脉瘤位于大脑前动脉或前交通动脉。

⑤ 大脑后动脉瘤：患者出现同向偏盲、Weber综合征和第Ⅲ脑神经麻痹的表现。

⑥ 椎-基底动脉瘤：患者可出现枕部和面部疼痛、面肌痉挛、面瘫及脑干受压等症状。

12. 血管畸形的定位症状

AVM患者男性多见，多在10～40岁发病，常见的症状包括痫性发作、轻偏瘫、失语或视野缺损等。

13. 动脉瘤性SAH患者Hunt和Hess临床分级

0级：未破裂动脉瘤。

Ⅰ级：无症状或轻微头痛。

Ⅱ级：中-重度头痛、脑膜刺激征、脑神经麻痹。

Ⅲ级：嗜睡、意识混沌、轻度局灶性神经体征。

Ⅳ级：昏迷、中或重度偏瘫、有早期去脑强直或自主神经功能紊乱。

Ⅴ级：昏迷、去大脑强直、濒死状态。

（三）常见并发症

1. 脑血管痉挛

脑血管痉挛（CVS）多见于颅内动脉瘤所致 SAH 的患者，且是 SAH 致残和死亡的重要原因。CVS 发生于蛛网膜下隙中血凝块环绕的血管，痉挛严重程度与出血量相关，可导致 1/3 以上病例脑实质缺血。病后 3～5 天开始发生，5～14 天为迟发性血管痉挛高峰期，2～4 周逐渐消失。临床可根据以下几点来判断 CVS：①出现暂时性、波动性、局限性定位体征。②进行性意识障碍，患者由清醒转为嗜睡或昏迷或由昏迷（早期 CVS，多在 2 天内恢复）→清醒→昏迷（再次 CVS）。③脑膜刺激征更明显。④病程中症状加重而腰穿无新鲜出血的迹象。⑤脑血管造影显示 CVS 变细。TCD 或 DSA 可帮助确诊。

2. 再出血

再出血是 SAH 主要的急性并发症。常见于首次出血后 2 周内。用力排便、剧咳、精神紧张激动是再出血的常见诱因，而在再出血之前可多次出现头痛、躁动不安等先兆。临床特征为：在病情好转的情况下突然发生剧烈头痛、频繁呕吐、抽搐、意识障碍、瞳孔不等大、去脑强直与神经定位征，眼底出血，脑脊液有新鲜出血，CT 扫描出现新的高密度影像。20％的动脉瘤患者病后 10～14 天可发生再出血；而 AVM 急性期再出血较少见。

3. 急性或亚急性脑积水

SAH 时，由于血液进入脑室系统和蛛网膜下隙形成血凝块阻碍脑脊液循环通路，15％～20％的患者于起病 1 周内发生急性脑积水。轻者出现嗜睡、思维缓慢、短时记忆受损、上视受限、展神经麻痹、下肢腱反射亢进等体征，严重者可造成颅内高压，甚至脑疝。亚急性脑积水发生于起病数周后，表现为隐匿出现的痴呆、步态异常和尿失禁。

（四）辅助检查

1. 神经影像学检查

首选 CT 检查，可检出 90％以上的 SAH，显示大脑外侧裂池、前纵裂池、鞍上池、脑桥小脑脚池、环池和后纵裂池高密度出血征象，并可确定脑内出血或脑室出血，伴脑积水或脑梗死，对病情进行动态观察。CT 增强可发现大多数 AVM 和大的动脉瘤。当 SAH 发病后数天 CT 检查的敏感性降低时，MRI 可发挥较大作用。对确诊 SAH 而 DSA 阴性的患者，MRI 用来检查其他引起 SAH 的原因。当颅内未发现出血原因时，应行脊柱 MRI 检查排除脊髓海绵状血管瘤或 AVM 等。CT 血管成像（CTA）和 MR 血管成像（MRA）主要用于有动脉瘤家族史或破裂先兆者的筛查，动脉瘤患者的随访，及 DSA 不能进行及时检查时的替代方法。MRA 对直径 3～15mm 动脉瘤检出率达 84％～100％。国际高水准的卒中中心 CTA 已逐步取代 DSA 成为诊断有无动脉瘤的首选方法。

2. 脑脊液（CSF）检查

SAH 时，腰穿 CSF 呈均匀血性、压力增高是本病的特征，也是确诊 SAH 的主要方法。

比头颅 CT 更可靠，CT 阳性者不必做腰穿可确诊，但 CT 阴性者尚需做腰穿协助诊断。需注意腰穿可诱发脑疝形成的风险，尤其是昏迷和伴有视盘水肿患者，更应慎重。因脑脊液每 8 小时循环 1 次，发病 8 小时后做腰穿作为最早时间。最好在发病 12 小时后（CSF 开始黄变）进行，以便与穿刺误伤鉴别。腰穿误伤血管所致的血性 CSF，其颜色从第 1 管至第 3 管逐渐变淡。最初 CSF 红细胞与白细胞数比例与外周血相同（700∶1），但几天后血液引起无菌性化学性脑膜炎导致 CSF 淋巴细胞增多，48 小时内白细胞可达数千，出血后 4～8 天 CSF 糖降低。

3. DSA

DSA 是检出动脉瘤或 AVM 的最好方法。一旦 SAH 诊断明确后需行全脑 DSA 检查，以确定动脉瘤位置、大小、与载瘤动脉的关系、侧支循环情况及有无 CVS 等，同时利于发现烟雾病、AVM 等 SAH 病因，为 SAH 病因诊断提供可靠依据，也是制订合理外科治疗方案的先决条件。造影时机一般选择在 SAH 头 3 天内或 3～4 周后，以避开 CVS 和再出血高峰期。约 5% 首次 DSA 检查阴性的患者 1～2 周后再次 DSA 检查可检出动脉瘤。

4. 外周血常规

在发病初期因血性脑膜刺激反应，不仅可使体温升高，同时也使白细胞计数相应升高，可达（20～30）$\times 10^9$/L，多伴有核左移。如不做腰穿，甚至误诊为脑膜炎。

5. TCD

可作为非侵入性技术监测 SAH 后 CVS 情况。

6. 心电图检查

常见心电图异常有 QT（u）间期延长；ST 段抬高或降低；T 波增深、倒置或呈宽大 T-u 波；出现 Q 波等。SAH 引起的心律失常有窦性心动过缓、房性游走节律、房性心动过速、房颤、房室传导阻滞、室早等。

7. 其他

凝血功能和肝功能等检查有助于寻找其他出血原因。

（五）诊断注意事项

突发剧烈头痛、呕吐、脑膜刺激征阳性，伴或不伴意识障碍，检查无局灶性神经系统体征，应高度怀疑 SAH，同时 CT 证实脑池和蛛网膜下隙高密度征象或腰穿检查示压力增高和血性 CSF 等可临床确诊。临床上应注意与以下疾病相鉴别。

1. 脑膜炎

也有剧烈头痛、发热、血与脑脊液中白细胞增高、脑膜刺激征阳性等，但起病不如 SAH 突然，脑脊液呈炎性改变而非血性。

2. 偏头痛

有突发头痛，伴恶心、呕吐，但无脑膜刺激征，神经影像学检查和（或）做腰穿脑脊液正常可资鉴别。

3. 硬膜外血肿与硬膜下血肿

有外伤史，头颅 CT 扫描可确诊。

4. 脑肿瘤

约 1.5% 的脑肿瘤可发生瘤卒中，形成瘤内或瘤旁血肿合并 SAH。癌瘤颅内转移、脑膜癌病或中枢神经系统白血病也可见血性 CSF，但根据病史、CSF 检出肿瘤细胞及头脑神经影像学检查有助鉴别。

5. 脑内出血

若蛛网膜下隙出血是由基底动脉环上的动脉瘤破裂引起，出血破入脑实质内，则不易与脑内出血破入侧脑室及蛛网膜下隙区别开来。这种患者的病情严重，深昏迷，脑膜刺激征不明显，预后不良。确诊需靠 CT 扫描。急性期过后再行脑血管造影确定动脉瘤的位置及大小。

6. 继发性脑梗死

脑动脉瘤破裂后该支动脉可因血流淤滞而形成血栓或发生明显脑血管痉挛引起缺血性脑梗死。在 SAH 症状缓解之后，出现偏瘫、失语、偏身感觉障碍等局灶性定位征。脑血管造影证实脑血管阻塞或 CVS。

此外，某些老年患者，头痛、呕吐均不明显，而以突然出现的精神障碍为主要症状，应特别注意。

三、治疗

急性期治疗目的是防治再出血，降低颅内压，防治继发性脑血管痉挛，减少并发症，寻找出血病因，治疗原发病和预防复发。

（一）一般治疗

SAH 必须绝对卧床休息 4～6 周，避免搬动和过早离床，床头抬高 15°～20°，病房保持安静、舒适和暗光。避免引起血压及颅内压增高的诱因，如用力排便、咳嗽、喷嚏、情绪激动、疼痛及恐惧等，出现上述情况可针对性应用通便（可用开塞露、液态石蜡或便塞通等药物）、镇咳、镇静、止痛等药物，以免诱发动脉瘤再破裂。阿司匹林的抗血小板聚集作用可能触发再出血，应予禁用。昏迷者应留置导尿管。应用足量的止痛、催眠和镇静药，以保持患者安静休息。维持水、电解质平衡。有抽搐发作者应及时给予抗痉药物。去除头痛病因后，对 SBP>180mmHg 或 MAP>120mmHg 患者，可在密切监测血压条件下使用短效抗高血压药维持血压稳定在正常或发病前水平。常用尼卡地平、拉贝洛尔和艾司洛尔等抗高血压药。由于复发出血最多出现于发病的第 2～3 周，因此在起病的头 3 周内就更应强调绝对卧床，大小便及进食也不能起床。随着头痛等症状的减轻，且大多数患者无严重的肢体瘫痪，故患者常不听从安静卧床的劝告，有些家属也不易理解，甚至医务人员也可能疏忽，结果因过早起床活动或用力排便，精神紧张或情绪激动，引起病情加重或再出血，甚至致死。这种惨痛教训在临床上是屡见不鲜的。

（二）防治颅内压增高

适当限制摄入水量、防治低钠血症、过度换气等有助于降低颅内压。临床上常用 20%甘露醇液、呋塞米和白蛋白等脱水降颅内压治疗。颅内高压征象明显并有脑疝形成趋势者，可行脑室引流。

（三）动脉瘤的介入和手术治疗

动脉瘤夹闭或血管内治疗是预防 SAH 再出血最有效的治疗方法。应尽可能完全闭塞动脉瘤。治疗方式的选择应根据患者的病情及动脉瘤的特点由多学科医生讨论决定。Hunt 和 Hess 临床分级≤Ⅲ级时，推荐发病 3 天内尽早进行；Ⅳ、Ⅴ级患者手术治疗或内科治疗的预后均差，是否需介入或手术治疗仍有较大争议，但经内科治疗病情好转后可行延迟性（10～14 天）介入或手术治疗。

（四）预防再出血的药物治疗

早期短程（<72 小时）应用抗纤溶药物结合早期治疗动脉瘤，随后停用抗纤溶药物，并预防低血容量和血管痉挛（包括同时使用尼莫地平），是较好的治疗策略。若患者的血管痉挛风险低和（或）推迟手术能产生有利影响，也可用抗纤溶药物预防再出血。抗纤溶药物可抑制纤溶酶形成，推迟血块溶解和防止再出血。常用的有：①6-氨基己酸（EACA），先用 4～6g 加入生理盐水 100mL 中静脉滴注，15～30 分钟内滴完，再以 1g/h 持续静脉滴注 12～24 小时。之后 24g/d 持续 3～7 天，逐渐减至 8g/d，维持 2～3 周。肾功能不全者慎用。②氨甲苯酸（PAMBA），0.1～0.2g 加入 5% 葡萄糖或生理盐水中静脉滴注，2～3 次/天。③巴曲酶（立止血），2kU/次静脉注射，1～2 次/天。对高龄患者，脑动脉硬化明显或既往有过脑梗死、糖尿病或其他可致缺血性脑血管病危险因素者应慎用或减半量使用。在用药过程中应密切观察，如有脑梗死征象应及时停药。

（五）脑血管痉挛防治

早期使用尼莫地平能有效减少 SAH 引发的不良结局，改善患者预后。尼莫地平口服 40～60mg/次，4～6 次/天，连用 21 天；或用尼莫通，按 0.5～1.0mg/h 的速度持续静脉滴注（通常用微泵控制滴速），7～14 天为 1 个疗程。应在破裂动脉瘤的早期管理阶段即开始防治 CVS，维持正常循环血容量，避免低血容量。在出现迟发性脑缺血时，推荐升高血压治疗。不建议容量扩张和球囊血管成形术来预防 CVS 的发生。症状性 CVS 的可行治疗方法是脑血管成形术和（或）选择性动脉内血管扩张器治疗。

（六）脑积水的治疗

SAH 急性期合并症状性脑积水应进行脑脊液分流术治疗。对 SAH 合并慢性症状性脑积水患者，应行永久的脑脊液分流术。

（七）癫痫的防治

可在 SAH 的早期，对患者预防性用抗惊厥药。不推荐对患者长期用抗惊厥药，但若患者有以下危险因素，如癫痫发作史、脑实质血肿、脑梗死或大脑中动脉瘤，可考虑应用。

（八）放脑脊液疗法

用于 SAH 后脑室积血扩张或形成铸型出现急性脑积水、经内科治疗症状加剧、伴有意识障碍或老年患者伴有严重心、肺、肾等器官功能障碍而不能耐受开颅手术者。每次释放脑脊液 10～20mL，每周 2 次，可以促进血液吸收，缓解头痛，减少 CVS。但应警惕脑疝、颅内感染和再出血的危险，应严格掌握适应证。腰穿放液时应注意：①颅内压很高时，确需腰穿，可在穿刺前先进行 20％甘露醇 250mL 静脉注射，放液量应更少（≤5mL）。对颅压很高有脑疝危险者不能做腰穿。②操作要轻柔，勿使患者过度弯曲身体，动作快捷，争取极短时间内完成。③放 CSF 速度宜慢，小心缓慢取出针芯或不完全取出，让脑脊液缓慢滴出，防止放液过多及过快导致脑疝。腰穿时切忌测量压力，以免诱发脑疝。亦可用生理盐水置换脑脊液，即先放出 CSF 5～10mL，然后注入 5～10mL 生理盐水。认为可避免红细胞分解产物长期在 CSF 中引起脑积水，防止分解产物所致的 CVS。

（九）SAH 合并脑室积血的治疗

SAH 破入脑室系统者高达 64％，此乃逆流（SAH 后，蛛网膜下隙压力高于脑室内压力，使血流经第四脑室正中孔和侧孔逆流入脑室系统）、直接破入（多见于前交通动脉或大脑前动脉瘤破裂出血，血聚集在大脑前间裂根部及其附近，此处蛛网膜下隙小，又是脑室壁最薄处，当压力大时，可使血穿破室壁进入脑室）或先脑内血肿然后破入脑室的结果。脑室内积血，刺激脉络丛，使 CSF 量增加；扩大的脑室可压迫脑室周围脑组织，尤其是下丘脑及脑干受压，可进一步加重病情。因此，SAH 合并脑室积血者，病情多危重，病死率高。目前均主张对此类患者行早期脑室穿刺引流术，可单侧或同时双侧引流，以迅速清除积血，降低颅内压，使病情得以较快改善。

SAH 预后与病因、出血部位、出血量、有无并发症及是否得到适当治疗有关。动脉瘤性 SAH 病死率高，约 12％的患者到达医院前死亡，20％死于入院后，约 2/3 的患者可存活，但其中有一半患者会遗留永久性残疾，主要是认知功能障碍。未经手术治疗者约 20％死于再出血。90％的颅内 AVM 破裂患者可以恢复，再出血风险较小。

四、脑卒中康复治疗

脑卒中又称脑血管意外（CVA），是指由于各种原因引起急性脑血管循环障碍导致的持续性（＞12 小时）脑功能缺损。它包括了一组具有共同特征的疾患，按其病理机制和过程可分为出血性和缺血性两大类。脑卒中是我国的常见病，据调查，我国每年新发病例约 200 万，死于脑卒中者近 100 万，致残率为 86.5％。致残的脑卒中患者不同程度丧失了独立生活及工作能力，并给家庭和社会带来沉重负担，为此有必要进行脑卒中的康复，改善患者的功能障碍，提高其生活自理能力，提高生活质量，使其最大限度地回归社会。

（一）主要功能障碍及评定

由于病变的性质、部位、范围等不同，脑卒中患者可出现各种各样的功能障碍，其中，以偏瘫和失语最为常见。与康复护理密切相关的功能障碍有以下几个方面。

1. 运动障碍

脑卒中患者运动障碍由锥体系统受损引起，是最常见的障碍之一，也是致残的重要原因。运动功能障碍多表现为一侧肢体不同程度的瘫痪或无力，即偏瘫。运动功能评估主要是对运动模式、肌张力、平衡协调能力进行评估，运动模式评价多采用 Brunnstrom 6 阶段评估法，肌力评价多采用 MMT。

2. 吞咽功能障碍

吞咽功能障碍评定常用的有临床评定、实验室评定及咽部敏感试验。

3. 感觉障碍

多表现为深浅感觉（痛觉、温度觉、触觉、本体觉）减退或丧失，也可出现感觉过敏或异常感觉，感觉障碍可通过评定进行判断。

4. 言语障碍

脑卒中患者常发生言语障碍，发病率高达 40%～50%。言语障碍包括失语症和构音障碍。失语症是指正常获得语言能力后，由于大脑半球（多见于优势半球）言语区损伤所致，表现为听、说、读、写能力障碍。构音障碍是由于脑损害引起构音器官的肌力减退、协调不良或肌张力改变所致，表现为发音不清、音量小等。

言语功能评定主要是通过观察、交流、量表测定以及仪器检查等方法，了解被评定者有无言语功能障碍，判断其性质、类型及程度，是否需要进行言语治疗以及采取何种方法治疗。失语症常用评定方法有波士顿失语检查法（BDAE）、西方失语症套表（WAB）、汉语失语检查法（ABC）等。构音障碍检查与评定方法常用的是 Frenchay 构音障碍评定和中国康复研究中心汉语构音检查法。

5. 认知障碍

（1）意识障碍 意识障碍是指大脑皮质的意识功能处于抑制状态，认识活动的完整性降低。脑卒中患者意识障碍的发生率约 40%。临床可通过患者的言语反应，对针刺的痛觉反射、瞳孔对光反射、吞咽反射、角膜反射等来判断意识障碍的程度，也可用 Glasgow 昏迷评价表进行评定。

（2）智力障碍 脑卒中可引起记忆力、定向力、计算力等思维能力的减退，即智力低下。智力障碍评定的方法常用 Wechsler 成人智力评论表（WAIS，韦氏）；对难以完成韦氏成人智力测验的患者可用精神状态简易速检表（MMSE）对痴呆进行筛选。MMSE 须由专业人员操作。

（3）记忆力障碍 记忆功能是人脑的基本认知功能之一，可分为形象记忆、逻辑记忆、情绪记忆和运动记忆四种；按储存时间的长短又可分为长时记忆、短时记忆和瞬时记忆三种。脑损伤、情绪及人格障碍患者常出现记忆功能障碍。记忆测验往往与智力测验、神经心理测验联合应用；测验方法有多种，其中韦氏记忆量表（WMS）是目前应用较多的成套记忆测验。

（4）知觉障碍 知觉障碍是指在感觉输入系统完整的情况下，对感觉刺激的认识和鉴别障碍。知觉障碍的病损位于皮质水平，而外周神经功能仍是正常的。知觉障碍包括失认症和失用症。

① 失认症：是指由于大脑半球中某些部位的损害，使患者对来自感觉通路中的一些信息丧失正确分析和鉴别的一种症状。常见的失认症有半侧空间失认（单侧忽略）、疾病失认、躯体失认等。

② 失用症：是指由于大脑皮质损害而造成有目的的行为障碍，患者不能正确地计划和执行某些有意识的行为和动作。常见的有结构性失用、意念性失用、运动性失用、意念运动性失用等。

6.其他障碍

（1）大小便障碍和自主神经功能障碍。

（2）面神经功能障碍　主要表现为额纹消失、口角歪斜及鼻唇沟变浅等表情肌运动障碍。核上性面瘫表现为眼裂以下表情肌运动障碍，可影响发音和饮食。

（3）日常生活活动能力障碍　脑卒中患者，由于运动功能、感觉功能、认知功能等多种功能障碍并存，导致日常生活活动能力严重障碍，不同程度丧失了衣、食、住、行、个人卫生等方面的自理能力。

（4）失用综合征　长期卧床，活动量明显不足，可引起压疮、肺感染、肌萎缩、挛缩、体位性低血压、骨质疏松、肩手综合征、异位骨化、心肺功能下降、抑郁状态等表现。

（5）误用综合征　病后治疗方法不当可引起关节肌肉损伤、骨折、肩髋疼痛、痉挛增强、异常的痉挛模式、异常步态和足尖内翻等误用综合征表现。例如，单纯的上肢拉力训练和下肢直腿抬高训练可强化异常的上肢屈肌优势和下肢的伸肌优势，并固定下来，成为典型的"偏瘫步态"，影响患者的恢复。

（二）康复评定

1.运动功能的评定

脑卒中后运动功能障碍多表现为偏侧肢体瘫痪，是致残的重要原因。常采用 Bobath、上田敏、Fugl-Meyer 等评定方法。运动功能评估主要是对运动模式、肌张力、肌肉协调能力进行评估。

肢体的运动功能障碍按照脑卒中后各期（软瘫期、痉挛期、相对恢复和后遗症期）的状况，采用 Brunnstrom 6 阶段评估法（表 2-1），可以简单分为：Ⅰ期，迟缓阶段；Ⅱ期，出现痉挛和联合反应阶段；Ⅲ期，连带运动达到高峰阶段；Ⅳ期，异常运动模式阶段；Ⅴ期，出现分离运动阶段；Ⅵ期，正常运动状态。

表 2-1　Brunnstrom 6 阶段评价法

阶段	特点	上肢	手	下肢
Ⅰ	无随意运动	无任何运动	无任何运动	无任何运动
Ⅱ	引出联合反应、共同运动	仅出现协同运动模式	仅有极细微的屈曲	仅有极少的随意运动
Ⅲ	随意出现的共同运动	可随意发起协同运动	可有钩状抓握，但不能伸指	坐位和站立位上，有髋、膝、踝的协同性屈曲
Ⅳ	共同运动模式打破，开始出现分离运动	出现脱离协同运动的活动：肩 0°，肘屈 90°的条件下，前臂可旋前、旋后；在肘伸直的情况下，肩可前屈 90°；手臂可触及腰骶部	能侧捏及松开拇指，手指有半随意的小范围伸展	在坐位上，可屈膝 90°以上，足可向后滑动。在足跟不离地的情况下踝能背屈

続表

阶段	特点	上肢	手	下肢
Ⅴ	肌张力逐渐恢复，有分离精细运动	出现相对独立于协同运动的活动：肘伸直时肩可外展90°；肘伸直，肩前屈30°～90°时，前臂可旋前旋后；肘伸直，前臂中立位，上肢可举过头	可作球状和圆柱状抓握，手指同时伸展，但不能单独伸展	健腿站立，病腿可先屈膝，后伸髋；伸膝下，踝可背屈
Ⅵ	运动接近正常水平	运动协调近于正常，指指鼻无明显辨手距不良，但速度比健侧慢（≤5秒）	所有抓握均能完成，但速度和准确性比健侧差	在站立位可使髋外展到抬起该侧骨盆所能达到的范围；坐位下，伸直膝可内外旋下肢，合并足内外翻

2.感觉功能评估

感觉功能评估包括浅感觉、深感觉和复合感觉。评估患者的痛温觉、触觉、运动觉、位置觉、实体觉和图形觉是否减退或丧失。脑卒中感觉功能评定的目的在于了解感觉障碍的程度和部位，指导患者正确选用辅助用具及避免在日常生活活动中发生伤害事故。

3.平衡功能评定

（1）三级平衡检测法　三级平衡检测法在临床经常使用。

Ⅰ级平衡是指在静态下不借助外力，患者可以保持坐位或站立位平衡；Ⅱ级平衡是指在支撑面不动（坐位或站立位）身体某个或几个部位运动时可以保持平衡；Ⅲ级平衡是指患者在外力作用或外来干扰下仍可以保持坐位或站立平衡。

（2）Berg平衡评定量表　Berg平衡评定量表是脑卒中康复临床与研究中最常用的量表，一共14项检测内容，包括：坐→站；无支撑站立；足着地，无支撑坐位；站→坐；床→椅转移；无支撑闭眼站立；双足并拢，无支撑站立；上肢向前伸；从地面拾物；转身向后看；转体360°；用足交替踏台阶；双足前后位，无支撑站立；单腿站立。每项评分0～4分，满分56分，得分高表明平衡功能好，得分低表明平衡功能差。

4.认知功能评估

评估患者对事物的注意、识别、记忆，理解和思维有无出现障碍。

（1）意识障碍是对外界环境刺激缺乏反应的一种精神状态。根据临床表现可分为嗜睡、昏睡、浅昏迷、深昏迷4个程度。临床上通过患者的语音反应，对针刺的痛觉反射、瞳孔对光反射、吞咽反射、角膜反射等来判断意识障碍的程度。

（2）智力障碍主要表现为定向力、计算力、观察力等思维能力的减退。

（3）记忆障碍可表现为短期记忆障碍或长期记忆障碍。

（4）失用症常见的有结构性失用、意念运动性失用、运动性失用和步行失用。

（5）失认症可表现为视觉失认、听觉失认、触觉失认、躯体忽略和体像障碍。

5.言语功能评估

评估患者的发音情况及各种语言形式的表达能力，包括说、听、读、写和手势表达。脑卒中患者常有以下言语障碍表现。

（1）构音障碍 构音障碍是由于中枢神经系统损害引起言语运动控制障碍（无力、缓慢或不协调），主要表现为发音含糊不清，语调及速率、节奏异常，鼻音过重等言语听觉特性的改变。

（2）失语症 失语症是由于大脑皮质与语言功能有关的区域受损害所致，是优势大脑半球损害的重要症状之一。常见的失语类型有运动型失语、感觉性失语、传导性失语、命名性失语、经皮质运动性失语、经皮质感觉性失语、完全性失语等。

6. 摄食和吞咽功能评估

（1）临床评估 对患者吞咽障碍的描述：吞咽障碍发生的时间、频率；在吞咽过程发生的阶段；症状加重的因素（食物的性状、一口量等）；吞咽时的伴随症状（梗阻感、咽喉痛、鼻腔、反流、误吸等而不同）。

（2）实验室评定 视频荧光造影检查（VFG）：即吞钡试验，它可以精确地显示吞咽速度和误吸的存在，以了解吞咽过程中是否存在食物残留或误吸，并找出与误吸有关的潜在危险因素，帮助设计治疗饮食，确定安全进食体位。

（3）咽部敏感试验 用柔软纤维导管中的空气流刺激喉上神经支配区的黏膜，根据感受到的气流压力来确定感觉障碍的阈值和程度。脑卒中患者咽部感觉障碍程度与误吸有关。

7. 日常生活活动能力（ADL）评估

脑卒中患者由于运动功能、认知功能、感觉功能、言语功能等多种功能障碍并存，常导致衣、食、住、行、个人卫生等基本动作和技巧能力的下降或丧失。常采用改良 Barthel 指数或功能独立性评估法（FIM）。

8. 心理评估

评估患者的心理状态、人际关系与环境适应能力，了解有无抑郁、焦虑、恐惧等心理障碍，评估患者的社会支持系统是否健全有效。

9. 社会活动参与能力评估

采用社会活动与参与量表评定。该量表分为理解与交流、身体移动、生活自理、与人相处、生活活动、社会参与 6 个方面，共 30 个问题，每个问题的功能障碍程度分为"无、轻、中、重、极重度"，相应分值为 1、2、3、4、5 分。

（三）康复原则与目标

1. 康复原则

（1）早期、循序渐进、连续、全面 脑卒中患者一旦病情稳定，生命体征平稳，症状体征不再进展，应尽早实施康复治疗与护理。从急性期到恢复期，多学科全面康复。

（2）最终实现自我护理 康复护理的核心是由被动的替代护理到患者主动参与，实现自我护理的模式。

（3）自我健康管理 做好预防脑卒中复发和继续康复训练等指导与健康教育。

2. 康复目标

（1）患者不发生或减少发生并发症，提高日常生活能力。

（2）患者回归家庭和社会。

（四）康复治疗

1. 软瘫期

软瘫期指患者发病 1～3 周内，生命体征平稳，患侧肢体肌力、肌张力、腱反射降低，即 Brunnstrom Ⅰ 期。此期主要是利用各种方法恢复或提高肌张力，诱发肢体的主动运动，其措施主要在床上进行被动和主动运动，预防并发症和继发损害，为下一步功能训练做准备。

（1）保持良肢位　正确的体位对于脑卒中患者极其重要，其目的是预防和减轻出现的痉挛模式。保护肩关节、预防骨盆后倾和髋关节外展、外旋，早期诱发分离运动。偏瘫患者典型的痉挛姿势：患侧上肢以屈肌痉挛占优势，肩下沉后缩、肘关节屈曲、前臂旋前、腕关节掌屈、手指屈曲；患侧下肢以伸肌痉挛占优势外旋，髋膝关节伸直、足下垂内翻。常用三种体位应交替采用，但尽可能少采用仰卧位，鼓励患侧卧位、适当健侧卧位。

① 仰卧位：该体位作为一种替换体位或者患者需要时采用。患者头应枕在高度适宜、软硬适中的枕头上，头部不要过伸、过屈和侧屈；患肩垫起，防止肩后缩，使肩部上抬前挺，上肢肘伸直，上臂外旋稍外展，前臂旋后，腕关节轻度背曲，掌心朝上，手指伸直，整个患侧上肢放在枕头上；患侧髋部用枕头垫起，使髋关节内收、内旋，膝关节用小软枕垫起，与床面成 5°～10° 角，为防止足下垂可用软枕将脚趾支撑，但足心不放任何支撑物，避免诱发肌肉痉挛。急性期之后，建议患侧膝关节屈曲，踝关节略背曲，足底平放于床上为宜。

② 患侧卧位：该体位增加了患肢的感觉刺激，并使整个患侧上肢拉长，从而减少痉挛，且健手能自由活动。患侧上肢前伸，肘伸直，前臂旋后，腕伸展，掌心向上，手指伸开。患侧下肢，健肢在前、髋，膝屈曲用枕头支持；患肢在后，膝屈曲，踝背伸。后背用枕头稳固支撑斜侧卧 40°～60°。

③ 健侧卧位：患侧上肢放松前伸，放于枕头上，高于心脏，肩前伸，肘伸直，腕背伸，五指伸展。患侧下肢在前，稍屈曲放于软枕上，踝关节不要垂于枕边，健腿在后自然屈曲。后背用枕头稳固支撑。

（2）体位变换　每 1～2 小时变换一次。目的是预防压力伤和肺部感染，防止肌肉痉挛、关节挛缩和异常姿势加重。仰卧位强化伸肌优势，健侧卧位强化患侧屈肌优势，患侧卧位强化患侧伸肌优势，定时变换体位可使肢体的屈伸肌张力达到平衡，是预防肌肉痉挛、关节挛缩和异常姿势的重要措施。变化体位时应从肩胛处托扶患肢，动作轻柔，不可暴力拉拽，避免因用力牵拉患肢造成肩关节软组织的损伤和肩痛；应注意患者的踝关节保护、保持足背伸，预防足内翻和足下垂。体位变换后，注意保持患者体位的稳定、舒适、安全，给予适度的关节被动运动，防止误用综合征。

（3）肢体被动运动　目的是促进血液、淋巴回流，防止或减轻水肿；增强患侧肢体本体感觉，预防关节挛缩和肌肉萎缩；刺激屈伸肌群、放松痉挛肌肉、促进主动运动；同时牵张挛缩和粘连的肌腱和韧带，维持和恢复关节活动范围，为主动运动做准备。

被动运动原则：操作者应参照健侧关节活动范围进行全关节无痛活动，其活动范围是正常的 50%～60%，活动先从健侧开始，再活动患侧，从大关节逐步到小关节，动作缓慢、轻柔、平稳、有节律，避免冲击性运动和暴力。活动时应固定肢体的近端，托住肢体远端，避免替代运动。对肌张力高的肌群用安抚性质的推拿，对肌张力低的肌群予以摩擦和揉捏。重点关节为肩关节外旋、外展和屈曲，肘关节伸展，腕和手指伸展，髋关节外展和伸展，膝关节伸展，足背屈和外翻。每个关节做3～5遍，每日2～3次。

（4）主动运动　主动运动训练应按照人类运动发育规律，先从躯干、肩胛带和骨盆带开始，如翻身→坐起→坐位平衡→双膝立位平衡→单膝立位平衡→坐到站→立位平衡→步行。软瘫期的主动运动在床上进行，促进肌张力和主动运动的出现。

① 床上翻身训练：翻身动作包括被动向患侧翻身、向健侧翻身；主动向患侧翻身、向健侧翻身。首先掌握"Bobath握手"，即双手手指交叉在一起，患侧拇指在上，双上肢腕肘伸展位，保持肘关节尽量伸直，若不能完成需护士介助伸直。

A.被动翻身：由仰卧位向患侧翻身较为容易，护士首先将患侧上肢保护好，患肢肩部向前伸，伸肘，伸腕，护士用一手掌顶住患肢手掌，另一手拉住患者健手，翻向患侧，而后将患肢置于良肢位；由仰卧位向健侧翻身：护士首先将患侧下肢屈曲，双手分别置于患侧肩部与臀部，用适当力量将患者翻向健侧，并将患肢置于良肢位。

B.主动翻身：a.摆动翻身法，年轻或能伸肘的患者建议采用此翻身法，患者仰卧位，双手十指交叉，患手拇指放在健侧拇指上方。向上伸展上肢，屈膝，将双上肢摆向健侧，再摆向患侧，可重复摆动一次，借助惯性，将身体翻向患侧。b.健腿翻身法，患者仰卧位，用健手将患肢屈曲置于胸前，并以健手托住肘部，将健腿插入患腿下方，借助身体向健侧转动的同时，趁势用健腿搬动患腿，翻向健侧。患者上肢肌张力高，屈曲挛缩不能伸肘时，建议采用此翻身法。

② 桥式运动：目的是训练腰背肌群和伸髋的臀大肌，有效防止站立位时因髋关节不能伸展而出现的臀部后突，为患者下一步坐位和站立做准备。

A.双侧桥式运动：患者仰卧位，双上肢伸展撑于床面，双下肢屈曲，足踏床，慢慢抬起臀部，维持一段时间后慢慢放下。早期训练多需要护士帮助，固定患侧膝关节和踝关节并叩打刺激患侧臀部，引导患者完成桥式运动。

B.单侧桥式运动：在患者能完成双侧桥式运动后，训练单侧桥式运动，患者健侧下肢悬空，患侧下肢屈曲，患足踏床、抬臀完成该动作。

C.动态桥式运动：进一步增强下肢内收、外展的控制能力。患者仰卧屈膝，双足踏住床面，双膝平行并拢，健侧下肢保持不动，患侧下肢进行内收和外展动作，并控制动作的幅度和速度。然后患侧下肢保持中立位，健侧下肢进行内收、外展动作。

（5）呼吸功能训练　早期指导患者掌握相关呼吸控制技术，如膈肌呼吸、缩唇呼气、腹式呼吸等进行呼吸肌的增强及扩大胸廓训练，促进肺部气体交换量，提高肺功能，达到有效及时排痰，防止肺部感染。后期进行有氧运动训练，如上下肢被动和主动训练，步行训练也可进一步改善和提高呼吸功能。呼吸功能训练可改善吞咽障碍和言语障碍的严重程度，是不可缺少的辅助训练。

2.痉挛期

发病2周以后，随着病情的控制，肢体开始出现运动，这种运动同时伴随着痉挛，大约持续3个月，相当于Brunnstrom Ⅱ、Ⅲ期，此期主要是控制肌痉挛和异常的运动模式，训练运动控制促进分离运动出现。

（1）抗痉挛训练

① 上肢抗痉挛训练：患者取仰卧位，以Bobath式握手，用健手带动患手上举，伸直和

加压患臂，这样被动活动肩关节和肩胛带，帮助上肢功能恢复，也可预防肩痛和肩关节挛缩。

②下肢控制能力训练：在床上完成桥式运动，屈膝、屈髋动作可抑制下肢伸肌痉挛。踝背屈训练，嘱患者将双足平放于床面上，护士用一只手固定踝部，一只手使患者足背屈外翻，被动和主动使患者背屈踝关节。还可用冰块、毛刷刺激趾尖、趾背和足背外侧诱发踝背屈，但患者不宜过度用力防止引起足内翻。

（2）坐位训练　在病情允许的情况下，鼓励患者及早坐起预防并发症，尤其是体位性低血压、深静脉血栓形成、坠积性肺炎等。

①床上正确坐姿：依次从30°、45°、60°、90°，当前一个体位保持30分钟无明显体位性低血压表现时，可过渡到下一步。训练时体重要平均分布于臀部两边，保持身体两侧平衡，躯干端正，不要偏坐一边。用大枕垫于身后，使髋关节屈曲90°，防止躯干后仰。将双上肢移动到小桌上，保持中立位，自然伸直，肘及前臂下方垫枕，防止肘部下滑。膝关节屈曲5°～10°，若不能完成可在膝下放置一个小软枕。避免半卧位，以防引起对称性颈紧张性反射，增加上肢屈曲，下肢伸直的异常痉挛模式。

②从卧位到床边坐位训练：将患者移至护士一侧，护士一手在患者头部给予向上的辅助，另一手帮助患侧下肢移向床边并沿床缘垂下，将患者的双足踏地或踏在支撑台上。之后训练患者独立起坐，先做翻身动作至健侧卧位，健腿支撑患腿，将患侧上肢置于体前，患者一边用健侧上臂支撑躯干，一边抬起上部躯干。

③保持正确的坐姿：在病情和身体条件允许的前提下，应尽早离床。正确的坐姿能起到治疗和训练的目的，坐位有利于躯干的伸展，达到促进全身身体及改善精神状态的作用。头、颈、躯干保持左右对称，躯干无扭转现象，尤其患侧肩部不得偏向后方。具体如下：躯干伸直，髋关节、膝关节、踝关节均保持90°屈曲位，臀部尽可能坐在椅子的偏后侧，以防止出现臀部过度前置，引起脊柱后倾的现象，并保持双侧臀部同等负重，膝关节以下小腿部分保持与地面垂直，避免出现患侧髋关节外展、外旋及踝关节内翻、跖屈。

3. 恢复期

恢复期相当于Brunnstrom Ⅳ期、Ⅴ期，早期患侧肢体和躯干肌力弱，平衡能力差，因此应先进行平衡训练，控制肌痉挛，逐步加强肌力和耐力训练。

（1）平衡训练　平衡训练由易到难，从稳定的体位逐步至最不稳定的体位，从静态到动态平衡，逐步缩小支撑面和提高身体重心，在稳定前提下逐步增加头颈和躯干运动及从各个方向推动患者的动态平衡练习，从睁眼到闭眼练习。

①坐位平衡训练：患者在无支撑下静坐，头部和躯干为中立位，避免身体向患侧转移，肩关节外展，外旋，肘关节伸展，腕关节背伸，髋关节、膝关节、踝关节屈曲90°，双足踏地与肩同宽。患者保持数秒后，慢慢倒向健侧，自己能调整至原位，必要时给予帮助并注意安全防止跌倒。静态坐位平衡训练后，患者双手进行Bobath握手，伸向身体各个方向，不要增加支撑面完成自动态平衡训练直至他动态平衡训练。

②立位平衡训练：从坐位站起，重心转移，患腿负重，体重平均分配。动作要领为双足后移，屈膝稍>90°，躯干伸直前倾，肩和双膝前移过脚尖，然后髋、膝伸展站起。坐下时，躯干前倾，膝前移及髋、膝屈曲坐下。立位平衡训练前，坐位提腿踏步，增加肌力，为站立做准备。患者站起后，双手垂于体侧，膝关节不能过伸或过屈，保持站立位。可逐步进行扶持站立、平衡杠内站立、逐渐除去支撑，为徒手站立、能患肢负重、重心左右移动，达

到自动态立位平衡。在受到外力推拉的情况下能调整重心保持平衡，说明已达到他动态立位平衡。

（2）步行训练　患者达到自动态站立平衡，患侧肢体持重达体重的一半以上，可进行步行训练。脑卒中患者步行训练不宜过早，训练量要小，以免出现过度训练导致膝反张、足内翻等。年纪较大的患者易出现废用综合征或患肢负重改善缓慢，可借助支具提早进行步行训练。

①步行前准备：重点诱发步行时关节分离运动，或根据步行时不同环节进行有针对性的训练，如患腿迈步时踝背屈、屈膝，脚跟着地时伸髋伸膝，患腿支撑，同时躯干挺直，然后重心前移、健腿支撑，完成一个步行周期。按照步行动作，分解进行分步训练，然后在步行练习中纠正错误动作，逐步提高患侧下肢的运动功能。

②辅助下行走：步行早期常有患侧膝关节过伸和膝关节打软现象，应注意膝关节的控制。侧方辅助行走，护士站在患侧，一手握住患者的患手，使其掌心向前，另一只手放在患者的胸前，帮助患者缓慢行走，并注意纠正异常姿势。后方辅助行走：护士站在患者的后方，双手分别放置在患者髋部，防止在行走时出现髋关节上抬、划圈步态等异常姿势。

③上下楼梯训练：按照"健腿先上，患腿先下"的原则，待患者能完全控制腰、髋、膝关节的稳定性，上下台阶时重心转移充分可以任其自然。

④复杂步行：训练步行耐久力和稳定性。让患者完成高抬脚步、弓箭步、绕圈走、转向走、跨越障碍物、各种速度及节律的步行。近几年来，采用减重步行跑台训练，对改善脑卒中患者的步行能力和步态取得了较好的效果。

（3）上肢及手功能训练　上肢功能的康复效果没有其他部位明显，患者对上肢功能恢复易失去信心。忽略对上肢的康复训练，会产生一系列偏瘫上肢问题，如关节活动受限、肩关节半脱位、肩痛、肩手综合征、水肿等。患侧上肢形成习惯性失用。

①肩关节和肩胛带活动：诱发肩胛带肌肉的主动运动和控制能力，预防软组织缩短，肩胛骨后缩、下降、肩痛和肩关节半脱位。采用Bobath握手，进行上肢的主动辅助运动，手臂向不同方向摆动。触摸前额、头顶、左右肩部等。

②肘关节活动：进行肘关节屈伸，前臂旋前旋后训练。患者取仰卧位，肩关节轻微外展，一手扶肘关节，另一手握腕关节，屈伸肘关节训练。

③腕关节活动：进行腕关节的屈伸及向桡侧、尺侧偏移活动。

④手指关节活动：屈伸、对掌、对指、手指爬升练习。

⑤手指灵活性、协调性和精细动作训练：使用钥匙、写字、梳头、拍球等。

通过限制患者的健侧上肢，集中强化训练患侧上肢，使患侧上肢的功能得到改善和提高，培养患者养成使用患侧肢体的习惯。

（4）ADL训练　包括运动与转移，从坐位训练开始，逐步进行日常生活动作训练，如进食、清洁、更衣等，进一步进行家务和社交活动训练。先进行单侧活动，再进行双侧协调活动，先粗大后精细，先简单再复杂，分解动作掌握后再进行组合运动。训练时注意观察患者的情况，一旦发现异常姿势及时调整。功能训练是反复学习、实践，逐渐加强的过程。对患者发生的微小变化给予评价和鼓励，以保证训练顺利进行。

①进食指导：进食和饮水是综合又复杂的过程，与咀嚼和吞咽、姿势和体位、体能和情绪有密切关系。正确的进食姿势为坐位，进食要保持全身放松，头部略向前倾，颈部微微

弯曲，躯干伸直，上肢以伸展位平放在餐桌上，掌心向下，健手进食。切忌将患侧手臂下垂或屈曲放置在胸前，以防止肩关节半脱位或加重脱位。建议餐具下垫毛巾或带橡皮垫的防滑碗、盘子。单侧忽略的患者，家属站在患侧提醒患者进食，防止一侧食物漏食，克服对偏瘫侧的忽视。

② 更衣指导：评估患者动态坐位平衡和认知功能良好，方可进行穿、脱衣服的训练。穿时，先穿患肢，后穿健肢；脱时，先脱健肢，后脱患肢。上衣，建议穿宽松、纯棉质地、开衫为宜；裤子，建议穿松紧裤。

③ 清洁：患者具有坐位平衡能力，建议到洗手间洗脸、刷牙。坐位洗漱时，清洗健侧手臂可将浸过清洁液的洗脸毛巾固定在水池边上缘，健侧手臂和手在上面擦洗，之后将另一毛巾放在腿上，手臂在上面擦干，清洗患侧手臂可由健侧完成。清洗指甲使用带吸盘的指甲刷完成。毛巾挂在水龙头上，用健手拧干。洗浴时，清洗和擦干后背时，患者可将毛巾抛过一侧肩，披于身后，抓住毛巾的另一端向下横擦后背，然后换到另一侧肩上。患者能完成站立洗漱时，上肢伸直，患手扶于洗手池边；当上肢无力不能伸直或支撑不住时，由家属扶住患肢肘部伸直，切记不可自然下垂患侧上肢或将其屈曲放置胸前。

④ 如厕动作：完成独立如厕的前提，教会患者掌握轮椅到便器（马桶）的转移动作以及握持扶手和身体转移动作的方法。建议使用马桶便器，卫生间内安装扶手。

⑤ 大、小便管理：协助处于脑卒中恢复期、运动功能障碍轻的患者到厕所进行大、小便。生活不能自理者，男性可用集尿器，使用尿壶或塑料小袋系于外生殖器上等；女性患者用塑料便盆帮助完成大、小便。鼓励患者多吃粗纤维蔬菜。养成定时大便的习惯，每日一次为宜，如大便困难或3日无大便应使用缓泻药或开塞露等，便秘严重者可用低压肥皂水灌肠，排便时按摩腹部或屏气增加腹压利于大便排出。

⑥ 淋浴：采用坐位、站立位的淋浴。饭后不宜立即淋浴，建议30～40分钟后进行，浴室温度在24～26℃为宜，用健侧肢体测试水温，以免发生烫伤或着凉，淋浴时间不超过30分钟。建议患者使用加长的刷子，或者将毛巾两端固定环扣，健侧手在后背上方，拉动毛巾擦洗后背。使用专门淋浴用椅，防止滑倒。不建议患者用浴缸洗浴，进出浴缸不方便，存在安全隐患。

（5）感觉障碍康复训练　脑卒中患者运动障碍同时常伴有感觉障碍，感觉功能和运动功能有密切关系，出现感觉丧失、迟钝、过敏等障碍时，会严重影响运动功能，因此必须建立感觉-运动训练一体化的概念。感觉刺激应适度，有利于纠正异常肌紧张，抑制异常姿势和病理性运动模式。训练时，同一动作或同一种刺激需要反复多次，不能频繁更换训练用具。训练要循序渐进、由易到难、由简单到复杂；避免感觉丧失或迟钝造成烫伤、创伤、跌倒、压力伤以及感染等。

① 浅感觉训练：训练时先进行睁眼训练，待进步后再闭眼训练，反复练习。软瘫期对患肢进行轻拍、叩打、用毛刷快速刷拂。用棉签轻触皮肤或黏膜，或用大头针针尖以均匀的力量轻刺患者皮肤，并与健侧对比。用浸过热水（40～50℃）和冷水（5～10℃）的毛巾交替擦敷，训练温度觉。

② 深感觉训练：良肢位保持，适当增加患侧卧位时间。进行被动和主动肢体位置的摆放，让患者感受肢体的位置，对肌张力低下的肢体控制不良时尤为有用。患侧负重训练。

③ 复合感觉训练：手指触觉恢复时，逐步开始训练。让患者闭眼触摸辨认常见或熟悉

的物品，如钥匙、杯子、笔等。若辨认困难可以睁眼触摸。将纸张、布料、砂纸等不同质地的物品，让患者开始睁眼辨别，然后闭眼辨别。让患者在暗箱中摸出指令的物品，如从暗箱中摸出积木正方体等。

(6) 吞咽障碍康复训练　基础训练又称间接训练，用于脑卒中摄食-吞咽障碍患者进行摄食之前，针对与摄食、吞咽活动有关的器官所进行预备训练。间接训练不使用食物，安全性好，适用于吞咽障碍各类型患者。

① 口腔器官运动训练：目的是加强口唇、下颌、舌运动及声带闭合运动控制，强化肌群的力量及协调，从而提高吞咽功能。

A.口腔颜面肌肉运动训练：主要是下颌、面部、腮部及唇部的肌肉运动训练。改善面颊部肌肉的紧张性，促使其主动收缩功能恢复，特别注意咀嚼肌的肌力、肌张力和下颌的训练。指导患者健手或家属对患者面部进行反复多次按摩；进行吹口哨、皱眉、闭眼、鼓腮、张口、闭口、微笑等表情及动作训练。

B.增强舌运动：也称之为舌操，舌的主动水平后缩、侧方运动、抬高舌背、卷舌运动。被动训练由护士用吸舌器牵拉舌头做各个方向的运动，有助于降低舌肌的张力；舌部抗阻运动，用压舌板给予阻力或让患者将舌抵向颊后部，护士用手指抵其面颊某一部位，患者用舌顶推，以增强舌肌的力量。加强主动训练，让患者自行将舌头做舌前伸、后缩、侧方顶颊部、唇齿间卷动转圈、弹舌等主动运动，提高舌部的灵活性。

② 咽部冷刺激：反复训练，可以诱发和强化吞咽反射。将棉签在碎冰块中放置数秒，然后将冰冷的棉签轻轻刺激患者的软腭、腭弓、舌根及咽后壁，垂直方向摩擦 4～5 次，然后嘱患者做空吞咽动作。

③ 吸吮训练：患者手指戴上胶套放于口中，模仿吸吮动作，体验吸吮的感觉。

④ 闭锁声门训练：患者双手压在桌子或墙壁上的同时，训练大声发"啊"。训练随意地闭合声带，可有效地防止误咽。

⑤ 声门上吞咽：也叫自主气道保护方法。患者利用停止呼吸时声门闭锁的原理，进行充分吸气，屏住呼吸，其后呼气，最后咳嗽等一连串训练。适用于咽下过程中引起误咽的患者。

⑥ 喉抬高训练：患者对照镜子将自己的手指置于甲状软骨上，模仿吞咽时运动。

⑦ 声带内收训练：通过声带内收训练，以达到屏气时声带闭锁，防止食物进入气管。深吸气，两手按住桌子或胸前对掌，用力推压，憋气 5 秒。

⑧ 呼吸训练和有效咳嗽训练：指导患者采用腹式呼吸、缩唇呼吸训练。患者进行早期呼吸和有效咳嗽训练是吞咽功能恢复的重要措施。

⑨ 神经肌肉电刺激：需在社区医院或康复医院由专业人员完成，是吞咽障碍治疗的重要手段。主要用于辅助强化肌力、帮助喉提升以及增加咽肌收缩力量和速度。

(7) 言语障碍康复　言语是交流沟通的重要手段。言语障碍康复是促进语言障碍者交流能力的获得或再获得。主要是给予某种刺激，使患者做出反应，正确的反应要强化（正强化），错误的反应要矫正（负强化），如此反复进行形成正确的反应，纠正错误的反应。

① 失语症康复护理：患者先从听、理解和呼吸训练开始，逐步进行语言表达和书写训练。失语症的治疗形式可分为直接疗法和间接疗法、个别训练和集体训练。治疗过程中将几种方法结合应用，还要发挥患者自主训练的积极作用。

A. 直接训练：是与患者进行特定的语言功能训练，通过反复和适当的刺激以激发语言功能的恢复和未受损区域的功能代偿，促使患者做出特定的反应。常用的是刺激促进法。

B. Schuell 刺激法：是语言训练中最常用的方法，通过反复的语言刺激促进脑内语言模式的组织、储存和提取。原则是给予患者能接受的合理的语言单位及刺激长度、难度、速度，并提高音量；恰当运用感官刺激，如视觉、触觉、嗅觉的刺激；给予患者反复的刺激，提高反应性。每次刺激应引起相应的反应，如对刺激产生的用手指示、复述、读音、写字等反应，不能激起反应则说明给予的刺激不恰当，应做相应的调整；若患者有正确的反应，通过鼓励、赞许进行强化，对错误的反应可以沉默或改变刺激内容，不应强行矫正。

C. 阻断去除法：即利用未受阻断的较好语言形式中的语言材料作为"前刺激"，来引出对另一语言形式有语义的语言材料（被阻断者）的正确反应，从而去除阻断。如对命名障碍而听理解相对完好的命名性失语的患者，将练习命名的目标词如"铅笔"一词，夹在一系列单词如"钥匙、铅笔、苹果"中进行听理解练习后，诱使患者将以前不能命名的目标词"铅笔"说出。

D. 功能重组法：通过对功能系统残存成分重新组织或再加上新的成分，以便产生一个适合操作的新功能系统，从而达到语言能力的改善。如言语失用的患者用手指敲打，作为促进流畅言语产生的方法。

E. 补偿技术：失语症的恢复有一定的限度，为使患者具有日常生活中所必需的实用交流能力，让患者充分利用残存的语言功能，学会实用的、基本的、适合自身水平的交流技术。如利用文字及图片、画图、手势等。

F. 听理解训练：指导患者进行听语指图、物；执行指令；回答是非题等。

G. 言语表达训练：复述单词、句子、文章；称呼练习，联想呼名；描述物品的功能，叙述事件等。

H. 读解训练：进行词图匹配等卡片和图片配合训练；语句重排，朗读后回答文章问题等训练。

I. 书写训练：促进患者对语言的理解，分抄写、默写和听写。

J. 间接训练：强调安排患者的交流环境，促进使用交流能力，而不是直接单一的言语处理过程，常用方法为失语交流促进法。采用代偿手段，如手势、画图表意、交流板或交流手册、电脑说话器的应用。鼓励患者在日常生活中与伙伴进行沟通互动，提升失语症患者的沟通能力。

② 构音障碍康复护理：由于神经病变、言语有关的肌麻痹、肌力减弱或运动不协调所致的言语障碍。包括痉挛型、迟缓型、运动过强型、运动过弱型、失调型、混合型构音障碍。

A. 松弛训练：目的是通过随意肌群的放松，使非随意咽喉肌群的肌紧张松弛。从足部开始逐步到口面部肌肉放松。

B. 呼吸训练：增强呼气流量、延长呼气的时间，并改善气流的控制。腹式呼吸、膈肌促通手法、用力呼吸等。

C. 发音训练：采用示教-模仿方法，让患者对镜子练习，先发韵母，后发声母，先学喉音，后学唇音。

D. 发音器官训练：包括唇、舌、软腭等发音器官训练。唇部的开合、龇牙、抿嘴、抗阻训练；舌操运动；指导患者发"h、h"音，训练软腭发音。

言语障碍患者在训练时，护士要语速减慢，使用简洁、易于理解的句子；不要催促患者，要给予充分的时间，调整言语交流时间，发现患者最佳的交流时间；并注意伴随言语障碍的任何影响交流的因素，如听觉和视觉障碍等。

（8）认知障碍康复

① 感知力训练：感知力障碍主要表现为失认症和失用症。

A. 听觉失认：向患者展示熟悉的内容图片并同时在录音机内播出相应的语音。

B. 视觉失认：包括颜色失认、物品失认、形状失认、面容失认、身体失认和视空间失认。可进行颜色配对；让患者找出多种物品内相同的物品；经常拿出患者熟悉的家人和朋友的照片辨认，并练习正确认知身体各个部位的名称；指导患者如何看地图，找出指令的地点。

C. 单侧空间忽略：护士和家属在日常生活中应及时提醒注意忽略侧，并经常触摸忽略侧。用粗糙的毛巾或毛刷刺激患侧肢体、冷热交替刺激患侧感知；进行划销、分段线、字母删除作业等；阅读书刊报纸，指导患者从左侧开始，以鲜艳的颜色为标记，提示患者见到标记时开始阅读。各种训练尽可能在忽略侧进行，使患者更多地转头或转动眼睛，增强注意力。

D. 失用症：包括意念性失用、意念运动性失用、穿衣失用、运动性失用、步行失用。在进行特定活动前，给予患者本体觉、触觉、运动觉刺激，用动作帮助指导，而不是通过语言；把语言命令降低到最低的程度，可手把手教会完成动作，根据完成的情况减少帮助，说话时注意语气和方法；功能代偿，鼓励患者自己穿衣，利用商标区分服装的前后，不同颜色标记区分服装的上下。

② 定向力障碍训练：患者对时间、地点、人物、环境以及自身状态的认识能力缺乏达3～6月以上，协助患者经常看日历、钟表，耐心解释上午、下午等纠正患者的时间定向力障碍；每到一地方向患者介绍周边环境，减少陌生感，在常去的房间门口悬挂颜色鲜艳、简单的标志物，帮助患者认识环境；为患者佩戴身份识别腕带。

③ 解决问题能力：涉及推理、分析、综合、比较、抽象、概况等多种认知过程的能力。从简单的物品分类训练到复杂的概括能力等。

④ 注意力训练：可进行分类训练，目的是提高患者不同程度的注意力，包括连续性、选择性、交替性及分别注意力训练。采用删除训练、猜测游戏、时间感训练等方法。治疗过程要从简单到复杂，分级完成训练。训练要严格、精准把握时间。采用计算机辅助训练是常用的手段。开始训练时应在有组织、整齐和安静的环境中进行，如训练刷牙时将无关的物品拿走，所需的物品颜色要鲜艳。

⑤ 记忆力训练：记忆障碍的患者周边环境要简化，物品摆放井井有条。突出要记住的事物，避免常用的物品遗失，以保证患者处于安全的环境。

A. 外在记忆辅助工具：利用身体外在的辅助物品或提示来帮助记忆。常用的方法有记事本、将活动建立日程表；采用记忆提示工具，如标签、记号等。

B. 内在记忆辅助工具：a. 助记术，将学习的字词幻想成图像来帮助记忆。联想法，试图回忆一件事或一个事实时，想到有关联的信息，或将新学的信息联系到已存在和熟悉的记忆中。编故事法，将要记忆的重点转化为一个简单的故事，通过语义加工，使故事中包括所有要记忆的内容。还有现场法、倒叙法、关键词提示法、自问法等。b. 书面材料的学习，采用PQRST法，是预习、提问、评论、陈述、测试的缩写。是一种完整理想的学习方法。

（9）心理障碍　脑卒中后偏瘫使患者失去自理能力，给患者身心带来巨大痛苦，产生不同程度的心理变化。根据患者心理变化，将认知心理学、行为学、支持心理疗法融为一体，制定相应的心理康复治疗。

① 震惊期：医护人员和家属要密切注意患者的情绪变化。一般采取解释、安慰为主的支持疗法，减轻患者恐惧不安的情绪。

② 否认期：护士不要过早告知患者预后不良的后遗症，应逐步让患者对自己的病情有所认识。常采用行为疗法和认知疗法，系统应用强化手段增进适应性行为，运用鼓励的方式，使好的行为模式表现出来并保持下去。

③ 抑郁期：鼓励患者完成自身可以做的事情，并及时给予表扬，燃起患者的信心，对个别有自杀倾向患者采取心理治疗方法。近几年新兴的音乐疗法对脑卒中后抑郁患者有较好的效果。感受式音乐疗法简单易行，可作为首选方法。

④ 对抗独立期：可采用行为疗法、认知行为疗法等重新概念化的内部语言使不适应行为去习惯化，为产生新的适应行为提供基础。在治疗中随时用强化、放松、行为限制等心理治疗技术。

⑤ 适应期：以行为疗法和认知行为疗法为主，帮助患者巩固疗效，坚持采用正确的方式进行康复训练，争取恢复到最佳状态。

（五）健康教育

1.预防脑卒中复发

（1）积极治疗原发性高血压、糖尿病、高脂血症、动脉硬化、相关的心脏病、短暂性脑缺血发作。

（2）养成良好的生活方式、作息制度，戒烟，限酒，合理饮食，保持良好心情。

（3）学会快速识别卒中，及时就医。卒中最常见的症状：突发一侧面部麻木或口角歪斜、一侧肢体（伴或不伴面部）无力、反应迟钝、感觉沉重或麻木；失去平衡、步行困难；单眼、双眼视物模糊或向一侧凝视、缺乏平衡感；吞咽困难；言语困难（包括言语模糊、不能找到合适的单词表达或理解其他人的言语含义）；意识障碍或抽搐、既往少见的严重头痛、呕吐。

2.安全教育

避免发生二次损伤，如跌倒、坠床以及误用、过用综合征等造成骨折、肌肉损伤等。

（1）房间设置适合偏瘫患者，家居只需必要的设置。光线明亮、地面防滑，卫生间、走廊、病床要放置扶栏和床挡，有利于患者的康复和安全。

（2）衣物应穿、脱方便，舒适，纯棉质地。上衣最好为开衫；裤子采用松紧带；建议穿带扣袢、鞋底厚度适中且防滑的旅游鞋为宜，禁止穿拖鞋和不合适的鞋，以防摔倒。

（3）伴有认知障碍患者的管理和教育　失认、失语患者口袋内放置信息卡和佩戴腕带，注明其医院、病房、床号、姓名、联系人电话，以防走失和发生意外。患者常去的地方要贴有明显的标识，不同的标识代表不同的房间；并反复告知患者进行强化记忆，需留有陪伴。

（4）伴有感觉和精神障碍患者的管理和教育　患者周围禁止放置刀、剪及过冷、过烫物品等，以防意外发生。护理患者时应动作轻柔，避免刺激患者。按时督促患者服药和休息。患者24小时应有陪伴，护士应加强督导检查。

（5）教育患者正确对待疾病、残疾、早期康复，认识到后遗症的康复是一个长期的过程；进行维持性训练防止功能退化；对长期卧床的患者，教会家属正确的护理方法，以防发生压力伤、肺部感染等废用综合征，误用综合征等。

3. 自我管理教育

（1）指导自我管理的知识和技能，让患者了解脑卒中的高危因素、诱发因素、三级预防、功能锻炼、合理饮食结构、自我检测方法。

（2）制定锻炼计划和日记，记录语言、肌力、锻炼的时间、日常生活能力等。帮助患者利用好媒体视频、图书等工具，指导功能锻炼。

（3）摒弃不良嗜好，定期门诊随访等。

4. 出院随访

教育患者和家属康复是一个漫长的过程，需要终身坚持，出院以后应继续康复训练，防止功能障碍进一步加重和并发症发生，提高其生活质量。

患者出院前 2～3 天，根据患者的病情和功能障碍情况，制定适合患者的康复训练、护理计划，与患者和家属共同讨论，达成共识，从而增加依从性。

采用电话、微信、门诊复诊等方式进行随访，做到及时指导、及时发现。随访时间、随访内容根据患者病情及功能障碍情况制定，出院后一周第一次随访，一月第二次随访，三月第三次随访。随访内容：了解一般状况、血压、血生化指标、并发症、功能障碍、ADL 等情况，做好相应的教育、指导。

（王凤军　李红颖）

第五节　急性呼吸道感染

急性呼吸道感染为呼吸系统感染的总称，根据呼吸系统的解剖结构，又分为急性上呼吸道感染和急性下呼吸道感染。急性上呼吸道感染简称上感，为外鼻孔至环状软骨下缘（包括鼻、咽和喉）的急性炎症总称，是最为常见的急性呼吸道感染性疾病。上呼吸道感染大多数由病毒引起，少数为细菌所致，包括普通感冒、流行性感冒、急性病毒性咽炎和喉炎、急性疱疹性咽峡炎、急性咽结膜炎、急性扁桃体炎等。此类感染病情通常较轻，病程短，可自愈，预后良好。急性下呼吸道感染为气管及其以下部分的急性炎症的总称，包括急性气管-支气管炎、急性细支气管炎、社区获得性肺炎（CAP）、医院获得性肺炎（HAP）等。导致急性下呼吸道感染的病原体种类较多，其中细菌性感染占大多数，支原体、衣原体等非典型病原体导致的感染也并不少见。下呼吸道感染虽然本质上都是细菌、病毒等感染，但由于感染的病原体不同、部位不同、严重程度不同，因此，其临床表现及治疗方式并不完全一致。

一、病因

（一）上呼吸道感染

急性上呼吸道感染 70％～80％ 由病毒引起，包括鼻病毒、冠状病毒、腺病毒、流感和副流感病毒、呼吸道合胞病毒、柯萨奇病毒、甲型 H1N1 流感病毒等，主要表现形式为普通感冒或流行性感冒。呼吸道病毒主要通过飞沫经呼吸道传播，也可通过口腔、鼻腔、眼睛等处黏膜直接或间接接触传播。在人群密集的环境中容易发生感染，也可通过直接接触或间接接触而发生感染。自然条件下，人是唯一的宿主及传染源。病毒感染后在发病前的24小时到发病后2天传染性最强。另有20%～30%的急性上呼吸道感染由细菌所致，可继发于病毒感染之后，也可为直接感染，其中以溶血性链球菌感染最为常见，其他的有流感嗜血杆菌、肺炎球菌、葡萄球菌等。细菌感染的主要表现形式为咽炎或扁桃体炎。

上呼吸道感染全年皆可发病，冬春季节较多。发病的危险因素包括季节变化、人群拥挤的环境、久坐的生活方式、年龄、吸烟、营养状况、应激、免疫力低下、过度疲劳等。

（二）下呼吸道感染

（1）急性气管-支气管炎主要为病毒感染，包括流感病毒A和B、副流感病毒、呼吸道合胞病毒、腺病毒、冠状病毒和鼻病毒等，百日咳杆菌、肺炎支原体、衣原体也是急性气管-支气管炎的重要病因。

（2）急性细支气管炎除外吸入性损伤、药物等因素导致的急性细支气管炎外，细菌及病毒感染为急性细支气管炎常见的病因。其中呼吸道合胞病毒是最常见的病原体，其次是副流感病毒1、2、3型，此外还有腺病毒、鼻病毒、肠道病毒、流感病毒和肺炎支原体等，少见的病原体还包括冠状病毒、风疹病毒、腮腺炎病毒、带状疱疹病毒、微小病毒等。

（3）CAP是指在医院外罹患的感染性肺实质炎症，包括具有明确潜伏期的病原体感染而在入院后潜伏期内发病的肺炎。CAP常见的病原体有：肺炎链球菌、流感嗜血杆菌、金黄色葡萄球菌、军团菌、各种革兰氏阴性菌、肺炎支原体和衣原体、结核分枝杆菌、病毒、厌氧菌等，其中肺炎支原体和肺炎链球菌是我国成人CAP的重要致病原。随着病毒检测技术的提高，呼吸道病毒在我国成人CAP病原学中的地位逐渐受到重视。我国成人CAP患者中病毒检出率为15.0%～34.9%，其中以流感病毒占首位，其他病毒包括副流感病毒、鼻病毒、腺病毒、人偏肺病毒及呼吸道合胞病毒等，有5.8%～65.7%病毒检测阳性的患者合并细菌或非典型病原体感染。

（4）医院获得性肺炎：在入院≥48小时后在医院内发生的肺炎，包括在医院内获得感染而于出院后48小时内发生的肺炎。HAP中最为常见的类型为呼吸机相关性肺炎（VAP），约占HAP的80%。HAP病原体以细菌最为常见，占所有感染类型的90%。在免疫抑制剂特别是造血干细胞移植和实体器官移植真菌、病毒、结核分枝杆菌等是重要的病原体。HAP的感染来源主要包括两方面。

① 内源性感染：a.原发性内源性感染，由正常潜在病原微生物所致，这些微生物常存在于有肺损伤或气管插管患者的口咽部和胃肠道。b.继发性内源性感染，由住院期间继发定植于口咽部或胃肠道的细菌引起。c.血源性途径，定植于支气管的微生物极少来源于血液，偶尔因金黄色葡萄球菌入血导致多发性肺炎脓肿。

② 外源性感染主要包括接触传播和空气传播。

二、病理生理

（一）上呼吸道感染

上呼吸道感染时，病毒与气道上皮细胞特异性结合并在呼吸道的上皮细胞及局部淋巴组织中复制，引起细胞病变及炎症反应。病毒感染后释放的炎性介质（包括激肽、白三烯、IL-1、IL-6、IL-8 和 TNF 等），导致血管通透性增加，鼻腔腺体分泌增加，出现流涕、鼻塞、发热、全身疼痛等症状。这些症状往往在病毒感染后的 16 小时内出现，24～48 小时达高峰，在 2～3 天内达到病毒排出高峰。病毒还可直接感染下呼吸道，导致相关的炎症反应，诱发气道高反应性及上调支气管上皮细胞表面的黏附分子表达等，引起下呼吸道功能障碍。

（二）下呼吸道感染

发生在气管-支气管部位的感染主要表现为局部的炎症反应，包括黏膜充血、水肿，纤毛上皮细胞损伤、脱落，上皮基底膜裸露，淋巴细胞及中性粒细胞浸润等。而细支气管炎时主要为病毒感染诱发Ⅰ型变态反应，导致气道反应性增高。病变主要发生在细支气管，肺泡也可累及，其发生的炎症反应与一般的炎症反应相似，但其病理生理改变则非常严重。受累上皮细胞纤毛脱落、坏死，继之细胞增生形成无纤毛的扁平或柱状上皮细胞，杯状细胞增多，黏液分泌增加，纤维素、炎性细胞及脱落的上皮细胞等组成的渗出物堵塞管腔，导致小灶性肺萎陷或急性阻塞性肺气肿。发生在肺部的感染其发病机制有所不同，病理形态学改变是各种各样的，其病理生理改变与致病菌有关，多以各种类型的炎性渗出、细胞及组织坏死等为主。

三、临床表现

急性呼吸道感染临床表现随感染部位及致病菌的不同差异较大，上呼吸道感染和下呼吸道感染更为明显。

（一）上呼吸道感染

1. 普通感冒

多数患者早期症状以鼻部卡他症状为主，表现为鼻塞、打喷嚏、流清水样鼻涕等，2～3天后可变为稠涕，也可有咽部不适或烧灼感，多伴有乏力、畏寒、四肢酸痛、头痛及食欲缺乏等全身症状。多数患者症状较轻，可伴有发热，儿童的感冒症状较成人表现重，发热程度也较成人严重，可达 39℃ 以上。无并发症的普通感冒一般 5～7 天后可痊愈。

2. 流行性感冒

与普通感冒症状相似，不同的是流行性感冒鼻炎症状不明显，全身不适及肌肉酸痛等全身症状较普通感冒明显，并伴有呼吸系统症状，如咳嗽和咽痛，常可出现高热、持续性发热或间歇性发热。流行性感冒患者如无并发症，急性症状可于 2～5 天消退，大多数病例 1 周内可缓解，但仍有极少数患者，尤其是老年患者，康复往往比较缓慢，咳嗽和全身症状可持续 2～4 周。

3. 以咽炎为主要表现的上呼吸道感染

（1）病毒性咽炎和喉炎　主要表现为咽部发痒和灼热感，咽部疼痛持续不久。急性喉炎的特征为声嘶、讲话困难、咳嗽时有疼痛，常有发热、咽炎或咳嗽。查体可见喉部充血、水肿，局部淋巴结可轻度肿大、触痛。

（2）疱疹性咽峡炎　常由柯萨奇病毒 A 引起，主要表现为咽痛、发热，查体可见咽部充血，软腭、咽及扁桃体表面灰白色疱疹及浅表溃疡，多有红晕。

（3）咽结膜炎　主要由柯萨奇病毒及腺病毒引起，临床主要表现为咽痛、畏光、流泪、咽及结合膜充血，伴有发热，多在夏季发生，儿童多见。

（4）细菌性咽-扁桃体炎　多为溶血性链球菌引起，起病急，临床表现为明显的咽痛、畏寒、发热，体温可达 39℃ 以上。查体可见咽部明显充血，扁桃体肿大、充血，表面可有黄色点状渗出物，颌下淋巴结肿大，压痛。

（二）下呼吸道感染

1. 急性气管-支气管炎

起病前往往先出现上呼吸道感染症状，开始主要表现为干咳，后可出现咳痰。咳嗽症状在受凉、吸入冷空气、晨起、睡觉及体位改变或体力活动后加重。咳嗽一般持续 1～3 周，偶尔会延至 4 周或更长时间。部分患者由于气道高反应性而出现支气管痉挛，可出现喘息、喘鸣及胸闷等症状。肺部查体表现为呼吸音增粗、干湿性啰音等，支气管痉挛时可出现哮鸣音，部分患者也可无明显体征。胸部 X 线片或胸部 CT 一般无明显异常或仅有肺纹理增粗。

2. 急性细支气管炎

多见于 1 岁以内的婴幼儿，临床表现差异较大。最常见的临床表现以鼻塞、流涕和喷嚏为首发症状，继而出现咳嗽、喘息、呼吸及心率增快、发热等症状，可伴有呕吐、食欲减退等表现。患儿最突出的症状为喘憋性呼吸困难，病情严重时呼吸浅快，可伴有呼气性喘鸣，缺氧严重时可出现明显的"三凹征"、鼻翼扇动、烦躁不安等症状。肺部叩诊呈过清音，听诊呼吸音减低，可闻及满布哮鸣音，喘憋减轻时可闻及细湿啰音。

3. CAP

CAP 的临床表现包括咳嗽、咳痰、胸痛，伴有发热、寒战。咳嗽可为干咳，也可为咳黏痰、脓性痰铁锈痰或血痰。其他肺外的临床表现包括头痛、恶心、呕吐、腹痛、腹泻、肌肉酸痛等。根据 CAP 感染病原体的不同，临床上可将肺炎分为典型肺炎和非典型肺炎两类，前者常常为化脓性病原菌所致，后者为肺炎支原体、肺炎衣原体、军团菌等非典型病原体所致。非典型肺炎起病常较为隐匿，常以干咳或咳少量黏痰为临床特征。除此之外，不同致病菌导致的非典型肺炎还可出现不同的肺外表现，如斑疹伤寒立克次体肺炎可出现全身皮疹，可伴有畏光、眼痛、眼结膜和脸部充血，神经迟钝、昏迷等神经系统症状，以及腹胀、黄疸等消化道症状，也可并发中毒性心肌炎而出现心律失常、奔马律等心脏表现；支原体肺炎除呼吸道症状外还可伴有耳痛、皮疹，少数患者还可伴发胃肠炎、心包炎、心肌炎、脑膜炎、脊髓炎等肺外表现。CAP 患者肺部听诊可闻及湿啰音，出现肺实变时叩诊呈实音，触觉语颤和语音增强。胸部 X 线片或 CT 可见斑片状渗出影，这为 CAP 实验室检查特征性变化之一。

4. HAP

由于患者在住院期间接受的不同治疗方式以及受严重的原发病和基础疾病的影响（如激素、免疫抑制剂的使用、气管切开、气管插管、呼吸机辅助通气、昏迷等），HAP 的起病较为隐匿，发热和呼吸道症状往往不典型。对于昏迷、机械通气等原发病较重的患者可仅出现发绀加重、气道阻力上升或肺顺应性下降等间接表现。部分患者起病急骤，患者可在短时间内迅速出现呼吸衰竭或使原有呼吸衰竭状态加重而难以逆转。肺部查体体征可表现为肺实变体征和轻重不一的湿啰音。X线片或CT显示肺泡浸润和实变，也可仅表现为支气管肺炎。重症患者也可因合并肺损伤、肺水肿或肺不张而难以鉴别。

四、诊治

1. 病情严重程度的判断

虽然上呼吸道感染患者绝大多数病情较轻，但极个别患者仍有因肺部或肺外并发症死亡可能，因此，无论是上呼吸道感染还是下呼吸道感染，一旦患者出现严重的呼吸系统损害（如呼吸衰竭、急性呼吸窘迫综合征等）或严重的肺外器官损害时（如急性心肌炎、神经系统损害、严重的肝脏及肾脏损害、脓毒症等），均提示为重症患者，应给予高度关注和积极的救治。对于不存在上述表现，但存在可能的窒息风险的上呼吸道感染（如高度肿大的扁桃体炎、小儿急性喉炎等），也应给予高度警惕。

2. 病原学诊断

急性呼吸道感染的病原学检测主要用于明确诊断及治疗，包括病原的血清学检查、涂片及培养等，对于大多数轻症急性呼吸道感染的病例并不需要行病原学检查，在进行鉴别诊断、疑似特殊病原菌感染或进行流行病学研究及防控时可选做。对于需要住院的、严重的急性呼吸道感染病例，在诊治过程中通常需要进行病原学检查，一旦有明确的病原学检查结果后，应根据病原学检查结果给予针对性的治疗。

3. 实验室检查对诊断的提示

（1）血常规　细菌导致的急性呼吸道感染多会出现白细胞及中性粒细胞比值增高，但严重的感染亦可出现白细胞降低。病毒感染时一般白细胞及中性粒细胞比值正常或降低。

（2）降钙素原（PCT）　PCT增高时多提示为细菌导致的急性呼吸道感染。

（3）血沉、C反应蛋白　在急性呼吸道感染时会出现不同程度的增高，对鉴别诊断意义不大。

4. 影像学检查对诊断的提示

为鉴别上呼吸道感染与下呼吸道感染的重要手段，对疑似下呼吸道感染的患者应常规进行胸部X线片或胸部CT检查。

5. 诊断依据

（1）普通感冒依据典型的临床症状并在排除其他疾病的前提下可明确诊断。

（2）流行性感冒　①疑似病例：具备流行病学病史和临床症状。②确诊病例：疑似病例，同时具有明确的病原学（病毒）检测结果。

（3）以咽炎为主要表现的上呼吸道感染依据咽部的临床表现结合咽部查体所见多可明确诊断。

（4）气管-支气管炎根据临床症状、体征、胸部X线或CT表现多可做出临床诊断。

（5）细支气管炎主要依据流行病学资料、患儿年龄及临床表现特征等诊断，在呼吸道分泌物，特别是鼻分泌物中分离到病毒可确诊。

（6）CAP的临床诊断标准符合以下任何1项，并除外肺结核、肺部肿瘤、非感染性肺间质性疾病、肺水肿、肺不张、肺栓塞、肺嗜酸粒细胞浸润症及肺血管炎等后，可建立临床诊断。

① 社区发病。

② 肺炎相关临床表现：a.新近出现的咳嗽、咳痰或原有呼吸道疾病症状加重，伴或不伴脓痰、胸痛、呼吸困难及咯血；b.发热；c.肺实变体征和（或）闻及湿啰音；d.外周血白细胞$>10\times10^9$/L 或$<4\times10^9$/L，伴或不伴细胞核左移。

③ 胸部影像学检查显示新出现的斑片状浸润影、叶或段实变影、磨玻璃影或间质性改变，伴或不伴胸腔积液。

符合下列 1 项主要标准或≥3 项次要标准者可诊断为重症肺炎，需密切观察，积极救治，有条件时收住 ICU 治疗。

① 主要标准：a.需要气管插管行机械通气治疗；b.脓毒症休克经积极液体复苏后仍需要血管活性药物治疗。

② 次要标准：a.呼吸频率≥30 次/min；b.氧合指数≤250mmHg；c.多肺叶浸润；d.意识障碍和（或）定向障碍；e.血尿素氮≥7.14mmol/L；f.收缩压<90mmHg，需要积极的液体复苏。

（7）HAP 的诊断符合以下第 1 条和 2～5 中的任何一条可临床诊断。

① 新出现或进展性肺部浸润性病变。

② 发热，体温$>38℃$。

③ 近期出现的咳嗽、咳痰，或原有呼吸道症状加重，并出现脓痰，伴或不伴胸痛。

④ 肺部实变体征或（和）湿性啰音。

⑤ WBC$>10\times10^9$/L，中性粒细胞百分比增高，伴或不伴核左移。

五、治疗

1.急性上呼吸道感染的治疗方案

（1）对症治疗　病情较重或年老体弱者应卧床休息，忌烟、多饮水，室内保持空气流通。如有发热、头痛，可选用复方阿司匹林、吲哚美辛（消炎痛）、索米痛片（去痛片）等药；咽痛可用各种喉片，如溶菌酶片、健民咽喉片，或中药六神丸等口服；声音嘶哑，可用超声雾化治疗；鼻塞、流涕可用 1‰麻黄碱滴鼻。

（2）抗菌药物治疗　普通感冒无须用抗菌药物，除非有白细胞升高、咽部脓苔、咳黄痰和流鼻涕等细菌感染证据。常选口服青霉素、第一代头孢菌素、大环内酯类或喹诺酮类。极少需要根据病原菌选用敏感的抗菌药物。

（3）抗病毒药物治疗　对于无发热、免疫功能正常、发病超过两天一般无须应用。对于免疫缺陷患者，可早期常规使用。①利巴韦林（病毒唑）：10～15mg/（kg·d）分 2 次静脉滴注；或 0.8～1.0g/d 分 3～4 次口服。孕妇和即将怀孕的妇女禁用。②奥司他韦：75mg口服，每日 2 次，共 5 天。利巴韦林和奥司他韦有较广的抗病毒谱，对流感病毒、副流感病毒和呼吸道合胞病毒等有较强的抑制作用，可缩短病程。

（4）中医中药治疗　可供选用的中成药有清热解毒口服液、双黄连口服液、痰热净注射液等。

2.急性下呼吸道感染的治疗方案

（1）抗感染治疗　对于存在细菌感染导致的下呼吸道感染病例，应尽早使用抗生素抗感染治疗，治疗方案包括经验性的抗感染治疗和目标性的抗感染治疗。在病原学结果尚未得到的情况下，需要根据患者年龄、基础疾病、临床特点、实验室及影像学检查、疾病严重程度、肝肾功能、既往用药和药物敏感性情况分析最有可能的病原并评估耐药风险，选择恰当的抗感染药物和给药方案。病原学结果回报后，应根据药敏结果进行目标性治疗。

（2）抗病毒治疗　对于病毒导致的急性下呼吸道感染，可选择性的应用抗病毒药物治疗。

（3）辅助治疗　包括氧疗、退热、镇咳、化痰等治疗措施，可根据下呼吸道感染的病情选用。

（4）重症下呼吸道感染的治疗　包括持续的呼吸功能及生命体征的监测，及时纠正呼吸功能衰竭、维持血流动力学稳定、维持水电解质及酸碱平衡等治疗。

（5）并发症的治疗　严重的下呼吸道感染可能会伴发脏器功能损伤、脓毒症等并发症，在治疗的过程中应根据可能出现或已经出现的并发症给予相应的治疗措施。

（袁　丽）

第六节　重症哮喘

一、流行病学

哮喘是最常见的慢性疾病之一。在过去的几十年，发达国家的哮喘发病率急速上升，但现在似乎已经稳定下来，有 10%～12% 的成年人、15% 的儿童患有哮喘。在发展中国家，哮喘的患病率一直很低，但也有逐年增加的趋势，这可能与城市化进程有关。与此同时，过敏症状及其他过敏性疾病的发病率也在增加，这表明哮喘发病率、患病率增加的原因可能是全身性的、系统性的，并不仅仅局限于肺部。流行病学调查显示，很大一部分哮喘患者的发病很可能是由遗传因素引起的。在发达国家，大多数哮喘患者具有过敏体质，他们对屋尘螨及其他的环境过敏原均敏感。

在成年人，哮喘患者的肺功能往往受到吸烟因素的干扰。所以，很难明确成人哮喘的发病史。哮喘可以在任何年龄发病，3 岁是发病的高峰期。儿童哮喘方面，男童发病是女童的2 倍。但在成人，男女哮喘的发病比例是均等的。普遍认为，随着年龄的增长，儿童会摆脱哮喘，这在一定程度上是成立的。一项从儿童时期开始随访到 40 岁的长期研究表明，很多哮喘患者在青春期症状消失；但是，在成年期部分患者可能会有复发，特别是那些具有持续症状者和重症哮喘患者。成年人哮喘很难做到永不发病，包括那些成年后才发病的哮喘也有复发的可能。每个哮喘患者病情的严重程度不会变化太大。轻度哮喘很少发展为重度哮喘，而重度哮喘患者往往在发病时病情就很重。

哮喘致死的案例并不常见，在过去的 10 年中，发达国家中哮喘患者病死率已经逐步下降。19 世纪 60 年代，一些国家的哮喘病死率增加，这与短效 β_2 肾上腺素能受体激动药（作为缓解治疗）的使用增加有关，但是现在有足够的证据表明，近几年的哮喘患者病死率下降与吸入性激素的广泛使用有关。哮喘致死的主要原因是频繁地使用支气管扩张药、疾病控制不良、缺少激素治疗或者是已经患有致命哮喘才去医院治疗。

在其具体发病机制明确之前，很难对哮喘做出一个明确的定义。但是，目前对哮喘的临床症状及其病因已经能够达成共识。

二、定义

在相关指南中，年龄≥6岁患者重症哮喘的定义为在过去1年中，需要全球哮喘防治创议（Global Initiative for Asthma，GINA）指南建议的4～5级哮喘药物治疗：大剂量吸入糖皮质激素（ICS）联合长效 β_2 受体激动药（LABA）或白三烯调节剂/茶碱或全身激素治疗≥50%的时间，以防止其变成未控制哮喘或在上述治疗时仍表现为未控制哮喘。未控制哮喘需至少符合以下一项。①症状控制差：ACQ评分一直大于1.5，ACT评分＜20（或GINA指南为"非良好控制"）。②频繁重度发作：过去1年中接受全身激素治疗≥2次（每次超过3天）。③严重发作：在过去1年中至少1次住院、入住ICU或机械通气。④气流受限：适当停用支气管舒张剂后，FEV_1 占预计值%＜80%（同时 FEV_1/FVC 降低至小于正常值下限）。得到控制的哮喘在上述大剂量吸入糖皮质激素（ICS）或全身激素（或联合生物制剂）减量时恶化，亦属于重症哮喘。

12岁以上患者大剂量ICS的标准为：二丙酸倍氯米松（BDP）≥1000μg/d（干粉吸入剂DPI或者含氯氟烃定量吸入剂CFC MDI），≥500μg/d（含氢氟烷定量吸入剂HFA MDI）；布地奈德（BUD）≥800μg/d（DPI或MDI）；环索奈德≥320μg/d（HFA MDI），丙酸氟替卡松（FP）≥500μg/d（HFA MDI或PDI），糠酸莫米松≥800μg/d（DPI），曲安奈德（TAA）≥2000μg/d。

根据相关指南的定义，重症哮喘包括了难治性哮喘以及伴有治疗不充分的合并症如严重鼻窦疾病或肥胖的哮喘。难以控制的哮喘，大部分与哮喘病情的严重性相关，但小部分"难以控制的喘憋"与哮喘的严重性无关，实际上这小部分患者首先要考虑"支气管哮喘"的诊断是否正确，由非支气管哮喘引起的喘息原因很多，常见的包括：①声带功能异常（VCD）。②上气道阻塞性疾病。③复发性多软骨炎。④闭塞性细支气管炎。⑤慢性阻塞性肺疾病（COPD）。⑥心源性哮喘。这些疾病误诊为支气管哮喘时常成为其治疗失败的一个主要原因。因此，考虑是否存在引起喘憋的其他疾病在评价支气管哮喘的诊治上至关重要。另外，一些伴随性疾病和诱因，如具有部分哮喘特征的变应性支气管肺曲霉病、Churg-Strauss综合征等常能影响哮喘的治疗；支气管哮喘的特殊类型如激素抵抗性哮喘、β_2 受体抗体或 β_2 受体下调性哮喘等，也可以成为支气管哮喘难以控制的重要因素。因此，在评价这类患者时，应考虑各种可能诱发甚至加重支气管哮喘的相关诊断或条件。

三、分类

（一）急性重症哮喘

急性重症哮喘是指发作时危及生命，对常规治疗反应较差，需要住院治疗的哮喘。急性重症哮喘发作时可出现焦虑、烦躁、大汗淋漓、语言断续或不能说话，甚至出现嗜睡或意识障碍；口唇指端发绀，有辅助呼吸肌活动和三凹征、奇脉（吸气时收缩压较呼气时降低

＞25mmHg），心率＞120 次/分、呼吸频率＞30 次/分，呼气流速峰值（PEF）或第一秒用力呼气容积（FEV_1）＜60％预测值（或个人最佳值），呼吸空气时动脉血 PaO_2＜60mmHg和（或）动脉血 $PaCO_2$＞45mmHg，动脉血氧饱和度≤90％。

临床特征：①常伴有高碳酸血症或需要机械通气治疗。②即使接受了"充分的"治疗后，仍可再次出现这种严重发作。③需要接受多个疗程的全身性糖皮质激素治疗。④常见诱因有未及时给予抗炎药物治疗、对阿司匹林等非甾体消炎药物过敏、职业性哮喘、心理社会性因素等。

以往通常将急性重症哮喘发作称为"哮喘持续状态"。给"哮喘持续状态"下的定义是"哮喘严重持续发作达 24 小时以上，经用常规药物治疗无效"。现在认为这样的定义是不全面的。"哮喘持续状态"是指一次的发作情况，而不代表患者的基本病情。许多重症哮喘患者的病情发展常在一段时间内逐渐加剧，而在某种因素的激发下随时都有发生严重的致命性急性发作的可能，无特定的时间因素。极小部分患者突然出现的严重急性发作，甚至因得不到及时和有效的治疗而在数分钟到数小时（通常在 2 小时）内死亡（哮喘猝死）。

大部分急性重症哮喘患者的死亡是由于不能及时得到紧急医疗救治所致，多发生在家中或者在送往医院的途中。实际上，及时实施紧急救治就意味着有更高的生存率。不能正确认识某些未得到适当治疗的致命性哮喘发作的严重性，可能会导致严重后果的发生。需要重点强调的是：重症哮喘患者的临床表现可能与气道阻塞的严重程度无显著的相关性。欧洲的一项研究发现，急性重症哮喘住院病死率为 16.5％，出院后 1 年的病死率为 10.1％，2 年病死率为 22.6％，表明急性重症哮喘需要持续的长期监测以预防和控制复发。

（二）脆性哮喘（brittle asthma，BA）

"脆性哮喘"最早是被 Turner-Warwich 用来描述部分哮喘患者在治疗前后或一段时间内 FEV_1 或 PEF 有大幅度波动的哮喘状态的，而目前美国胸科学会（ATS）也用此概念描述那些突发、严重、危及生命的哮喘发作。分为以下 2 型。

Ⅰ型 BA：虽经积极、正规的治疗措施，包括 ICS（如 BDP＞1500μg/d）或口服相当剂量皮质激素，同时联合吸入支气管舒张药，连续观察至少 150 天，半数以上观察日的 PEF变异率＞40％。

Ⅱ型 BA：在哮喘控制"良好"的情况下，突然、急性哮喘发作，3 小时内哮喘严重发作并伴有高碳酸血症，可危及生命，常需机械通气治疗。

临床特征：①可在没有明显诱发因素的情况下，在数分钟（Ⅰ型）至数小时（Ⅱ型）内出现哮喘急性发作。②长期给予糖皮质激素（口服或吸入）治疗都不能防止哮喘的急性发作。③发作间歇期患者的肺功能可能正常。④PEF 变异率大，多在夜间或凌晨出现肺功能的急性下降。⑤有关的危险因素包括特应性、突发的食物过敏、心理社会性因素等。

（三）致死性哮喘

重症哮喘患者出现生命危险的临床状态称为"致死性哮喘"。

临床特征：①发作过需要气管插管的呼吸衰竭。②伴有呼吸性酸中毒的哮喘发作。③在长期使用口服糖皮质激素治疗时仍有 2 次以上因哮喘发作需住院治疗。④曾有过 2 次哮喘伴发气胸或纵隔气肿。⑤其他危险因素包括血中嗜酸性粒细胞明显增加、PEF 变异率明显增大、大量吸烟、高龄、FEV_1 明显下降、严重抑郁症等。值得注意的是即使病情较轻的哮喘患者也有面临致死性发作的危险。

回顾性研究显示，有下列情况患者死于哮喘的危险性会增加：在过去的一年里曾因哮喘急性发作需入院或急诊就医，需要使用超过 3 类哮喘治疗药物进行救治。虽然尚不清楚"过度使用 β_2 受体激动药"是标志哮喘病况严重而危及生命，不是其本身就能增加死亡的危险性，但有证据表明，每月使用多于 2 瓶的 β_2 受体激动药吸入治疗，常常使致死性哮喘的危险性显著上升。

最近的研究提示，"低感知患者"有更高的哮喘死亡风险。患者对气流阻塞的感知能力差异很大，约半数的哮喘患者不能准确感知气道狭窄的严重程度，26％～34％的哮喘患者在 FEV_1 明显下降的情况下感知不到症状，这些"低感知患者"由于低估了气道阻塞的严重程度，长期得不到有效治疗，容易发生气道重构和不可逆的气道阻塞；此外在急性加重或病情恶化时，患者低估了病情，不能及时就诊，延误治疗，往往造成致死性发作等严重后果。

四、病因

重症哮喘的发病原因很多，发现和排除患者的致病因素非常重要。目前认为主要的致病因素如下。

（一）呼吸道感染

常见有病毒、支原体、衣原体和细菌感染。感染可使气道上皮损伤，感觉神经末梢暴露，导致气道神经源性的炎症。感染本身可引起支气管黏膜充血肿胀及分泌物增多，甚至形成黏液痰栓而加重气道阻塞。此外，某些病原微生物及其代谢产物还可作为抗原引起或加重哮喘发作。

（二）哮喘触发因素的持续存在

诱发哮喘的吸入性变应原或其他刺激因素的持续存在，使机体持续地产生各种变态反应，使气道炎症和气道高反应性进行性增加，支气管黏膜充血水肿、黏膜大量分泌黏液并形成黏液栓，加上支气管平滑肌极度痉挛，导致了严重的气道阻塞。

（三）糖皮质激素使用不当

长期吸入或口服大剂量糖皮质激素，常伴有下丘脑-垂体-肾上腺轴功能的抑制，突然停用，可造成体内糖皮质激素水平的突然降低，致使哮喘恶化且对支气管舒张剂反应不佳。

（四）心理社会性因素的急剧变化

精神过度紧张、烦躁不安、恐惧和忧虑等因素均可加重支气管平滑肌收缩，导致哮喘病情的恶化和发作加剧。心理社会性因素也可通过影响神经肽类，如 P 物质（SP）、神经激肽 A（NKA）等的分泌而加重哮喘。

（五）水、电解质、酸碱平衡的紊乱

哮喘急性发作时，患者大量出汗和经呼吸道丢失水分增加，吸氧时湿化不足，茶碱类药物的利尿作用均可造成患者不同程度的脱水，从而使痰液更为黏稠，形成难以咳出的黏液痰栓，广泛阻塞中小气道，加重呼吸困难且难以缓解。低氧血症可使无氧糖酵解增加，体内酸性代谢产物积累而合并代谢性酸中毒，此时气道对许多支气管舒张药物的反应性降低，进一步加重哮喘的病情。

（六）严重并发症的出现

哮喘急性发作时，患者肺过度通气可使肺泡过度膨胀，肺脏层胸膜破裂并发气胸和纵隔气肿，使哮喘病情持续加重。气道阻塞引起肺不张、合并呼吸衰竭、心律失常等，都可使哮喘进一步恶化。

五、发病机制

哮喘发病的基础，免疫反应的一个关键步骤是 T 淋巴细胞被抗原激活。T 细胞激活可分化为 Th1 和 Th2 两种亚群，其中 Th2 细胞在哮喘发病中起到了重要作用。哮喘患者 Th1 功能下降而 Th2 功能异常增高。Th2 细胞可合成和释放多种细胞因子和趋化因子，调节 IgE 和引起肥大细胞、嗜碱性粒细胞、嗜酸性粒细胞的成熟、募集和活化，并释放多种炎症介质，导致哮喘的气道炎症反应。

但目前的研究表明，在重症哮喘中，中性粒细胞参与了炎症反应，并有支气管上皮组织损伤和气道重构的证据，表现出持续的支气管上皮细胞破坏和修复的慢性损伤的特点。由于支气管上皮组织的损伤刺激而动员了间质细胞参与到损伤修复过程，其释放多种生长因子包括表皮生长因子（EGF）、转化生长因子-α（TGF-α）、双向调节蛋白、肝素结合样生长因子（HB-EGF）、角质化细胞生长因子（KGF）、成纤维细胞生长因子（FGF）、胰岛素样生长因子（IGF）、血管内皮生长因子（VEGF）和转化生长因子-β（TGF-β）等，这些因子共同促进了气道重构以及新生的血管形成。

支气管上皮细胞是哮喘炎症反应的主要靶细胞，是促炎性细胞因子和介质的主要来源。上皮功能的紊乱和间质细胞的活化表明上皮-间质营养单元（EMTU）在重症哮喘发病过程中起到重要作用。EMTU 与肺的发育、疾病的慢性改变和气道重构有关，该过程包括逐渐增多的细胞外基质在上皮基膜下的不断积聚，弹力纤维丝断裂，间质胶原沉积，从而导致气道壁的增厚、僵硬。在重症哮喘中，气管、呼吸性细支气管和肺泡管的平滑肌肌纤维肥大和增生，肥大细胞增殖和活化，分泌的肿瘤坏死因子 α（TNF-α）、IL-1、IL-3、IL-8、IL-9、IL-13 水平增高，而 IL-13 被认为是导致炎症反应和气道重构的一个重要细胞因子。

六、病理生理

支气管哮喘是由多种炎症细胞参与的气道慢性炎症。哮喘急性发作时的基本病理变化是支气管平滑肌的痉挛和黏膜慢性炎症导致的上皮脱落、黏膜水肿、腔内黏液嵌塞和微血管渗漏，结果引起气道阻力的增加，呼吸功能的改变。对于哮喘急性发作的机制目前尚不清楚，但各种炎症细胞活化而产生强效的炎症介质，是哮喘病理生理变化的核心。死于重症哮喘急性发作的患者，尸检发现：气管腔内有血浆蛋白渗出，气管黏膜和黏膜下水肿，细支气管中嗜酸性粒细胞、中性粒细胞、浆细胞渗出；此外，支气管平滑肌增生肥大，黏膜和黏膜下血管增生，上皮细胞脱落、上皮基膜下胶原层增厚。在支气管壁和管腔内出现所有炎症细胞几乎都与哮喘黏膜炎症的发生有关，但骤然发作的致死性哮喘可能更多与支气管黏膜中增多的中性粒细胞相关，这些患者气管内干燥，与黏痰堵塞的情况不同，认为是一种特殊的变异性哮喘。

导致重症哮喘急性发作的原因多种多样，可逆性的气道阻力增加导致气流速度下降，气道过早闭合，肺过度充气，呼吸功增加，肺的弹性回缩力改变。此外，还有通气/血流（V/Q）比例失调、气体交换障碍一致的动脉血气改变。哮喘发作时显著的过度充气，胸膜腔内压增加，影响了循环系统，右心后负荷增加，其心电图表现为肺动脉高压，右心室损害。

哮喘急性发作的病理生理改变中，肺过度充气起了十分重要的作用。随着动态过度充气增加，内源性呼气末正压（PEEPi）增大，吸气肌肉起始收缩时的静息长度变短，吸气肌肉的收缩力下降，最后可能会导致呼吸肌疲劳。由于呼气时胸膜腔内压增加，气道狭窄更为明显，加之 PEEPi 的存在，呼气不再是被动的过程，而是需要呼气肌肉的主动参与才能进行，最后甚至需要动员辅助呼气肌，此时若气道阻塞不迅速解除，潮气量将进行性下降，最终出现呼吸衰竭。

七、诊断

（一）临床表现

1. 症状

重症哮喘患者多表现为喘息、咳嗽、严重的呼气性呼吸困难，常规应用 β_2 受体激动药和茶碱等支气管舒张药后喘息症状不缓解。患者常有焦虑、烦躁、大汗淋漓、语言断续或不能说话，病情危重者可出现嗜睡、意识障碍，甚至昏迷。

2. 体征

重症哮喘发作时患者常表现为脸色苍白、口唇指端发绀，呈前弓位端坐呼吸，常有辅助呼吸肌参与呼吸运动和明显的"三凹征"，有时呼吸运动呈现为矛盾运动（吸气时下胸部向前而上腹部则向内侧运动）。呼气时间明显延长，呼气期两肺满布哮鸣音。但在危重患者呼吸音或哮鸣音可以明显减弱甚至消失，表现所谓的"静息胸"。呼吸频率＞30 次/分，心率＞120 次/分，常有肺性"奇脉"和血压下降。

（二）实验室检查及其他辅助检查

1. 气流阻塞程度的测定

第一秒钟用力呼气容积（FEV$_1$）和呼气流速峰值（PEF）的测定可较客观反映气流阻塞的程度。重症哮喘时，FEV$_1$ 和 PEF 小于预计值或患者最佳状态的 30％～50％（通常 FEV$_1$＜1L 或 PEF＜120L/min）。常规应用 β_2 受体激动药和茶碱等支气管舒张药后 PEF 仍小于预计值或患者最佳状态 50％。

2. 气道炎症标志物的检测

一氧化氮（NO）可由人类肺脏产生并存在于呼出气中，过去 20 年中，许多研究发现 NO 在肺脏生理与包括哮喘在内的多种肺脏疾病的病理生理中发挥着重要的作用，呼出气一氧化氮（FeNO）可间接反映气道炎症的上调，在哮喘患者的诊断、治疗与监测中有一定的指导作用。因此，相关指南推荐在哮喘的诊断过程中需要客观证据时，可检测FeNO，且FeNO<25μg/L可能反映嗜酸性粒细胞性炎症及对激素敏感的可能性较小。而在有症状的哮喘患者中，FeNO>50μg/L可能反映患者对激素敏感。FeNO处于上述界值之间时，所反映的意义需根据临床情况谨慎解读。

3. 血气分析

重症哮喘急性发作时大多表现为低氧血症，PaO_2<60mmHg，约8%患者PaO_2<50mmHg，2%患者PaO_2<40mmHg。出现高碳酸血症是哮喘危重的表现，当CO_2潴留时，大部分患者$PaCO_2$比正常值高出10~15mmHg，7%患者达到60~70mmHg，0.4%患者超过70mmHg。极度的气流受限，可出现代谢性酸中毒。如心排血量降低，外周组织的低氧状态可导致乳酸性酸中毒。在重症哮喘的治疗过程中大量使用糖皮质激素或补充碱性药物可促发代谢性碱中毒。

4. X线胸片

重症哮喘患者必须做X线胸片检查，以了解有无气胸、纵隔气肿的发生以及是否存在肺实变、肺不张。

5. 心电图检查

急性重症哮喘患者的心电图常表现为窦性心动过速、电轴右偏、T波双相、倒置、ST-T改变，可有房性或室性期前收缩、室上性心动过速出现。

（三）诊断要点和鉴别诊断

可参考美国急救中心对成人急性重症哮喘的诊断标准做出判定。

1. 症状/既往史

①严重呼吸困难、咳嗽、胸闷和喘息。②行走100ft（1ft=0.3048m）以上困难。③呼吸急促引起说话不连续。④晕厥或几乎晕厥。

2. 体检结果

①奇脉（≥12mmHg）。②使用辅助呼吸肌。③出汗，无法平卧。④心率>120次/分。⑤呼吸频率>30次/分。

3. 呼气流速

① FEV_1 或PEF基础值<30%~50%预测值或个人最佳值（由临床判断）。②治疗完成后PEF仍无法提高10%。

4. 氧合作用

PaO_2<60mmHg或动脉血氧饱和度<90%。

5. 通气功能

$PaCO_2$≥40mmHg。

需与重度哮喘发作相鉴别的疾病包括：①急性心肌缺血/充血性心力衰竭。②慢性阻塞性肺病的急性加重期（AECOPD）。③上气道阻塞性疾病（UAO）/气道异物。④肺栓塞。⑤哮喘合并气压伤。⑥哮喘合并肺炎。

八、治疗

对危重症哮喘患者的抢救治疗应包括：对病情严重程度进行客观评价并给予相应的监护，及时发现和去除诱因，正确采用综合性治疗措施以快速缓解气道阻塞、纠正低氧血症、防止并发症的发生。

（一）患者初步的评估和处理

重症哮喘发作时应当及时进行处理，而对病情的客观评价是抢救成功的重要环节，初步评估应包括以下几项。

（1）重症哮喘急性发作的确定。

（2）简要了解病史，包括症状出现和持续的时间以及上次加重的病史，分析哮喘加重的原因。

（3）患者的精神状态、意识水平改变和呼吸困难的程度，动态评估其 FEV_1 和 PEF 变化，客观了解气流阻塞的程度。

（4）患者气道、呼吸和循环（ABCs）状态的判定。对血流动力学不稳定，有心脏呼吸暂停较大可能者应及时进行气管插管术。

（二）常规治疗方法

1. 氧疗

所有重症哮喘患者都需要辅助供氧，最好能够面罩给氧。吸氧浓度一般为 30%～50%。当有严重的呼吸性酸中毒和肺性脑病时，吸氧浓度应低于 30%。

2. β₂ 受体激动药

$β_2$ 受体激动药的吸入治疗是急性哮喘发作治疗时的一线用药。吸入给药比静脉注射更为有效和安全。可根据病情选用以压缩空气或氧气为动力的雾化溶液吸入、经呼吸机的进气管道的侧管雾化吸入、定量吸入器（MDI）＋贮雾罐不同的方法吸入。急性重症患者雾化吸入沙丁胺醇溶液的标准给药方式为起始剂量 2.5mg，每隔 20 分钟可重复 1 次，连续给药 3 次（即连续吸入 1 小时），以后再根据患者的病情决定给药的时间间隔（一般以小时为间隔时间）。定量吸入器＋贮雾罐吸入沙丁胺醇和雾化吸入同样有效，吸入剂量与患者症状的严重程度有关，开始推荐剂量为每 15～20 分钟吸入 4～8 次。研究发现，雾化吸入沙丁胺醇溶液的起始剂量 5mg，间隔 40 分钟，再次吸入 5mg 沙丁胺醇；这种给药方式与标准给药方法相比可以更快地改善肺功能。给药过程中要密切注意窦性心动过速、手颤等不良反应。有证据表明沙丁胺醇的 S 异构体可增加细胞内钙离子浓度，增加气道反应性，起效比 R 消旋异构体慢 10 倍，易随着给药频率的增加而出现蓄积。哮喘严重发作时，可能因严重气道阻塞或患者太衰弱而影响吸入治疗效果，故也可采用静脉途径给药，一般每次用量为沙丁胺醇 0.5mg，滴速 2～4μg/min，易引起心悸，只有在其他疗法无效时使用。应用 $β_2$ 受体激动药时应注意：严重高血压、心律失常、心绞痛的患者禁用；就诊前过量使用 $β_2$ 受体激动药，心率>120 次/分者不宜再使用；静脉注射 $β_2$ 受体激动药可能引起严重的低钾，应及时补充钾盐。

3. 糖皮质激素

糖皮质激素是目前最有效的抗炎药物，能有效地抑制哮喘气道的迟发性反应，降低气道高反应性；若及早使用，对哮喘的速发相反应也可起抑制作用；此外，糖皮质激素还能恢复支气管 β 受体对相应激动药的敏感性。使用原则是：早期、足量、静脉给药、短程。大量的研究表明，在急诊室应用吸入糖皮质激素与患者 FEV_1 的迅速改善和低住院率有关，有学者证实在急诊室给急性哮喘患者吸入高剂量的糖皮质激素 3 小时即可改善患者肺功能，表明吸入糖皮质激素可以导致局部血管收缩而减轻气道黏膜水肿和微血管渗漏。有学者证实口服大剂量糖皮质激素（如口服泼尼松 50mg/d，用 7～10 天）加上持续应用吸入糖皮质激素可以减缓哮喘的急性加重和避免使用辅助通气治疗。而对于危重哮喘发作患者应及早采用琥珀酸氢化可的松或甲泼尼龙静脉注射作为紧急处理。关于哮喘患者在急诊室和住院期间应用糖皮质激素的最佳剂量，一直都有争议。由于没有精确的剂量反应关系，通过发现 10～15mg/（kg·24h）氢化可的松或者等量的其他糖皮质激素（如甲泼尼龙 120～180mg/d），对于急性重症哮喘患者的治疗是最有效的。这也是美国国家哮喘教育和预防计划（NAEPP）专家会议和加拿大成人哮喘急诊处理指南所推荐剂量。GINA 对于急性哮喘发作的推荐剂量是等剂量的泼尼松 40～60mg 每天 1 次或者分 2 次用。通过研究表明大剂量甲泼尼龙（125mg/次，每 6 小时 1 次，连用 3 天）比中剂量甲泼尼龙（40mg/次，每 6 小时 1 次，连用 3 天）或小剂量甲泼尼龙（15mg/次，每 6 小时 1 次，连用 3 天）更适用于严重哮喘发作的治疗，这种大剂量短疗程方式给药起效快，不良反应少，大多数患者症状在 3～5 天内逐渐缓解。使用糖皮质激素时应注意原有溃疡病、高血压、肺结核、糖尿病的患者激素用量不易过大。

4. 茶碱（甲基黄嘌呤）类

除支气管舒张作用外，亦有强心、利尿、扩张冠状动脉和兴奋呼吸中枢和呼吸肌的作用。对急性重症哮喘患者，尤其对 $β_2$ 受体激动药已不敏感者，常首先用氨茶碱做静脉注射，首剂负荷剂量为 4～6mg/kg，缓慢静脉注射（20～30 分钟），继而用 0.5～0.8mg/（kg·h）做静脉滴注维持治疗 2～3 天。有效而安全的血浓度应保持在 5～20mg/L，若大于 20mg/L 则毒性反应明显增加。茶碱的不良反应有焦虑、恶心、呕吐、心率加快，严重的有呼吸急促、惊厥、心律失常、昏迷乃至死亡。对老年人、幼儿，有心力衰竭、肝功能损害、肾功能障碍及甲状腺功能亢进症患者慎用，西咪替丁、口服避孕药、大环内酯类和喹诺酮类药物等能影响茶碱的清除率，联用时应注意茶碱血药浓度的监测。茶碱与糖皮质激素合用有协同作用，但茶碱与 $β_2$ 受体激动药联合使用时可能增加心律失常的发生和对心肌的损害。

5. 补充足量液体，纠正水、电解质和酸碱平衡失调

（1）纠正失水

① 补液量和补液的种类：急性重度哮喘发作时患者失水造成痰液黏稠难咳出，加重呼吸道阻塞，纠正失水后可有利排痰。国外研究发现静脉内补充 250～500mL 生理盐水可使进行机械通气治疗的重症哮喘患者的肺无效腔量减少 4.2%，故对患者有益。轻度脱水患者能口服或鼻饲补液者可经胃肠道补液；中、重度失水时均需静脉补液。急性重度哮喘发作患者不能进水时补液总量＝累积丢失量＋继续丢失量＋生理需要量。累积丢失量可在 48 小时左右补完。急性重度哮喘发作患者的失水多为高渗性失水，故以补充 5%～10% 葡萄糖溶液为主；为防止补液后发生稀释性低钠血症，可适当补充生理盐水，一般两者的比例为（3～4）：1。在基本纠正失水的患者，若仍不能经胃肠道进食进水，则仍需进行维持补液，以保

证生理需要量和能量供给。

目前研究发现在重度哮喘发作时，患者治疗前的血浆抗利尿激素（ADH）水平常明显增高，其中一部分患者在静脉补液后 ADH 水平倾向于下降，此部分患者治疗前的血浆 ADH 升高是继发于机体对失水的正常反应；另一部分患者补液后 ADH 水平不会下降，即存在抗利尿激素分泌异常综合征（SIADH），此时补液过多易导致水中毒，治疗时需引起注意。

② 补液速度：应先快后慢，有休克的患者补液的第一小时内可输入 1000～2000mL 生理盐水以尽快纠正休克，但需密切监测患者脉搏、血压、尿量及心功能不全的症状和体征，必要时应行中心静脉压（CVP）测定以监测补液速度，CVP＞12cmH$_2$O 时，考虑补液量及速度超过循环系统的耐受能力，宜减慢补液速度。

（2）纠正电解质紊乱　补液时需监测电解质的变化情况，同时予以纠正，一般在给予补液和纠正酸碱平衡失调后电解质紊乱可随之好转。若无明显脱水，补液过多，可使低钾血症加重或稀释性低钠血症的出现，应在补液过程中根据电解质检查的情况进行处理。

① 低钠血症：对轻中度低钠血症患者，一般补等渗氯化钠溶液。若血清钠浓度＜120mmol/L，补充 3%氯化钠溶液，每小时血清钠浓度升高 1.0mmol/L 左右。治疗第一天，血清钠浓度纠正至 125～130mmol/L。

② 低钾血症：对血清钾浓度为 3.0～3.5mmol/L 的轻度低钾血症患者，口服补钾即可；中重度低钾血症患者应静脉补钾治疗。一般血清钾浓度为 3.5mmol/L 时，体内缺钾量为 300～400mmol/L，若血清钾浓度为 2.0mmol/L 时，缺钾量为 400～800mmol/L。补充 40～60mmol（3～4.5g）氯化钾可使血清钾暂时升高 1.0～1.5mmol/L，补充 135～160mmol（10～12g）氯化钾可使血清钾暂时升高 2.5～3.5mmol/L。由于补充的钾离子中的一部分可进入细胞内，故不久血清钾浓度又可下降，因此应反复测定血清钾浓度，及时调整补充。而患者少尿或无尿时应先限制补钾，待尿量明显增加时则开始补钾。

（3）纠正酸碱平衡失调

① 呼吸性酸中毒：对单纯以呼吸性酸中毒为主的酸血症，治疗上应以去除诱因，改善通气为主。给予氧疗，化痰排痰、清除呼吸道分泌物，予糖皮质激素和支气管舒张药解除支气管平滑肌痉挛，保证呼吸道通畅，则可改善呼吸性酸中毒，一般不需应用碱剂治疗。有研究表明通过对急性重度哮喘并呼吸性酸中毒的患者吸入氦-氧混合气体（60%～70%氦气，30%～40%氧气）的方法可有效改善通气功能，血 pH 回升，临床症状好转。

② 代谢性酸中毒：在呼吸性酸中毒合并严重代谢性酸中毒（pH≤7.20）时，可给予5%NaHCO$_3$ 溶液纠正。静脉补液量按下列公式计算：所需碱量（mmol）=[24(mmol/L)－HCO$_3^-$ 测定值（mmol/L)]×体重（kg)×0.6。补充时应先给计算量的 1/3～1/2，然后再根据病情变化及血气分析结果进行补充。

纠正酸中毒可改善 β肾上腺素能受体对内源性及外源性儿茶酚胺的反应性，有助于改善呼吸功能。治疗时需监测患者的临床表现及动脉血气变化，防止输入碱剂过量所致的循环负荷加重及医源性代谢性碱中毒。

一般高乳酸血症在改善通气和组织有效灌注后即可纠正，不需特殊治疗。

6.促进排痰

痰液阻塞气道，影响通气和换气功能，因此重症哮喘患者促进排痰疏通气道相当重要。

尤其痰液黏稠者，应给予氨溴索静脉注射，15～30mg/次，2～3 次/天，稀释痰液促进痰液的排出。其他可选用的药物还有乙酰半胱氨酸、溴乙新等。还可根据病情应用超声雾化、机械排痰等方法。

7. 抗胆碱药

吸入抗胆碱药如异丙托溴铵，为胆碱受体（M 受体）拮抗药，可以阻断节后迷走神经通路，降低迷走神经兴奋性而起舒张支气管的作用，并有减少痰液分泌的作用。抗胆碱药不是治疗哮喘的一线药物，该类药物达峰效应慢（常需 1～2 小时），舒张支气管效应不明显。研究表明，对哮喘发作患者吸入异丙托溴铵对中央气道的疗效与吸入沙丁胺醇相似，但对周围气道的疗效差，而两药联用时无论对中央气道还是周围气道，其疗效均优于各自单用。因此当重症哮喘患者在用标准一线药物治疗效果差时，可联合异丙托溴铵与沙丁胺醇雾化吸入。雾化吸入异丙托溴铵，每次 1～2mL 溶于生理盐水，3～4 次/天。

8. 抗生素（抗细菌和抗真菌药物）

急性哮喘患者咳出大量脓性痰也许并不是肺、支气管细菌感染的证据，多由于呼吸道分泌过多的嗜酸性粒细胞所形成，痰液中嗜酸性粒细胞的浓度与气道炎症反应的严重程度相关。如果没有肺炎或者其他细菌性感染的证据，对于重症哮喘急性加重的患者并不常规推荐使用抗细菌药物治疗。另外，国际指南建议抗真菌药用于重症哮喘伴反复发作的变应性支气管肺曲霉病（ABPA）患者。对于不伴有 ABPA 的重症哮喘患者，无论是否存在真菌致敏（即皮肤点刺试验阳性或血清真菌特异性 IgE 阳性），建议不要应用抗真菌药物治疗（该建议不适用于抗真菌治疗的其他指征如侵袭性真菌感染的治疗）。

（三）再次评估和进一步处理

对急诊室或住院患者在应用 β_2 受体激动药，经糖皮质激素等治疗 1～3 小时后，应该再次对患者的状况进行评估，以了解治疗的反应，决定后续的治疗计划。

经治疗后，对部分 FEV_1 或者 PEF 大于 70％预计值的患者，仍需继续观察 1 小时，确保病情得到稳定的改善，此中的大部分患者不需要住院治疗。但对于小部分有高危因素的患者，如过去有气管插管和机械通气治疗史或者依从性差的患者，应住院治疗。从急诊室出院的患者，应该继续应用吸入或口服糖皮质激素及吸入 β_2 受体激动药，制订症状控制及随访计划。虽然没有证据表明基于急诊室的教育有益于患者的症状控制，但美国国家哮喘教育和预防计划（NAEPP）认为哮喘患者的急诊室的治疗过程对于患者以后的哮喘控制是相当重要的。

对部分 FEV_1 或者 PEF 改善在50％～70％预计值的患者，由于治疗反应不完全，需要仔细分类。一些患者确实症状缓解，在详细的交代和密切的医疗随访下可以出院。但对于高危患者，包括：①有气管插管和机械通气史的患者。②有因重症哮喘发作需急诊就诊和住院史的患者。③加重持续大于 1 周。④就诊前已应用糖皮质激素治疗。⑤家中无良好的控制条件或者依从性差的患者，应住院治疗。

当哮喘急性加重患者在急诊室 3～4 小时的加强治疗后，FEV_1 和 PEF 依然＜50％预计值者，需要住院治疗。而有下列指征时应收入 ICU 监护治疗：①因呼吸急促而语言困难。②意识障碍。③不能平躺。④极度疲劳。⑤FEV_1 或 PEF＜25％预计值。⑥吸氧浓度为40％的情况下，PaO_2＜65mmHg。⑦$PaCO_2$＞40mmHg。

（四）机械通气治疗

机械通气治疗是抢救危重症哮喘发作和防治猝死的重要措施。其目的是减少患者的呼吸做功、防止呼吸肌疲劳加剧，减轻氧耗；增加通气，改善 CO_2 排出和氧的吸入，恢复血气正常值；清除分泌物。

1. 无创正压通气（NPPV）

重症哮喘患者其吸气和呼气时的气道阻力和肺动态顺应性显著增加（过度充气），当 FEV_1 下降至 50% 预测值，吸气肌做功增加 7～10 倍。当气道阻塞进一步加重（$FEV_1 <$ 25% 预计值），呼吸功过度增加，可导致吸气肌疲劳和呼吸衰竭。此时，应给予辅助通气治疗。气管插管有较高的并发症发生率，并且会引起气道阻力增加，而无创正压通气（NPPV）为重症哮喘的治疗提供了一个很好的方法。在重症哮喘患者，经面罩持续气道正压（CPAP）或双水平持续气道正压（BiPAP）均可以抵消内源性呼气末正压（PEEPi），扩张支气管，降低气道阻力，减少呼吸功，并能促进分泌物排除，使膈肌和吸气肌得到休息，减少有害的血流动力学异常改变。

NPPV 的优点有：改善患者状况，减少镇静药用量，避免气管内插管及由其引起的并发症（包括上呼吸道创伤、鼻窦炎、中耳炎、医院获得性肺炎等）。此外，对气道保护机制，语言和吞咽功能没有任何影响，患者一直处于清醒状态有利于医患双方的交流。有学者证实 NPPV 能够安全有效地用于经积极药物治疗无效的重症哮喘合并高碳酸血症患者。对于神清合作的患者，在行气管插管前应该首先用 NPPV 治疗。

NPPV 常用的通气参数：①潮气量，7～15mL/kg。②RR，16～30 次/分。③吸气流量，自动调节性（PSV 等）或递减型，峰值 40～60L/min。④吸气时间，0.8～1.2 秒。⑤吸气压力，10～25cmH$_2$O。⑥呼气压力，4～6cmH$_2$O。

重症哮喘患者在以下情况时不宜应用 NPPV：①低血压休克。②心电图显示心肌缺血、严重心律失常。③昏迷、抽搐而难以保护气道。④有危及生命的严重低氧血症。

经 NPPV 治疗 1～2 小时，若临床指标显示：气促改善，辅助呼吸肌运动减轻和反常呼吸消失，呼吸频率减慢，血氧饱和度增加，心率减慢等。血气指标显示：$PaCO_2$ 下降 > 16%，pH > 7.30，$PaO_2 >$ 40mmHg，则判定初始治疗有效，应继续 NPPV 治疗。而出现下列情况则应停用 NPPV：神志模糊或烦躁不安，不能清除分泌物，无法耐受连接方法，血流动力学不稳定，氧合功能恶化，CO_2 潴留加重。

2. 气管插管

重症哮喘急性发作而需急诊的患者中仅有小部分需要气管插管和机械通气治疗。此时气管插管的时机需要综合判定。对急性重症哮喘患者，高碳酸血症（$PaCO_2 >$ 40mmHg）本身并不是气管插管的指征。有学者报道了 27 例急性重症哮喘合并高碳酸血症患者，最后有 23 例（85%）证实并不需要气管插管。

气管插管和机械通气的指征为：①心跳和呼吸骤停。②严重的低氧血症，非重复呼吸面罩下吸氧 $PaO_2 <$ 50mmHg。③$PaCO_2 >$ 50mmHg 且伴有重度呼吸性酸中毒（动脉血 pH < 7.25）。④严重的意识障碍、谵妄或昏迷。⑤呼吸浅快（> 30 次/分），哮鸣音由强变弱或消失，呼吸肌疲劳明显。⑥经 NPPV 治疗不能奏效。

对重症哮喘急性发作患者气管插管十分困难，由经验丰富的医师行经鼻插管比较安全，这种方法可以使患者保持直立位，不用麻醉药，对气道基本不造成影响。但经鼻插管限制了管腔直径，损伤上呼吸道，易导致鼻出血的并发症。此外，经鼻插管可以使同时存在的鼻窦疾病恶化，也有可能引起喉头水肿和支气管痉挛。

经口腔插管，在有效应用镇静药后，在一些特定的患者（除了濒死患者）和可以自主控制气道的患者都会成功。为了减少气道阻力，便于吸引，插管的管径要≥8mm。快速诱导镇静，在紧急状况下推荐使用，因为可以最大限度地帮助插管成功。

有效的麻醉镇静可使患者很好地耐受气管插管，保证患者与呼吸机协调，降低氧耗及呼吸功耗。常用的麻醉镇静药如下。

（1）地西泮　由于起效慢，而且经常不能达到最佳的肌肉松弛效果，所以不推荐使用。

（2）氯胺酮　具有镇静、镇痛、麻醉和支气管舒张特性的一种静脉用全身麻醉药，广泛用于需要气管插管的急诊哮喘患者。常用剂量为 $1\sim2mg/kg$，可提供 $10\sim15$ 分钟的全身麻醉，但不会引起明显呼吸抑制。氯胺酮可以增加喉部反射，所以应避免过度刺激上呼吸道，减少喉痉挛的发生。

（3）丙泊酚　是一种短效的静脉全身麻醉药，可以减少需要机械通气的支气管痉挛患者的气道阻力，是气管插管的良好诱导剂，对机械通气患者起镇静作用。推荐诱导剂量为 $2\sim2.5mg/kg$，随后应用 $50\sim100\mu g/$（$kg\cdot min$）静脉输注以达到维持机械通气的镇静效果。可以导致低血压，尤其是在血容量不足的患者，应引起注意。

（4）依托咪酯　是一种速效催眠性全身麻醉药，对心血管和呼吸系统影响小，不会引起组胺释放。对于血流动力学不稳定的患者，他是丙泊酚的替代药品。推荐诱导剂量为 $0.2\sim0.6mg/kg$。

（5）罗库溴铵　是一种短效的非去极化型神经肌肉阻滞药，无显著的血流动力学效应，是氯化琥珀胆碱的替代用药。单次静脉注射 $0.6\sim0.9mg/kg$。

3. 机械通气

重症哮喘患者由于广泛的支气管痉挛，气道反应性明显增高，气道阻力显著增加，因此使用呼吸机控制呼吸时较为困难。机械通气治疗的模式也应根据哮喘患者特定的病况、对治疗的反应和血气分析的跟踪监测及时调整。

哮喘发作时，严重的气流阻塞导致呼气时间延长，即使在较低的通气频率下也会呼气不完全，从而导致了肺泡渐进性的充气过度，促使 PEEPi 形成，如果患者以"常规"潮气量（12mL/kg）和频率（$12\sim16$ 次/分）进行通气，肺泡过度充气的加重就会产生更高水平的PEEPi。而 PEEPi 可使静脉回心血量减少，导致严重的血流动力学异常。此外，PEEPi 还起到了吸气阈值负荷（需要负压增加到一定程度才能触发通气）的作用，显著增加呼吸功。因此目前临床上提出"允许性高碳酸血症通气"策略（PHV），即用相对小的潮气量（$6\sim8mL/kg$）、较小的分钟通气量（$8\sim10L/min$），使血 CO_2 控制在"可接受的水平"，以降低肺部气压伤的危险。虽然高碳酸血症可引起脑血管扩张、脑水肿、心肌收缩力减弱、体循环阻力下降及肺血管收缩，但目前认为 $PaCO_2$ 不超过 90mmHg，对患者仍是安全的。

目前对于急性哮喘患者是否应用 PEEP 模式仍有争议。由于小气道的气流受限，低水平的压力不会导致肺泡内压力的升高。设置低于 PEEPi 的 PEEP 水平，也许会使狭窄或者塌陷的气道舒张，使相应的肺泡单元能够复张，使呼气末肺泡压力和中央气道的压力梯度减小，从而使通气的触发阈值降低。但是，过高的 PEEP 可以导致肺容积增大、肺泡压进一步增高而出现气胸等气压伤；同时正压通气可使静脉回心血量减少，血压下降，组织灌注不足。判断哪些患者可能适合应用 PEEP 的一个实用的方法就是：观察呼吸机周期性压力对 PEEP 轻度增加的反应。如果增加 PEEP 后，呼吸机动态和静态峰压基本不改变，说明没有广泛的气道塌陷，此时应用 PEEP 效果较好，PEEP 水平设置不应该高于 PEEPi 水平。另外，如果呼吸机循环压力随着 PEEP 水平而改变，则可能发生了肺泡的过度充气。

对于吸气流速的设置目前依然有争议，更多的证据支持高的吸气流速（100L/min），但对于有严重气道阻塞的患者，需要延长吸气时间，高的吸气流速会导致吸气压力过高。通常应用较低的呼吸比（呼气时间较长）。在插管后依然有严重气道阻塞的患者允许通气不足，但动脉血的 pH 应该保持在 7.20 以上，尽量避免应用碳酸氢盐纠正呼吸性酸中毒，因其可以提高细胞内 CO_2 含量，引起细胞内酸中毒。

机械通气的初始可选用容量控制通气模式（VC），参数设置可选用：①高吸氧浓度，FiO_2 为 80%～100%。②呼吸频率 8～14 次/分。③峰流速 80～100L/min。④潮气量（VT）6～8mL/kg。⑤吸呼比为 1∶3。以后可根据患者病情选用同步间歇性指令通气（SIMV）模式加用或不加用较低压力支持，一般应减少使用控制通气模式，因为这易使患者产生过高的分钟通气量和 PEEPi。机械通气治疗的目标为：①保持气道峰压＜$50cmH_2O$。②保持动脉血 pH＞7.2。③限制 PEEPi 在 5～$10cmH_2O$。

4. 机械通气的撤离

重症哮喘急性发作控制的指标是气道峰压值降低，每分通气量减少，血气分析恢复正常，结合全身情况可考虑机械通气的撤离。撤离时要求：①患者神志清醒，合作。②吸入氧浓度（FiO_2）＜50%。③静息自发通气量＜10L/min。④患者可自主增加每分通气量达到静息时的 2 倍。⑤最大吸气压＞-$25cmH_2O$。当撤机的条件具备后，停呼吸机，用"T"字管供氧 10～20 分钟，如能耐受，动脉血气没有变化，则可拔管。拔管前气管周围需局部麻醉，避免拔管过程中诱发哮喘再次发作。

（五）其他治疗方法

1. 白三烯调节药

白三烯调节药包括白三烯受体拮抗药和白三烯合成酶抑制药，通过调节白三烯的生物活性而发挥抗炎作用，同时也具有舒张支气管平滑肌的作用。目前，5-脂氧化酶抑制药（齐留通）和白三烯受体拮抗药（扎鲁司特和孟鲁司特），已经被美国批准用作慢性哮喘的治疗。一项针对因哮喘急性发作而入急诊的患者的多中心、随机、安慰剂对照试验发现，加用大剂量扎鲁司特可以使哮喘患者的住院率降低 34%，随访发现，哮喘复发率也减少 18%。表明白三烯调节药对于急性哮喘也有一定疗效。因此，对于常规治疗反应差的哮喘患者，在治疗方案中加用白三烯调节药是合理的选择。

2. 硫酸镁

临床研究表明硫酸镁的药理作用包括：①可与钙离子竞争，使细胞内钙离子浓度下降，导致气道平滑肌松弛。②减少乙酰胆碱对终板去极化作用，减低肌纤维的兴奋性而使气道平滑肌松弛。③抑制肥大细胞内组胺释放的生物学效应。④镇静作用。因此静脉输注硫酸镁有助于舒张支气管。可用 25% $MgSO_4$ 5mL 加入 40mL 葡萄糖液中缓慢静脉注射或 25% $MgSO_4$ 10mL 加入葡萄糖液 250～500mL 内静脉滴注，每分钟 30～40 滴。但目前还缺乏大规模的随机对照研究证实硫酸镁对重症哮喘的治疗作用。当静脉推注硫酸镁速度过快时，可引起心跳缓慢、颜面潮红、血压降低和嗜睡加重的不良反应。

3. 异氟醚

为新型吸入型麻醉药，具有松弛呼吸肌和支气管平滑肌，降低胸肺弹性阻力及气道阻力，降低迷走神经张力的作用，而对心血管系统影响小，对肝、肾功能无损害，适用于顽固性重症哮喘患者的救治。可予浓度为 1.5%～2% 的异氟醚与氧气一起吸入，用于各种药物治疗无效的重症哮喘患者。

4. 氦-氧混合气体

氦气（He）具有低质量的特性，其质量是空气的 0.14 倍，是氧气的 0.12 倍，在气道中主要呈层流，因此吸入氦-氧混合气体（氧浓度为 30%～40%）能使哮喘发作时气道狭窄和分泌物潴留引起的涡流减轻，使气道阻力下降、呼吸做功减少，减少氧耗和 CO_2 生成，增加 CO_2 的弥散和排出，改善肺泡通气，有利于气体交换。使用时，通过呼吸面罩吸入氦-氧混合气体，流速为 12L/min，根据低氧血症的严重程度，使混合气体内氧浓度调节在 30%～40%。目前用氦-氧混合气体治疗重症哮喘还存在争议，但吸入氦-氧混合气体能降低机械通气患者的吸气峰压和 $PaCO_2$，改善氧合，可用于常规机械通气治疗效果不佳者。

5. 体外膜肺氧合（ECMO）

ECMO 用于机械通气治疗不能取得适当氧合的严重顽固性哮喘患者，以争取有足够的时间让药物发挥治疗作用，帮助度过危险期可能是有益的。

6. 抗 IgE 单克隆抗体

奥马珠单抗是一种抗 IgE 单克隆抗体，有研究证实足量 Omalizumab 治疗可使哮喘患者血清游离 IgE 水平降低 95% 以上，显著减少重症哮喘患者的住院率。2006 年 GINA 将 Omalizumab 作为哮喘规范化治疗的第五步用药，用于大剂量 ICS 和联合治疗不能控制的重症和难治性哮喘。

7. 支气管镜下射频消融支气管热成形术

支气管镜下射频消融支气管热成形术简称支气管热成形术，是一种新型的支气管镜介入治疗技术，通过射频探针释放可控制的热量，减少积聚和增殖的气道平滑肌（ASM），从而减轻支气管收缩，以达到缓解和控制哮喘发作时气道平滑肌的痉挛状态，恢复气道通畅，缓解呼吸困难，适用于中、重度的支气管哮喘患者。但是，这种新的介入疗法操作复杂，对术者支气管镜操作经验及专业技能有较高要求，其长期结局尚未知，受益人群未明，且潜在的获益和伤害都存在较大的可能性。

九、预后

据报道重症哮喘合并呼吸衰竭时病死率为 38%，而及时合理应用机械通气治疗后病死率只有 0～17%。对一组 145 例因重症哮喘发作的住院患者长期的追踪观察发现，在住院时经机械通气治疗后，病死率为 16.5%，出院后 1 年为 10.1%，3 年病死率为 14.6%，6 年病死率为 22.6%，与预后有关的危险因素包括年龄、吸烟史、缺乏定期门诊随访、缺乏家庭监护、未能遵照医嘱吸入糖皮质激素治疗等。因此对那些常反复严重发作而需急诊或住院治疗的高危哮喘患者，必须密切地进行随访，鼓励患者通过使用峰流速仪自行规律监测病情变化，避免和控制各种诱发因素，与医务人员共同制订哮喘的长期用药计划及急性发作的处理方案，由此减少哮喘的复发和避免因重症哮喘而死亡。

（吴小青）

第七节　急性呼吸窘迫综合征

急性呼吸窘迫综合征（ARDS）是指由各种肺内外致病因素导致的急性弥散性肺损伤和进而发展的急性呼吸衰竭。主要病理特征是炎症导致的肺微血管通透性增高，肺泡腔渗出富含蛋白质的液体，进而导致肺水肿及透明膜形成，常伴肺泡出血。主要病理生理改变是肺容积减少、肺顺应性降低和严重通气/血流比例失衡。临床表现为呼吸窘迫、顽固性低氧血症和呼吸衰竭，肺部影像学表现为双肺渗出性病变。

1994年的美欧ARDS共识会议（AECC）提出了急性肺损伤（ALI）/ARDS的概念。ALI和ARDS为同一疾病过程的两个阶段，ALI代表早期和病情相对较轻的阶段，而ARDS代表后期和病情较严重的阶段，55%的ALI会在3天内进展为ARDS。鉴于用不同名称区分严重程度可能给临床和研究带来困惑，2012年在JAMA发表的ARDS柏林诊断标准取消了ALI命名，将本病统称为ARDS，原ALI基本相当于现在的轻症ARDS。

一、诊断

（一）病因与诱因

引起ARDS的原因或危险因素很多，可分为肺内因素（直接因素）和肺外因素（间接因素）。①直接肺损伤因素：严重肺感染、胃内容物吸入、肺挫伤、吸入有毒气体、淹溺、氧中毒等。②间接肺损伤因素：脓毒症、严重的非胸部创伤、重症胰腺炎、大量输血、体外循环、弥散性血管内凝血（DIC）等。

（二）临床表现特点

ARDS大多于原发病起病3天内发生，基本不超过7天。除原发病的症状与体征外，最早出现的症状是呼吸加快，并呈进行性加重的呼吸困难、发绀，常伴有烦躁、焦虑、出汗等。其呼吸困难的特点是呼吸深快、费力，患者常感到胸廓紧束、严重憋气，即呼吸窘迫，不能用通常的吸氧疗法改善，亦不能用其他原发心肺疾病（如气胸、肺气肿、肺不张、肺炎、心力衰竭等）解释。早期体征可无异常或仅在双肺闻及少量细湿啰音；后期多可闻及水泡音，可有管状呼吸音。

（三）ARDS柏林诊断标准

满足以下4项条件方可诊断ARDS。

（1）明确诱因下1周内出现的急性或进展性呼吸困难。

（2）胸部 X 线/CT 检查示两肺浸润阴影，不能完全用胸腔积液、肺叶/全肺不张和结节影解释。

（3）呼吸衰竭不能完全用心力衰竭和液体负荷过重解释。若临床无危险因素，则需用客观检查（如超声心动图等）来评价心源性肺水肿。

（4）低氧血症　根据氧合指数（PaO_2/FiO_2）确立 ARDS 诊断，并按其严重程度分为轻度、中度和重度 ARDS。应注意的是上述氧合指数中 PaO_2 的监测均是在机械通气参数 PEEP/CPAP 不低于 $5cmH_2O$ 的条件下测得；所在地海拔>1000m 时，需对 PaO_2/FiO_2 进行校正，校正后的 PaO_2/FiO_2＝（PaO_2/FiO_2）×（所在地大气压值/760）。PaO_2/FiO_2 正常值为 400～500mmHg，≤300mmHg 是诊断 ARDS 的必要条件。轻度 ARDS：200mmHg＜PaO_2/FiO_2≤300mmHg。中度 ARDS：100mmHg＜PaO_2/FiO_2≤200mmHg。重度 ARDS：PaO_2/FiO_2≤100mmHg。

（四）诊断注意事项

上述 ARDS 的诊断标准是非特异性的，建立诊断时必须排除大片肺不张、心源性肺水肿、高原肺水肿、弥散性肺泡出血、急性 PTE 等。

二、治疗

ARDS 的治疗重点在于治疗诱发病因。其他相关的重要治疗方式包括机械通气策略、补液管理及减轻炎症措施。

（一）通气策略

通气相关肺损伤是 ARDS 预后差的重要原因，包括机械损伤和生化损伤。机械损伤包括两方面：与高潮气量通气相关的容量与压力创伤，以及终末肺单位反复开闭剪切造成的剪切创伤。机械通气会诱导炎性细胞因子的释放，高 FiO_2 也会造成肺损伤。通气策略的目标就是要减少容量创伤、剪切创伤与氧毒性。推荐的通气策略包括。

1. 小潮气量通气

小潮气量通气≤6mL/kg（理想体重），以减小容量与压力创伤。

2. 开放肺通气

开放肺通气是小潮气量通气与 PEEP 通气的结合，PEEP 设置为压力容量曲线低拐点处上方至少 $2cmH_2O$。

3. 高 PEEP 通气

由于保证肺泡始终处于打开状态，既减少了剪切创伤，又使更多肺泡分担通气减少了容量创伤，还能降低 FiO_2 而减少了氧毒性。尚不清楚最佳 PEEP 值为多少，可考虑在气道平台压达到 28～30cm 之前尽可能提高 PEEP，若有条件也可通过测定最佳肺顺应性时的 PEEP 以及测定食管压指导使用 PEEP。

4. 肺复张

肺复张是指短时应用高水平 CPAP，如 35～40cmH_2O 持续 40 秒，以打开塌陷的肺泡。

肺复张的压力水平、持续时间及复张频率目前均无统一标准，荟萃分析显示肺复张对病死率及住院时间均无影响。

5. 通气策略应达到的目标

① 调整 FiO_2 与 PEEP 使 PaO_2 达到 $55\sim80mmHg$ 或 SpO_2 达到 $88\%\sim95\%$；②调整呼吸频率（最大不超过 35 次/分）使 pH 维持在 $7.3\sim7.45$；③平台压 $<30cmH_2O$。

（二）补液管理

（1）对于相同的肺毛细血管静水压，ARDS 患者较正常人更易形成肺水肿。因此，即使患者没有容量超负荷，保守的补液管理也有助于减轻肺水肿。

（2）与无限制补液管理相比，保守补液管理减少了机械通气时间与 ICU 时间，但 60 天病死率不受补液策略影响。

（3）只要能避免低血压与脏器低灌注，均应在 ARDS 患者中应用保守补液管理。目标中心静脉压（CVP）$<4mmHg$，目标 PAWP$<8mmHg$，但临床实践中此目标不易达到。

（4）联合使用白蛋白与呋塞米可能有助于改善液体平衡、氧合与血流动力学。

（三）支持治疗

1. 镇静与止痛

镇静与止痛有助于 ARDS 患者对机械通气的耐受，并降低氧消耗。每天间断苏醒而非持续镇静有助于减少通气时间及降低医院获得性感染的风险。

2. 血流动力学监测

在 ARDS 患者中，使用肺动脉导管（PAC）监测血流动力学与使用中心静脉导管监测相比，病死率、不通气天数、无脏器衰竭天数等均无差别，但 PAC 组的导管相关并发症（主要是心律失常）是中心静脉导管组的 2 倍。因此 ARDS 患者不推荐常规使用 PAC。

3. 营养支持

如果胃肠道尚可吸收营养，应提倡肠内营养。胃肠营养有助于减少血管内感染、消化道出血及肠道感染风险。应避免过度喂养导致过量的 CO_2 生成。胃肠营养时注意保持半卧位以减少通气相关肺炎。目前不推荐常规饮食补充二十碳五烯酸、亚麻油酸等抗氧化物。

4. 预防深静脉血栓形成

ARDS 患者有静脉血栓的多重危险因素，如持续制动、创伤、凝血系统活化，包括基础疾病如感染、恶性肿瘤、肥胖等，所以进入 ICU 的所有患者均应给予某种方式的预防血栓措施。

（四）抗感染治疗

（1）ARDS 起病≥14 天后不应再加用系统激素。

（2）早期如若使用激素，推荐适当剂量（甲泼尼龙 $1\sim2mg/kg$）长时间（但≤28 天）使用，因为已知大剂量短时间使用的弊大于利。

（五）难治性低氧血症的治疗

（1）即使使用 PEEP 与高浓度 FiO_2，仍有可能出现难治性低氧血症。这类患者可尝试一些新的治疗方式。大部分相关研究均表明治疗改善了初始氧合，但对病死率无影响，因此仅用于难治性的、危及生命的低氧血症（表 2-2）。

（2）唯一的例外是俯卧位通气，研究表明重症 ARDS 患者早期使用俯卧通气可降低病死率。因此俯卧位通气可能不应只视为补救治疗措施。

表 2-2　难治性低氧血症的补救治疗

补救治疗	可能作用机制	获益	风险
血管扩张剂（前列环素、NO）	扩张肺血管以增加灌注 推荐吸入：只增加通气区域的灌注，从而改善 V/Q	随机对照试验（RCT）：初始改善通气，但对病死率无影响	静脉使用：由于增加了全部肺部的灌注，反而加重分流和缺氧
神经肌肉阻断药	改善通气不同步患者的氧合 可能减轻通气诱导肺损伤的炎症	重症 ARDS 患者使用阿曲库铵：降低病死率，更多非通气天数，更少气压伤 需进一步研究证实	增加肌病风险
俯卧位	减少心脏压迫，固定前胸壁，从而改善通气分布 促进分泌物引流	早期研究：改善氧合，降低重症 ARDS 病死率趋势 近期研究：早期使用可降低重症 ARDS 病死率	增加压疮风险气管插管阻塞线，管移位
高频振荡通气	潮气量<150mL，频率>80 次/分钟，以减小容量伤 维持不变的平均气道压以减小不张伤	改善氧合，但可能增加住院病死率	操作复杂 由于未改善病死率而停止研究
反比通气	气道压释放通气（APRV）：吸气时间长而呼气时间短 在长吸气相自主呼吸：通过膈肌达到更好的肺野通气	无适当设计的 RCT 研究证实疗效	由于呼气时间短，不宜用于支气管痉挛、分泌物阻塞
液体通气	使用全氟化碳来提高携带氧气与二氧化碳的能力 由于液体表面张力低从而改善复张 通过液体自身重量使灌注转移至通气更好区域，从而改善 V/Q 匹配	获益不清不推荐	RCT：趋向于病死率增加 压力伤 缺氧 低血压
体外膜氧合（ECMO）	人工心和人工肺呼吸衰竭时静脉-静脉连接；心功能衰竭时静脉-动脉连接	CESAR 研究：病死率改善趋势 研究本身有缺陷	出血（继发于肝素抗凝） 肝素诱导血小板减少 血栓栓塞 静脉穿孔 动脉夹层

（宋青春　张　云）

第八节　高血压危象

一、高血压急症

在急诊工作中，常常会遇到一些血压突然和显著升高的患者，伴有症状或有心、脑、肾等靶器官的急性损害，如不立即进行降压治疗，将导致严重并发症或危及患者生命，称为高血压危象。其发病率占高血压患者的 1%～5%。有关高血压患者血压急速升高的术语有：高血压急症、高血压危象、高血压脑病、恶性高血压、急进型高血压等。高血压急症是以伴有即将发生或进展的靶器官功能障碍为特征的血压急剧升高（通常超过 180/120mmHg），为防止或限制靶器官的受损，需要迅速降低血压（可以不达到正常范围）；如果仅有血压显著升高，但不伴靶器官新近或急性功能损害，则定义为高血压次急症。广义的高血压危象包括高血压急症和次急症；狭义的高血压危象等同于高血压急症。

高血压急症主要包括：①急性脑血管病，脑出血、脑动脉血栓形成、脑栓塞、蛛网膜下隙出血等。②主动脉夹层动脉瘤。③急性左心衰竭伴肺水肿。④急性冠状动脉综合征（不稳定心绞痛、急性心肌梗死）。⑤先兆子痫、子痫。⑥急性肾衰竭。⑦微血管病性溶血性贫血。

高血压次急症主要包括：①高血压病 3 级（极高危）。②嗜铬细胞瘤。③抗高血压药物骤停综合征。④严重烧伤性高血压。⑤神经源性高血压。⑥药物性高血压。⑦围术期高血压。

重症高血压的主要特征是 DBP>120mmHg 或 SBP>180mmHg。急进型或恶性高血压的特征是血压升高伴有脑病或者肾病，两者主要区别是急进型高血压视网膜病变为Ⅲ级（视网膜动脉硬化伴出血），而恶性高血压视网膜病变为Ⅳ级（视网膜动脉硬化、出血、渗出合并视盘水肿）；从临床角度看，恶性高血压可看作是急进型高血压的晚期阶段，两者均可出现血压显著升高、体重下降、头痛、视网膜病变和肾功能损害等。

高血压急症与高血压次急症均可合并慢性器官损害，区别两者的唯一标准是有无新近发生的或急性进行性的严重靶器官损害。高血压水平的绝对值不构成区别两者的标准，因为血压水平的高低与是否伴有急性靶器官损害或损害的程度并非成正比。

（一）病因

在高血压急症中，原发性高血压患者占 40%～70%，继发性高血压占 25%～55%。高血压急症的继发性原因包括以下几种。

（1）肾实质病变，约占继发性高血压的 80%，常见于急慢性肾小球肾炎、慢性肾盂肾炎、间质性肾炎。

（2）累及肾脏的系统性疾病，如系统性红斑狼疮、硬皮病、血管炎等。

（3）肾血管病，如结节性多动脉炎、肾动脉粥样硬化等。

（4）内分泌疾病，如嗜铬细胞瘤、库欣综合征、原发性醛固酮增多症。

（5）药物和毒物，如可卡因、苯异丙胺、环孢素、苯环立定等。

（6）主动脉狭窄。

（7）子痫和先兆子痫。

（二）发病机制

各种高血压急症的发病机制不尽相同，某些机制尚未完全阐明，但均与下列共同机制有关。

各种诱因如应激因素（严重精神创伤、情绪过于激动等）、神经反射异常、内分泌激素水平异常等作用下使交感神经张力亢进和缩血管活性物质（如肾素、血管紧张素Ⅱ等）释放增加，诱发短期内血压急剧升高。同时全身小动脉痉挛导致压力性多尿和循环血容量减少，反射性引起缩血管活性物质激活，导致进一步的血管收缩和炎症因子（如白细胞介素-6）的产生，形成病理性恶性循环。升高的血压导致内皮受损，小动脉纤维素样坏死，引发缺血、血管活性物质进一步释放，继而形成恶性循环，加重损伤。再加上肾素-血管紧张素系统、压力性利钠作用等因素的综合作用，导致了高血压急症时的终末器官灌注减少和功能损伤，最终诱发心、脑、肾等重要脏器缺血和高血压急症。

（三）临床表现

高血压急症的临床表现因临床类型不同而异，但共同的临床特征是短时间内血压急剧升高，收缩压可高达210~240mmHg，舒张压可达120~130mmHg；同时出现明显的头痛、眩晕、烦躁、恶心呕吐、心悸、气急和视物模糊等靶器官急性损害的临床表现。要指出的是，部分非靶器官损害症状易被误判为靶器官损害，临床应注意区别。

1. 靶器官损害临床表现

（1）脑血管意外　失语、面瘫舌瘫、偏身感觉和（或）运动障碍、偏盲、意识障碍、癫痫样发作、眩晕、共济失调等。脑梗死多为静态起病，进展相对缓慢；脑出血多为动态起病，常进行性加重，可有瞳孔不等大、头痛、呕吐等颅内压症状；蛛网膜下隙出血脑膜刺激征阳性，且头痛剧烈。

（2）充血性心力衰竭　发绀、呼吸困难、肺部啰音、缺血性胸痛、心率加快、心脏扩大等。

（3）急性冠状动脉综合征　急性起病的胸痛、胸闷，心电图有典型的缺血表现，心肌损害标志物阳性。

（4）急性主动脉夹层　无心电图改变的撕裂样胸痛，伴有周围脉搏的消失，影像学检查可确诊。

（5）高血压脑病　急性发作剧烈头痛、恶心及呕吐；有些患者出现神经精神症状，包括意识模糊、烦躁、嗜睡、抽搐、视力异常，甚至昏迷；常见进展性视网膜病变。

（6）先兆子痫和子痫　子痫是指妊娠高血压综合征患者发生抽搐及昏迷；先兆子痫则是在妊娠高血压综合征基础上伴有头痛、头晕、视物模糊、上腹不适、恶心等症状，预示子痫即将发生。

（7）进行性肾功能不全　出现少尿、无尿、蛋白尿、管型、血肌酐和尿素氮升高。

（8）眼底改变　出现视觉障碍，眼底检查出现视盘水肿。

2. 非靶器官损害临床表现

（1）自主神经功能紊乱症状　面色苍白、烦躁不安、多汗、心悸、手足震颤和尿频，心率增快，可＞110 次/分。

（2）其他　部分症状如鼻衄及单纯头晕、头痛等，可能仅是血压升高而并不伴有一过性或永久性脏器的急性受损。

3. 其他表现

（1）在临床上，若患者收缩压≥220mmHg 和（或）舒张压≥140mmHg，则无论有无症状亦应视为高血压急症。

（2）对于妊娠期妇女或某些急性肾小球肾炎患者，特别是儿童，高血压急症的血压升高可能并不显著。

（3）某些患者既往血压显著升高，已造成相应靶器官损害，未进行系统降压治疗或者降压治疗不充分，而在就诊时血压未达到收缩压≥210～240mmHg 和（或）舒张压≥120～130mmHg，但检查明确提示已经并发急性肺水肿、主动脉夹层、心肌梗死或脑血管意外者，即使血压仅为中度升高，也应视为高血压急症。

（四）临床评估

当怀疑高血压急症时，应进行详尽的病史采集、体格检查和辅助检查，评估靶器官功能是否受累及受累的程度，以尽快明确是否为高血压急症。

1. 病史采集

迅速了解高血压药物治疗、血压控制程度的情况及有无心脑血管危险因素；了解有无肾脏疾病家族史（多囊肾），阵发性头痛、心悸、面色苍白（嗜铬细胞瘤），阵发性肌无力和痉挛（醛固酮增多症）等继发性高血压表现；明确有无非处方药物（如拟交感神经药物）或违禁药物（如可卡因等）用药史；通过主要临床表现评估有无潜在的靶器官损伤，包括胸痛（心肌缺血或心肌梗死、主动脉夹层），胸背部撕裂样疼痛（主动脉夹层），呼吸困难（肺水肿或充血性心力衰竭）以及神经系统症状，如癫痫发作或意识改变（高血压性脑病）。此外，寻找血压异常升高的原因是临床评估的重要环节。血压异常升高的常见原因有既往降压治疗停止（较大剂量中枢抗高血压药），急性尿潴留，急慢性疼痛，嗜铬细胞瘤，肾功能不全，服用拟交感毒性药品（可卡因、麦角酸二乙酰胺、安非他命），惊恐发作，服用限制降压治疗效果的药物（非甾体类消炎药、胃黏膜保护药）。

2. 体格检查

除测量血压以确定血压准确性外，应仔细检查心血管系统、眼底和神经系统，关键在于了解靶器官损害程度，评估有无继发性高血压。特别是对于症状不典型，但血压明显增高的急诊就诊患者应进行系统、翔实的物理检查，可尽早明确高血压急症的诊断。

（1）应该测量患者平卧及站立两种姿势下的血压，以评估有无容量不足。

（2）要测量双侧上臂血压，双上臂血压明显不同应警惕主动脉夹层可能。

（3）眼底镜检查对于鉴别高血压急症及高血压亚急症具有重要意义，如有新发的出血、渗出、视神经盘水肿情况存在则提示高血压急症。

（4）心血管方面的检查应侧重于有无心力衰竭的存在，如颈静脉怒张、双肺底湿啰音、病理性第三心音或奔马律等。

（5）神经系统检查应注意评估意识状态、有无脑膜刺激征、视野改变及局部病理性体征等。

3. 辅助检查

（1）常规检查

① 血常规及血生化检查：包括血钾、血钠、空腹血糖、血清总胆固醇、三酰甘油、高密度脂蛋白胆固醇、低密度脂蛋白胆固醇、尿酸、肌酐。

② 尿液分析：包括尿蛋白、尿糖、尿沉渣镜检、微量白蛋白尿或尿白蛋白/肌酐。必要时可进一步进行 24 小时尿蛋白定量测定。

③ 心电图：高血压患者易形成左心室肥厚，还易发生心肌缺血及心房纤颤。心电图检查简单易行，常用于临床筛查及诊断高血压左心室肥厚、识别心肌缺血及诊断心律失常。

（2）推荐检查

① 超声心动图：可检测有无左心室肥厚、心脏扩大及心功能异常。应注意几个重要的指标：E/A 比值、左心房大小、左心室舒张末内径及射血分数和左心室重量指数。

② 颈动脉超声：高血压是引起颈动脉病变的最重要因素之一，颈动脉病变可通过颈动脉超声检查做出诊断。检查指标主要包括：测量颈动脉内膜中层厚度、探查有无动脉粥样硬化性斑块，当有斑块形成时测量动脉狭窄比值等。颈动脉内膜中层厚度≥0.9mm 为动脉壁增厚。

③ 高敏 C-反应蛋白：高敏 C-反应蛋白对心血管事件有预测价值，伴随高敏 C-反应蛋白浓度的增高，心血管事件的风险增大。

（3）特殊检查　对疑诊继发性高血压的患者及伴有高血压心、脑、肾并发症的患者，依据病情选择以下特殊检查。

① 血浆肾素活性测定、血浆醛固酮测定。

② 血、尿儿茶酚胺及其代谢产物的测定。

③ 皮质激素测定。

④ 相关动脉造影。

⑤ 肾及肾上腺超声、CT 及 MRI。

⑥睡眠呼吸监测。

（4）动脉功能检测　临床上通过检测高血压的动脉功能可识别早期血管病变。早期筛查有助于早期干预，以延缓或阻抑动脉硬化病变的进展。

4. 高血压急症危险程度评估

高血压急症危险程度需评估以下三项指标。

（1）基础血压值　脏器的（受损）耐受性取决于自动调节的能力，自动调节的能力比基础血压升高程度意义更大。

（2）急性血压升高的速度和持续时间　血压缓慢升高和（或）持续时间短的严重性较小，反之则较为严重。

（3）影响短期预后的脏器受损的表现　肺水肿、胸痛、视觉敏感度下降、抽搐及神经系统功能障碍等。

高血压急症生存情况主要取决于年龄和确诊高血压急症时的并发症情况。多数患者就诊时诊断尚不明确，遇到血压显著升高的患者，首先要做的不是盲目给予降压处理，而是通过病史采集，在最短时间内，合理、有步骤地进行体格检查及必要的实验室检查，对患者进行评估，确认是否有急性靶器官损害、损害部位及损害程度。部分患者有典型的症状及体征，如典型的缺血性胸痛表现，撕裂样疼痛，双侧血压不对称（主动脉夹层），意识障碍，双侧瞳孔不等大（脑卒中）等，仅需要少数检查，甚至无须检查即可列为高危患者；部分患者症状不典型，则建议按照以下程序评估风险。

（五）治疗

1. 治疗原则

治疗的选择应根据对患者的综合评价诊断而定，靶器官的损害程度决定血压下降到何种安全水平以限制靶器官的损害。治疗评价依据见表 2-3。

表 2-3　治疗评价的依据

项目	无靶器官损害	存在靶器官损害	高血压危象
血压	>180/110mmHg	>180/110mmHg	>220/140mmHg
症状	头痛、焦虑、通常无症状	严重的头痛、气短、水肿	气短、胸痛、夜尿、构音障碍、虚弱、神志改变
靶器官损害	无靶器官损害，无临床心血管疾病	靶器官损害，临床心血管病史	脑病、肺水肿、肾功能不全、脑卒中、心肌缺血
治疗	观察 1～3 小时，开始或者恢复药物治疗，增加药物剂量	观察 3～6 小时，用短效口服制剂降低血压，调整治疗	监测血压，静脉用药降低血压
计划	3 天之内随访	24 小时内再评价	立即转入重症监护病房，治疗使其达到目标血压

高血压急症应住院治疗，重症收入 CCU（ICU）病房。酌情使用有效的镇静药以消除患者恐惧心理。在严密监测血压、尿量和生命体征的情况下，视临床情况的不同，应用短效静脉降压药物。定期采血监测内环境情况，注意水、电解质、酸碱平衡情况，肝、肾功能，有无糖尿病，心肌酶是否增高等，计算单位时间的出入量。降压过程中应严密观察靶器官功能状况，如神经系统的症状和体征，胸痛是否加重等。勤测血压（每隔 15～30 分钟），如仍然高于 180/120mmHg，应同时口服抗高血压药物。

降压目标不是使血压正常，而是渐进地将血压调控至不太高的水平，最大限度地防止或减轻心、脑、肾等靶器官损害。在正常情况下，尽管血压经常波动（MAP 60～150mmHg），但心、脑、肾的动脉血流能够保持相对恒定。慢性血压升高时，这种自动调节作用仍然存在。但调节范围上移，血压对血流的曲线右移，以便耐受较高水平的血压，维持各脏器的血流。当血压上升超过自动调节阈值时，便发生器官损伤。阈值的调节对治疗非常有用。突然的血压下降，会导致器官灌注不足。在高血压危象中，这种突然的血压下降，在病理上会导致脑水肿以及中小动脉的急慢性炎症甚至坏死。患者会出现急性肾衰竭、心肌缺血及脑血管事件，对患者有害无益。对正常血压者和无并发症的高血压患者的脑血流的研究显示，脑血流自动调节的下限大约比休息时平均动脉压（MAP）低 20%～25%。因此初始阶段（几分钟到 2 小时内）MAP 的降低幅度不应超过治疗前水平的 20%～25%。假如患者能很好耐受，且病情稳定，超过 24 小时后再把血压降至正常。无明显靶器官损害患者应在 24～48 小时内将血压降至目标值。

上述原则不适用于急性缺血性脑卒中的患者。因为这些患者的颅内压增高、小动脉收缩、脑血流量减少，此时机体需要依靠 MAP 的增高来维持脑的血液灌注。此时若进行降压治疗，特别是降压过度时，可导致脑灌注不足，甚至引起脑梗死。因此一般不主张对急性脑卒中患者采用积极的降压治疗。关于急性出血性脑卒中合并严重高血压的治疗方案目前仍有争论，一般认为 MAP>130 mmHg 时应该使用经静脉降压药物。

高血压次急症不伴有严重的靶器官损害，不需要特别的处理，可以口服抗高血压药物而不需要住院治疗。

2. 处理方法

（1）高血压急症伴有心肌缺血、心肌梗死或肺水肿　如果血压持续升高，可导致左室壁张力增加，左室舒张末容积增加，射血分数降低，同时心肌耗氧量增加。此时宜选用迅速降低血压，血压的目标值是使其收缩压下降 10％～15％。此外，开通病变血管也是非常重要的。

（2）高血压急症伴神经系统急症　高血压脑病是排除性诊断，需排除出血性和缺血性脑卒中及蛛网膜下隙出血。以上各种情况的处理是不同的。

① 脑出血：在脑出血急性期，如果收缩压大于 210mmHg，舒张压大于 110mmHg 时方可考虑应用抗高血压药物，但要避免血压下降幅度过大，一般降低幅度为用药前血压 20％～30％为宜，同时应脱水治疗降低颅内压。ATACH-Ⅱ研究结果显示在急性出血性脑卒中患者的急诊治疗中，强化降压（收缩压目标值 110～139mmHg）的效果不优于标准降压（收缩压目标值 140～179mmHg），校正年龄、初始格拉斯哥昏迷量表（GCS）评分和有无脑室内出血后分析，两组主要终点发生率无差异（38.7％对 37.7％，$P=0.72$）。

② 缺血性脑卒中：一般当舒张压大于 130mmHg 时，方可小心将血压降至 110mmHg。

③ 蛛网膜下腔出血：首选抗高血压药物以不影响患者意识和脑血流灌注为原则，蛛网膜下腔出血首期降压目标控制在 25％以内，对于平时血压正常的患者维持收缩压在 130～160mmHg。

④ 高血压脑病：高血压脑病的血压值要比急性缺血性脑卒中要低。高血压脑病 MAP 在 2～3 小时内降低 20％～30％。

（3）高血压急症伴肾脏损害　高血压急症伴肾脏损害要在 1～12 小时内使 MAP 下降 10％～25％，MAP 在第 1 小时下降 10％，紧接 2 小时下降 10％～15％。尿中出现蛋白、红细胞、血尿素氮和肌酐升高，都具有诊断意义。

（4）高血压急症伴主动脉夹层　高血压是急性主动脉夹层形成的重要易患因素，因而降压治疗必须迅速实施，以防止主动脉夹层的进一步扩展。治疗时，在保证脏器足够灌注的前提下，应使血压维持在尽可能低的水平。首选静脉给药的 β 受体阻滞药如艾司洛尔或美托洛尔，他可以减少夹层的发展。高血压伴主动脉夹层首期降压目标值将血压降至理想水平，在 30 分钟内使收缩压低于 120mmHg。药物治疗只是暂时的，最终需要外科手术。

（5）儿茶酚胺诱发的高血压危象　此症的特点是肾上腺素张力突然升高。这类患者通常由于突然撤掉抗高血压药物造成。由于儿茶酚胺升高导致的高血压急症，最好用 α 受体阻滞药，如酚妥拉明，其次要加用 β 受体阻滞药。

（6）妊娠期间高血压急症　妊娠女性中主要有 4 种高血压疾病发生。

① 子痫前期-子痫：子痫前期是指先前血压正常的女性（最常）在妊娠 20 周以后新发高血压和蛋白尿或终末器官功能障碍的一种综合征，当有癫痫发作时，诊断为子痫。

② 慢性（既往存在性）高血压：慢性高血压被定义为妊娠前收缩压≥140mmHg 和

（或）舒张压≥90mmHg，在妊娠期的第 20 周前就存在或持续到产后 12 周以后。

③ 慢性高血压并发子痫前期-子痫：慢性高血压妊娠女性的血压进一步升高，并且出现新发的蛋白尿或其他子痫前期特征（如肝酶高、血小板计数低），则可诊断为慢性高血压并发子痫前期-子痫。

④ 妊娠期高血压：妊娠期高血压是指妊娠 20 周后首次检测到血压升高，并且无蛋白尿或子痫前期的其他诊断性特征。随着时间推移，部分妊娠期高血压患者会出现子痫前期特征性的蛋白尿或终末器官功能障碍，并被认为是子痫前期，而其他患者由于产后血压持续升高，则会被诊断为妊娠合并既往存在性高血压。决定对妊娠期高血压实施治疗时，应综合考虑对母亲和胎儿的利益与风险。血压水平是最重要的因素，目前推荐对重度高血压［收缩压≥160mmHg 和（或）舒张压≥110mmHg］进行治疗，因为这样做可以降低母体的脑卒中风险，过度降低母体血压，可能会减少胎盘血流灌注，使胎儿暴露于药物潜在的有害效应中。对于那些有心脏失代偿体征或者脑部症状（如剧烈头痛、视力障碍、胸部不适、呼吸急促、意识模糊）的女性和基线血压水平较低（低于 90/75mmHg）的较年轻女性，也可提早进行降压治疗。目前认为硫酸镁、甲基多巴及肼屈嗪是比较好的选择，也有推荐拉贝洛尔静脉给药作为一线治疗，因为其有效、起效快并且安全性好。妊娠各阶段都禁用血管紧张素转化酶抑制药、血管紧张素 II 受体阻滞药和直接肾素抑制药。

（7）围术期高血压处理　关键是要判断产生血压高的原因并去除诱因，去除诱因后血压仍高者，要进行降压处理。围术期的高血压的原因，是由于原发性高血压、焦虑和紧张、手术刺激、气管导管拔管、创口的疼痛等造成。手术前，抗高血压药物应维持到手术前 1 天或手术日晨，长效制剂抗高血压药宜改成短效制剂，以便麻醉管理。对于术前血压高的患者，麻醉前含服硝酸甘油、硝苯地平，也可用艾司洛尔 300～500μg/kg 静脉注射，随后 25～100μg/（kg·min）静脉滴注或者用乌拉地尔（压宁定）首剂 12.5～25mg，3～5 分钟，随后 5～40mg/h 静脉滴注。拔管前用乌拉地尔或艾司洛尔，剂量同前。

3. 降压药物的选择

（1）急诊用药标准的考量

① 起效时间：高血压急症急诊用药考虑的第一个因素是起效快。在常用抗高血压药中，硝普钠起效最快，静脉注射后"立即"起效；艾司洛尔和酚妥拉明起效时间为 1～2 分钟；硝酸甘油在 5 分钟内起效；拉贝洛尔和尼卡地平在 5～10 分钟起效；乌拉地尔稍慢，15 分钟起效。从起效时间角度来衡量，除硝普钠起效最快，乌拉地尔起效稍慢外，上述所有药物都应符合高血压急症紧急降压的要求。

② 持续时间：高血压急症急诊用药考虑的第二个因素是药物持续时间。其中持续时间较短的有硝普钠（1～2 分钟）、酚妥拉明（3～10 分钟）、硝酸甘油（5～10 分钟）；居中的有艾司洛尔（10～20 分钟）、尼卡地平（1～4 小时）；较长的有乌拉地尔（2～8 小时）、拉贝洛尔（4～8 小时）。药物持续时间主要与其半衰期有关。如药物持续时间很短，降压作用的平稳性就会很差，血压容易大起大落，需密切观察，随时调整药物的剂量和用药速度。临床上使用这类药物，比较麻烦，需密切监护，不太适合于急诊科使用。如药物持续时间较长，虽然降压作用的平稳性很好，但是一旦用药剂量过大，血压就会持续在较低水平，药物减量后需较长时间的等待，才能逐渐恢复，临床使用也不方便。故药物持续时间居中的抗高血压药物，如艾司洛尔和尼卡地平，有一定的优势。

③ 常见且严重的不良反应：药物的常见且严重的不良反应，主要决定于药物本身的特性。如β受体阻断药艾司洛尔和拉贝洛尔，通过阻断心脏β受体，具有抑制心肌收缩力和减慢心率的作用。如果β_1受体阻断的选择性不强，还会有β_2受体阻断作用，使支气管收缩。钙离子拮抗药中地尔硫䓬，也具有抑制心肌收缩力和减慢心率的作用。这些几乎是必然发生和可能会很严重的不良反应，是临床医生选择药物时需慎重考虑的问题，故只适用于高血压急症治疗中的一些特殊情况。

（2）高血压急症静脉抗高血压药物

① 血管扩张药

a.硝普钠：是一种起效快、持续时间短的强效静脉用抗高血压药。静脉滴注数秒内起效，作用持续仅1～2分钟，血浆半衰期3～4分钟，停止注射后血压在1～10分钟内迅速回到治疗前水平。起始剂量0.25μg/（kg·min），其后每隔5分钟增加一定剂量，直至达到血压目标值。可用剂量0.25～10μg/（kg·min）。硝普钠应慎用或禁用于下列情况：ⅰ.高血压脑病、脑出血、蛛网膜下隙出血。因该药可通过血-脑脊液屏障使颅内压进一步增高，影响脑血流灌注，加剧上述病情，故有颅内高压者一般不予应用；临床上必须重视该药可导致剂量相关性冠状动脉、肾脏和脑灌注降低。ⅱ.急进型/恶性高血压、高血压伴急性肾衰竭、肾移植性高血压、高血压急症伴严重肝功能损害等，因该药在体内与巯基结合后分解为氰化物与一氧化氮，氰化物被肝脏代谢为硫氰酸盐，全部需经肾脏排出。一般肾功能正常者硫氰酸盐排泄时间约为3天。故肝、肾功能不良患者易发生氰化物或硫氰酸盐中毒，产生呼吸困难、肌痉挛、精神变态、癫痫发作、昏迷，甚至呼吸停止等严重反应。ⅲ.甲状腺功能减退者和孕妇。因硫氰酸盐可抑制甲状腺对碘的摄取，加重甲状腺功能减退，且可通过胎盘诱发胎儿硫氰酸盐中毒和酸中毒。

过去认为硝普钠是治疗高血压急症伴急性肺水肿、严重心力衰竭、主动脉夹层的首选药物之一。其长期大剂量使用或患者存在肝、肾功能不全时，易发生氰化物中毒，故通常在初步控制病情后，应迅速改用其他药物。目前多数学者认为，由于硝普钠的严重不良反应，只用于无法获取其他降压药物时和主动脉夹层等特殊情况，且患者的肝、肾功能正常的情况下；疗程尽可能短，输注速度应控制在2μg/（kg·min）以内，如大于4～10μg/（kg·min），必须同时给予解毒药物硫代硫酸盐。

b.硝酸甘油：硝酸甘油也可通过静脉输注给药，该药除静脉扩张作用相对大于小动脉扩张作用外，其作用和药代动力学均与硝普钠类似。与其他治疗高血压急症的药物相比，硝酸甘油的降压效力较低，而且对血压的效应因人而异，并且可能每分钟都有所不同；然而硝酸甘油对于症状性冠状动脉疾病患者和冠状动脉搭桥术后高血压患者可能有用。硝酸甘油起效快、消失也快，应注意监测静脉滴注的速率。该药小剂量时主要扩张静脉血管、较大剂量才能扩张小动脉，故可能需要每3～5分钟调快滴速，直到取得预期的降压效果。硝酸甘油静脉滴注2～5分钟起效，停止用药作用持续时间5～10分钟，可用剂量5～100μg/min。主要不良反应是头痛（由于直接血管扩张作用）和心动过速（由于反射性交感神经激活）；不会发生氰化物蓄积，但有报道称在接受该药物大于24小时的患者中出现了高铁血红蛋白血症。由于硝酸甘油是有效的扩静脉药物，只有在大剂量时才有扩动脉作用，能引起低血压和反射性心动过速，在脑、肾灌注存在损害时，静脉使用硝酸甘油可能有害。

c.肼屈嗪：通过直接舒张血管平滑肌降低血压。静脉注射10～20mg/次，10～15分钟起效，肌内注射10～50mg/次，20～30分钟起效，血压持续下降可达12小时。

虽然肼屈嗪循环半衰期只有 3 小时，但其效果减半的时间却达到了 100 小时，可能原因是肼屈嗪与肌性动脉壁长久结合。

由于肼屈嗪降压的效果持续和难于预测，不能控制其降压的强度，同时其会反射性引起每搏排出量和心率的增加，诱发或加重心肌缺血，应尽量避免在高血压急症时使用，仅用于子痫和惊厥患者。

② 钙拮抗药

a. 尼卡地平：二氢吡啶类钙拮抗药，通过抑制钙离子内流而发挥血管扩张作用。盐酸尼卡地平对血管平滑肌的作用比对心肌的作用强 3 万倍，其血管选择性明显高于其他钙拮抗药。其扩张外周血管作用与硝苯地平相近，对冠脉的扩张比对外周血管更强。心脏抑制作用是硝苯地平的 1/10，对心肌及传导系统无抑制作用。本品使心脏射血分数及心排血量增多，而左室舒张末压改变不多。能降低心肌耗氧量及总外周阻力，也可增加冠脉侧支循环，使冠状血流增加。5～15mg/h，缓慢静脉滴注，直到出现预期反应。每 5 分钟可增加剂量 2.5mg/h，最大剂量 15mg/h。健康男性成年人，按 0.01～0.02mg/kg 盐酸尼卡地平静脉给予后，消除半衰期为 50～63 分钟。

尼卡地平与其他多数抗高血压药物不同，在降低血压的同时，能增加重要器官的血流量，这是该药的重要特点之一。研究发现，尼卡地平可引起剂量依赖性的动脉血流量增加，程度为椎动脉＞冠状动脉＞股动脉＞肾动脉。这是由于尼卡地平对椎基底动脉及冠状动脉的选择性最高，这一特点不同于其他钙离子拮抗药（如氨氯地平、非洛地平等就主要作用于周围血管），也有别于其他大多数抗高血压药物。尼卡地平在降压的同时，可以改善脑、心、肾等重要器官的血流量，有效保护重要靶器官；故从保护靶器官角度考虑，尼卡地平可能是高血压急症治疗最佳的选择。

b. 地尔硫草：非二氢吡啶类钙拮抗药，通过抑制钙离子向末梢血管、冠脉血管平滑肌细胞及房室结细胞内流，而达到扩张血管及延长房室结传导的作用。犬大剂量静脉注射盐酸地尔硫草可出现明显的心动过缓和房室传导改变。在犬和大鼠的亚急性和慢性毒性研究中，大剂量口服盐酸地尔硫草可引起肝脏损害。用法：10mg/次，静脉注射或 5～15μg/（kg·min）静脉滴注。禁忌证主要为：ⅰ.严重低血压或心源性休克患者；ⅱ.二、三度房室传导阻滞或病窦综合征（持续窦性心动过缓、窦性停搏和窦房传导阻滞等）；ⅲ.严重充血性心衰患者；ⅳ.严重心肌病患者；ⅴ.对药物中任一成分过敏者；ⅵ.妊娠或可能妊娠的妇女；ⅶ.静脉给予盐酸地尔硫草和静脉给予 β 受体阻滞药应避免在同时或相近的时间内给予（几小时内）；ⅷ.室性心动过速患者，宽 QRS 心动过速患者（QRS≥0.12 秒）使用钙通道阻滞药可能会出现血流动力学恶化和室颤。静脉注射地尔硫草前，明确宽 QRS 波为室上性或室性是非常重要的。

c. 氯维地平：是一种超短效二氢吡啶类钙通道阻滞药，被批准静脉给药治疗重度高血压。该药物可被血清脂肪酶水解，其血清消除半衰期为 5～15 分钟。该药可降低血压但不影响心脏前负荷，可引起反射性心动过速。该药禁用于重度主动脉瓣狭窄（可导致重度低血压）、脂代谢紊乱（因为该药是通过富含脂质的乳剂给药）或已知对大豆或蛋类过敏（因为这些成分均被用于生产乳剂）的患者。氯维地平的初始剂量为 1mg/h，可根据需要增加至最大剂量 21mg/h。

③ 肾上腺素能受体阻滞药

a. 酚妥拉明：是一种非选择性 α 受体阻滞药，适用于伴有血液中儿茶酚胺过量的高血压急症，如嗜铬细胞瘤危象。静脉注射后 1～2 分钟内起效，作用持续 10～30 分钟。用法：5～15mg/次，静脉注射。但因其引起反射性心动过速，容易诱发心绞痛和心肌梗死，故禁用于急性冠状动脉综合征患者。不良反应有心动过速、直立性低血压、潮红、鼻塞、恶心呕吐等。

b.乌拉地尔：又名压宁定，对外周血管 α_1 受体有阻断作用，对中枢 5-羟色胺受体有激动作用，因而有良好的周围血管扩张作用和降低交感神经张力作用。乌拉地尔扩张静脉的作用大于动脉，并能降低肾血管阻力，对心率无明显影响。其降压平稳，效果显著，有减轻心脏负荷、降低心肌耗氧量、增加心脏排出量、抗心律失常、降低肺动脉高压和增加肾血流量等优点。目前特别适用于高血压急症伴急性左心衰竭、急性冠脉综合征、主动脉夹层、高血压脑病、急进型/恶性高血压、妊娠高血压综合征伴先兆子痫等患者。肾功能不全可以使用。缓慢静脉推注 10～50mg，监测血压变化，降压效果通常在 5 分钟内显示；若在 10 分钟内效果不够满意，可重复静脉推注，最大剂量不超过 75mg。静脉推注后可持续静脉滴注 100～400μg/min 或者 2～8μg/（kg·min）持续泵入。

在使用中，应注意：i.血压骤然下降可能引起心动过缓甚至心脏停搏，这可能是存在抗高血压药物"首剂效应"的结果。ii.静脉使用乌拉地尔，治疗期限一般不超过 7 天，这可能是存在抗高血压药物"继发性耐受"的结果。iii.逾量可致低血压，主要机制可能为静脉扩张，回心血量减少；治疗可抬高下肢及增加血容量，必要时加升压药。iv.静脉注射乌拉地尔后，在体内分布成二室模型，血浆清除半衰期 2.7（1.8～3.9）小时，蛋白结合率80%。50%～70%的乌拉地尔通过肾脏排泄，其余由胆汁排出。故老年人及肝功能受损者可增强本品作用，应予注意。v.乌拉地尔对大鼠具有中度的镇静作用，这一作用亦不受 α_2 受体阻滞药的影响。故开车或操纵机器者应谨慎，可能影响其驾驶或操纵能力。

c.拉贝洛尔：是联合的 α 和 β 肾上腺素能受体拮抗药，静脉用药 α 和 β 阻滞的比例为1：7，多数在肝脏代谢，代谢产物无活性。与纯粹的 α 受体阻滞药不同的是，拉贝洛尔不降低心脏排血量，心率多保持不变或轻微下降。拉贝洛尔降低外周血管阻力，不降低外周血管血流量，脑、肾和冠状动脉血流保持不变。已经证明拉贝洛尔在治疗高血压危象和急性心肌梗死方面有效。静脉注射 2～5 分钟起效，5～15 分钟达高峰，作用持续 2～6 小时。用法：开始时静脉给药 20mg，持续 2 分钟，随后每隔 10 分钟给予 20～80mg 的剂量，直至最大累积剂量达到 300mg，例如，先给予 20mg，然后 40mg，随后 80mg，再80mg，最后 80mg；每次给药间隔 10 分钟，持续输注 1～2mg/min 可代替间歇疗法。血压在给药后 5～10 分钟内开始降低，持续 3～6 小时；最大累积剂量 24 小时内 300mg，达到血压目标值后改口服。不良反应有恶心、乏力、支气管痉挛、心动过缓、直立性低血压等。

d.艾司洛尔：是心脏选择性的短效 β 受体阻滞药，起效快，500μg/kg 静脉推注，在1～5 分钟可迅速降低血压，单次注射作用持续时间 15～30 分钟。25～100μg/（kg·min）持续静脉滴注，最大剂量可达 300μg/（kg·min）。不良反应有乏力、低血压、心动过缓、多汗等。故其应用时，必须评价 β 受体阻滞后患者有可能出现的反应。一度房室传导阻滞、充血性心力衰竭和哮喘患者慎用。

④血管紧张素转换酶抑制药：依那普利拉是目前唯一可以注射给药的 ACEI 类药物。用法：1.25mg/次，5 分钟内静脉注射，每 6 小时 1 次；每 12～24 小时增加 1.25mg/次，最大剂量每 6 小时 5mg。静脉注射 15 分钟内起效，作用持续 12～24 小时。降压效果与血浆肾

素和血管紧张素浓度呈正相关。对于有慢性心力衰竭的高血压急症患者效果较好。不良反应有低血压、肾衰竭（双侧肾动脉狭窄患者）。肾动脉狭窄和孕妇禁用。由于存在"首剂效应"，可能会出现严重低血压，尽可能不做高血压急症时的首选。

⑤ 其他抗高血压药：非诺多泮是一种选择性外周多巴胺受体拮抗药，除扩张血管外，能增加肾血流、作用于肾近曲小管和远曲小管，促进尿钠排泄和改善肌酐清除率，故特别适用于合并肾功能损害的高血压急症患者。一些研究提示，非诺多泮的降压疗效与硝普钠相似，$0.1 \sim 0.3 \mu g /$（$kg \cdot min$）持续静脉滴注，5 分钟快速起效，最大剂量 $1.6 \mu g /$（$kg \cdot min$），撤药 30 分钟后作用消失。可能出现低血压、面部潮红、反射性心动过速、心电图异常、头痛、头晕、恶心、呕吐、眼压增高、低钾血症。低起始剂量 $0.03 \sim 0.1 \mu g /$（$kg \cdot min$）可能避免反射性心动过速。给药期间需监测电解质。青光眼患者慎用。

（3）高血压（次）急症口服抗高血压药物　用于高血压（次）急症的口服抗高血压药物主要有以下几种。

① 卡托普利：是口服血管紧张素转换酶抑制药的代表药物，也可舌下含服。15 分钟起效，作用持续 4～6 小时。初次使用时极少引起急剧低血压效应，是治疗高血压次急症的最安全口服抗高血压药。同时给予祥利尿药如呋塞米可增强卡托普利的效果。常用剂量为 12.5～50mg/次，每日 2～3 次。其他常用的口服 ACEI 还有依那普利、蒙诺普利、贝那普利、培哚普利。

② 可乐定：是中枢 α 肾上腺素受体激动药，口服后 30～60 分钟起效，2～4 小时达到最大效应。单一剂量 0.2mg 疗效与 0.1mg/h 相当。可乐定的最常见不良反应是嗜睡（发生率高达 45%），可能会影响对患者精神状态的评估。

③ 拉贝洛尔：是联合的 α 和 β 肾上腺素受体拮抗药，口服 200～400mg，2 小时起效。与其他的 β 受体阻滞药一样，拉贝洛尔可引起心脏传导阻滞，加重支气管痉挛。房室传导阻滞、心动过缓、慢性充血性心衰慎用。

④ 哌唑嗪：是 α 肾上腺素受体阻滞药，可用于嗜铬细胞瘤患者的早期处理。不良反应包括晕厥（首剂时易发生）、心悸、心动过速和立位低血压。

⑤ 呋塞米：是祥利尿药，40～120mg/d，1～3 次口服，最大剂量 160mg/d。迅速降低心脏前负荷，改善心衰症状，减轻肺水肿和脑水肿，特别适合于心、肾功能不全和高血压脑病的患者。作用快而强，超量应用时，降压作用不加强，不良反应反而加重。可能出现水、电解质紊乱以及与此有关的口渴、乏力、肌肉酸痛、心律失常。少尿或无尿患者应用最大剂量后 24 小时仍无效时应停药。

⑥ 硝苯地平：是短效制剂，可口服、舌下含服或咀嚼，5～10 分钟起效，持续 3～5 小时，常用剂量为 5～10mg/次，每日 3 次。但因其可能引起急剧且不可控制的低血压效应，及反射性心动过速，增加心肌氧耗，恶化心肌缺血而可能危及生命。这种严重的不良反应是不可预测的，故目前认为应慎用于高血压危象。

二、高血压脑病

高血压脑病是指原发性高血压或某些继发性高血压患者，因血压骤然升高引起急性脑循环功能障碍，导致脑水肿和颅内压增高，临床表现主要为剧烈头痛、烦躁、呕吐、视力障碍、抽搐、意识模糊甚至昏迷。高血压脑病为高血压病程中的一种非常严重的情况，占高血压急症的 16%，是内科常见急症，需在发病之初即做出诊断和积极的抢救治疗，否则易导致死亡。

（一）病因

高血压脑病病因包括：①急进型恶性高血压引起者最常见，尤其是并发肾衰竭或脑动脉硬化的患者，约占 12%。②其次为急慢性肾炎、肾盂肾炎、子痫、原发性高血压、嗜铬细胞瘤等，其中原发性高血压前发病率占 1% 左右。③原发性醛固酮增多症及主动脉缩窄也可引起，但少见。④有报道，个别抑郁症患者在服用单胺氧化酶抑制药时可发生高血压脑病，吃过含酪胺的食物（干酪、扁豆、腌鱼、红葡萄酒、啤酒等）可诱发。⑤突然停用抗高血压药物，特别是可乐定亦可导致高血压脑病。

（二）发病机制

在对人和动物的研究均发现，当血压下降时，脑细小动脉则扩张，以保证脑的血液供应不至于减少。当血压增高时，脑细小动脉则收缩，使脑内血流不至于过度充盈，这样就使脑血流量（CBF）始终保持相对的稳定。然而，当平均动脉血压达到某个临界值时（动物实验约 180mmHg），原已收缩的血管不能承受如此高的压力而被牵拉和扩张——首先位于肌张力较低的部位，产生不规则的腊肠样形态，以后发展到所有脑血管的扩张。此时，体液则可通过血脑屏障，渗入血管周围组织导致脑水肿、颅内压增高，继而出现高血压脑病临床综合征。可见高血压脑病是血压明显升高的后果，系血脑屏障和脑血流自身调节功能失调所致。关于脑血流自身调节功能失调的机制目前有以下两种学说。

1.“过度调节”或小动脉痉挛学说

这一学说认为，发病初期出现脑部症状时，患者对血压升高发生一个过度的细小动脉反应，脑部细小动脉长时间强烈的痉挛收缩即“过度调节”，使流入毛细血管床的血流量减少，导致脑组织缺血，从而引起毛细血管壁通透性增加，导致毛细血管壁破裂、脑水肿、颅内高压和点状出血。

2. 自动调节“破裂”或衰竭学说

这一学说认为，当血压达到一定的上限时，自动调节机制“破裂”，脑小动脉被动或强制性扩张，从而导致脑血流过度充盈而引起。结果使脑血流量增加，毛细血管压增加，血浆经毛细血管壁渗出增加，则发生脑水肿。此外，毛细血管压的增加，可使血管壁变性坏死，并发生斑点状出血和微小梗死。

上述两种学说，目前尚有不同的看法。近年来，多数学者研究结果认为，脑血液循环的自动调节障碍或强制性血管扩张是产生高血压脑病的主要机制。而脑小动脉痉挛收缩是自动调节的最初表现，当血压增高超过平均动脉压上限时，脑小动脉不能再收缩，而出现被动性或强制性扩张，则自动调节崩溃，于是脑血流量增加，脑被过度灌注而产生脑水肿。

（三）诊断

1. 临床表现特点

HE 的病程长短不一，短则几分钟，长则可达数天之久。起病急骤，常因过度劳累、紧张和情绪激动所诱发。病情发展快，进行性加重，发病前常见有血压显著增高，剧烈头痛、恶心、呕吐、精神错乱等先兆。发病后以脑水肿症状为主，大多数患者具有头痛、抽搐和意识障碍三大特征，称之为 HE 三联征。头痛常是 HE 的早期症状，多数为全头痛或额枕部疼痛明显，咳嗽、活动用力时头痛加重，伴有恶心、呕吐，当血压下降后头痛可得以缓解。随着脑水肿进行性加重，于头痛数小时至 1～2 天后多出现程度不同的意识障碍，如嗜睡、昏睡、木僵、躁动不安、谵妄、定向力障碍、精神错乱，甚至昏迷。若视网膜动脉痉挛时，可有视物模糊、偏盲或黑矇。有时还可出现一过性偏瘫、半身感觉障碍、脑神经瘫痪、甚至失语；亦可见全身性或局限性抽搐等神经系统症状。严重者可出现呼吸中枢衰竭症状。血压多显著升高，舒张压常＞130mmHg，患者多有心动过缓、呼吸困难。长期高血压者见有左心室肥大，心前区可闻及舒张期奔马律，第三心音、第四心音，心电图示有左室劳损。少数病例于脑病后可出现肾功能不全、尿毒症表现。眼底检查有视网膜动脉痉挛，还可有视神经盘水肿和出血、渗出。脑脊液压力升高（一般不作此项检查，除非必要时，宜选用细针穿刺），化验检查除可有蛋白含量增多和偶有少量红细胞外，余无异常。上述表现常于血压急剧升高 12～48 小时内明显，若抢救不及时，可于短时间内死亡。

2.辅助检查

颅脑 CT 扫描可见脑水肿的弥散性脑白质密度降低，脑室变小；MRI 显示脑水肿敏感，呈 T_1 低信号 T_2 高信号，顶枕叶水肿对 HE 具有特征性，偶见小灶性缺血或出血灶。脑电图常见双侧同步的慢波活动。

3.诊断注意事项

根据患者血压急剧升高后出现上述（头痛、抽搐和意识障碍）神经症状和体征，本病一般不难诊断。但 HE 为排除性诊断，在确立诊断前，须与脑出血、蛛网膜下隙出血（SAH）、急（慢）性硬膜下血肿、脑栓塞、脑梗死及脑瘤等鉴别。可从以下几点做出判断。

（1）发病情况　对鉴别诊断很有价值。本病的意识障碍和其他病征多在剧烈头痛发生后数小时才出现，而脑出血、SAH 时则多在急剧头痛发生后数分钟至 1 小时内出现。急、慢性硬膜下血肿患者也有严重头痛，但常有颅脑损伤史，且神经症状体征多在数小时、数日甚至数周逐渐出现。脑梗死尽管起病急，但头痛不明显。脑瘤患者在就诊前常有数周至数月的进行性头痛加重史，其血压升高也不如本病明显。

（2）对降压治疗的反应　此为重要鉴别点。若予以有效的降压后病情迅速恢复，则支持本病诊断；反之，其他疾病的可能性大。但若本病治疗不及时，使脑组织发生持久性损害或本病合并尿毒症时，则血压下降后病情恢复较慢或不完全。

（3）眼底检查　本病有严重的弥散性或部分性视网膜动脉痉挛，可伴视神经盘水肿或出血、渗出。脑出血时也可有类似表现。若发生视神经盘水肿时不伴视网膜动脉痉挛，则提示脑瘤、慢性硬膜下血肿或 SAH。视网膜动脉栓塞多提示脑栓塞。

（4）脑脊液检查　本病的 CSF 可无或偶有少量红细胞，而脑出血时 CSF 常为血性，SAH 则为明显血性。

（5）颅脑 CT 和（或）MRI 检查　可确立诊断。

（四）治疗

当病史和一般检查支持本病诊断时，应立即予以降压治疗，控制血压至安全水平。此时一般不需花时间去做特殊检查（如 CT 或 MRI 检查），以免延误抢救。治疗原则包括紧急降压治疗，制止抽搐和治疗脑水肿，以防发生不可逆的脑损害，注意保护肾功能等。在脑病缓解之后，要积极治疗高血压及引起高血压的原发病，防止 HE 的复发。

1. 迅速降低血压

迅速有效地降低血压是治疗的关键。对 HE 患者必须在 2～4 小时之内将血压降至治疗目标值。现已发现，无论正常血压者或高血压患者，脑的自动调节机制下限均约比休息时的 MAP 低 25%。因此，HE 降压治疗的目标值是使 MAP 降低 20%～25%，以使血压维持在避免高血压危害并保证器官适当灌注的范围。一般要使舒张压迅速降至 110mmHg（高血压患者）或 80mmHg（血压正常者）以下。在降压过程中要严密监测血压、心率、精神状态，随时调整给药的滴速。另外，要注意因血压降的过快过低，而出现低灌注危象。大多数 HE 患者的症状随血压的降低而改善，若治疗过程中精神症状没有改善或反而恶化，应重新考虑诊断是否正确并适当升高血压，然后再缓慢降压。常用药物如下。

（1）尼卡地平 是二氢吡啶类钙拮抗药。静脉滴注 5～10 分钟起效，作用持续 1～4 小时（长时间使用后持续时间可超过 12 小时），起始剂量为 5.0mg/h（可用剂量是 5～15mg/h），然后逐渐增加至达到预期治疗效果；也可直接用 2mg 静脉注射，快速控制血压后改为静脉滴注。一旦血压稳定于预期水平，一般不需要进一步调整药物剂量。不良反应有头痛、恶心、呕吐、面红、反射性心动过速等。尼卡地平能够减轻心脏和脑缺血，对有缺血症状的患者更为有利。尼卡地平治疗 HE 的特点是：降压作用起效迅速、效果显著、血压控制过程平稳、血压波动小；能有效保护靶器官；用量调节简便；不良反应少且症状轻微，停药后不易出现反跳，长期用药也不会产生耐药性，安全性好。与硝普钠相比降压效果近似，而其安全性及对靶器官的保护作用明显优于硝普钠，已成为 HE 首选药物之一。因其可能诱发反射性心动过速，在治疗合并冠心病的 HE 时宜加用 β 受体阻滞药。

（2）乌拉地尔 又名压宁定。主要通过阻断突触后膜 α_1 受体而扩张血管，还可以通过激活中枢 5-羟色胺-1A 受体，降低延髓心血管调节中枢交感神经冲动发放。乌拉地尔扩张静脉的作用大于动脉，并能降低肾血管阻力，对心率无明显影响。其降压平稳，效果显著，有减轻心脏负荷、降低心肌耗氧量、改善心搏出量和心输出量、降低肺动脉压和增加肾血流量等优点，且安全性好，无直立性低血压、反射性心动过速等不良反应，不增加颅内压，不干扰糖、脂肪代谢。肾功能不全可以使用。妊娠、哺乳期禁用。用法：12.5～25mg 稀释于 20mL 生理盐水中静脉注射，监测血压变化，降压效果通常在 5 分钟内显示；若在 10 分钟内效果不够满意，可重复静脉注射，最大剂量不超过 75mg：继以 100～400μg/min 持续静脉滴注或者 2～8μg/（kg·min）持续泵入，用药时间一般不超过 7 天。

（3）拉贝洛尔 是联合 α 和 β 肾上腺素能受体拮抗药，静脉用药 α 和 β 阻滞的比例为 1：7，多数在肝脏代谢，代谢产物无活性。与纯粹的 β 阻滞药不同的是，拉贝洛尔不降低心排血量，心率多保持不变或轻微下降，可降低外周血管阻力，脑、肾和冠状动脉血流保持不变。脂溶性差，很少通过胎盘。静脉注射 2～5 分钟起效，5～15 分钟达高峰，作用持续 2～6 小时。用法：首次静脉注射 20mg，接着 20～80mg/10min 静脉注射或者从 2mg/min 开始静脉滴注，最大累积剂量 24 小时内 300mg，达到血压目标值后改口服。不良反应有恶心、乏力，支气管痉挛，心动过缓，直立性低血压等。

（4）其他静脉用抗高血压药物　酚妥拉明治疗儿茶酚胺过多的高血压急症有良效，如嗜铬细胞瘤、可乐定撤药、可卡因过量等。但因其可增加心肌做功和耗氧量，故禁用于心肌梗死的患者。硝普钠、硝酸甘油能直接增加脑血流量，因此一般不用于 HE 的患者。

2. 制止抽搐

有抽搐者，可用地西泮（安定）10～20mg 直接静脉注射，同时肌内注射苯巴比妥 0.2g。

3. 降低颅内压、减轻脑水肿

可选用 20% 甘露醇液 250mL 静脉注射或快速静脉滴注，依病情每 4～8 小时 1 次，可辅以应用呋塞米（速尿）、地塞米松等。

4. 对症支持疗法

包括吸氧，卧床休息，保持环境安静，严密观察病情变化，维持水电解质平衡，防治心肾等并发症等。

（袁　丽）

第九节　心力衰竭

一、急性心力衰竭

急性心力衰竭（AHF）是指心脏在短时间内发生心肌收缩力明显减低或心室负荷急剧加重而至心排血量急剧下降，导致组织器官灌注不足和急性淤血的临床综合征。急性心力衰竭的起病差异很大，目前尚无统一的限定，症状突然发作/加重从数分钟、数小时到数天、数周不等，急性心力衰竭可分为急性左心衰竭和急性右心衰竭，临床上多数为急性左心衰竭，收缩功能受损者常见，也有收缩功能正常者；急性右心衰竭少见，主要为主肺动脉或肺动脉主要分支栓塞以及右室梗死。右心瓣膜病少见。

（一）病因

1. 缺血性心脏病

急性冠脉综合征、急性心肌梗死机械并发症、右心室梗死。

2. 瓣膜性心脏病

瓣膜狭窄、瓣膜关闭不全、心内膜炎。

3. 心肌疾病

围生期心肌病、急性心肌炎。

4. 高血压/心律失常

高血压、急性心律失常。

5. 循环衰竭

败血症、甲状腺毒症、贫血、分流、心包压塞、肺动脉栓塞。

6. 慢性心衰失代偿

缺乏依从性、容量过负荷、感染，尤其是肺炎、脑血管损害、外科手术、肾功能异常、哮喘、COPD、滥用药物。

（二）发病机制

1. 血流动力学障碍

心排血量下降，血压绝对或相对下降及外周组织器官灌注不足，导致脏器功能障碍和末梢循环障碍，发生心源性休克。左心室舒张末压和肺毛细血管楔压（PCWP）升高，可发生低氧血症、代谢性酸中毒和急性肺水肿，为急性左心衰竭的主要病理生理变化。右心室充盈压升高，使体循环静脉压升高，体循环和主要脏器淤血、水钠潴留和水肿等，也是急性右心衰竭的主要病理生理变化。

2. 神经内分泌激活

肾素-血管紧张素-醛固酮系统（RAAS）的过度兴奋是机体保护性代偿机制，然而长期的过度兴奋就会产生不良影响，使多种内源性神经内分泌与细胞因子激活，加剧心肌损伤、心功能减退和血流动力学障碍，并反过来刺激交感神经系统和 RAAS 的兴奋，形成恶性循环。

3. 心肾综合征

心衰和肾衰竭常并存，并互为因果，临床上称为心肾综合征。心肾综合征可分为 5 种类型。

（1）1 型　迅速恶化的心功能导致急性肾功能损伤。

（2）2 型　慢性心衰引起进展性慢性肾病。

（3）3 型　原发、急速的肾功能恶化导致急性心功能不全。

（4）4 型　慢性肾病导致心功能下降和（或）心血管不良事件危险增加。

（5）5 型　急性或慢性全身性疾病导致同时出现心肾衰竭。

注：3 型和 4 型心肾综合征均可引起心衰，其中 3 型可造成急性心衰；5 型心肾综合征也可诱发心衰，甚至急性心衰。

4. 慢性心衰急性失代偿

稳定的慢性心衰可以在短时间内急剧恶化，心功能失代偿，表现为急性心衰。其促发因素较多见的为药物治疗缺乏依从性、严重心肌缺血、重症感染。严重影响血流动力学的各种心律失常、肺栓塞及肾功能损伤等。

（三）临床表现

1. 症状

急性肺水肿：表现为突发呼吸困难，端坐呼吸，频繁咳嗽，咳粉红色泡沫样痰，烦躁大汗，面色青灰，口唇发绀。

2.体征

典型体征：双肺布满湿啰音和哮鸣音，心尖部闻及舒张期奔马律，心率快，脉搏可呈交替脉，早期可有血压升高，严重者可出现心源性休克，甚至心搏骤停。

（四）辅助检查

1.心电图检查

能够检测心率、心律、传导，显示某些病因依据，如心肌缺血改变、ST 段抬高或非 ST 段抬高性心肌梗死以及陈旧性心肌梗死的病理性 Q 波等；还能提示心肌肥厚、心房或心室扩大、心律失常的类型及其严重程度，如各种房性或室性心律失常、Q-T 间期延长、房室传导阻滞、束支传导阻滞等。

2.胸部 X 线检查

可显示肺淤血的程度和肺水肿，如肺门血管影模糊、蝶形肺门及肺内弥散性阴影等，典型者表现为蝴蝶形大片阴影由肺门向周围扩展。急性肺水肿早期肺间质水肿阶段可无典型肺水肿的 X 线表现，仅显示肺静脉充盈、肺门血管模糊不清、肺纹理增粗和肺小叶间隔增厚，如果能够及时诊断和治疗，可以避免发展为肺泡性肺水肿。

3.超声心动图检查

可了解心脏的结构和功能、心脏瓣膜状况、是否存在心包病变、AMI 机械并发症以及室壁运动失调；可测定 LVEF，检测急性心衰时的心脏收缩/舒张功能相关的数据。超声多普勒成像可间接测量肺动脉压、左右心室充盈压等，一般采用经胸超声心动图检查。如患者疑为感染性心内膜炎，尤其是人工瓣膜心内膜炎，可采用经食管超声心动图检查，能够更清晰地显示瓣膜赘生物、瓣周漏与瓣周脓肿等。

4.实验室检查

初始诊断评估包括全血计数、K^+、Na^+、Cl^-、肾功能、血糖、白蛋白、肝功能和 INR 等。低钠和肌酐水平高是急性心衰患者预后不良的征象。无急性冠脉综合征的急性心衰患者肌钙蛋白可轻度升高。

5.动脉血气分析

所有严重呼吸窘迫的患者都应进行血气分析，了解氧分压、二氧化碳分压和酸碱平衡情况。由于组织灌注不足和二氧化碳潴留引起酸中毒的患者预后较差。无创性脉氧监测常可替代血气分析，但对二氧化碳分压和酸碱平衡状态不能提供有用信息。

6.心力衰竭标记

B 型利钠肽（BNP）及其氨基末端 B 型利钠肽前体（NT-proB-NP）是重要的心衰标记，对于心衰的诊断、治疗和预后评估具有重要价值。

7.心肌损伤标记

旨在评估是否存在心肌损伤或坏死及其严重程度。因急性冠状动脉综合征所致的急性心衰多见，并且治疗策略与其他原因引起者显著不同，因此应当尽早检测肌钙蛋白、肌红蛋白和 CK-MB。目前建议，可通过床旁快速检测时间窗内高敏肌钙蛋白以尽快诊断。

(五) 诊断及鉴别诊断

1. 诊断

根据基础心脏病史、心衰的临床表现与心电图和胸部 X 线改变、血气分析异常（氧饱和度＜90％）、超声心动图检查结果可做出初步诊断，并给予初始急救。同时，应当进一步检查 BNP/NT-proBNP，如 BNP/NT-proBNP 明显异常，则可诊断为急性心衰。急性心衰确立后，要进行心衰分级、严重程度评估，并尽快确定病因。如果 BNP/NT-proBNP 正常或升高不明显，可基本排除急性心衰的诊断。

（1）急性左心衰竭的诊断　基础心脏病＋突发呼吸困难或原有呼吸困难加重＋肺淤血与肺部湿啰音或肺水肿＋LVEF 降低＋BNP/NT-proBNP 明显异常，可做出急性左心力衰竭的诊断。但应与可引起明显呼吸困难的疾病，如支气管哮喘和哮喘持续状态、急性大块肺栓塞、严重肺炎、严重慢性阻塞性肺病伴感染等相鉴别；还应与其他原因所致的非心源性肺水肿（如急性呼吸窘迫综合征）以及非心源性休克等疾病相鉴别。

（2）急性右心衰竭的诊断

① 急性心肌梗死伴急性右心衰竭：常见于右心室梗死，但单纯的右心室梗死少见。如果出现 V_1、V_2 导联 ST 段压低，应考虑右心室梗死，当然也有可能为后壁梗死，而非室间隔和心内膜下心肌缺血。下壁 ST 段抬高性心肌梗死伴血流动力学障碍应观察心电图 V_{4R} 导联，并做经胸超声心动图检查，后者发现右心室扩大伴活动减弱，可以确诊右心室梗死。右心室梗死伴急性右心衰竭典型者，可出现低血压、颈静脉显著充盈和肺部呼吸音清晰的"三联征"。

② 急性大块肺栓塞伴急性右心衰竭：典型表现为突发呼吸困难、剧烈胸痛、有濒死感，还有咳嗽、咳血痰、皮肤明显发紫、皮肤湿冷、休克和晕厥，伴颈静脉怒张、肝大、肺梗死区呼吸音减弱、肺动脉瓣区杂音。如有导致本病的基础病因及诱因，出现不明原因的发作性呼吸困难、发绀、休克，无心肺疾病史而突发明显右心负荷过重和心力衰竭，都应考虑肺栓塞。

③ 右侧心脏瓣膜病伴急性右心衰竭：主要有颈静脉充盈、下肢水肿、肝淤血等。急性右心衰竭应注意与肺梗死、肺不张、急性呼吸窘迫综合征、主动脉夹层、心包压塞、心包缩窄等疾病相鉴别。

2. 鉴别诊断

急性左心衰竭与急性右心衰竭的鉴别，见表 2-4。

表 2-4　急性左心衰竭与急性右心衰竭的鉴别

鉴别项	急性左心衰竭	急性右心衰竭
病因	急性左心衰竭常见于高心病，冠心病、AMI、心脏瓣膜病、扩张型心肌病、重症心肌炎、感染性心内膜炎等	急性右心衰竭的病因比较特殊，多见于急性大块肺栓塞、右心室梗死、右心瓣膜病等
诱因	精神性、劳力性、心肌缺血或坏死性、心律失常、高血压、感染等均可引起，诱因复杂多样	急性右心衰竭尤其是肺栓塞所致者常无明显诱因而突然发病

鉴别项	急性左心衰竭	急性右心衰竭
临床特点	常有肺部湿啰音或明显肺水肿,体循环静脉压常无明显升高。如果为机械并发症引起,常有明显的体征	常无肺部湿啰音或肺水肿,体循环静脉压却显著升高。如果为肺栓塞所致,常具有深静脉血栓形成的危险因素,如较长时间卧床、手术等,并具有相应的临床表现。右心室梗死常见于下壁心肌梗死,表现为血压下降、无肺部湿啰音以及颈静脉充盈的特征性改变。右心心脏瓣膜病引起的急性右心衰竭多见于右心感染性心内膜炎时,具有相应的临床表现
胸部X线检查	出现肺淤血、肺水肿的典型影像学改变,同时可排除肺部其他疾病	常无肺淤血、肺水肿征象,可出现肺栓塞的影像异常,对诊断有重要的提示价值

(六) 治疗

急性左心衰竭的抢救治疗目标是迅速改善氧合 (纠正缺氧),改善症状,稳定血流动力学状态,维护重要脏器功能,同时纠正诱因和治疗病因,避免 AHF 复发,改善远期预后。

应当明确,"及时治疗"的理念对 AHF 极其重要。一些诊断和治疗的方法可以应用于院前阶段 (救护车上),包括 BNP 的快速检测、无创通气 (可降低气管插管的风险,并改善急性心源性肺水肿的近期预后)、静脉应用呋塞米及硝酸酯类药物。

ESC 指南将 AHF 治疗分为三个阶段,各有不同的治疗目标 (表 2-5):①立即目标 (急诊室、CCU 或 ICU),改善血流动力学和器官灌注,恢复氧合,缓解症状,减少心肾损伤,预防血栓栓塞,缩短 ICU 停留时间。②中间目标 (住院期间),针对病因及相关并发症给予优化规范的药物治疗,对适宜辅助装置治疗的患者应考虑机械装置治疗并进行评估。③出院前和长期管理目标,制订优化药物治疗的时间表,对适宜辅助装置治疗者的实施进行再评估;制订长期随访管理计划。纳入疾病管理方案,进行患者教育并启动和调整适宜的生活方式,防止早期再住院,改善症状、生活质量和生存率。

表 2-5 急性心力衰竭的治疗目标

AHF 的治疗目标
早期 (急诊科/EICU/CCU)
改善血流动力学和组织灌注
改善氧合
缓解症状
尽量减轻心脏和肾脏损害
预防血栓栓塞
减少 EICU/CCU 治疗天数

中期（住院期间）

　明确病因及相关的合并疾病

　逐渐增加药物剂量以控制症状及充血，改善血压

　逐渐增加用以缓解病情的药物剂量

　适合的患者可考虑应用辅助治疗设备

出院前及长期管理

　制订包括以下方面的治疗计划

　　定期复查，逐渐增加药物剂量

　　定期评估并检查辅助治疗设备

　　安排随访人员，确定随访时间

　纳入疾病管理计划，疾病教育，合理调整生活方式

　预防早期复发

　改善症状，提高生活治疗及生存率

　　ESC 指南强调：在首次就医紧急阶段，对疑诊为急性心衰患者的管理应尽可能缩短所有诊断和治疗决策的时间；在起病初始阶段，如果患者存在心源性休克和（或）通气障碍，需尽早提供循环支持和（或）通气支持；在起病 60～120 分钟内的立即处理阶段，应迅速识别合并的威胁生命的五个临床情况和（或）急性病因（简写为 CHAMP），并给予指南推荐的相应特异性治疗。包括：①急性冠脉综合征，推荐根据 STEMI 和 NSTE-ACS 指南进行处理。②高血压急症，推荐采用静脉血管扩张药和袢利尿药。③心律失常，快速性心律失常或严重的缓慢性心律失常，立即应用药物、电转复或起搏器。电转复推荐用于血流动力学不稳定、需要转复以改善临床症状的患者。持续性室性心律失常与血流动力学不稳定形成恶性循环时，可以考虑冠脉造影和电生理检查。④急性机械并发症，包括急性心肌梗死并发症（游离壁破裂、室间隔穿孔、急性二尖瓣关闭不全），胸部外伤或心脏介入治疗后，继发于心内膜炎的急性瓣膜关闭不全，主动脉夹层或血栓形成以及少见的梗阻性因素（如心脏肿瘤）。心脏超声可用于诊断，外科手术或 PCI 术常需循环支持设备。⑤急性肺栓塞，明确急性肺栓塞是休克、低血压的原因后，立即根据指南推荐予以干预，包括溶栓、介入治疗及取栓。

1. 一般处理

（1）**体位**　允许患者采取最舒适的体位。静息时明显呼吸困难者应半卧位或端坐位，双腿下垂以减少回心血量，降低心脏前负荷。端坐位时，两腿下垂，保持此种体位 10～20 分钟后，可使肺血容量降低约 25%（单纯坐位而下肢不下垂收益不大）。

（2）**吸氧（氧疗）**　适用于低氧血症和呼吸困难明显，尤其指端血氧饱和度<90%的患者。无低氧血症的患者不应常规应用，这可能导致血管收缩和心排出量下降。如需吸氧，应

尽早采用，使患者 $SaO_2 \geqslant 95\%$（伴 COPD 者 $SaO_2 \geqslant 90\%$）。可采用不同方式：

① 鼻导管吸氧，是常用的给氧方法，适用于轻中度缺氧者，氧流量从 $1 \sim 2L/min$ 起始，根据动脉血气结果可增加到 $4 \sim 6L/min$。

② 面罩吸氧，适用于伴呼吸性碱中毒的患者。

③ 消除泡沫，严重肺水肿患者的肺泡、支气管内含有大量液体，当液体表面张力达到一定程度时，受气流冲击可形成大量泡沫，泡沫妨碍通气和气体交换，加重缺氧。因此，可于吸氧的湿化器内加入 50% 乙醇以降低泡沫张力，使之破裂变为液体而易咳出，减轻呼吸道阻力。经上述方法给氧后 PaO_2 仍 $<60mmHg$ 时，应考虑使用机械通气治疗。

（3）出入量管理　肺淤血、体循环淤血及水肿明显者应严格限制饮水量和静脉输液速度。无明显低血容量因素（大出血、严重脱水、大汗淋漓等）者，每天摄入液体量一般宜在 1500mL 以内，不要超过 2000mL。保持每天出入量负平衡约 500mL，严重肺水肿者水负平衡为 $1000 \sim 2000mL/d$，甚至可达 $3000 \sim 5000mL/d$，以减少水钠潴留，缓解症状。$3 \sim 5$ 天后，如肺淤血、水肿明显消退，应减少水负平衡量，逐渐过渡到出入量大体平衡。在负平衡下应注意防止发生低血容量、低钾血症和低血钠等。同时限制钠摄入 $<2g/d$。

2. 药物治疗

（1）吗啡　是治疗急性左心衰竭肺水肿的有效药物，其主要作用是抑制中枢交感神经，反射性地降低周围血管阻力，扩张静脉而减少回心血量，起"静脉内放血"的效果；其他作用有减轻焦虑、烦躁，抑制呼吸中枢兴奋、避免呼吸过频，直接松弛支气管平滑肌改善通气。急性左心衰竭患者往往存在外周血管收缩情况，吗啡从皮下或肌内注射后，吸收情况无法预测，宜 $3 \sim 5mg/$ 次缓慢静脉注射，必要时每 15 分钟重复 1 次，共 $2 \sim 3$ 次。

同时也要注意，勿皮下或肌内注射后，短期内又静脉给药，以免静脉注射后可能与延迟吸收的第一剂药同时发挥作用而致严重不良反应。吗啡的主要不良反应是低血压与呼吸抑制。神志不清、伴有慢性阻塞性肺病或 CO_2 潴留的呼吸衰竭、肝功能衰竭、颅内出血、低血压或休克者禁用，年老体弱者慎用。

（2）快速利尿　选用高效利尿药（袢利尿药）。呋塞米（速尿）在发挥利尿作用之前即可通过扩张周围静脉增加静脉床容量，迅速降低肺毛细血管压和左室充盈压并改善症状。静脉注射后 5 分钟出现利尿效果，$30 \sim 60$ 分钟达到高峰，作用持续约 2 小时。一般首剂量为 $20 \sim 40mg$ 静脉注射，继以静脉滴注 $5 \sim 40mg/h$，其总剂量在起初 6 小时不超过 80mg，起初 24 小时不超过 160mg；对正在使用呋塞米或有大量水钠潴留或高血压或肾功能不全的患者，首剂量可加倍。应注意由于过度利尿可能发生的低血容量、休克与电解质紊乱如低钾血症等。也可以用布美他尼（丁尿胺）$1 \sim 2mg$ 或依他尼酸 $25 \sim 100mg$ 静脉注射。伴有低血容量或低血压休克者禁用。

新型利尿药托伐普坦是血管加压素受体拮抗药，选择性阻断肾小管上的精氨酸血管加压素受体，具有排水不排钠的特点，能减轻容量负荷加重的患者呼吸困难和水肿，并使低钠血症患者的血钠正常化，特别适用于心力衰竭合并低钠血症的患者。推荐用于充血性心衰、常规利尿药治疗效果不佳、有低钠血症或有肾功能损害倾向患者，对心衰伴低钠的患者能降低心血管病所致病死率。建议剂量为 $7.5 \sim 15.0mg/d$ 开始，疗效欠佳者逐渐加量至 $30mg/d$。其不良反应主要是血钠增高。

（3）氨茶碱　本品具有：①扩张支气管改善通气，特别适用于伴有支气管痉挛的患者。②轻度扩张静脉，降低心脏前负荷，增强心肌收缩力。③增加肾血流与利尿作用。成人一般首剂 0.125～0.25g 加入葡萄糖液 40mL 内，10～20 分钟内缓慢静脉注射；必要时 4～6 小时可以重复 1 次，但每天总量不宜超过 1～1.5g。因其会增加心肌耗氧量，急性心肌梗死和心肌缺血者不宜使用。老年人与肝肾功能不全者用量酌减。常见不良反应有头痛、面部潮红、心悸，严重者可因血管扩张致低血压与休克，甚至室性心律失常而猝死。目前临床已相对少用。

（4）血管扩张药

① 主要作用机制：可降低左、右心室充盈压和全身血管阻力，也降低收缩压，从而减轻心脏负荷，但没有证据表明血管扩张药可改善预后。

② 应用指征：此类药可用于急性心衰早期阶段。收缩压水平是评估此类药是否适宜的重要指标。收缩压＞90mmHg 即可在严密监护下使用；收缩压＞110mmHg 的患者通常可安全使用；收缩压＜90mmHg，禁忌使用，因可能增加急性心衰患者的病死率。此外，HF-PEF 患者因对容量更加敏感，使用血管扩张药应小心。

③ 注意事项：下列情况下禁用血管扩张药物，收缩压＜90mmHg 或持续低血压伴症状，尤其有肾功能不全的患者，以避免重要脏器灌注减少；严重阻塞性心瓣膜疾病，如主动脉瓣狭窄或肥厚型梗阻性心肌病，有可能出现显著低血压；二尖瓣狭窄患者也不宜应用，有可能造成心排出量明显降低。

常用的血管扩张药物如下。

① 硝酸酯类：其作用主要是扩张静脉容量血管、降低心脏前负荷，较大剂量时可同时降低心脏后负荷，在不减少每搏排出量和不增加心肌耗氧的情况下减轻肺淤血，特别适用于急性冠脉综合征伴心衰的患者。硝酸甘油用法：a.舌下含化，首次用 0.3mg 舌下含化，5 分钟后测量血压 1 次，再给 0.3～0.6mg，5 分钟后再测血压，以后每 10 分钟给 0.3～0.6mg，直到症状改善或收缩压降至 90～100mmHg。b.静脉给药，一般采用微量泵输注，从 10μg/min 开始以后每 5 分钟递增 5～10μg/min，直至心力衰竭症状缓解或收缩压降至 90～100mmHg 或达到最大剂量 100μg/min 为止。硝酸异山梨醇静脉滴注剂量 5～10mg/h。病情稳定后逐步减量至停用，突然终止用药可能会出现反跳现象。硝酸酯类药物长期应用均可能产生耐药。

② 硝普钠：能均衡的扩张动脉和静脉，同时降低心脏前、后负荷，适用于严重心衰、有高血压以及伴肺淤血或肺水肿患者。宜从小剂量 10μg/min 开始静脉滴注，以后酌情每 5 分钟递增 5～10pg/min，直至症状缓解、血压由原水平下降 30mmHg 或血压降至 100mmHg 左右为止。由于具有强的降压效应，用药过程中要密切监测血压，调整剂量；停药应逐渐减量，以免反跳。通常疗程不超过 72 小时。长期用药可引起氰化物和硫氰酸盐中毒。

③ 乌拉地尔：主要阻断突触后 α_1 受体，使外周阻力降低，同时激活中枢 5-羟色胺 1A 受体，降低延髓心血管中枢的交感反馈调节，外周交感张力下降。可降低心脏前、后负荷和平均肺动脉压，改善心功能，对心率无明显影响。通常静脉注射 25mg，如血压无明显降低可重复注射，然后 50～100mg 于 100mL 液体中静脉滴注维持，速度为 0.4～2mg/min，根据血压调整速度。

④ 奈西立肽：是一重组人 BNP，具有扩张静脉、动脉和冠脉，降低前、后负荷，增加

心排出量，增加钠盐排泄，抑制肾素，血管紧张素系统和交感神经系统的作用，无直接正性肌力作用。多项随机、安慰剂对照的临床研究显示，AHF患者静脉输注奈西立肽可获有益的临床与血流动力学效果，左室充盈压或PCWP降低、心排量增加，呼吸困难和疲劳症状改善，安全性良好，但对预后可能无改善。该药可作为血管扩张药单独使用，也可与其他血管扩张药（如硝酸酯类）合用，还可与正性肌力药物（如多巴胺、多巴酚丁胺或米力农等）合用。给药方法：1.5～2μg/kg负荷剂量缓慢静脉注射，继以0.01μg/（kg·min）持续静脉滴注，也可不用负荷剂量而直接静脉滴注，给药时间在3天以内。收缩压＜90mmHg或持续低血压并伴肾功能不全的患者禁用。

⑤ 重组人松弛素-2：是一种血管活性肽激素，具有多种生物学和血流动力学效应。RE-LAX-AHF研究表明，该药治疗AHF可缓解患者呼吸困难，降低心衰恶化病死率，耐受性和安全性良好，但对心衰再住院率无影响。

（5）正性肌力药物

① 应用指征和作用机制：适用于低心排血量综合征，如伴症状性低血压（≤85mmHg）或CO降低伴循环淤血患者，可缓解组织低灌注所致的症状，保证重要脏器血液供应。

② 注意事项：急性心衰患者应用此类药需全面权衡。a.是否用药不能仅依赖1～2次血压测量值，必须综合评价临床状况，如是否伴组织低灌注的表现；b.血压降低伴低心排出量或低灌注时应尽早使用，而当器官灌注恢复和（或）循环淤血减轻时则应尽快停用；c.药物的剂量和静脉滴注速度应根据患者的临床反应作调整，强调个体化治疗；d.此类药可即刻改善急性心衰患者的血流动力学和临床状态，但也可能促进和诱发一些不良的病理生理反应，甚至导致心肌损伤和靶器官损害，必须警惕；e.用药期间应持续心电、血压监测，因正性肌力药物可能导致心律失常、心肌缺血等情况；f.血压正常又无器官和组织灌注不足的急性心衰患者不宜使用。

常用的正性肌力药物如下。

① 洋地黄类制剂：主要适应证是有快速室上性心律失常并已知有心室扩大伴左心室收缩功能不全的患者。近两周内未用过洋地黄的患者，可选用毛花苷丙（西地兰）0.4～0.6mg加入25％～50％葡萄糖液20～40mL中缓慢静脉注射；必要时2～4小时后再给0.2～0.4mg，直至心室率控制在80次/分左右或24小时总量达到1.2～1.6mg。也可静脉缓注地高辛，首剂0.5mg，2小时后酌情0.25mg。若近期用过洋地黄，但并非洋地黄中毒所致心力衰竭，仍可应用洋地黄，但应酌情减量。此外，使用洋地黄之前，应描记心电图确定心律，了解是否有急性心肌梗死、心肌炎或低钾血症等；床旁X线胸片了解心影大小。单纯性二尖瓣狭窄合并急性肺水肿时，如为窦性心律不宜使用洋地黄制剂，因洋地黄能增加心肌收缩力，使右室排血量增加，加重肺水肿；但若二尖瓣狭窄合并二尖瓣关闭不全的肺水肿患者，可用洋地黄制剂。对急性心肌梗死早期出现的心力衰竭，由于发生基础为坏死心肌间质充血、水肿致顺应性降低，而左心室舒张末期容量尚未增加，故梗死后24小时内宜尽量避免用洋地黄药物，此时宜选用多巴酚丁胺［5～10μg/（min·kg）］静脉滴注。

② 儿茶酚胺类：常用者为多巴胺和多巴酚丁胺。

多巴胺小剂量［＜3μg/（kg·min）］应用有选择性扩张肾动脉、促进利尿的作用；大剂量［＞5μg/（kg·min）］应用有正性肌力作用和血管收缩作用。个体差异较大，一般从小剂量起始，逐渐增加剂量，短期静脉内应用。可引起低氧血症，应监测SaO_2，必要时给氧。

多巴酚丁胺主要通过激动 β_1 受体发挥作用，具有很强的正性肌力效应，在增加心排出量的同时伴有左室充盈压的下降，且具有剂量依赖性，常用于严重收缩性心力衰竭的治疗。短期应用可增加心排出量，改善外周灌注，缓解症状。对于重症心衰患者，连续静脉应用会增加死亡风险。用法：$2\sim20\mu g/$（$kg \cdot min$）静脉滴注。使用时监测血压，常见不良反应有心律失常、心动过速，偶尔可因加重心肌缺血而出现胸痛。但对急重症患者来讲，药物反应的个体差异较大，老年患者对多巴酚丁胺的反应显著下降。用药 72 小时后可出现耐受。正在应用 β 受体阻滞药的患者不推荐应用多巴酚丁胺和多巴胺。

③ 磷酸二酯酶抑制药：选择性抑制心肌和平滑肌的磷酸二酯酶同工酶Ⅲ，减少 cAMP 的降解而提高细胞内 cAMP 的含量，发挥强心与直接扩血管作用。常用药物有米利农、依诺昔酮等，米力农首剂 $25\sim75\mu g/kg$ 静脉注射（>10 分钟），继以 $0.375\sim0.75\mu g/$（$kg \cdot min$）滴注。常见不良反应有低血压和心律失常，有研究表明米力农可能增加不良事件和病死率。

④ 左西孟旦：属新型钙增敏药，通过与心肌细胞上的 TnC 结合，增加 TnC 与 Ca^{2+} 复合物的构象稳定性而不增加细胞内 Ca^{2+} 浓度，促进横桥与细肌丝的结合，增强心肌收缩力而不增加心肌耗氧量，并能改善心脏舒张功能；同时激活血管平滑肌的 K^+ 通道，扩张组织血管。其正性肌力作用独立于 β 肾上腺素受体刺激，可用于正接受 β 受体阻滞药治疗的患者。多项随机、双盲、平行对照研究结果提示，该药在缓解临床症状、改善预后等方面不劣于多巴酚丁胺，患者近期血流动力学有所改善，并且不增加交感活性。左西孟旦宜在血压降低伴低心排血量或低灌注时尽早使用，负荷量 $12\mu g/kg$ 静脉注射（>10 分钟），继以 $0.1\sim0.2\mu g/$（$kg \cdot min$）滴注，维持用药 24 小时。左西孟旦半衰期长达 80 小时，单次 $6\sim24$ 小时的静脉注射，血流动力学改善的效益可持续 $7\sim10$ 天（主要是活性代谢产物延长其效）。对于收缩压 $<100mmHg$ 的患者，不需负荷剂量，可直接用维持剂量，防止发生低血压。应用时需监测血压和心电图，避免血压过低和心律失常的发生。

（6）β 受体阻滞药　有关 β 受体阻滞药治疗 LVEF 正常的心力衰竭的研究资料缺乏，其应用是经验性的，主要基于减慢心率和改善心肌缺血的可能益处。

尚无随机临床试验使用 β 受体阻滞药治疗 AHF 以改善急性期病情。若 AHF 患者发生持续的心肌缺血或心动过速，可考虑谨慎地静脉使用美托洛尔或艾司洛尔。

（7）血管收缩药物　对外周动脉有显著缩血管作用的药物，如去甲肾上腺素、肾上腺素等，多用于尽管应用了正性肌力药物仍出现心源性休克或合并显著低血压状态时。这些药物可以使血液重新分配至重要脏器，收缩外周血管并提高血压，但以增加左心室后负荷为代价。这些药物具有正性肌力活性，也有类似于正性肌力药的不良反应。

（8）预防血栓药物　ESC 指南指出，除非有禁忌证或不必要（如正在口服抗凝药物），推荐使用肝素或其他抗凝药物预防血栓形成。

（9）口服药物的管理药　AHF 患者除合并血流动力学不稳定、高钾血症、严重肾功能不全以外，口服药物应继续服用。ESC 指南指出，服用 β 受体阻滞药在 AHF 发病期间（除心源性休克）仍然是安全的，停用 β 受体阻滞药可能增加近期和远期的病死率。

3. 非药物治疗

（1）机械通气治疗　可改善氧合和呼吸困难，缓解呼吸肌疲劳、降低呼吸功耗，增加心排出量，是目前纠正 AHF 低氧血症、改善心脏功能的有效方法。

① 无创正压通气（NPPV）：当患者出现较为严重的呼吸困难、辅助呼吸肌的动用，而

常规氧疗方法（鼻导管和面罩）不能维持满意氧合或氧合障碍有恶化趋势时，应及早使用NPPV。临床主要应用于意识状态较好、有自主呼吸能力的患者，同时，患者具有咳痰能力、血流动力学状况相对稳定以及能与NPPV良好配合。不建议用于收缩压<85mmHg的患者。

采用鼻罩或面罩实施5～10mmHg的CPAP治疗，可以改善心率、呼吸频率、血压以及减少气管插管的需要，并可能减少住院病死率；也可以考虑采用BiPAP作为CPAP的替代治疗，不过有关BiPAP使用和心肌梗死间的关系尚不清楚。

② 有创机械通气：患者出现以下情况，应及时气管插管机械通气。a. 经积极治疗后病情仍继续恶化；b. 意识障碍；c. 呼吸严重异常，如呼吸频率>35～40次/分或<6～8次/分或呼吸节律异常或自主呼吸微弱或消失；d. 血气分析提示严重通气和（或）氧合障碍，尤其是充分氧疗后仍<50mmHg，$PaCO_2$进行性升高，pH动态下降。

初始宜用间歇正压通气给氧，他能使更多的肺泡开放，加大肺泡平均容量，以利气体交换，一般将吸气相正压控制在30cmH$_2$O以下。若仍无效，可改用呼气末正压通气（PEEP）给氧，PEEP改善换气功能的作用和左心功能的作用随其大小的增加而增强。适当增加的PEEP可减少回心血量，减轻心脏前负荷，可增加心排出量。

（2）血液净化治疗

① 适应证：出现下列情况之一时可采用超滤治疗。高容量负荷如肺水肿或严重的外周组织水肿，且对利尿药抵抗，低钠血症（血钠<110mmol/L）且有相应的临床症状如神志障碍、肌张力减退、腱反射减弱或消失、呕吐以及肺水肿等。超滤对AHF有益，但并非常规手段。UNLOAD研究证实，对于心衰患者，超滤治疗和静脉连续应用利尿药相比，排水量无明显差异，但超滤治疗能更有效地移除体内过剩的钠，并可降低因心衰再住院率；但CARRESS-HF研究表明在急性失代偿性心衰合并持续淤血和肾功能恶化的患者中，在保护96小时肾功能方面，阶梯式药物治疗方案优于超滤治疗，2种治疗体重减轻类似，超滤治疗不良反应较高。

ESC指南指出：尚无证据表明超滤优于利尿剂成为AHF的一线治疗。不推荐常规应用超滤，可用于对利尿药无反应的患者。

② 肾功能进行性减退，血肌酐>500μmol/L或符合急性血液透析指征的其他情况可行血液透析治疗。

（3）主动脉内球囊反搏（IABP）　可有效改善心肌灌注，降低心肌耗氧量和增加心排出量。适应证：①AMI或严重心肌缺血并发心源性休克，且不能由药物纠正。②伴血流动力学障碍的严重冠心病（如AMI伴机械并发症）。③心肌缺血或急性重症心肌炎伴顽固性肺水肿。④作为左心室辅助装置（LVAD）或心脏移植前的过度治疗。对其他原因的心源性休克是否有益尚无证据。

ESC指南指出：心源性休克患者在多巴胺和去甲肾上腺素联合基础上加用左西孟旦可改善血流动力学，且不增加低血压风险，但对IABP不推荐常规使用。

（4）心室机械辅助装置　AHF经常规药物治疗无明显改善时，有条件的可应用该技术。此类装置有体外模式人工肺氧合器（ECMO）、心室辅助泵（如可置入式电动左心辅助泵、全人工心脏）。根据AHF的不同类型，可选择应用心室辅助装置，在积极纠治基础心脏疾病的前提下，短期辅助心脏功能，也可作为心脏移植或心肺移植的过渡。ECMO可以部分或全部代替心肺功能。临床研究表明，短期循环呼吸支持（如应用ECMO）可明显改善预后。

4. 病因和诱因治疗

诱因治疗包括控制感染、纠正贫血与心律失常等，病因治疗如 AMI 行急诊 PCI 等。

5. 急性心衰稳定后的后续处理

（1）病情稳定后监测　入院后至少第 1 个 24 小时要连续监测心率、心律、血压和 SaO_2，之后也要经常监测。至少每天评估心衰相关症状（如呼吸困难），不良反应以及评估容量超负荷相关症状。

（2）病情稳定后治疗　①无基础疾病的急性心衰，在消除诱因后，并不需要继续心衰的相关治疗，应避免诱发急性心衰，如出现各种诱因要及早、积极控制。②伴基础疾病的急性心衰，应针对原发疾病进行积极有效的治疗、康复和预防。③原有慢性心衰类型，处理方案与慢性心衰相同。

二、慢性心力衰竭

慢性心力衰竭（CHF）是心血管疾病的终末期表现和最主要的死因。

（一）病因

冠心病、高血压已成为慢性心力衰竭的最主要病因。风湿性心脏病虽在病因构成中的比例已趋下降，但瓣膜性心脏病仍不可忽视。同时，慢性肺心病和高原性心脏病在我国也具有一定的地域高发性。

（二）诊断

临床上左心衰竭较为常见，尤其是左心衰竭后继发右心衰竭而致的全心衰竭，由于严重广泛的心肌疾病同时波及左、右心而发生全心衰竭者在住院患者中更为多见。

1. 左心衰竭

以肺循环淤血及心排出量降低为主要表现。

（1）症状

① 不同程度的呼吸困难：a.劳力性呼吸困难，是左心衰竭最早出现的症状。因运动使回心血量增加，左心房压力升高，加重肺淤血。引起呼吸困难的运动量随心衰程度加重而减少。b.端坐呼吸，肺淤血达到一定程度时，患者不能平卧，因平卧时回心血量增多且横膈上抬，呼吸更为困难。高枕卧位、半卧位甚至端坐时方可好转。c.夜间阵发性呼吸困难，患者入睡后突然因憋气而惊醒，被迫取坐位，重者可有哮鸣音，称为"心源性哮喘"。多于端坐休息后缓解。d.急性肺水肿，是"心源性哮喘"的进一步发展，是左心衰竭呼吸困难最严重的形式。

② 咳嗽、咳痰、咯血：咳痰是肺泡和支气管黏膜淤血所致，开始常于夜间发生，坐位或立位时咳嗽可减轻，白色浆液性泡沫痰为其特点，偶可见痰中带血丝。长期慢性肺淤血肺静脉压力升高，导致肺循环和支气管血液循环之间在支气管黏膜下形成侧支。此种血管一旦破裂可引起大咯血。

③ 代谢症状：乏力、疲倦、运动耐量降低、头晕、心慌等器官、组织灌注不足及代偿

性心率加快所致的症状。

④ 少尿及肾功能损害症状：严重的左心衰竭血液进行再分配时，肾血流量首先减少，可出现少尿。长期慢性的肾血流量减少可出现血尿素氮、肌酐升高并可有肾功能不全的相应症状。

（2）体征

① 肺部湿性啰音：由于肺毛细血管压增高，液体渗出到肺泡而出现湿性啰音。随着病情的加重，肺部啰音可从局限于肺底部直至全肺。侧卧位时下垂的一侧啰音较多。

② 心脏体征：除基础心脏病的固有体征外，一般均有心脏扩大（单纯舒张性心衰除外）及相对性二尖瓣关闭不全的反流性杂音、肺动脉瓣区第二心音亢进及舒张期奔马律。

2. 右心衰竭

以体循环淤血为主要表现。

（1）症状

① 消化道症状：胃肠道及肝淤血引起腹胀、食欲缺乏、恶心、呕吐等是右心衰竭最常见的症状。

② 劳力性呼吸困难：继发于左心衰竭的右心衰竭呼吸困难已存在。单纯性右心衰竭为分流性先天性心脏病或肺部疾患所致，也均有明显的呼吸困难。

（2）体征

① 水肿：体静脉压力升高使软组织出现水肿，表现为始于身体低垂部位的对称性凹陷性水肿。也可表现为胸腔积液，以双侧多见，单侧者以右侧多见，可能与右膈下肝淤血有关。因胸膜静脉部分回流到肺静脉，故胸腔积液更多见于全心衰竭。

② 颈静脉征：颈静脉搏动增强、充盈、怒张是右心衰竭时的主要体征，肝颈静脉反流征阳性则更具特征性。

③ 肝脏肿大：肝淤血肿大常伴压痛，持续慢性右心衰竭可致心源性肝硬化。

④ 心脏体征：除基础心脏病的相应体征外，可因右心室显著扩大而出现三尖瓣关闭不全的反流性杂音。

3. 全心衰竭

右心衰竭继发于左心衰竭而形成全心衰竭。右心衰竭时右心排血量减少，因此阵发性呼吸困难等肺淤血症状反而有所减轻。扩张型心肌病等表现为左、右心室衰竭者，肺淤血症状往往不严重，左心衰竭的表现主要为心排血量减少的相关症状和体征（表 2-6）。

表 2-6　心力衰竭的症状和体征

症状	体征
典型的	较特异的
气促	颈静脉压升高
端坐呼吸	肝颈静脉反流征
阵发性夜间呼吸困难	第三心音（奔马律）
运动耐力降低	心尖冲动向左侧移位
乏力、疲倦、运动后恢复时间延长	
踝部水肿	

不太典型的	不太特异的
夜间咳嗽	体重增加（＞2kg/周）
喘息	体重减轻（在严重心衰）
肿胀感	组织消耗（恶病质）
食欲缺乏	心脏杂音
精神不振（尤其是老年人）	外周水肿（踝部、骶部、阴囊）
抑郁	肺部啰音
心悸	肺底空气进入减少，叩诊浊音（胸腔积液）
头晕	心跳加快
昏厥	脉搏不规则
俯身呼吸困难	呼吸加快
	潮式呼吸
	肝大
	腹水
	四肢冷
	尿少
	脉压小

（三）辅助检查

1.影像学常规检查

（1）心电图　心衰常并发心脏电生理传导异常，导致房室、室间或室内运动不同步（不协调），房室不协调表现为心电图中 PR 间期延长，使左心室充盈减少；左右心室间不同步表现为左束支传导阻滞，使右心室收缩早于左心室；室内传导阻滞在心电图上表现为 QRS 时限延长（＞120ms）。以上不同步现象均严重影响左心室收缩功能。

（2）X 线胸片　X 线胸片显示心脏大小的外部轮廓，肺淤血、肺水肿、胸腔积液、肺动脉高压、大血管病变、肺部疾病等，侧位片能够反映右心室的大小，不应省略。

（3）超声心动图和多普勒超声心动图　两者在左室射血分数正常或代偿的心衰诊断方面具有较大的价值。通常将其分为松弛异常、假性正常化、可逆性限制型和不可逆限制型四级。主要通过二尖瓣流速 E/A，减速时间 DT，Valsalva 动作时 E/A 的变化，舒张早期二尖瓣流速/二尖瓣环间隔处心肌舒张的速度 E/e'，二尖瓣 A 波的时间减去肺静脉回流的 A 波时间等指标进行评估。

2.影像学选择性应用检查

（1）放射性核素心室显影及核素心肌灌注显像　当超声心动图不能提供足够的功能信息时或者透声窗小，图像显示不清楚时，可选择放射性核素心室显影，能准确测定心室容积、射血分数及室壁运动。核素心肌灌注显像可诊断心肌缺血和 MI，并对鉴别扩张型心肌病或缺血性心肌病有一定帮助。

（2）心脏磁共振显像　评估右心结构和功能最好的方法，需要操作者手动选取多重切面，解剖节段的截取需要人工编辑。本法有助于评价左右心腔室容积、局部室壁运动、心肌厚度和肌重，尤其适用于检测先天性缺陷（如右心室发育不良、心肌致密化不全）及肿物或肿瘤、心包疾病等，同时评价心功能，区别存活心肌或瘢痕组织。

（3）冠状动脉造影　适用于有心绞痛或心肌梗死需血管重建或临床怀疑冠心病的患者；也可鉴别缺血性或非缺血性心肌病，对 65 岁以下不明原因的心衰可行冠状动脉造影。

（4）心内膜活检　有助于明确心肌炎症性或浸润性病变的诊断；评估癌症患者继续服用抗癌药物的危险性；拟行心脏移植前证实心脏病性质，权衡心脏移植可行性；发现巨细胞性心肌炎，这种迅速致死的疾病，从而为选择机械循环支持或心脏移植提供依据。

（5）有创性血流动力学检查　主要用于严重威胁生命，并对治疗无反应的泵衰竭患者或需对呼吸困难和低血压休克做鉴别诊断的患者。

（6）动态心电图　用于怀疑心衰诱因与心律失常有关时；陈旧性心肌梗死患者怀疑心动过速拟行电生理检查前；拟行 ICD 治疗前。评估 T 波电交替、心率变异性。

（7）心肺运动试验　当无法确定运动耐量降低是否与心力衰竭有关时，为明确诊断可行心肺运动试验。心肺运动试验能够客观反映患者的运动耐量，同时也能显示患者心脏的储备功能。制定患者的运动处方。

3. 实验室检查

实验室检查可证实导致或加重心力衰竭的病因和诱因，初诊心衰患者应当完成血常规、尿常规、血清电解质（钙、镁）、肾功能（BUN、Cr）及空腹血糖（糖化血红蛋白）、血脂、肝功能和甲状腺功能的测定。随诊时应常规监测血清电解质和肾功能。

（四）诊断及鉴别诊断

1. 慢性心力衰竭的阶段

（1）心力衰竭易患阶段　即前心力衰竭阶段，此阶段存在发生心脏病和心力衰竭的高危因素，没有明显的心脏结构异常，没有心力衰竭的症状和体征，危险因素包括高血压、动脉粥样硬化、糖尿病、肥胖、代谢综合征、酗酒及服用对心脏有毒害作用的物质、风湿热史、心肌病家族史等。这些危险因素造成心脏初始损伤，也可称为心脏重构的启动阶段。

（2）无症状心力衰竭阶段　此阶段存在心脏重构，有器质性心脏病，无心力衰竭的症状和体征，实验室检查存在心功能不全的征象；无症状的瓣膜性心脏病；陈旧性心肌梗死等，也可称为心脏重构阶段。从这一阶段起，临床诊断进入心力衰竭范围。

（3）有症状心力衰竭阶段　此阶段有器质性心脏病，近期或既往出现过心力衰竭的症状和体征。可以分为左侧心力衰竭、右侧心力衰竭和全心衰竭。根据左心室射血分数（LVEF 小于或大于 45%）又可以分为 LVEF 下降的心力衰竭（HFrEF 或收缩性心衰）和 LVEF 正常或代偿的心力衰竭（HFnEF 或舒张性心力衰竭）。

（4）顽固性或终末期心力衰竭阶段　此阶段器质性心脏病严重，即使合理用药，静息时仍有心力衰竭的症状，需特殊干预，如长期或反复因心力衰竭住院治疗；拟行心脏移植；需持续静脉用药缓解症状；需辅助循环支持等。

2. 诊断标准

（1）主要条件　①阵发型夜间呼吸困难和或睡眠中憋醒。②颈静脉曲张或搏动增强。

③有湿啰音和（或）呼吸音减弱，尤其双肺底。④心脏扩大。⑤急性肺水肿。⑥第三心音奔马律。⑦交替脉。⑧颈静脉压升高＞15cmH$_2$O。⑨X线胸片示中、上肺野纹理增粗或见Kerley线。

（2）次要条件　①踝部水肿和（或）尿量减少而体重增加。②无上呼吸道感染的夜间咳嗽。③劳力性呼吸困难。④淤血性肝大。⑤胸腔积液。⑥肺活量降低至最大的1/3。⑦心动过速。⑧按心力衰竭治疗5日内体重减少＞4.5kg。

（3）判断标准　具有两项主要条件或具有一项主要条件及两项次要条件即可诊断。

3. 鉴别诊断

（1）舒张性与收缩性心力衰竭的鉴别　见表2-7。

表 2-7　舒张性心力衰竭与收缩性心力衰竭的鉴别

	特点	舒张性心力衰竭	收缩性心力衰竭
临床特点	症状（如呼吸困难）	有	有
	充血状态（如水肿）	有	有
	神经内分泌激活	有	有
左心室结构和功能	射血分数	正常	降低
	左心室质量	增加	增加
	相对室壁厚度	增加	增加
	舒张末容积	正常	增加
	舒张末压	增加	增加
	左心房	增大	增大
运动	运动能力	降低	降低
	心排血量变化	降低	降低
	舒张末压	增加	增加

（2）慢性心力衰竭与其他疾病的鉴别

① 支气管哮喘：该病以年轻者居多，常有多年病史，查体心脏正常，双肺可以闻及哮鸣音，胸部X线示肺野清晰，心脏正常。

② 心包积液、缩窄性心包炎所致肝大、下肢水肿：可以根据病史、心脏及周围血管体征及超声心动图可以鉴别。

③ 肝硬化腹腔积液伴下肢水肿与右心室衰竭鉴别：基础病有助鉴别，且仅有心源性肝硬化才有颈静脉怒张。

（五）治疗

1. 治疗原则

根据慢性心衰发生发展的四个阶段，治疗原则或目标分别有所不同。

（1）心力衰竭易患阶段　控制或消除各种导致心力衰竭和心脏重构的危险因素，早期阻断心室重构的始动环节，预防心室重构的发生。

（2）无症状心力衰竭阶段　逆转或减缓心脏重构的进展，治疗心脏病的病因，防止进展到有症状心力衰竭，减少不良事件。

（3）有症状心力衰竭阶段　改善或消除心衰的症状和体征，逆转或减缓心脏重构，降低心衰的病死率或致残率。

（4）顽固性或终末期心力衰竭阶段　提高患者生存质量，降低心衰住院率。

2. 早期干预

（1）降压目标　一级目标血压＜140/90mmHg；高危人群（糖尿病或肾功能不全或脑卒中/TIA 史）血压＜130/80mmHg；肾功能不全，尿蛋白＞1g/d，血压＜125/75mmHg。

（2）调脂治疗目标　积极的调脂治疗将减少冠心病和动脉粥样硬化的发生，慢性心衰患者的调脂治疗目标为：①极高危人群，LDL-C＜2.07mmol/L。②高危人群，LDL-C＜2.6mmol/L。③中危人群，LDL-C＜3.41mmol/L。④低危人群，LDL-C＜4.14mmol/L。

（3）慢性心衰患者糖尿病的治疗目标　餐前血糖＜5.6mmol/L（次级目标5.0mmol/L、7.2mmol/L），餐后 2 小时血糖＜7.8mmol/L（次级目标＜10mmol/L），糖化血红蛋白 HbA1c＜7%，LDL＜100mg/dL，TG＜150mg/dL，HDL＞40mg/dL。

（4）动脉粥样硬化的治疗　一旦肯定冠心病的诊断和存在外周动脉粥样硬化的依据，推荐抗动脉粥样硬化的治疗，建议采用 ABCDE 方案。①A：抗血小板聚集或抗凝，抗 RAS 系统，推荐阿司匹林和血管紧张素转换酶抑制药，不能耐受 ACEI 的患者选用 ARB，心肌梗死后患者加用醛固酮受体拮抗药，特殊情况选用其他抗血小板聚集药物或抗凝。②B：控制血压，使用 β 受体拮抗药。③C：调脂治疗，戒烟及不暴露在吸烟环境。④D：健康饮食，治疗糖尿病。⑤E：运动和健康教育。

（5）早期发现和干预心脏重构　定期随访和评估高危人群，包括明确心肌病家族史或接受心脏毒性物质的人群。

（6）心力衰竭易患阶段药物　血管紧张素转换酶抑制药应用于动脉粥样硬化性疾病、糖尿病、高血压合并心血管危险因素的患者。在这些高危人群中，ACEI 能够减少新发的心力衰竭，有效干预心脏重构的始动过程，血管紧张素受体拮抗药也有类似的作用（Ⅱa 级推荐）。

3. 药物治疗

（1）无症状心力衰竭阶段的治疗

① 逆转心脏重构的治疗：一旦明确存在左心室重构，推荐使用 ACE 抑制药和 β 受体拮抗药。大规模的临床研究证实，慢性左心室射血分数下降而无症状的患者长期应用 ACEI 可延缓心衰症状的发生，降低心衰病死率和住院的联合终点。心肌梗死的患者联合应用 ACEI 和 β 受体拮抗药可以降低再梗死和死亡的危险，延缓心力衰竭的进展。

② 针对病因治疗：冠心病、心肌梗死和心绞痛的患者应遵循相应的指南进行冠脉血供重建，挽救缺血和冬眠的心肌，逆转和阻断心室重构。瓣膜性心脏病，如严重的主动脉瓣或二尖瓣狭窄或关闭不全，即使没有心力衰竭的症状也应考虑行瓣膜修复（球囊扩张）或置换术。

③ 无症状心力衰竭阶段的药物推荐：除非存在禁忌证，推荐使用血管紧张素转换酶抑制药（ACEI）和 β 受体拮抗药，逆转心脏重构，延缓无症状心功能不全进展到有症状心衰。不能耐受 ACEI 者，可选用血管紧张素Ⅱ受体拮抗药（ARB）。

（2）左室功能下降，有症状心力衰竭的治疗

① 一般治疗

a.去除诱发因素：监测体重，每日测体重，以早期发现液体潴留非常重要。调整生活方式。限钠，轻度心衰患者钠盐摄入应控制在 $2\sim3g/d$，中到重度心衰患者应 $<2g/d$。限水，严重低钠血症（血钠 $<130mmol/L$），液体摄入量应 $<2L/d$。营养和饮食，宜低脂饮食，肥胖患者应减轻体重，严重心衰伴明显消瘦（心脏恶病质）者，应给予营养支持，包括给予人血白蛋白。戒烟戒酒。

b.休息和适度运动：失代偿期需卧床休息，多做被动运动以预防深部静脉血栓形成。临床情况改善后应鼓励在不引起症状的情况下进行体力活动，以防止肌肉的"去适应状态"，但要避免长时间的用力运动。较重患者可在床边围椅小坐。其他患者可每日步行多次，每次 $5\sim10$ 分钟，并酌情逐步延长步行时间。

c.心理和精神治疗：压抑、焦虑和孤独在心衰恶化中有很大的作用，也是心衰患者死亡的主要预后因素。综合性情感干预包括心理疏导可改善心功能状态，必要时可考虑酌情应用抗抑郁或焦虑的药物。

d.治疗中避免使用的药物：下列药物可加重心衰症状，应尽量避免使用。ⅰ.非甾体类抗炎药和 COX-2 抑制药，可引起钠潴留、外周血管收缩，减弱利尿药和 ACEI 的疗效，并增加其毒性；ⅱ.皮质激素，生长激素或甲状腺激素等激素疗法；ⅲ.Ⅰ类抗心律失常药物；ⅳ.大多数 CCB，包括地尔硫䓬、维拉帕米、短效二氢吡啶类制剂；ⅴ."心肌营养"药，包括辅酶 Q_{10}、牛磺酸、抗氧化药等，因疗效尚不确定，且和治疗心衰的药物之间可能有相互作用，不推荐使用。

e.氧疗：氧气用于治疗急性心衰伴有的低氧血症，单纯慢性心衰并无应用指征，但对心衰伴夜间睡眠呼吸障碍者，夜间给氧可减少低氧血症的发生。

② 常规药物治疗：左心功能下降，有症状心力衰竭阶段的常规药物治疗主要包括利尿药、血管紧张素转换酶抑制药（ACEI）或血管紧张素Ⅱ受体拮抗药（ARB）和 β 受体阻滞药，必要时加用地高辛。

（3）左室功能正常，有症状心力衰竭（HFnEF）的治疗。

① 针对病因治疗：进行基础心脏病的规范化治疗，对高血压伴有 HFnEF 的患者强化降压治疗，达标血压宜低于单纯高血压患者的标准，即收缩压 $<130mmHg$、舒张压 $<80mmHg$，冠心病的高危患者，推荐血供重建；治疗糖尿病；纠正贫血、甲状腺功能亢进、动静脉瘘等高动力学状态；有可能转复为窦性心律的心房颤动患者，恢复窦律并维持窦律等。

② 缓解症状：有液体潴留征象的患者选用利尿药，可以选用噻嗪类利尿药或袢利尿药；噻嗪类利尿药无效时，改用袢利尿药。过度的利尿，有可能影响血压，使肾功能恶化，应该避免；快速心房纤颤的患者控制心室率，可选用 β 受体拮抗药或非二氢吡啶类钙拮抗药。

③ 逆转左心室肥厚，改善舒张功能：推荐使用 ACEI、ARB、β 受体拮抗药等。维拉帕米有益于肥厚型心肌病。对心肌肥厚或纤维化疾病的患者，如高血压、糖尿病等，可以应用醛固酮受体拮抗药。

④ 其他：地高辛不能增加心肌的松弛性，不推荐使用地高辛。

（4）难治性或终末期心力衰竭阶段的治疗　顽固性或终末阶段心衰的诊断需排除因治疗不当或可逆性心衰诱因未纠正等因素，确认所有常规心衰治疗均得到合理应用，而患者仍有

静息或轻微活动时气促，极度无力，常有心源性恶病质，需反复住院甚至无法出院。此期的心衰患者病死率高，治疗目的是改善症状，提高生活质量，减少病死率和病残率。

① 液体潴留：顽固性终末期心力衰竭的治疗，最重要的是如何使利尿药的应用最佳化，在水盐代谢、肾功能、电解质之间寻求平衡。每日限盐 2g 或更少，入液量＜2000mL。每日测体重，若体重增加超过每日 1kg，应考虑有隐性水肿。顽固性心衰患者低钠血症常常是血管加压素系统高度激活和（或）肾素-血管紧张素-醛固酮系统抑制不充分的结果。血管加压素受体拮抗药可减轻体重和水肿，使低钠血症患者的血钠正常化，有望减少低钠血症的发生。另外，可考虑增加对肾素-血管紧张素-醛固酮系统的抑制或使用重组 B 类利钠肽。出现低钠血症时，应鉴别缺钠性或稀释性低钠血症，前者发生于大量利尿后，属容量减少性低钠血症，患者可有直立性低血压，尿少而比重高，治疗应予补充钠盐；后者又称难治性水肿，见于心衰进行性恶化者，此时钠、水有潴留，而水潴留多于钠潴留，故称高容量性低钠血症，患者尿少而比重低，治疗应严格限制入水量，并按利尿药免疫处理。伴有低钠血症的顽固性水肿可选用新型利尿药托伐普坦。

② 神经内分泌拮抗药：顽固性终末期心力衰竭的患者常常仅能耐受小剂量的神经内分泌抑制药或者完全无法耐受。对血压＜80mmHg 或呈外周低灌注状态的患者不要使用 ACEI，对能够耐受小剂量神经内分泌抑制药的患者则应坚持使用。有液体潴留或正在使用正性肌力药的患者不宜用 β 受体阻滞药。终末期心衰的患者常常血压偏低、肾功能不全，合用 ACEI 易诱发低血压和肾衰竭，加用 β 受体阻滞药后心衰可进一步加重，此时应权衡利弊，个体化处理。

③ 血管扩张药和正性肌力药物：在临床症状恶化期可选用血管扩张药（硝普钠、硝酸甘油和奈西立肽）和持续静脉滴注正性肌力药物缓解症状，作为姑息治疗手段。不主张常规间歇静脉滴注正性肌力药，可试用钙增敏药左西孟旦。

④ 心衰的非药物治疗：优化的内科药物治疗无效，应考虑非药物治疗，包括心脏移植、左室辅助装置、超滤等。

⑤ 临终关怀：主张尽力缓解患者的痛苦，以减轻症状为目的，包括使用麻醉药、频繁使用利尿药、持续静脉滴注正性肌力药等。避免不必要的检查和干预，与患者和家属协商终末期的支持治疗。在生命弥留之际是否进行心肺复苏，应征询家属意见，当进行积极的操作（气管插管、应用 ICD）也无法改变最终的结局时，不推荐这些操作。

4. 慢性心衰的非药物治疗

（1）心脏再同步化治疗　心脏失同步的慢性心力衰竭患者常规药物治疗效果不佳，可应用心脏再同步化治疗（CRT），不仅提高 CHF 患者生活质量、增加日常生活能力，缓解临床症状，而且使 CHF 患者住院率、病死率明显下降。心脏再同步化治疗的适应证如下。

① Ⅰ类：a.缺血或非缺血性心肌病；b.充分抗心力衰竭药物治疗后，心功能仍在Ⅲ级及不必卧床的Ⅳ级；c.窦性心律；d.左心室射血分数（LVEF）≤35%；e.左心室舒张末期内径（LVEDD）≥55mm；f.QRS 时限≥120ms 伴有心脏运动不同步。

② Ⅱa 类：a.充分药物治疗后心功能好转至Ⅱ级，并符合Ⅰ类适应证其他条件；b.慢性心房颤动患者，符合Ⅰ类适应证其他条件可行 CRT 治疗，部分患者结合房室结射频消融以保证有效夺获双心室。

③ Ⅱb 类：a.符合常规心脏起搏适应证并心室起搏依赖患者，合并器质性心脏病或心功能Ⅲ级以上；b.常规心脏起搏并心室起搏依赖患者，起搏治疗后出现心脏扩大，心功能

Ⅲ级及以上；c. QRS 时限＜120ms 并符合Ⅰ类适应证的。

（2）左心室辅助装置（LAVD） LAVD 是将人工制造的机械装置植入体内，从左心房或左心室引出血液，通过植入的机械装置升压后将血液泵入主动脉系统，起到部分或全部替代心脏泵血功能，以维持全身组织、器官血液供应；此外 LAVD 免除左心室负荷，可改善心力衰竭患者症状；同时通过正常化心室压力容积，使肥大的心室逐渐缩小，发挥逆转左心室重塑、降低病死率的作用。

LAVD 适用于心脏手术后心功能不全恢复前辅助治疗，心脏移植术前临时支持，终末期心力衰竭长久支持。

（3）基因治疗 当前采用的药物治疗虽能控制心力衰竭症状，减轻左心室扩张，改善功能，延缓死亡，但不能使其治愈。心力衰竭的实质是心肌细胞基因异常表达，造成心肌细胞膜上受体、细胞内信号传导系统、钙离子（Ca^{2+}）调节及细胞生长和凋亡调控机制等发生一系列改变，从而出现以心肌舒缩功能不全为特征的临床综合征，最终导致心肌储备能力耗竭。基因治疗通过对引起心力衰竭的相关基因进行调整和修补，从而达到获得、替代或放大目标蛋白组、改善心功能目的。

（4）心脏移植 心脏移植可作为终末期心衰的一种治疗方式，主要适用于无其他可选择治疗方法的重度心衰患者。

① 心脏移植适应证：a. 药物及其他治疗均无法治愈的终末期心力衰竭患者；b. 顽固性心力衰竭引起血流动力学障碍；c. 难治性心源性休克；d. 长期依赖正性肌力药来维持器官灌注；e. 运动峰耗氧量＜10mL/kg 伴无氧代谢；f. 严重心肌缺血，即使冠状动脉旁路移植术或经皮冠状动脉腔内成形术也无法缓解症状；g. 顽固性恶性室性心律失常，各种干预措施无效。

② 心脏移植的禁忌证：a. 严重的外周及脑血管疾病；b. 其他器官（肾、肝、肺）不可逆损害（除非考虑多器官移植）；c. 有恶性肿瘤史及恶性肿瘤复发；d. 无法或不能耐受术后的药物综合治疗；e. 不可逆的肺动脉高压；f. 全身感染（HIV、播散性肺结核等）；g. 胰岛素依赖的糖尿病伴有终末器官损伤；h. 吸毒；i. 精神状态不稳定；j. 高龄。

（郭殿龙　孙　苗）

第十节　主动脉夹层

主动脉夹层（dissection of aorta，AD）是指在内因和（或）外力作用下造成主动脉内膜破裂，血液通过内膜的破口渗入主动脉壁的中层，并沿其纵轴延伸剥离形成夹层血肿，主动脉可呈瘤样扩张，又称主动脉夹层动脉瘤。临床特点为急性起病，突发剧烈疼痛、休克和血肿压迫相应的主动脉分支血管时出现的脏器缺血症状。CT 血管造影与 MRI 是其确诊的主要方法。主动脉夹层属于急性主动脉综合征最常见的一种类型，是极为凶险的心血管急症，其发病率在发达国家可达每年（100～200）/100 万人。多见于中老年男性，发病高峰年龄在50～70 岁，在此年龄段男性发病率是女性的 2～3 倍，而在低于 40 岁发病者中，男女比例接

近 $1:1$。若不能及时救治，早期病死率约为每小时 1%，$60\%\sim90\%$ 死于发病后 1 周内。主要致死原因为主动脉夹层动脉瘤破裂至胸、腹腔或者心包腔，进行性纵隔、腹膜后出血以及急性心力衰竭或者肾衰竭等。近年来由于诊断和治疗技术的进步，病死率已大幅度下降。根据发病的急缓，主动脉夹层可分为急性夹层（发病在 2 周内）和慢性夹层（无急性病史或发病超过 2 周以上）。

一、病因与发病机制

一般情况下，正常成人的主动脉壁具有较强的抗压能力，若使主动脉血管内膜撕裂需要 $500mmHg$ 以上的压力，主动脉夹层患者引起内膜裂开的主要病理机制是中膜的先天或后天缺陷，中膜变性和囊性坏死、弹性纤维断裂，而高血压、动脉粥样硬化、马方综合征和埃-当综合征、大动脉炎、主动脉缩窄、外伤及梅毒、妊娠等都能使主动脉壁发生结构或功能缺陷，成为主动脉夹层的病因。近年来，以高血压、动脉粥样硬化为病因的发病比例也逐渐增高。

内膜的裂口可起于主动脉的任何部位，好发于近心端升主动脉和胸主动脉近端，邻近左锁骨下动脉开口。内膜一旦撕裂，由于血流的不断冲击，夹层顺行或逆行蔓延，病变可累及主动脉的各分支如无名动脉、颈总动脉、锁骨下动脉、肾动脉等，部分病例的夹层可破入胸腔、心包导致胸腔积液和心脏压塞，甚至猝死，抑或破入主动脉内出现第二个开口，形成主动脉内的假腔贯通道。

二、分型

临床上，根据病变部位及累及范围等解剖与病理特征，有两种经典的分型方法（表 2-8）。

表 2-8 主动脉夹层的分型

1. DeBakey 分型
（1）DeBakey Ⅰ型：起源于升主动脉，至少波及主动脉弓，远端通常超出主动脉弓
（2）DeBakey Ⅱ型：起源于升主动脉，并局限于升主动脉内
（3）DeBakey Ⅲ型：起源于降主动脉，远端向下发展，逆行扩展至主动脉弓或升主动脉者罕见
2. Stanford 分型
（1）Stanford A 型：所有累及升主动脉的夹层
（2）Stanford B 型：未累及升主动脉的所有夹层

① DeBakey 分型：DeBakey 根据内膜撕裂部位的不同将主动脉夹层分为 3 型。DeBakey Ⅰ型，内膜裂口起源于升主动脉或弓部，累及弓部和降主动脉可达髂动脉，包括破口位于左弓而内膜逆行剥离至升主动脉者，此型最常见，约占 70%。DeBakey Ⅱ型，内膜撕裂口起源于升主动脉或弓部，并局限于升主动脉和弓部。DeBakey Ⅲ型，内膜撕裂口起源于胸降主动脉，此型又根据夹层是否累及膈下腹主动脉分为Ⅲa 和Ⅲb 型。

② Stanford 分型：根据手术需要将主动脉夹层分为 A、B 两型。Stanford A 型，指累及升主动脉的类型，包括 DeBekay Ⅰ、Ⅱ型及破口位于左弓而逆行剥离至升主动脉者，此型约

占 2/3。Stanford B 型，不累及升主动脉的类型，指内膜撕裂位于主动脉弓峡部而向胸主动脉以下蔓延者，此型约占 1/3。

DeBakey 和 Stanford 分型法临床最为常用。此外，根据解剖特征的更为简单的描述性分类：近端夹层，包括 DeBekay Ⅰ、Ⅱ型或 Stanford A 型；远端夹层，包括 DeBekay Ⅲ型或 Stanford B 型。

AD 的自然病史取决于是否累及升主动脉，累及升主动脉者，自然病程仅 8% 超过一月，而仅累及降主动脉者，超过一月自然病程可达 75%。近端夹层危险性大，外科手术治疗效果较好；远端夹层危险性小，内科治疗或介入治疗即可获得较好效果，多不主张手术治疗。

三、诊断

（一）临床表现

由于夹层累及部位、范围和程度的不同，加之不同基础疾病的影响，该病的临床表现多种多样。

1. 疼痛

突发剧烈的疼痛为发病时最常见的症状，发生于约 85% 患者。疼痛从一开始发作即剧烈难以忍受，呈撕裂样痛，并伴有烦躁不安、出汗、焦虑、恐惧和濒死感，且为持续性，镇痛药物难以缓解。当夹层分离沿主动脉扩展时，可发生转移性疼痛，见于 20% 左右患者。初始疼痛部位对判断主动脉夹层的部位或许是有帮助的，因为局部症状能大体上反应受累的病变血管，如疼痛在前颈、喉、颌、面、胸部，则 90% 以上累及升主动脉；若疼痛在肩胛之间，则 90% 以上累及降主动脉；吞咽困难、吞咽疼痛提示病变累及胸主动脉；腹部或下肢的疼痛、跛行强烈提示夹层累及腹主动脉；如病变累及腹主动脉及其大的分支，患者可出现腹痛尤其上腹痛，甚至类似急腹症表现，常同时伴有恶心、呕吐等，若血液渗入腹膜腔，还可表现腹膜刺激症状。

值得注意的是，部分病例因夹层远端内膜破裂使夹层中的血液重新回到主动脉管腔而疼痛可得以暂时缓解，但若疼痛消失后再次出现，应警惕主动脉夹层又继续扩展并有向外膜破裂的危险。此外，少数患者无明显疼痛症状，其原因可能在于：①发病早期便出现晕厥或神志严重改变而掩盖了疼痛。②发病早期以主动脉关闭不全、心力衰竭、脉搏缺如为首发症状。③发病即发生猝死。因此，在诊断上要充分认识该症的不典型情况。有学者遇到仅表现为阵发后背部皮肤刺痛的急性主动脉夹层患者，可能也属于本症的一种特殊表现，其机制尚不明确。

2. 休克

主动脉夹层急性期有近 1/3 的患者出现面色苍白、大汗淋漓、四肢皮肤湿冷、脉搏细速等休克现象，但血压常不低，可能与肾缺血、主动脉腔不完全阻塞、剧痛反应或主动脉减压神经受损等有关。

3. 其他系统症状

当夹层分离累及主动脉各大分支时，可引起相应器官灌注不足表现以及夹层血肿压迫周围组织所出现相应的压迫症状以及夹层血肿侵犯外膜所表现的相应征象。

（1）心血管系统主动脉瓣关闭不全是近端主动脉夹层的重要特征，其杂音具有乐音样特点，沿胸骨右缘比胸骨左缘听诊的更清楚，与近端主动脉夹层相关的主动脉瓣反流的机制：首先，夹层可使主动脉根部扩张，瓣环扩大；其次，在非对称夹层中，来自夹层血肿的压力会将瓣叶压得比其他叶片的对合线低，结果使瓣膜关闭不全；第三，瓣叶的环状支撑或叶片本身会被撕裂，造成叶片连枷；第四，广泛的或环状内膜撕裂的情况下，无支撑的内膜片会脱垂到左室流出道，产生主动脉瓣反流。当主动脉瓣反流出现在远端主动脉夹层的患者时，通常先于夹层分离的发生，可能与先前存在的主动脉中层囊性退行性变致主动脉根部扩张有关。

急性主动脉夹层发生的急性心力衰竭，几乎均由近端主动脉夹层分离诱发的严重主动脉瓣反流引起的，此时患者的主动脉瓣反流杂音容易被心力衰竭的征象如严重呼吸困难、肺部湿啰音和哮鸣音等掩盖。

2/3患者的外周动脉搏动减弱或完全消失，其中近端主动脉夹层约占50％，而远端主动脉夹层只占15％（通常累及股动脉或左锁骨下动脉）。本症的动脉搏动短缺一般是非对称性的，在疾病的发展过程中可能是变化着的，动态观察四肢动脉搏动及血压变化不仅对提示主动脉夹层的诊断有益，同时对鉴别、除外大动脉炎等相关病症有重要帮助。部分患者在主动脉夹层累及部位可闻及血管性杂音。

1％～2％的病例，近端主动脉夹层分离会累及冠状动脉开口，引起心肌梗死。由于夹层分离对右冠状动脉的影响大于左冠状动脉，临床上多见下壁梗死。需要特别说明，当继发心肌梗死发生时，使得原发的急性主动脉夹层的症状变得模糊不清，临床情况愈加复杂化，尤其是在临床包括心电图有心肌梗死的证据时，更有可能忽略基本的主动脉夹层病变。此外，这样的误诊/漏诊可因为抗凝、溶栓治疗而造成灾难性的结果，须结合背景仔细鉴别。

主动脉夹层破入心包时可迅速发生心包积血、填塞，导致猝死。

（2）神经系统夹层累及主动脉弓部头臂动脉，可引起脑供血不足，甚至于昏迷、偏瘫等。降主动脉的夹层累及肋间动脉可影响脊髓供血引起截瘫。

（3）其他系统夹层血肿压迫气管或支气管，可引起呼吸困难、咳嗽；主动脉夹层破裂引起胸腔积血，一般多见于左侧，可出现胸痛、呼吸困难和咳嗽，并同时伴有出血性休克。从左胸膜腔抽出血液为夹层破入胸膜腔的重要线索。夹层分离累及腹腔脏器分支则可引起肝供血不足、肝功受损、类急腹症表现或消化道出血、肾功损害和肾性高血压等。

（二）辅助检查

1. 实验室检查

多数患者血、尿常规正常。部分患者发病急性期可出现白细胞升高，中性粒细胞增加，如血液从主动脉大量漏出，可见血红蛋白、红细胞下降。由于假腔内的血液溶血，血清乳酸脱氢酶（LDH）浓度可升高。

D-二聚体对于急性主动脉夹层的筛查有十分重要的意义。主动脉夹层时血管损伤释放组织因子，假腔血栓形成激活内源凝血级联瀑布反应，同时也必然激活与凝血系统相平衡的纤维蛋白溶解系统，交联纤维蛋白的降解产物 D-二聚体与血栓性疾病相伴行。虽然 D-二聚体升高并不仅在 AD 患者当中可以发生，其诊断的特异性有限；但是，若是急性胸痛患者的 D-二聚体<500ng/mL，对于除外主动脉夹层有很高的敏感性和阴性预测值，D-二聚体<500ng/mL，排除 AD 达 93％～98％。

此外，平滑肌肌凝蛋白重链单克隆抗体的免疫分析也是一个诊断 AD 的新方法，在发病 12 小时内，其诊断敏感性和特异性分别为 90% 和 97%，更为重要的是，此方法能准确地鉴别心肌梗死和 AD，但临床应用并不广泛。

其他一些如凝血酶-抗凝血酶复合体、白介素-6、白介素-10 等在主动脉夹层的诊断地位并不明确。

2. 影像学检查

（1）心电图　主动脉夹层的心电图表现是非特异性的，1/3 的心电图变化与左心室肥大一致，但基于以下两点理由，获取心电图在临床诊断上是重要的。①主动脉夹层分离患者出现非特异性胸痛，心电图无缺血性 ST-T 变化，会成为除外心肌缺血的理由，并提示其他胸痛综合征。②近端主动脉夹层，当夹层分离内膜片累及冠状动脉时，心电图可提示合并急性心肌梗死。

（2）X 线胸片　胸部 X 线平片后前位和侧位显示胸部动脉增宽，占病例的 80%～90%，局限性的膨出往往出现于病变起始部位。部分患者在胸主动脉夹层走行区域可见钙化斑点或片状钙化阴影，并在透视下显示扩张性搏动。胸片检查正常并不能排除主动脉夹层。

（3）超声心动图　经胸超声心动图（TTE）能显示主动脉增宽、分离的内膜、真腔、假腔以及附壁血栓，如为假性动脉瘤，则可以显示假性动脉瘤的破口、瘤腔以及附壁血栓。对累及升主动脉的夹层血肿其敏感性高达 78%～100%，但对累及降主动脉的夹层，敏感性只有 36%～55%。该检查操作快捷，整个过程都能在床旁完成，是目前临床上开展较多的无创性检查，尤其对于诊断孕期主动脉夹层可能是最为有效、安全的检查方法。

经食管超声心动图（TEE）也可用来诊断主动脉夹层，TEE 可以观察夹层内膜撕裂的位置、假腔内血栓及血流、心包内是否存在积液等，并可见真假腔间波动的内膜片。对于胸主动脉夹层以及近段腹主动脉夹层分离的诊断，TEE 的敏感性可以高达 78%～98%，特异性为 63%～96%，可靠性优于 TTE，但对腹主动脉及其分支夹层的敏感性则大为降低，仅为 40% 左右。由于 TEE 受到检查者经验的和其他条件限制，不便于连续监测是其缺点。

（4）CT 检查　CT 检查能显示血管夹层的部位、大小及范围。应用超高速 CT 和螺旋 CT，结合碘造影，进行二维、三维重建，应用颇为广泛。可以显示夹层血肿与周围组织的毗邻，清晰识别头臂干血管情况，用于诊断胸主动脉夹层，特别是对于降主动脉夹层逆行撕裂累及左侧锁骨下动脉的患者。其对降主动脉夹层的诊断敏感性为 83%～94%，特异性为 87%～100%，而对于升主动脉夹层的敏感性小于 80%。检查一般可在 10 分钟内完成，其主要缺点是不利于撕裂口的位置以及动脉分支血管情况的判断，对主动脉是否存在反流也不能做出判定。

（5）磁共振（MRI）　MRI 对于诊断主动脉夹层具有较高的准确性，有利于主动脉疾病的动态显示，特别是主动脉内膜撕裂口及其假腔的观察，是目前鉴别慢性主动脉夹层撕裂的最好的无创性方法。由于 MRI 显影所需时间较长，危重患者在 MRI 室内不易监护，对急诊危重患者不合适采用，其更适合长期随访的患者。

（6）主动脉造影　主动脉造影可以显示动脉夹层分离的真假腔、内膜破口以及主动脉分支受累范围和主动脉瓣关闭不全，诊断准确率在 95% 以上。由于主动脉造影的方法学较为复杂，对急性期危重患者检查有较大危险，加之过量的显影剂存在肾毒性，因此近年在临床应用上有所下降，已被非创伤性检查方法如螺旋 CT、MRI 等逐渐取代。

（7）血管内超声　是指经股动脉，在 X 线引导下将特制超声探头送入血管达升主动脉进行超声诊断的一种方法。其探测血管横径、对真、假腔的辨别、夹层撕裂漂浮物探测、血管壁内血肿的探测均优于 TTE 和 TEE。此外，尚可引导主动脉内支架的放置及对其放置是否合适做出判断。由于导管介入可能产生的并发症以及受技术本身条件的限制等原因，该检查在急性主动脉夹层诊断中的作用与地位还待确定。

3. 诊断技术的选择应用

基于上述 TEE、CT、MRI 或主动脉造影技术在诊断主动脉夹层方面各自的优缺点，采用何种检查，必须考虑能否获取下列的诊断信息：首先，必须确定或排除主动脉夹层；其次，明确夹层累及部位，是累及升主动脉（即 A 型夹层）还是只限于降主动脉或主动脉弓（即 B 型夹层）；第三，如果可能，尽量发现夹层的一些解剖特征，包括夹层的范围、入口和出口、假腔内血栓、夹层累及的分支血管、是否存在主动脉瓣关闭不全及其严重程度、有否心包积液等。

一般情况下，如果 TEE、CT、MRI 和主动脉造影技术同时具备，可根据患者的临床表现首先考虑 CTA 检查，因其准确、安全、快速、方便；如 CTA 发现了 A 型主动脉夹层，可立即将患者转运至手术室，在手术室进行 TEE 检查，以全面评价主动脉解剖和主动脉瓣膜功能。当怀疑主动脉瓣病变或是不稳定的疑似主动脉夹层病例，TEE 可作为首选检查。虽然 MRI 对几乎所有类型的主动脉夹层诊断的敏感性和特异性都很高，但其检查耗时长、不能实时监护，故不适用于血流动力学不稳定的急诊患者。

（三）诊断注意事项

早年由于对主动脉夹层的认识不足，相应的检查手段不多，因而诊出率不高。只有约 62％的患者被初诊确诊，其余 38％首先被拟诊为心肌缺血、充血性心力衰竭、肺栓塞等，在其后确诊为主动脉夹层的 38％的病例中，近 1/3 是在其他临床问题的诊断过程中偶尔发现并得以修正的。出现漏诊的原因，主要是对一些非典型病例缺乏相应的认识和足够的重视。根据临床特点考虑到本病的可能，选择合适的检查手段，确诊并不难。

考虑诊断时，应注意与主动脉夹层相关的一些危险因素、症状、体征以及病情的发展变化，如突发剧烈撕裂样疼痛、与血压下降不平行的休克表象、周围动脉搏动减弱或两侧不对称、血管杂音、突然出现主动脉瓣关闭不全的体征、不能解释原因的急腹症、神经症状等同时伴有血管阻塞现象，均提示本症的可能，结合辅助检查可明确诊断。与主动脉夹层分离相关的最典型体征如脉搏短缺、主动脉反流杂音、神经系统表现，更多的是近端主动脉夹层，而不是远端夹层分离的特点。

本症还需和急性心肌梗死、急性肺栓塞、其他原因所致的主动脉瓣关闭不全等病症相鉴别。通过胸痛的临床特点，心电图与心肌损伤标记物如肌钙蛋白 T 或 I 等连续、动态检测有助于急性心肌梗死的鉴别诊断；血气分析与肺动脉 CTA 等辅助检查有助于急性肺栓塞的诊断；超声心动图可助了解其他原因所致的主动脉瓣关闭不全、主动脉增宽，并同时发现可能的主动脉夹层。

四、治疗

（一）内科药物治疗

积极的药物治疗以降低主动脉夹层的血流对主动脉的冲击极为重要。应同时降低血压和减少左心室的收缩速率。通常联合应用硝普钠和β受体拮抗药，硝普钠持续静脉输入，开始剂量为 0.2～0.3μg/（kg·min），逐渐增加剂量，以使血压下降到理想范围，而又不影响心、脑、肾灌注为度。可以静脉注射普萘洛尔，第一次 0.5mg，然后每 3～5 分钟给 1～2mg，直到心率降到 60～70 次/分或 60 分钟内总量达到 0.15mg/kg。以后可以每 2～4 小时静脉注射同剂量普萘洛尔以维持心率。也可以选用心脏选择性的 β 受体拮抗药，如美托洛尔，剂量和给药方法相同。静脉用药使血压得到控制后，如果病情允许，可以同时开始口服降压药。通常需要多种降压药联合应用才能达到静脉给药的效果，如硝苯地平、美托洛尔、吲达帕胺，如果肾功能正常还可以加用 ACE 阻滞药。当然，强止痛药，如哌替啶、吗啡等，通过缓解疼痛和镇静降低血压，防止患者用力，对预防严重并发症也是有很大好处的。

（二）外科手术治疗

1. 手术治疗的适应证

外科手术曾是治疗主动脉夹层经典的方法。目前认为，A 型夹层应该手术治疗，B 型夹层应选择药物治疗，但出现下列情况时应该手术治疗：①夹层导致重要器官缺血。②动脉破裂或是将要破裂，如形成梭状动脉瘤。③夹层逆行延展，累及了升主动脉。

2. 手术治疗的步骤

手术治疗的机制是封闭内膜破口，阻止血流进入假腔。先横断主动脉，褥式缝合两断端以封闭假腔，然后再将两断端缝合在一起。有时需要切除一段含有破口的升主动脉，用人造血管将两断端缝在一起。如果主动脉弓受累，可以用人造血管置换升主动脉和主动脉弓，然后将头臂动脉吻合到人造血管上。B 型夹层的手术方法基本相同，也是切除一段含有破口的主动脉，然后用人造血管连接起来。

（三）主动脉夹层介入治疗

1. 内膜片造口术

内膜片造口术适用于假腔明显扩大并影响远侧血液供应或者假腔持续扩大，有破裂危险者。造口的目的不仅在于降低假腔的绝对压力，更重要的是降低假腔与真腔之间的压力差。造口的方法：用特制的穿刺针从主动脉管腔较小的一侧（通常是真腔）向管腔大的一侧（通常是假腔）穿刺，当造影确定真腔和假腔的位置后，将一球囊导管插到假腔内，作为引导穿刺的"靶"，然后从真腔内送入穿刺针，在透视下朝"靶子"穿刺，估计穿刺成功后，注入造影剂证实，依次送入交换导丝，球囊导管，扩大真腔和假腔之间的通道。球囊的直径依部位而定，通常为 10～16mm。如果造口的血流不好，还可以置入支架，使出口通畅。早期的造口术主要在降主动脉，但改善远端血流的作用有限，现已经很少应用。目前应用最多的是腹主动脉分叉处，以缓解急性下肢动脉缺血。

2. 覆膜支架封闭原发撕裂口

通过血管置入覆膜支架治疗 B 型主动脉夹层是近年在治疗腹主动脉夹层基础上发展起来的新理论和新技术。其基本原理是用覆盖人造血管的支架封堵夹层动脉瘤的入口，但不封堵出口。封堵入口后进入假腔的血流量可以明显减少或停止，假腔内压力降低，因而形成血栓。置入的人造血管支架和血栓形成的假腔可以防止假腔继续扩大和破裂。假腔缩小后真腔扩大，可以明显改善主动脉血流，减轻夹层对分支血管的压迫，使之开放或使之狭窄减轻。

（郭殿龙）

第十一节　不稳定型心绞痛和非 ST 段抬高型心肌梗死

急性冠状动脉综合征（ACS）是一组以急性心肌缺血为共同特征的临床综合征，包括不稳定型心绞痛（UA）、非 ST 段抬高型心肌梗死（NSTEMI）和 ST 段抬高型心肌梗死（STEMI）。ACS 有共同的病理生理学机制，根据心肌缺血程度和进展速度，临床上出现不稳定型心绞痛、非 ST 段抬高型心肌梗死或 ST 段抬高型心肌梗死等不同的表现，其危险程度和预后不同。

不稳定型心绞痛包括初发劳力性心绞痛、恶化劳力性心绞痛、自发性心绞痛和混合性心绞痛。非 ST 段抬高性心肌梗死与不稳定型心绞痛的临床表现相似但更严重，即心肌缺血严重到导致足够量的心肌损害，以至于能检测到心肌损害的标记物肌钙蛋白（TnI、TnT）或肌酸磷酸激酶同工酶（CK-MB）水平升高。目前多将不稳定型心绞痛和非 ST 段抬高型心肌梗死的诊断和治疗归到一起研究和讨论，统称为非 ST 段抬高型急性冠状动脉综合征（NSTE-ACS）。

一、病理生理

NSTE-ACS 的病理生理机制主要为冠脉严重狭窄和（或）易损斑块破裂或糜烂所致的急性血栓形成，伴或不伴血管收缩、微血管栓塞，引起冠脉血流减低和心肌缺血。

（一）粥样硬化斑块破裂或糜烂所致的急性血栓形成

粥样硬化斑块破裂或糜烂所致的急性血栓形成是最常见的发病原因。易损斑块的形态学特点为纤维帽较薄、脂核大、富含炎症细胞和组织因子。斑块破裂的主要机制包括单核巨噬细胞或肥大细胞分泌的蛋白酶（例如胶原酶、凝胶酶、基质溶解酶等）消化纤维帽；斑块内 T 淋巴细胞通过合成 γ-干扰素抑制平滑细胞分泌间质胶原，使斑块变薄；动脉壁压力、斑块位置和大小、血流对斑块表面的冲击；冠脉内压力升高、血管痉挛、心动过速时心室过度收缩和扩张所产生的剪切力以及斑块滋养血管破裂，诱发与正常管壁交界处的斑块破裂。冠脉内粥样硬化斑块破裂或糜烂，诱发血小板聚集形成血栓，使冠脉发生不完全性或完全性闭塞导致 NSTE-ACS。

（二）血管收缩

冠状动脉局部强烈收缩、痉挛所致冠脉狭窄或在不完全阻塞性血栓加重冠状动脉阻塞，使心肌缺血发生 NSTE-ACS。血管收缩反应过度，常发生在冠脉粥样硬化的斑块部位。内皮细胞功能障碍促进血管释放收缩物质（例如内皮素-1）或抑制血管释放舒张因子（例如前列环素、内皮衍生的舒张因子）。富含血小板的血栓可释放血清素、TXA_2 等缩血管物质，引起局部及远端血管、微血管收缩。

（三）冠脉严重狭窄

冠脉以斑块严重狭窄为主，但是没有痉挛或血栓，见于冠脉斑块增大导致狭窄进展的冠心病患者或冠脉介入术后支架内再狭窄的患者。

（四）全身疾病加重继发 NSTE-ACS

在冠脉粥样硬化性狭窄的基础上，由于全身疾病影响冠脉氧供求平衡，导致心绞痛恶化加重或出现心肌梗死。常见于：①心肌需氧增加，如发热、心动过速、甲状腺功能亢进等。②冠脉血流减少，如低血压、休克。③心肌氧释放减少，如贫血、低氧血症。

二、诊断

（一）临床表现

1. 症状

症状主要为心绞痛症状变化，表现为发作更频繁、程度更严重、时间也延长或休息也发作。包括：静息时心绞痛发作 20 分钟以上；初发性心绞痛（1 个月内新发心绞痛）表现为自发性心绞痛或劳力型心绞痛（CCS 分级Ⅱ或Ⅲ级）；原来的稳定性心绞痛最近 1 个月内症状加重，且具有至少 CCSⅢ级心绞痛的特点（恶化性心绞痛）；心肌梗死后 1 个月内发作心绞痛。有些患者可以没有胸痛，仅表现为颌、耳、颈、臂或上胸部疼痛不适，如果这些症状与情绪激动或劳力关系明确，而且含服硝酸甘油后迅速缓解，则可以诊断为心绞痛。但少数不稳定型心绞痛患者无胸部不适。孤立性或不能解释的新发或恶化的劳力性呼吸困难，可能为心绞痛伴心功能不全的症状，尤其常见于老年人。其他的相关表现或伴随表现还有恶心、呕吐、出汗和不能解释的疲乏症状。

2. 体格检查

体检一般无特异性体征。心肌缺血发作时可发现反常的左室心尖冲动，听诊可闻及第 3 心音、第 4 心音或二尖瓣反流的杂音。当心绞痛发作时间较长或心肌缺血较严重时，可发现心功能不全的表现，如肺部啰音或伴低血压。有时在心绞痛发作时也可出现心律失常和心脏传导阻滞。

体检对胸痛患者的确诊至关重要，注意有无非心源性胸痛，尤其是不及时准确诊断即可能严重危及生命的疾病。例如胸痛、背痛、主动脉瓣关闭不全的杂音，提示主动脉夹层；心包摩擦音提示急性心包炎；奇脉提示心脏压塞；气胸表现为气管移位、急性呼吸困难、胸膜疼痛和呼吸音改变。

（二）实验室及辅助检查

1. 心电图

ST-T 波动态变化是 NSTE-ACS 最有诊断价值的心电图表现，即伴随症状而出现的短暂的 ST 偏移伴或不伴有 T 波倒置，随着胸痛的缓解而常完全或部分恢复。症状缓解后，ST 段抬高或降低或 T 波倒置不能完全恢复，是预后不良的标志。部分患者发作时倒置 T 波呈"伪正常化"，发作后恢复至原倒置状态。NSTEMI 的心电图 ST 段压低和 T 波倒置比不稳定型心绞痛更加明显和持久，可有一系列演变过程（例如 T 波倒置逐渐加深，再逐渐变浅，部分还出现异常 Q 波），但两者鉴别主要是 NSTEMI 伴有心肌损伤标记物升高。约 25% NSTEMI 可演变为 Q 波心肌梗死，其余 75% 则为非 Q 波心肌梗死。

ST 段和 T 波异常还有其他的病因，例如心肌病、心包炎、心肌炎、早期复极综合征、预缴综合征、束支传导阻滞、心室肥厚等也可引起 ST 段、T 波改变，三环抗抑郁药等也可引起 T 波明显倒置。

2. 动态心电图

可根据一过性 ST 段改变检测出无痛性心肌缺血，有助于检出心肌缺血，也可用于药物治疗后疗效的评估，并能了解心律失常的情况及与心肌缺血的关系。

3. 心肌损伤标记物

心肌损伤标记物是鉴别 UA 和 NSTEMI 的主要标准。心脏肌钙蛋白 T（cTnT）和心脏肌钙蛋白 I（cTnI）较心肌酶 CK 和 CK-MB 更敏感、更可靠，cTnT 和 cTnI 升高表明心肌损害，水平高低与心肌损害的程度有关。当 cTnT 和 cTnI 峰值超过正常对照值的 99 百分位，可诊为 NSTEMI。cTnT 和 cTnI 是否升高是 NSTE-ACS 危险分层的重要依据。不稳定型心绞痛中，cTnT 和 cTnI 升高者较正常者的预后差。

4. 冠状动脉造影

如积极药物治疗症状控制不佳或高危患者，应尽早性冠状动脉造影明确病变情况及指导治疗。在长期稳定性心绞痛的基础上出现的不稳定型心绞痛常为多支冠脉病变，而新发的静息心绞痛可能为单支冠脉病变。冠脉造影结果正常的原因可能是冠脉痉挛、冠脉内血栓自发性溶解、微循环灌注障碍等原因引起或冠脉造影病变漏诊，必要时结合 IVUS、OCT 明确病变情况。

5. 冠脉 CT

可无创诊断冠状动脉病变。CTA 能够清晰显示冠脉主干及其分支狭窄、钙化、开口起源异常及桥血管病变。另外，CTA 也可作为冠脉支架术后随访手段。

6. 其他

其他非创伤性检查包括运动平板、运动放射性核素心肌灌注扫描、药物负荷试验、超声心动图等，也有助于诊断。通过非创伤性检查可以明确缺血面积、缺血相关血管，为血运重建治疗提供依据，指导下一步治疗并评价预后。但急性期应避免做任何形式的负荷试验，宜在病情稳定后进行。

（三）危险分层

根据患者的症状、血流动力学状态、心电图表现和心肌损伤标记物进行危险分层，评估近期发生非致死性心肌梗死或死亡的危险，识别高危患者，决定治疗策略、判断预后。

1. 高危患者

① 病史：48 小时内心肌缺血症状，并逐渐加重。② 心绞痛特点：为休息心绞痛发作，

且持续时间超过 20 分钟。③体检：肺水肿，新出现的二尖瓣反流杂音，低血压，心动过缓、过速。④年龄：>75 岁。⑤心电图：休息心绞痛发作时 ST 改变 0.05mV，新出现的束支传导阻滞，持续性室速。⑥心肌损伤标记物：明显升高（cTnT 或 cTnI>0.1ng/mL）。

具备上述条件一项以上，应先收入重症监护室诊治。

2. 中危患者

① 病史：既往有心肌梗死病史，外周动脉或脑血管病或 CABG、服用阿司匹林史。②心绞痛特点：冠状动脉疾病所致的休息心绞痛发作>20 分钟，但最近 48 小时无发作。或心绞痛<20 分钟，休息或含硝酸甘油心绞痛可以缓解。③年龄：>70 岁。④心电图：T 波倒置>0.2mV，病理性 Q 波。⑤心肌损伤标记物：轻度升高（cTnT>0.01 但<0.1ng/mL）。

具备上述条件一项以上，30 天病死率 1.2%，应先给予心电监护并复查心肌酶。

3. 低危患者

① 2 周前的初发或加重的 CCS I ～ II 级劳力心绞痛，无休息心绞痛。②心绞痛发作时心电图正常或无变化。③心肌损伤标记物 TNT、TNI 正常（至少是两次结果）。

此外，还应考虑其他影响危险分层的因素如 EF<40%，有陈旧性心肌梗死史、脑卒中史、周围动脉病史，糖尿病，肺功能不全，肾功能不全，高血压左心室肥厚。有学者建议把 C 反应蛋白（CRP）也列入。宜对高危及中危组患者尽早行血运重建（PTCA 或 CABG）术，低危组可先选择药物治疗，以后择期做血运重建手术，以减少 MI 的发生和延长生命。

（四）诊断注意事项

NSTE-ACS 的诊断主要依靠患者的临床表现，结合相关的阳性辅助检查尤其是心电图的变化，结合危险因素，可以做出明确的诊断。与 NSTE-ACS 症状相似的临床疾病有急性 ST 段抬高性心肌梗死、急性主动脉夹层、急性心包炎、肺栓塞、食管裂孔疝等，可通过详细询问病史、发作时 ST-T 的变化、是否具有冠心病危险因素以及相应的辅助检查进行鉴别，必要时可行冠脉造影检查进行诊断鉴别。值得注意的是，急性 ST 段抬高型心肌梗死与不稳定型心绞痛、非 ST 段抬高型心肌梗死可能为疾病进展的不同阶段。

三、治疗

（一）治疗原则

NSTE-ACS 的治疗原则是根据危险分层采取适当的药物治疗和冠脉重建（包括 PCI 和 CABG）策略。应及早发现、及早住院，并加强住院前的就地处理；应连续检测 ECG，以发现缺血和心律失常；多次测定血清心肌标志物。UA 或 NSTEMI 的治疗目标是稳定斑块、防止冠状动脉内血栓形成及发展，纠正心肌供氧及需氧平衡失调，缓解缺血症状，降低并发症发生率和病死率。

（二）一般治疗

① NSTEMI 患者应住冠心病监护病室，患者应立即卧床休息至少 12～24 小时，给予持续心电监护。②保持环境安静，应尽量对患者进行必要的解释和鼓励，使其能积极配合治疗而又解除焦虑和紧张，可以应用小剂量的镇静药和抗焦虑药物，使患者得到充分休息和减轻

心脏负担。③在最初 2～3 天饮食应以流质为主，以后随着症状减轻而逐渐增加易消化的半流质，宜少量多餐，钠盐和液体的摄入量应根据汗量、尿量、呕吐量及有无心衰而作适当调节。保持大便通畅，便时避免用力，如便秘可给予缓泻药。④对 NSTE-ACS 合并动脉血氧饱和度＜90％、呼吸窘迫或其他低氧血症高危特征的患者，应给予辅助氧疗。⑤没有禁忌证且给予最大耐受剂量抗心肌缺血药之后仍然有持续缺血性胸痛的 NSTE-ACS 患者，可静脉注射硫酸吗啡。

对 NSTE-ACS 患者，住院期间不应给予非甾体类抗炎药物（阿司匹林除外），因为这类药物增加主要心血管事件的发生风险。

（三）抗心肌缺血药物治疗

1. 硝酸酯类

推荐舌下或静脉使用硝酸酯类药物缓解心绞痛。如患者有反复心绞痛发作，难以控制的高血压或心力衰竭，推荐静脉使用硝酸酯类药物。

硝酸酯是非内皮依赖性血管扩张药，具有扩张外周血管和冠状动脉的效果。静脉应用该类药物，比舌下含服更有助于改善胸痛症状和心电图 ST-T 变化。在密切监测血压的同时，采用滴定法逐渐增加硝酸酯类的剂量直至症状缓解或者直至高血压患者的血压降至正常水平。症状控制后，则没有必要继续使用硝酸酯类药物，随机对照试验没有证实硝酸酯类可降低主要心血管事件。

2. β 受体阻滞药

存在持续缺血症状的 NSTE-ACS 患者，如无禁忌证，推荐早期使用（24 小时内）β 受体阻滞药，并建议继续长期使用，争取达到静息目标心率 55～60 次/分，除非患者心功能 Killip 分级Ⅲ级或以上。

β 受体阻滞药可竞争性抑制循环中的儿茶酚胺对心肌的作用，通过减慢心率、降低血压和减弱心肌收缩力，降低心肌耗氧量，可减少心肌缺血发作和心肌梗死的发展。β 受体阻滞药可将住院病死率的相对风险降低 8％，并且不增加心源性休克的发生。能显著降低心肌梗死后患者 5 年总死亡率和猝死率。建议 β 受体阻滞药从小剂量开始应用并逐渐增加至患者最大耐受剂量。以下患者应避免早期使用，包括有心力衰竭症状、低心排综合征、进行性心源性休克风险及其他禁忌证患者。另外，怀疑冠状动脉痉挛或可卡因诱发的胸痛患者，也应当避免使用。

3. 钙通道阻滞药（CCB）

持续或反复缺血发作、并且存在 β 受体阻滞药禁忌的 NSTE-ACS 患者，非二氢吡啶类 CCB（如维拉帕米或地尔硫䓬）应作为初始治疗，除外临床有严重左心室功能障碍、心源性休克、PR 间期＞0.24 秒或二、三度房室传导阻滞而未置入心脏起搏器的患者。在应用 β 受体阻滞药和硝酸酯类药物后患者仍然存在心绞痛症状或难以控制的高血压，可加用长效二氢吡啶类 CCB。可疑或证实血管痉挛性心绞痛的患者，可考虑使用 CCB 和硝酸酯类药物，避免使用 β 受体阻滞药。在无 β 受体阻滞药治疗时，短效硝苯地平不能用于 NSTE-ACS 患者。

二氢吡啶类（硝苯地平和氨氯地平）主要引起外周血管明显扩张，对心肌收缩力、房室传导和心率几乎没有直接影响。非二氢吡啶类（地尔硫䓬和维拉帕米）有显著的负性变时、负性变力和负性传导作用。所有 CCB 均能引起冠状动脉扩张，可用于变异性心绞痛。短效硝苯地平可导致剂量相关的冠状动脉疾病死亡率增加，不建议常规使用。长效制剂对有收缩期高血压的老年患者可能有效。

4. 尼可地尔

尼可地尔兼有 ATP 依赖的钾通道开放作用及硝酸酯样作用。推荐尼可地尔用于对硝酸酯类不能耐受的 NSTE-ACS 患者。

5. 肾素-血管紧张素-醛固酮系统抑制药

所有 LVEF＜40％ 的患者以及高血压、糖尿病或稳定的慢性肾脏病患者，如无禁忌证，应开始并长期持续使用血管紧张素转化酶抑制剂（ACEI）。对 ACEI 不耐受的 LVEF＜40％ 的心力衰竭或心肌梗死患者，推荐使用血管紧张素 Ⅱ 受体拮抗药（ARB）。

心肌梗死后正在接受治疗剂量的 ACEI 和 β 受体阻滞药且合并 LVEF≤40％、糖尿病或心力衰竭的患者，如无明显肾功能不全（男性血肌酐＞212.5μmol/L 或女性血肌酐＞170μmol/L）或高钾血症，推荐使用醛固酮受体拮抗剂。

ACEI 不具有直接抗心肌缺血作用，但通过阻断肾素-血管紧张素系统发挥心血管保护作用。近期心肌梗死患者应用 ACEI 可降低患者的病死率，尤其是左心室功能不全伴或不伴有肺淤血的患者。由于可导致低血压或肾功能不全，因此急性心肌梗死前 24 小时内应谨慎使用 ACEI。对有可能出现这些不良事件高风险患者，可使用卡托普利或依那普利这类短效 ACEI。伴有肾功能不全的患者，应明确肾功能状况以及是否有 ACEI 或 ARB 的禁忌证。ARB 可替代 ACEI，生存率获益相似。联合使用 ACEI 和 ARB，可能增加不良事件的发生率。

（四）抗血小板治疗

1. 阿司匹林

阿司匹林是抗血小板治疗的基石，如无禁忌证，无论采用何种治疗策略，所有患者均应口服阿司匹林首剂负荷量 150～300mg（未服用过阿司匹林的患者）并以 75～100mg/d 的剂量长期服用。

2. P2Y12 受体抑制药

目前国内常用的口服 P2Y12 受体抑制药包括氯吡格雷和替格瑞洛。氯吡格雷是一种前体药物，需通过肝细胞色素酶 P450（CYP）氧化生成活性代谢产物才能发挥抗血小板作用，与 P2Y12 受体不可逆结合。替格瑞洛是一种直接作用、可逆结合的新型 P2Y12 受体抑制药，相比氯吡格雷，具有更快速、强效抑制血小板的特点。

除非有极高出血风险等禁忌证，在阿司匹林基础上应联合应用 1 种 P2Y12 受体抑制药，并维持至少 12 个月。选择包括替格瑞洛（负荷剂量 180mg，90mg、2 次/天维持）或氯吡格雷（负荷剂量 300～600mg，75mg/d 维持）。

无论采取何种治疗策略，一旦诊断 NSTE-ACS，均应尽快给予 P2Y12 受体抑制药。尚缺乏对计划给予介入治疗的 NSTE-ACS 患者应用替格瑞洛或氯吡格雷的最佳术前给药时间的相关研究。对计划接受非手术治疗的 NSTE-ACS 患者，如无禁忌证，确诊后应尽早给予 P2Y12 受体抑制药。

3. 血小板膜糖蛋白 Ⅱb/Ⅲa（GPⅡb/Ⅲa）受体拮抗药（GPI）

激活的 GPⅡb/Ⅲa 受体与纤维蛋白原结合，形成在激活血小板之间的桥梁，导致血小板血栓形成。GPⅡb/Ⅲa受体拮抗药能有效地与血小板表面的GPⅡb/Ⅲa受体结合，迅速抑制血小板的聚集。阿昔单抗为单克隆抗体，合成的该类药物还包括替罗非班和依替巴肽。国内目前使用的GPI主要为替罗非班。和阿昔单抗相比，小分子替罗非班具有更好的安全性。应考虑在PCI过程中使用GPI，尤其是高危（cTn升高、合并糖尿病等）或血栓并发症患者。不建议早期常规使用GPI。

（五）抗凝治疗

急性期的抗凝治疗是为了抑制凝血酶的生成和（或）活化，减少血栓相关的事件发生。研究表明，抗凝联合抗血小板治疗比任何单一治疗更有效。

拟行PCI且未接受任何抗凝治疗的患者使用普通肝素70～100U/kg（如果联合应用GPI，则给予50～70U/kg）。初始普通肝素治疗后，PCI术中可在活化凝血时间（ACT）指导下追加普通肝素（ACT≥225s）。术前用依诺肝素的患者，PCI时应考虑依诺肝素作为抗凝药。不建议普通肝素与低分子肝素交叉使用。PCI术后停用抗凝药物，除非有其他治疗指征。

无论采用何种治疗策略，磺达肝癸钠（2.5mg/d皮下注射）的药效和安全性最好。正在接受磺达肝癸钠治疗的患者行PCI时，建议术中一次性静脉推注普通肝素85U/kg或在联合应用GPI时推注普通肝素60U/kg。

如果磺达肝癸钠不可用时，建议使用依诺肝素（1mg/kg、2次/天皮下注射）或普通肝素。

PCI时比伐芦定［静脉推注0.75mg/kg，然后以1.75mg/（kg·h），术后维持3～4小时］可作为普通肝素联合GPI的替代治疗。

1. 普通肝素

尽管普通肝素与其他抗凝方案相比出血发生率会增加，仍被广泛应用于NSTE-ACS患者冠状动脉造影前的短期抗凝。应根据ACT调整PCI术中静脉推注普通肝素的剂量或根据体重调整。肝素应用期间应监测血小板计数以早期检出肝素诱导的血小板减少症。

2. 低分子量肝素

低分子量肝素比普通肝素的剂量效应相关性更好，且肝素诱导血小板减少症的发生率更低。NSTE-ACS患者中常用的为依诺肝素，对已接受依诺肝素治疗的NSTE-ACS患者，如果最后一次皮下注射距离PCI的时间<8小时，则不需要追加依诺肝素。反之，则需追加依诺肝素（0.3mg/kg）静脉注射。不建议PCI时换用其他类型抗凝药物。

3. 磺达肝癸钠

非口服的选择性Ⅹa因子抑制剂磺达肝癸钠是一种人工合成的戊多糖，可与抗凝血酶高亲和力并可逆地非共价键结合，进而抑制抗凝血酶的生成。估算的肾小球滤过率（eGFR）<20mL/（min·1.73m²）时，禁用磺达肝癸钠。

4. 比伐芦定

比伐芦定能够与凝血酶直接结合，抑制凝血酶介导的纤维蛋白原向纤维蛋白的转化。比伐芦定可灭活和纤维蛋白结合的凝血酶以及游离的凝血酶。由于不与血浆蛋白结合，其抗凝效果的可预测性比普通肝素更好。比伐芦定经肾脏清除，半衰期为25分钟。抗凝作用可逆而短暂，可减少总不良事件和出血风险，且不增加支架内血栓风险。

（六）他汀类药物治疗

他汀类药物除了对血脂的调节作用外，还可以稳定斑块、改善内皮细胞功能，如无禁忌证，应尽早启动强化他汀治疗，并长期维持。不建议 PCI 术前使用负荷剂量他汀类药物。对已接受中等剂量他汀治疗但低密度脂蛋白胆固醇（LDL-C）仍≥1.8mmol/L 的患者，可增加他汀类药物剂量或联合依折麦布进一步降低 LDL-C。

（七）血运重建治疗

1. 侵入性治疗策略

对符合 GRACE 评分为极高危标准的患者应选择 2 小时内紧急侵入性治疗策略（包括血流动力学不稳定或心源性休克，药物治疗无效的反复发作或持续性胸痛，致命性心律失常或心搏骤停，心肌梗死合并机械并发症，急性心力衰竭，反复的 ST-T 波动态改变尤其是伴随间歇性 ST 段抬高）；对符合高危标准者应选择 24 小时内早期侵入性治疗策略（包括心肌梗死相关的肌钙蛋白上升或下降，ST 段或 T 波的动态改变，GRACE 评分＞140）；对符合中危标准者应选择 72 小时内延迟侵入性治疗策略（包括糖尿病，肾功能不全，LVEF＜40% 或慢性心力衰竭，早期心肌梗死后心绞痛，PCI 史，CABG 史，GRACE 评分 109～140）；对于无上述情况者建议先行无创方法进行缺血评估。

2. 非手术治疗

（1）冠心病患者　①非阻塞性冠心病，与阻塞性冠心病患者比较，较年轻，多为女性，且较少合并糖尿病、既往心肌梗死史或 PCI 史。②不适合血运重建治疗的冠心病患者，部分 ACS 患者常因严重或弥散性病变不适合血运重建治疗，该类患者病死率较高。缓解顽固性心绞痛是药物治疗的主要目标。

（2）冠状动脉造影正常的患者

① 应激性心肌病：是一种与情绪应激有关但病因不明的心肌病。其特点是具有与心肌梗死相似的胸痛、心肌酶升高、短期左心室功能不全，但冠状动脉造影正常。

② 冠状动脉血栓栓塞：根据造影表现区分冠状动脉血栓栓塞和冠状动脉粥样硬化血栓形成较为困难。冠状动脉血栓栓塞的机制可能是系统性疾病导致动脉血栓形成或心源性栓塞（特别是心房颤动或心房扑动）以及其他疾病如卵圆孔未闭导致的体循环性栓塞。

③ 冠状动脉痉挛：患者多较年轻，常为重度吸烟者。冠状动脉痉挛的症状多较重，可以是自发的，也可以由乙酰胆碱、寒冷加压试验或过度换气激发。单用 CCB 或与硝酸酯联用预防冠状动脉痉挛有效。

④ 冠状动脉微血管病变冠状动脉微血管病变是一种以典型的劳力型心绞痛、负荷试验表现为心电图 ST 段压低（提示心内膜下缺血）和冠状动脉造影表现为非闭塞性病变为特点的综合征。尚不明确其病理生理机制。越来越多的证据提示，微血管性心绞痛患者对疼痛的反应性增强。最重要的治疗方案是安抚和缓解症状，硝酸酯、β 受体阻滞药和 CCB 治疗有效。

⑤ 自发性冠状动脉夹层：自发性冠状动脉夹层形成后若未引起冠状动脉完全闭塞，在临床上可表现为不稳定型心绞痛，而一旦血栓形成堵闭管腔或夹层假腔压迫血管真腔致血流受限，则可致急性心肌梗死。其病因尚不明确，由于临床较罕见，治疗尚存争议。可采用非

手术治疗，也有采用 PCI 或 CABG 治疗的报道。

3. PCI 治疗

PCI 治疗在桡动脉路径经验丰富的中心，建议冠状动脉造影和 PCI 选择桡动脉路径。行 PCI 的患者，建议使用新一代药物洗脱支架（DES）。多支病变患者，建议根据当地心脏团队方案，基于临床状况、合并疾病和病变严重程度（包括分布、病变特点和 SYNTAX 评分）选择血运重建策略。因出血风险增高而拟行短期（30 天）双联抗血小板治疗（DAPT）的患者，新一代 DES 优于裸金属支架（BMS）。

4. 冠状动脉搭桥术（CABG）

左主干或三支血管病变且左心室功能减退（LVEF＜50％）的患者（尤其合并糖尿病时），CABG 后生存率优于 PCI。双支血管病变且累及前降支近段伴左心室功能减退（LVEF＜50％）或无创性检查提示心肌缺血患者宜 CABG 或 PCI。强化药物治疗下仍有心肌缺血而不能进行 PCI 时，可考虑 CABG。

非急诊 CABG：稳定后的 NSTE-ACS 患者进行非急诊 CABG 的时机应个体化。

5. 心源性休克的治疗

合并顽固性心绞痛、ST 段改变或心源性休克的急性心力衰竭患者，建议进行紧急冠状动脉造影。合并心源性休克的患者，如果冠状动脉解剖条件适合，建议采取即刻 PCI；若冠状动脉解剖条件不适合 PCI，建议行紧急 CABG。因机械性并发症导致血流动力学不稳定和（或）心源性休克时，应行主动脉内球囊反搏术。合并心源性休克的患者，可短时间机械循环支持。

（八）出血并发症的处理

1. 一般支持措施

活动性出血的治疗策略已经从以往的快速负荷量补液、努力维持动脉血压至正常水平，转变为维持动脉血压在可接受的低正常水平（即控制性低血压）。这一策略的优点是减少缺血事件，止血更快和更好地维持自身凝血功能。其缺点是延迟缺血组织的再灌注时间、延长处于低血压状态时间。目前还不明确控制性低血压多长时间是安全的。

2. 服用抗血小板药物期间的出血事件

由于口服抗血小板药物目前尚无拮抗药，抗血小板治疗期间发生活动性出血时的治疗措施有限。输注 2～5U 血小板可恢复受阿司匹林抑制的血小板聚集功能，但恢复二磷酸腺苷依赖的血小板功能较为困难。

3. 服用维生素 K 拮抗药（VKA）期间的出血事件

发生 VKA 相关的致命性出血事件的患者，应采用浓缩的 IX 因子凝血酶原复合物而不是新鲜冷冻血浆或重组活性 VII 因子以逆转抗凝治疗。另外，应反复缓慢静脉注射 10mg 维生素 K。INR＞4.5 时出血风险显著增加。服用 VKA 发生严重或危及生命的出血事件时，可联合使用维生素 K_1 和快速逆转剂（例如凝血酶原复合物浓缩剂、新鲜冷冻血浆或重组活化因子 VII）。

4. 服用新型口服抗凝药（NOAC）期间的出血事件

对发生 NOAC 相关的致命出血事件的患者，应考虑采用浓缩的凝血酶原复合物或有活性的凝血酶原复合物。

目前还没有临床应用的 NOAC 特殊拮抗药和针对其抗凝特性的快速（常规）定量监测手段。颅内出血或眼睛等重要器官出血时，需立即给予凝血酶原复合物浓缩剂或活性凝血酶原复合物浓缩剂（即合用活化因子 Ⅶ）。血浆仅限于稀释性凝血障碍发生严重或致命性出血时使用。维生素 K 和鱼精蛋白对 NOAC 相关的出血无效。

5. PCI 相关出血事件

PCI 相关出血并发症重在预防。与股动脉路径相比，经桡动脉路径出血发生率更少，因此首选桡动脉路径。根据患者体重和肾功能调整抗凝药剂量可降低出血事件，尤其对女性和老年患者。

DAPT 时胃肠道出血风险增加，尤其是有胃肠道溃疡/出血史、正在应用抗凝药治疗、长期服用非甾体类抗炎药/糖皮质激素的患者，需应用质子泵抑制剂。存在 2 种或以上下列情形的患者也需给予质子泵抑制剂：年龄≥65 岁，消化不良，胃食管反流病，幽门螺杆菌感染和长期饮酒。正在服用口服抗凝药的患者，实施 PCI 时不停用 VKA 或 NOAC，使用 VKA 的患者如 INR＞2.5 时不追加肝素。

6. CABG 相关的出血

NSTE-ACS 患者服用 DAPT 患者发生严重 CABG 相关出血时需输注浓缩血小板。使用重组 Ⅶa 可能增加桥血管发生血栓的风险，应仅限于病因治疗（如低体温、凝血因子缺乏症和纤维蛋白原缺乏症）后出血仍不能控制时使用。

7. 输血治疗

对贫血或无证据的活动性出血患者，应在血流动力学不稳定或血细胞比容＜25％或血红蛋白水平＜70g/L 时输血治疗。

输血使 ACS 患者早期病死率增加 4 倍、死亡或心肌梗死增加 3 倍（与出血并发症无关）。输血后血小板反应性增加可能与缺血事件增加有关。

8. 血小板减少患者的治疗

在治疗时，若出现血小板减少到＜100×10^9/L（或者较血小板计数基础值下降＞50％），立刻停用 GPI 和（或）肝素。对接受 GPI 治疗的患者，如果出现活动性大出血事件或存在严重的无症状性血小板减少（＜10×10^9/L）时，输注血小板。在明确怀疑有肝素诱导的血小板减少症（HIT）时，使用非肝素类（如比伐芦定）的抗凝治疗。

（1）GPI 相关的血小板减少　应用 GPI 治疗的患者应在初始给药的 8～12 小时接受血小板计数检查，一旦发生出血并发症，需在 24 小时复查。如果血小板计数下降至＜100×10^9/L 或较基线水平降低＞50％，应停止输注 GPI。如果严重血小板减少造成活动性出血，建议输注血小板。如果循环血液中仍存在可逆性结合的抑制剂（如替罗非班），输血可能无效。当血小板计数＜10×10^9/L 时，可预防性输注血小板。对于应用 GPI 发生血小板减少的患者，应告知其以后避免使用此类药物。

（2）HIT　分为非免疫介导的血小板减少和免疫介导的血小板减少。前者比较轻微，即使继续用药，一般也能恢复正常；而后者有可能发生致死性血栓事件。当血小板计数下降至＜100×10^9/L 时（通常不会低于 10×10^9/L～20×10^9/L），需怀疑 HIT。典型的 HIT 发生在首次接触普通肝素后的 5～10 天或者更早。一旦怀疑 HIT，应立即停用普通肝素、低分子量肝素或其他肝素类制剂（包括冲洗和肝素涂层导管等），采用非肝素类抗凝药物（如阿加曲班）作为替代性抗栓药物。

（九）长期治疗

建议所有患者改善生活方式，包括戒烟、有规律的锻炼和健康饮食。

1. 二级预防的药物治疗

（1）调脂治疗　长期坚持降脂达标治疗，是二级预防的基石。

（2）降压治疗　建议舒张压目标值＜90mmHg（糖尿病患者＜85mmHg）；收缩压目标值＜140mmHg。

（3）糖尿病患者的降糖治疗　积极治疗糖尿病，使糖化血红蛋白＜7％。一般原则是，心血管病越严重，年龄越大、糖尿病病程越长和合并症越多，血糖控制的越严格。

2. 生活方式改变和心脏康复

应考虑加入一个组织良好的心脏康复项目，改变生活习惯，提高治疗的依从性。包括规律体育锻炼、戒烟和饮食咨询。建议 NSTE-ACS 患者参加心脏康复项目中的有氧运动，并进行运动耐量和运动风险的评估。建议患者每周进行 3 次或 3 次以上、每次 30 分钟的规律运动。对于久坐的患者，应在充分评估运动风险后，强烈建议其开始进行低、中强度的锻炼。

（葛振忠）

第十二节　急性 ST 段抬高型心肌梗死

急性 ST 段抬高型心肌梗死（STEMI）主要是由于冠状动脉粥样硬化斑块破裂或糜烂和血栓形成，导致冠状动脉血供急剧减少或中断，使相应供血的心肌严重而持久的缺血导致心肌坏死，心电图表现为 ST 段抬高。

我国推荐使用第三版"心肌梗死全球定义"，将心肌梗死分为 6 型。

1 型：自发性心肌梗死由于动脉粥样斑块破裂、溃疡、裂纹、糜烂或夹层，引起一支或多支冠状动脉血栓形成，导致心肌血流减少或远端血小板栓塞伴心肌坏死。患者大多有严重的冠状动脉病变，少数患者冠状动脉仅有轻度狭窄甚至正常。

2 型：继发于心肌氧供需失衡的心肌梗死除冠状动脉病变外的其他情形引起心肌需氧与供氧失平衡，导致心肌损伤和坏死，例如冠状动脉内皮功能异常、冠状动脉痉挛或栓塞、心动过速/过缓性心律失常、贫血、呼吸衰竭、低血压、高血压伴或不伴左心室肥厚。

3 型：心脏性猝死心脏性死亡伴心肌缺血症状和新的缺血性心电图改变或左束支阻滞，但无心肌损伤标志物检测结果。

4a 型：经皮冠状动脉介入治疗（PCI）相关心肌梗死基线心脏肌钙蛋白（cTn）正常的患者在 PCI 后 cTn 升高超过正常上限 5 倍；或基线 cTn 增高的患者，PCI 术后 cTn 升高≥20％，然后稳定下降。同时发生：①心肌缺血症状。②心电图缺血性改变或新发左束支阻滞。③造影示冠状动脉主支或分支阻塞或持续性慢血流或无复流或栓塞。④新的存活心肌丧失或节段性室壁运动异常的影像学表现。

4b 型：支架血栓形成引起的心肌梗死冠状动脉造影或尸检发现支架植入处血栓性阻塞，患者有心肌缺血症状和（或）至少 1 次心肌损伤标志物高于正常上限。

5 型：外科冠状动脉旁路移植术（CABG）相关心肌梗死基线 cTn 正常患者，CABG 后 cTn 升高超过正常上限 10 倍，同时发生：①新的病理性 Q 波或左束支阻滞。②血管造影提示新的桥血管或自身冠状动脉阻塞。③新的存活心肌丧失或节段性室壁运动异常的影像学证据。

一、病因

（一）基本病因

急性心肌梗死的基本病因是冠状动脉粥样硬化疾病（偶为冠状动脉栓塞、炎症、创伤、先天性畸形、痉挛和冠状动脉口阻塞），造成一支或多支血管管腔狭窄和心肌供血不足，而侧支循环未充分建立。在此基础上，一旦血供急剧减少或中断，使心肌严重而持久地发生急性缺血达 20～30 分钟，即可发生急性心肌梗死。绝大多数急性心肌梗死是由于不稳定的粥样斑块溃破，继而出血和管腔内血栓形成，而使管腔闭塞。少数情况下粥样斑块内或其下发生出血或血管持久痉挛，也可使冠状动脉完全闭塞。

（二）诱因

促使斑块破裂出血及血栓形成的诱因有以下几种。

（1）6：00～12：00 交感神经活动增加，机体应激反应增强，心肌收缩力、心率、血压增高，冠状动脉张力增高。

（2）在饱餐特别是进食多量脂肪后，血脂增高，血黏稠度增高。

（3）重体力活动、情绪过分激动、血压剧升或用力排便时，致左心室负荷明显加重。

（4）休克、脱水、出血、外科手术或严重心律失常，致心排血量骤降，冠状动脉灌流量锐减。

AMI 可发生在频发心绞痛的患者，也可发生在原来从无症状者中。AMI 后发生的严重心律失常、休克或心力衰竭等并发症，均可使冠状动脉灌流量进一步降低，心肌坏死范围扩大。

二、病理变化

（一）冠状动脉狭窄与闭塞的情况

尸检资料表明，＞75% 的 AMI 患者有单支冠状动脉严重狭窄；1/3～1/2 的患者 3 支冠状动脉均存在有临床意义的狭窄。冠状动脉造影显示，90% 以上的心肌梗死相关动脉发生完全闭塞，前降支闭塞最多见，导致左心室前壁、心尖部、下侧壁和前内乳头肌坏死；回旋支闭塞累及左心室高侧壁、膈面及左心房，并可累及房室结；右冠状动脉闭塞可导致右心室膈面、后间隔及右心室梗死，也可累及窦房结和房室结。左主干闭塞导致广泛的左心室心肌坏死。极少数 AMI 患者冠状动脉正常，可能为血栓自溶或冠状动脉痉挛所致。

（二）心肌坏死后的病理演变

冠状动脉急性完全闭塞→20～30 分钟供血区域心肌少数坏死→1～2 小时绝大部分心肌凝固性坏死→心肌间质充血水肿＋炎症细胞浸润→肌纤维溶解＋肉芽组织增生→1～2 周后坏死组织开始吸收并出现纤维化→6～8 周后形成瘢痕而愈合。心肌坏死后的病理演变与心脏机械并发症发生的时间密切相关，心脏机械并发症多发生于 2 周内，包括心脏游离壁或室间隔穿孔、乳头肌断裂等。

（三）心肌坏死后的临床变化

心电图检查显示 Q 波形成和 ST 段动态演变，侧支循环逐渐形成，坏死心肌扩展伴发室壁瘤，病变波及心包并发急性心包炎，病变波及心内膜引起附壁血栓形成，坏死室壁破裂发生心包压塞或室间隔瘘，乳头肌缺血、坏死导致急性乳头肌功能不全或断裂。

（四）心肌梗死的血栓成分

心肌梗死时冠状动脉内血栓既可为白血栓，又可为红血栓。白血栓富含血小板，纤维蛋白和红细胞少见，而红血栓富含纤维蛋白与红细胞。STEMI 的冠状动脉内血栓为白血栓和红血栓并存，从堵塞处向近端延伸部分为红血栓。心肌梗死后是否溶栓取决于血栓成分和心肌梗死的类型（STEMI 与 NSTEMI）。

（五）左心室收缩功能的改变

STEMI 早期由于非梗死区域收缩增强，梗死区域出现运动同步失调（相邻节段收缩时相不同步）、收缩减弱（心肌缩短幅度减小）、无收缩、矛盾运动（收缩期膨出）4 种异常收缩方式，主要表现为舒张功能不全。若心肌梗死面积较大或非梗死区也有严重心肌缺血，则收缩功能也可降低。如果梗死区域有侧支循环建立，则对左心室收缩功能具有重要的保护意义。

（六）心肌梗死后心室重构

左心室节段收缩与舒张功能减弱→交感神经兴奋＋RAAS 激活＋Frank-Starling 代偿机制→心率增快＋非梗死区节段收缩增强→维持血流动力学不发生显著变化→启动心室重构（左心室伸展＋左心室肥厚＋基质改变等）。心肌梗死的范围大小，左心室负荷状态和梗死相关动脉的血液供应情况（包括侧支循环形成）是心室重构的重要影响因素。

（七）梗死扩展与梗死延展

梗死扩展为梗死心肌节段的面积扩大，但无梗死心肌数量的增加。梗死扩展的特征为梗死区不成比例地变薄与扩张，使心力衰竭和室壁瘤等致命并发症的发生率增高，而心尖部是最薄且最容易受累的部位。

（八）心肌梗死后心室扩大

心室重构在梗死发生后立即开始，持续数月到数年。心室存活心肌首先出现适应性肥厚，随后逐渐发生扩张性的变化。心室扩张的程度与梗死的范围、梗死相关动脉的开放迟早以及非梗死区局部的 RAS 系统激活程度有关，并决定心力衰竭的严重程度以及致死性心律失常的发生率。

三、临床表现

（一）诱发因素

（1）多发于气候寒冷、气温变化大的冬春季节。

（2）常在安静与睡眠时发病，清晨与上午发病较多。

（3）剧烈运动、过重体力活动、精神紧张与激动、饱餐、创伤、急性出血、休克、发热、心动过速等因素均可诱发。

（4）反复发作的冠状动脉痉挛性心绞痛也可发展为 AMI。

（二）先兆

一半以上患者在发病前数日有乏力，胸部不适，活动时心悸、气急、烦躁、心绞痛等前驱症状，其中以新发生心绞痛（初发型心绞痛）或原有心绞痛加重（恶化型心绞痛）最为突出。后者表现为心绞痛发作较以往频繁、程度较剧、持续较久、硝酸甘油疗效差、诱发因素不明显，同时心电图示 ST 段一过性明显抬高（变异型心绞痛）或压低，T 波倒置或增高（"假性正常化"）。

（三）症状

1. 胸痛

胸痛为最主要的症状，突发性胸骨后压榨性剧痛，常伴有冷汗、呼吸困难、乏力、轻度头重感、心悸、急性神志模糊、消化不良、呕吐、紧束感、濒死感及恐惧感，多持续 30 分钟以上，且硝酸甘油效果差，可向左肩、左上肢、下颌、牙齿、颈部、上背部、右背部或上腹部放射。发生上述任何部位的疼痛可能并不伴有胸痛，尤其在手术后患者、老年人和有糖尿病或高血压的患者中，易被误诊或漏诊。

2. 全身症状

全身症状包括发热、出汗、心动过速、全身乏力等，体温一般不超过 38℃。

3. 胃肠道症状

疼痛剧烈时常伴有频繁的恶心、呕吐和上腹胀痛，与迷走神经受坏死心肌刺激和心排血量降低导致组织灌溉不足等有关。肠胀亦不少见。重症者可发生呃逆。

4. 心律失常

多发生在起病 1～2 日，而以 24 小时内最多见，可伴乏力、头晕、晕厥等症状。各种心律失常中以室性心律失常最多，尤其是室性期前收缩。如室性期前收缩频发（每分钟 5 次以上）、成对出现或呈短暂室性心动过速、多源性或落在前一心搏的易损期时（R 波落在 T 波上），常为心室颤动的先兆。心室颤动是急性心肌梗死早期特别是入院前主要的死因。房室传导阻滞和束支传导阻滞也较多见，室上性心律失常则较少，多发生在心力衰竭者中。前壁急性心肌梗死如发生房室传导阻滞表明梗死范围广泛，病情严重。

5. 低血压和休克

轻者可为头晕、乏力、血压下降等低血压状态，重者面色苍白、大汗淋漓、四肢湿冷、脉搏细数、烦躁不安、反应迟钝，甚至晕厥等心源性休克的表现。

6. 心力衰竭

左心衰竭患者出现呼吸困难、咳嗽、发绀、烦躁等，严重者可发生肺水肿或进而出现右心衰竭的表现。

（四）体征

1. 心脏体征

心浊音界可完全正常，也可有心尖区第一心音减弱、第三或第四心音奔马律。10%～20%的患者发病后 2～3 日出现心包摩擦音，多在 1～2 日消失。乳头肌功能不全时可有收缩期杂音，心力衰竭或休克者有相关体征。

2. 血压

除极早期血压可增高外，几乎所有患者均有血压降低。起病前有高血压者，血压可降至正常，且可能不再恢复到起病前的水平。

四、辅助检查

（一）实验室检查

心肌细胞坏死时，细胞膜的完整性遭到破坏，细胞内的大分子物质（血清心脏标记物）开始弥散至心脏间质组织并最后进入梗死区的微血管和淋巴管。患者入院要求即刻测定心肌损伤标记，并于 2～4 小时、6～9 小时、12～24 小时重复测定。推荐测定肌钙蛋白、肌红蛋白和 CK-MB。溶栓治疗时应当监测 CK-MB，不再测定 CK、AST、ALT、乳酸脱氢酶及其同工酶，主要原因为其在体内分布多个器官，对 AMI 诊断的敏感性和特异性均较差。

1. 肌钙蛋白（cTn）

肌钙蛋白是诊断心肌坏死最特异和最敏感的标记。肌钙蛋白超过正常上限，结合心肌缺血证据即可诊断 AMI。肌钙蛋白是肌肉组织收缩的调节蛋白，而心肌肌钙蛋白是心肌独有且特异性很高的心肌标记物，心肌损伤时肌钙蛋白从心肌组织释放并进入血液循环中。肌钙蛋白包括 cTnT、cTnI、cTnC 3 个亚单位。肌钙蛋白在健康人血浆中的浓度<0.06ng/L，心肌损伤和坏死时升高。其动态变化的过程与心肌梗死的时间、梗死范围的大小、再灌注治疗的早晚密切相关。肌钙蛋白 2～4 小时开始升高，6～8 小时几乎 100% 的升高，cTnI 于 24 小时后达到高峰.持续 7～10 日，而 cTnT 2～5 日达到高峰，持续 10～14 日，两者对于早期和晚期 AMI 具有很高的诊断价值。由于肌钙蛋白具有很高的敏感性，可发现无心电图改变和 CK-MB 异常的小灶性梗死。cTnI 的敏感性和特异性较 cTnT 略低，但也作为敏感而特异的指标进行监测。应注意的是肌钙蛋白在心肌明显损伤而无坏死时也可升高。

2. 肌红蛋白

肌红蛋白在 AMI 发病后 1～2 小时开始升高，12 小时内达到高峰，24～48 小时恢复正常。出现时间早于肌钙蛋白和 CK-MB，对更早诊断 AMI 有重要的提示价值。由于肌红蛋白广泛存在于心肌和骨骼肌中，并且主要经肾脏代谢清除，在慢性肾功能不全、骨骼肌损伤时可引起升高，其特异性较肌钙蛋白低。

3. CK-MB

CK-MB 对判断 AMI 的敏感性和特异性均较高，分别达到 100％和 99％。AMI 后 4～6 小时开始升高，16～24 小时达到高峰，持续 2～3 日。其检测值超过正常上限并有动态变化可帮助诊断 AMI，在诊断再发心肌梗死方面具有优势，但对小灶性梗死敏感性较低。CK-MB 还是溶栓是否成功的间接评价指标，由于心肌再灌注时 CK-MB 提前进入血流，峰值提前到 14 小时内，据此可间接判定冠状动脉是否再通。

（二）心电图检查

由于心电图检查方便、无创、广泛用于临床，连续的心电图检测不仅可明确 AMI 的诊断，而且对梗死部位、范围、程度及心律失常情况做出判断。

1. 特征性改变

（1）ST 段抬高呈弓背向上型，在面向坏死区周围心肌损伤区的导联上出现。

（2）宽而深的 Q 波（病理性 Q 波），在面向透壁心肌坏死区的导联上出现。

（3）T 波倒置，在面向损伤区周围心肌缺血区的导联上出现。在背向 MI 区的导联则出现相反的改变，即 R 波增高。ST 段压低和 T 波直立并增高。

2. 动态性改变

（1）起病数小时内，可尚无异常或出现异常高大两肢不对称的 T 波，为超急性期改变。

（2）数小时后，ST 段明显抬高，弓背向上，与直立的 T 波连接，形成单相曲线。数小时至 2 日出现病理性 Q 波，同时 R 波减低，是为急性期改变。Q 波在 3～4 日稳定不变，以后有 70％～80％的患者永久存在。

（3）在早期如不进行治疗干预，ST 段抬高持续数日至 2 周，逐渐回到基线水平，T 波则变为平坦或倒置，为亚急性期改变。

（4）数周至数月后，T 波呈 V 形倒置，两支对称，波谷尖锐，为慢性期改变。T 波倒置可永久存在，也可在数月或数年内逐渐恢复。

3. 检查要求

对疑似 ST 段抬高心肌梗死的患者，10 分钟内完成 12 导联心电图检查，疑有下壁心肌梗死时需加做心电图 $V_{3R\sim5R}$ 和 $V_{7\sim9}$ 导联检查。如早期心电图不能确诊时，需 5～10 分钟重复检查。T 波高尖可出现在 ST 段抬高心肌梗死的超急性期，与既往心电图检查进行比较，有助于诊断。左束支传导阻滞（LBBB）患者发生 AMI 时，心电图诊断困难，以下变化可提示 AMI：①凡在心电图检查出现 QRS 图形，并基本向上的导联中出现 ST 段未抬高甚至下降，T 波倒置，而在 QRS 图形基本向上的导联中 ST 段未降低反而抬高，T 波直立。②V_4、V_5、V_6、Ⅰ、aVR 出现 Q 波。③V_1、V_2 出现显著的 R 波。④心电图呈现 ST-T 段动态变化。需强调的是，对 AMI 患者尽早进行心电监测，以发现恶性心律失常。

4. 心肌梗死的定位

通过心电图检查对梗死区 ST 段抬高的导联，可对心肌梗死部位进行基本定位。定位标准如下：①前间隔心肌梗死，$V_1 \sim V_3$ 导联。②前壁心肌梗死，$V_3 \sim V_5$ 导联。③前侧壁心肌梗死，$V_5 \sim V_7$ 导联。④广泛前壁心肌梗死，$V_1 \sim V_5$ 导联。⑤下壁心肌梗死，Ⅱ、Ⅲ、aVF 导联。⑥下间壁心肌梗死，Ⅱ、Ⅲ、aVF 导联＋$V_1 \sim V_3$ 导联。⑦下侧壁心肌梗死，Ⅱ、Ⅲ、aVF 导联＋$V_5 \sim V_7$ 导联。⑧高侧壁心肌梗死，Ⅰ、aVL 导联。⑨正后壁心肌梗死，$V_7 \sim V_9$ 导联＋Ⅰ、aVL 导联。

5. 心电图检查 aVR 导联 ST 段变化的诊断价值

aVR 导联 ST 段抬高不仅可识别 AMI 相关的病变血管，而且可判定危险程度。研究表明，aVR 导联 ST 段抬高提示左主干病变或其分支血管严重病变，是临床的严重状态。在前壁 STE-MI 的患者中，aVR 导联 ST 段抬高强烈提示左前降支近端病变；在下壁心肌梗死患者中 aVR 导联 ST 段压低提示左回旋支病变，而不是右冠状动脉病变；在 NSTEMI 患者中，如果 aVR 没有抬高，可以排除左主干病变。

（三）影像学检查

1. 超声心动图检查

符合 AMI 的胸痛患者，在心电图不能确认是 AMI 时，此时超声心动图的表现对诊断可能有帮助，出现明确的异常收缩区支持心肌缺血诊断。AMI 患者几乎都有室壁运动异常区，对于非透壁性梗死的患者可能较少表现为室壁运动异常。早期行超声检查，对检出可能存活而处于顿抑状态的心肌有收缩功能储备，残留心肌有缺血可能，AMI 后有充血性心力衰竭及 AMI 后有机械性并发症的患者的早期发现都有帮助。

2. 核素心肌灌注

坏死心肌细胞中的 Ca^{2+} 能够结合放射性 ^{99m}Tc-焦磷酸盐，而肌凝蛋白可与 ^{111}In-抗肌凝蛋白单克隆抗体特异性地结合，均形成坏死心肌病灶的"热点"显像；^{201}Tl 或 ^{99m}Tc-MIBI 因坏死心肌无血流和瘢痕组织无血管而不能进入细胞内，形成"冷点"显像。"热点"显像用于心肌梗死急性期的诊断，"冷点"显像用于心肌梗死慢性期，对评估梗死区域有无存活心肌有较大价值。负荷核素心肌灌注显像（药物负荷或运动负荷）可用于心肌梗死出院前和出院后危险性的评估，显像异常者预示在此后的 $3 \sim 6$ 个月发生并发症的危险显著增加。

3. 核素心腔造影

常用 ^{99m}Tc 标记的红细胞或白蛋白进行心腔造影检查，观察室壁运动和 LVEF，有助于判定心室功能、室壁运动异常和室壁瘤形成。

五、诊断及鉴别诊断

（一）诊断

1. 诊断 AMI 的基本条件

① 胸痛持续 $20 \sim 30$ 分钟以上。②心电图检查 ST-T 呈现动态变化。③心肌损伤标记明显异常。具备两项即可确诊 AMI。但由于 STEMI 患者再灌注治疗的效果与时间密切相关，而诊断是否及时是影响早期再灌注治疗的关键因素，因此 AMI 的快速诊断是临床上应当重

视的问题。

2. 典型缺血性胸痛

典型缺血性胸痛是快速提示和诊断 AMI 的首要条件。典型的 AMI 胸痛具体体现在胸痛的部位、性质、持续时间、伴随的症状等方面。其特点为：①部位，常位胸骨后或左侧胸部。②性质，常呈剧烈的压榨痛或紧迫、烧灼痛。③时间，持续＞20 分钟。④伴随症状，常伴有出汗、恶心、呕吐、头晕、眩晕等。⑤治疗，含化硝酸甘油无明显缓解。

3. 非典型胸痛患者的诊断线索

对于 AMI 无典型胸痛的患者，临床上容易漏诊或误诊，因此应格外注意临床相关的诊断线索，这对 AMI 的诊断具有重要的提示价值。如果患者既往有冠心病、心绞痛病史或有冠心病的多种危险因素，出现以下情况时应考虑 AMI 的可能：①新出现的低血压、左心衰竭和心源性休克。②新发生的 LBBB 或 AVB。③原有缺血性心肌病伴心功能不全，短时间内出现心功能的恶化。④突然的黑矇或晕厥。⑤不明原因的上腹部不适、疼痛、恶心、呕吐等症状。⑥难以解释的颈、下颌、肩部、背部疼痛。遇到上述情况，立即检查 12 导联心电图。

4. 心电图的典型改变

对快速诊断 AMI 具有决定性的意义。心电图 ST 段抬高对诊断 AMI 的特异性为 91％，敏感性为 46％。具有典型缺血性胸痛，相邻 2 个或 2 个以上导联 ST 段异常抬高或新发的 LBBB，可立即按 AMI 处理，尽早开始再灌注治疗。对于无胸痛和非典型缺血性胸痛的患者，心电图检查具有决定性的意义时，也应考虑尽早进行抗缺血和再灌注治疗。典型缺血性胸痛而心电图检查无决定性意义时，应密切监测心电图的变化，并快速检测心肌损伤标记。对于原有预激综合征、束支或室内传导阻滞、室壁瘤等患者，由于可能掩盖 AMI 时心电图检查显示 ST-T 变化，因此对于高度疑诊 AMI 者，应立即检查心肌损伤标记和超声心动图检查。

5. 即时检验心肌损伤标记

由于实验室检查较慢，影响患者到达医院后的快速诊断，建议即时检验（POCT）心肌损伤标记，尤其是肌钙蛋白，对早期诊断有重要的价值。

（二）鉴别诊断

1. 心肌梗死和心绞痛鉴别诊断（表 2-9）

表 2-9　心肌梗死和心绞痛鉴别诊断要点

鉴别诊断项目	心肌梗死	心绞痛
疼痛		
部位	相同，但可能在较低位置或上腹	胸骨上、中段之后
性质	相似，但更剧烈	压榨性或窒息性
诱因	不如前者常有	劳力、情绪激动、饱食等
时限	长，数小时或 1～2 天	短，1～5 分钟或 15 分钟以内
频率	不频繁	频繁发作

鉴别诊断项目	心肌梗死	心绞痛
硝酸甘油疗效	作用较差	显著缓解
气喘或肺水肿	常有	极少
血压	常降低，甚至发生休克	升高或无显著改变
心包摩擦音	可有	无
坏死物质吸收的表现		
发热	常有	无
血白细胞增加	常有	无
红细胞沉降率增快	常有	无
血清心脏标志物增高	有	无
心电图变化	有特征性和动态性改变	无变化或暂时性 ST 段和 T 波变化

2. 心肌梗死与其他疾病的鉴别诊断

（1）主动脉夹层　胸痛常呈撕裂样，迅速达高峰且常放射至背部、腹部、腰部和下肢。两上肢血压和脉搏可有明显差别，可有下肢暂时性瘫痪、偏瘫和主动脉关闭不全的表现。无急性心肌梗死心电图的特征性改变及血清酶学改变。二维超声心动图检查有助于诊断。CT 和 MRI 可确诊。

（2）急性心包炎　急性非特异性心包炎也可有严重而持久的胸痛及 ST 段抬高。但胸痛与发热同时出现，呼吸和咳嗽时加重；早期可听到心包摩擦音；心电图改变常为普遍导联 ST 段弓背向上抬高，无急性心肌梗死心电图的演变过程，也无血清酶学改变。

（3）肺动脉栓塞　肺栓塞可引起胸痛、咯血、呼吸困难、休克等表现。但有右心负荷急剧增加表现，如发绀、肺动脉瓣区第二音亢进、颈静脉充盈、肝大、下肢水肿等。心电图示电轴右偏，Ⅰ 导联 S 波加重，Ⅲ 导联出现 Q 波和 T 波倒置，胸导联过渡区左移，右胸导联 T 波倒置等改变。与急性心肌梗死心电图的演变迥然不同，不难鉴别。

六、危险分层

（一）ST 段抬高性心肌梗死的综合危险分层

1. 危险因素

① 高龄、女性、Killip 分级 Ⅱ～Ⅳ 级、既往心肌梗死史、心房颤动、前壁心肌梗死、肺部啰音、血压<100mmHg、心率>100 次/分、糖尿病、肌钙蛋白明显升高等，均是影响预后的独立危险因素，病死率高。②溶栓治疗失败（胸痛不缓解、ST 段持续抬高）或伴有右心室梗死和血流动力学异常的下壁 STEMI，也是影响预后的独立危险因素，病死率也较高。③STEMI 新发生心脏杂音时，提示可能有室间隔穿孔或二尖瓣反流，是临床的严重状态，应及时进行超声心动图检查。AMI 的血流动力学障碍主要包括低血压状态、肺淤血、急性左心衰竭、心源性休克等情况，均为高危状态，对此应当尽早分析原因并积极干预。

2. 心电图检查显示 QRS 波增宽

既往研究显示，ACS 患者 QRS 增宽与患者预后有关。近期加拿大 ACS 注册研究数据分析显示，QRS 波≥毫秒（120ms）不伴束支传导阻滞者较 QRS 波＜120ms 的患者院内和 1 年的病死率增高，而伴有束支传导阻滞者病死率更高。通过多因素分析显示，QRS 波≥120ms 伴有束支传导阻滞是心肌梗死患者院内和 1 年死亡的独立预测因子。进一步研究表明，急性前壁心肌梗死合并 RBBB 患者的病死率显著增高，通过多变量（年龄、Killip 分级、收缩压、脉搏和既往心肌梗死）分析发现，QRS 间期每增加 20ms 会增加 30 天的病死率，其中 QRS 间期≥160ms 者较 QRS 间期＜160ms 者 30 天病死率更显著。即使 RBBB 恢复，病死率也不降低。荟萃分析表明，AMI 伴新发 LBBB 不但对近期的不良事件有预测价值，而且对远期不良事件也有预测价值。有研究表明，心肌再灌注治疗后心肌灌注差者预后更差。

3. 心电图检查 ST 段变化

aVR 导联 ST 段抬高不仅可识别 AMI 相关的病变血管，是临床上非常有用的指标，前壁 AMI 患者 aVR 导联 ST 段无压低与分别压低 0.05mV、0.1mV 和≥0.15mV 比较，病死率均增加显著，而与下壁 AMI 无相关性。溶栓治疗 60 分钟后 ST 段回落的患者预后良好。

4. Killip 分级

Ⅰ级，无明显的心力衰竭；Ⅱ级，有左心衰竭，肺部啰音小于肺野的 50%，可伴有奔马律、窦性心动过速或其他心律失常，静脉压升高，X 线检查表现为肺淤血；Ⅲ级，肺部啰音大于肺野的 50%，可出现急性肺水肿；Ⅳ级，心源性休克，有不同阶段和程度的血流动力学障碍。Killip 分级与心肌梗死的近期和远期预后均密切相关，分级越高，预后越差。

5. Forrester 血流动力学分型

根据肺毛细血管楔压（PC-WP）和心脏指数（CI）评估有无肺淤血和外周组织灌注不足，并将 AMI 分为 4 个血流动力学亚型：Ⅰ 型，既无肺淤血，也无外周组织灌注不足，心功能处于代偿状态，CI＞2.2L/（min·m²），PCWP≤18mmHg，病死率约为 3%；Ⅱ 型，有肺淤血，无外周组织灌注不足，CI＞2.2L/（min·m²），PCWP＞18mmHg，病死率约为 9%，为常见的临床类型；Ⅲ 型，无肺淤血，有外周组织灌注不足，CI≤2.2L/（min·m²），PCWP≤18mmHg，病死率约为 23%；Ⅳ 型，既有肺淤血，又有外周组织灌注不足，CI≤2.2L/（min·m²），PCWP＞18mmHg，病死率约为 51%。

（二）ST 段抬高性心肌梗死无创检查危险分层

1. 高危（年病死率＞3%）

静息或负荷 LVEF＜35%；运动试验评分≤−11；负荷试验诱发大面积灌注不足；大面积且固定的灌注不足（尤其是前壁）；负荷试验诱发的多处中等面积灌注不足；大面积且固定的灌注不足伴左心室扩大或肺摄取²⁰¹Tl 增加；负荷试验诱发的重度灌注不足伴左心室扩大或肺摄取²⁰¹Tl 增加；心率＜120 次/分、静息或小剂量多巴酚丁胺［≤10μg/（kg·min）］负荷情况下，超声心动图检查显示节段性室壁运动异常（至少 3 个节段）；负荷超声心动图检查显示广泛的心肌缺血。

2. 中危（年病死率 1%～3%）

静息 LVEF 35%～49%；运动试验评分介于−11～5；负荷试验诱发中度灌注不足，不伴有左心室扩大或肺摄取 ^{201}Tl 增加；大剂量多巴酚丁胺 ［＞10μg/（kg・min）］ 负荷情况下，超声心动图检查显示节段性室壁运动异常（1～2 个节段）。

3. 低危（年病死率＜1%）

运动试验诱发中度灌注不足或仅有小面积的心肌灌注不足；负荷超声心动图检查显示无节段性室壁运动异常。

七、治疗

STEMI 的治疗原则是保护和维持心脏功能，挽救濒死的心肌，防止梗死面积扩大，缩小心肌缺血范围，及时处理各种并发症，防止猝死，使患者不但能度过急性期，且康复后还能保持尽可能多的有功能的心肌。

（一）一般治疗

患者应住入冠心病监护病室，卧床休息至少 12～24 小时，给予持续心电监护。病情稳定或血运重建后症状控制，应鼓励早期活动。下肢做被动运动可防止静脉血栓形成。活动量的增加应循序渐进。应尽量对患者进行必要的解释和鼓励，使其能积极配合治疗而又解除焦虑和紧张，可以应用小剂量的镇静药和抗焦虑药物（常用苯二氮䓬类），使患者得到充分休息和减轻心脏负担。保持大便通畅，如便秘可给予缓泻药。有明确低氧血症（氧饱和度低于90%）或存在左心室功能衰竭时才需补充氧气。在最初 2～3 天饮食应以容易消化的流质、半流质为主，宜少量多餐，钠盐和液体的摄入量应根据汗量、尿量、呕吐量及有无心力衰竭而做适当调节。

（二）再灌注治疗

及早再通闭塞的冠状动脉，使心肌得到再灌注，挽救濒死的心肌或缩小心肌梗死的范围，是一种关键的治疗措施。他还可极有效地解除疼痛。

1. 溶栓治疗

虽然近年来 STEMI 急性期行直接 PCI 已成为首选方法，但溶栓治疗具有快速、简便、经济的特点，在不具备 PCI 条件的医院或因各种原因使 FMC 至 PCI 时间明显延迟时，对有适应证的 STEMI 患者，静脉内溶栓仍是较好的选择。溶栓获益大小主要取决于治疗时间和达到的 TIMI 血流。在发病 3 小时内行溶栓治疗，梗死相关血管的开通率增高，病死率明显降低，其临床疗效与直接 PCI 相当。发病 3～12 小时内行溶栓治疗，其疗效不如直接 PCI，但仍能获益。发病 12～24 小时内，如果仍有持续或间断的缺血症状和持续 ST 段抬高，溶栓治疗仍然有效。LBBB、大面积梗死（前壁 MI、下壁 MI 合并右心室梗死）患者，溶栓获益最大。而对于 NSTE-ACS，溶栓治疗不仅无益反而有增加 AMI 的倾向，因此标准溶栓治疗目前仅用于 STEMI 患者。

（1）溶栓治疗的适应证　①发病 12 小时内，预期 FMC 至 PCI 时间延迟大于 120 分钟，无溶栓禁忌证者。②发病 12～24 小时仍有进行性缺血性疼痛和至少 2 个胸导联或肢体导联 ST 段抬高＞0.1mV 或血流动力学不稳定，无直接 PCI 条件者。③发病 12 小时后若症状已缓解，不应采取溶栓治疗。④计划进行直接 PCI 前不推荐溶栓治疗。⑤ST 段压低的患者

（除正后壁心肌梗死或合并 aVR 导联 ST 段抬高）不应采取溶栓治疗。

（2）溶栓治疗的禁忌证 ①近期（14 天内）有活动性出血（胃肠道溃疡出血、咯血、痔疮出血等），做过外科手术或活体组织检查，心肺复苏术后（体外心脏按压、心内注射、气管插管），不能实施压迫的血管穿刺以及外伤史者。②高血压患者血压＞180/110mmHg 或不能排除主动脉夹层分离者。③有出血性脑血管意外史或半年内有缺血性脑血管意外（包括 TIA）史者。④对扩容和升压药无反应的休克。⑤妊娠、感染性心内膜炎、二尖瓣病变合并心房颤动且高度怀疑左心房内有血栓者。⑥糖尿病合并视网膜病变者。⑦出血性疾病或有出血倾向者，严重的肝肾功能障碍及进展性疾病（如恶性肿瘤）者。由于中国人群的出血性卒中发病率高，因此，年龄＞75 岁患者应首选 PCI，选择溶栓治疗时应慎重，酌情减少溶栓药物剂量。

（3）溶栓药物

① 特异性纤溶酶原激活药：可选择性激活血栓中与纤维蛋白结合的纤溶酶原，对全身纤溶活性影响较小，无抗原性，建议优先采用。重组组织型纤溶酶原激活药（rtPA）阿替普酶是目前最常用的溶栓药。但其半衰期短，为防止梗死相关动脉再阻塞需联合应用肝素（24～48 小时）。最常用的为人重组组织型纤溶酶原激活药阿替普酶。其他新型特异性纤溶酶原激活药，采用基因工程改良的组织型纤溶酶原激活药衍生物，溶栓治疗的选择性更高，半衰期延长，适合弹丸式静脉推注，药物剂量和不良反应均减少，使用方便。已用于临床的有瑞替普酶、兰替普酶和替奈普酶（TNK-PA）等，均需要联合肝素（48 小时），以防止再闭塞。

② 非特异性纤溶酶原激活药：对血栓部位或体循环中纤溶系统均有作用，常导致全身性纤溶活性增高，常用的有尿激酶（UK 或 rUK）和尿激酶原，无抗原性和过敏反应。链激酶（或重组链激酶）也是非特异性纤溶酶原激活剂，由于存在抗原性和过敏反应，临床上已较少使用。

（4）给药方案

① 阿替普酶：首先静脉推注 15mg，随后 0.75mg/kg 在 30 分钟内持续静脉滴注（最大剂量不超过 50mg），继之 0.5mg/kg 于 60 分钟持续静脉滴注（最大剂量不超过 35mg）。

② 瑞替普酶：10 单位溶于 5～10mL 注射用水，2 分钟以上静脉推注，30 分钟后重复上述剂量。

③ 替奈普酶：30～50mg 溶于 10mL 生理盐水静脉推注，根据体重调整剂量，如体重＜60kg，剂量为 30mg；体重每增加 10kg，剂量增加 5mg，最大剂量为 50mg。

④ 尿激酶：150 万 U 溶于 100mL 生理盐水，30 分钟内静脉滴入。

⑤ 重组人尿激酶原：20mg 溶于 10mL 生理盐水，3 分钟内静脉推注，继以 30mg 溶于 90mL 生理盐水，30 分钟内静脉滴完。

（5）溶栓治疗期间的辅助抗凝治疗 尿激酶和尿激酶原为非选择性的溶栓药，故在溶栓治疗后短时间内（12 小时内）不存在再次血栓形成的可能，对于溶栓有效的患者，溶栓结束后 12 小时皮下注射普通肝素 7500U 或低分子肝素，共 3～5 天。对于溶栓治疗失败者，辅助抗凝治疗则无明显临床益处。对于阿替普酶、瑞替普酶和替奈普酶等选择性的溶栓药，溶栓使血管再通后仍有再次血栓形成的可能，因此在溶栓治疗前后均应给予充分的肝素治疗。溶栓前先给予 5000U 肝素冲击量，然后以 1000U/h 的肝素持续静脉滴注 24～48 小时，以出血时间延长 2 倍为基准，调整肝素用量。亦可选择低分子量肝素替代普通肝素治疗，其临床疗效相同，如依诺肝素，首先静脉推注 30mg，然后以 1mg/kg 的剂量皮下注射，每 12 小时 1 次，用 3～5 天为宜。

（6）溶栓再通的判断指标

① 直接指征：冠状动脉造影所示血流情况通常采用 TIMI 分级。根据 TIMI 分级达到 2、3 级者表明血管再通，但 2 级者通而不畅，TIMI 3 级为完全性再通，溶栓失败则梗死相关血管持续闭塞（TIMI0～1 级）。

② 间接指征：a.60～90 分钟内抬高的 ST 段至少回落 50%；b.cTnT 峰值提前至发病 12 小时内，CK-MB 酶峰提前到 14 小时内出现；c.2 小时内胸痛症状明显缓解；d.治疗后的 2～3 小时内出现再灌注心律失常，如加速性室性自主心律、房室传导阻滞或束支传导阻滞突然改善或消失或下壁 MI 患者出现一过性窦性心动过缓、窦房传导阻滞伴或不伴低血压。上述四项中，心电图变化和心肌损伤标记物峰值前移最重要。

2. 介入治疗（PCI）

直接 PCI 是指 AMI 患者未经溶栓治疗直接进行冠状动脉血管成形术。目前直接 PCI 已被公认为首选的最安全有效的恢复心肌再灌注的治疗手段，梗死相关血管的开通率高于药物溶栓治疗，尤其对来院时发病时间已超过 3 小时或对溶栓治疗有禁忌证的患者。直接 PCI 的指征还包括：①能及时进行（就诊至球囊扩张时间＜90 分钟），症状发病＜12 小时（包括正后壁心肌梗死）或伴有新出现或可能新出现 LBBB 者。②发病 36 小时内出现休克，病变适合血管重建，并能在休克发生 18 小时内完成者。③症状发作＜12 小时，伴有严重心功能不全和（或）肺水肿（Killip Ⅲ级）者。④发病 12～24 小时内具备以下 1 个或多个条件时：a.严重心力衰竭；b.血流动力学或心电不稳定；c.持续缺血的证据。发病＞24 小时、无症状、血流动力学和心电稳定的患者不宜行直接 PCI 治疗。

急诊 PCI 应当由有经验的医师，并在具备条件的导管室进行，建议常规支架植入，经桡动脉路径可为首选，血栓抽吸可用于血栓负荷大的病变。

若 STEMI 患者首诊于无直接 PCI 条件的医院，当预计 FMC 至 PCI 的时间延迟＜120 分钟时，应尽可能地将患者转运至有直接 PCI 条件的医院；如预计 FMC 至 PCI 的时间延迟＞120 分钟，则应于 30 分钟内溶栓治疗。结合我国情况，也可将有 PCI 资质的医生转运到有 PCI 条件的医院进行直接 PCI。溶栓治疗成功的患者建议送至有条件行 PCI 的医院，在溶栓后 3～24 小时的时间窗内进行冠状动脉造影，对残余高度狭窄的病变进行血运重建，可以减少再梗死和心肌缺血的发生。

溶栓治疗失败者则应考虑做补救性 PCI，但只有在复发起病后 90 分钟内即能开始 PCI 者获益较大，否则应重复应用溶栓药，不过重复给予溶栓药物增加严重出血并发症。

3. 冠状动脉旁路移植手术（CABG）

对少数合并心源性休克、严重心力衰竭，而冠状动脉病变不适宜 PCI 者或出现心肌梗死机械并发症需外科手术修复时可选择急诊 CABG。

（三）其他药物治疗

1. 抗血小板治疗

抗血小板治疗能减少 STEMI 患者的主要心血管事件的发生，因此除非有禁忌证，所有患者应给予本项治疗。

（1）环氧化酶抑制药 所有无禁忌证患者起病后都应迅速给予阿司匹林，起始负荷剂量为150～300mg（非肠溶型），首剂应嚼碎可加快吸收，以便迅速抑制血小板激活状态，以后改用小剂量75～100mg/d，如无禁忌证或不耐受应无限期使用。阿司匹林主要的不良反应是胃肠道反应和上消化道出血，部分患者还存在血小板抵抗现象。对有胃肠道出血或消化道溃疡病史者，推荐联合用质子泵抑制剂。

（2）二磷酸腺苷（ADP）P2Y12受体抑制药 氯吡格雷和噻氯匹定属噻吩吡啶类衍生物，能不可逆地选择性阻断血小板ADP受体，从而抑制ADP诱导的血小板聚集。早年使用的噻氯匹定起效较慢且不良反应多，目前已不再使用，而被氯吡格雷替代，后者的作用和噻氯匹定相当，但不良反应明显减少。普拉格雷和替格瑞洛是新型ADP P2Y12受体抑制药，前者是新一代噻吩吡啶类药物，也是前体药物，代谢后不可逆抑制P2Y12受体，但起效快，而后者是另一类抗血小板药物，属环戊基-三唑并嘧啶，活性药物，可逆性地抑制P2Y12受体。与氯吡格雷相比，两者具有抗血小板聚集作用更强、起效快、作用更持久、不受代谢酶遗传多态性影响的特点。所有STEMI患者，只要无禁忌证，均应在阿司匹林基础上联合血小板P2Y12受体抑制药治疗12个月，可以选择氯吡格雷负荷剂量为300～600mg，以后75mg/d维持；或替格瑞洛180mg负荷剂量，之后90mg每日2次维持，但在血小板P2Y12受体抑制药治疗时可优先选择替格瑞洛，尤其是对于中高缺血风险（如cTn升高）的患者。在接受PCI且出血并发症风险不高的患者，优先选择普拉格雷（负荷剂量60mg，维持剂量10mg/d）而非氯吡格雷，但普拉格雷不能用于既往有卒中或短暂脑缺血发作病史的患者。对于阿司匹林不能耐受的患者，氯吡格雷可替代阿司匹林作为长期的抗血小板治疗药物。肾功能不全（eGFR＜60mL/min）患者无须调整ADP P2Y12受体抑制药用量。

（3）血小板膜糖蛋白Ⅱb/Ⅲa（GPⅡb/Ⅲa）受体拮抗药 激活的GPⅡb/Ⅲa受体与纤维蛋白原结合，在血小板之间形成桥梁，导致血小板血栓形成。阿昔单抗是直接抑制GPⅡb/Ⅲa受体的单克隆抗体，在血小板激活起重要作用的情况下，特别是患者接受介入治疗时，该药多能有效地与血小板表面的GPⅡb/Ⅲa受体结合，从而抑制血小板的聚集，进一步降低血栓事件风险。一般使用方法是先静脉注射冲击量0.25mg/kg，然后10μg/（kg·h）静脉滴注12～24小时，目前建议对血栓负荷大的患者在PCI术中开始使用，阿昔单抗不推荐用于不准备行PCI的患者。合成的该类药物还包括替罗非班和依替巴肽。替罗非班是目前国内最常用的GPⅡb/Ⅲa受体拮抗药，其用法为负荷量10μg/（kg·min），静脉推注＞3分钟；维持量0.15μg/（kg·min），静脉泵入24～36小时。肌酐清除率＜30mL/min者减半。

（4）环核苷酸磷酸二酯酶抑制药 西洛他唑（每次50～100mg，每日2次）除有抗血小板聚集和舒张外周血管作用外，还具有抗平滑肌细胞增生、改善内皮细胞功能等作用。但目前西洛他唑预防PCI术后急性并发症的研究证据尚不充分，所以仅作为阿司匹林不耐受或氯吡格雷耐药患者的替代药物。

但STEMI静脉溶栓患者，如年龄＞75岁，则用氯吡格雷75mg，以后75mg/d，维持12个月。在服用P2Y12受体抑制药而拟行CABG的患者应在术前停用P2Y12受体抑制药，择期CABG需停用至少5天，急诊时至少停用24小时。STEMI合并房颤需持续抗凝治疗的直接PCI患者，建议应用氯吡格雷600mg负荷量，以后每天75mg。在有效的双联抗血小板及抗凝治疗情况下，不推荐 STEMI 患者造影前常规应用 GPⅡb/Ⅲa 受体拮抗药；高危患者或造影提示血栓负荷重、未给予适当负荷量 P2Y12 受体抑制药的患者可静脉使用替罗非班或依替巴肽。直接 PCI 时，冠状动脉脉内注射替罗非班有助于减少无复流、改善心肌微循环灌注。

2. 抗凝治疗

除非有禁忌证，所有 STEMI 患者无论是否采用溶栓治疗，都应在抗血小板治疗的基础上常规接受抗凝治疗。抗凝治疗能建立和维持梗死相关动脉的通畅，并能预防深静脉血栓形成、肺动脉栓塞以及心室内血栓形成。常用的抗凝药包括普通肝素、低分子量肝素、磺达肝癸钠和比伐卢定。

（1）磺达肝癸钠　是选择性 Ⅹa 因子间接抑制剂。对于接受溶栓或未行再灌注治疗的患者，磺达肝癸钠有利于降低死亡和再梗死，而不增加出血并发症，使用最长 8 天。因此 STEMI 患者整个住院期间或直至行 PCI 时，抗凝治疗优先推荐使用磺达肝癸钠（2.5mg/d，皮下注射）；如应用磺达肝癸钠的患者接受 PCI 治疗，则需额外给予抗Ⅱa 因子活性的抗凝药 [如普通肝素 85U/kg（同时使用 GPⅡb/Ⅲa 受体拮抗药则剂量调整为 60IU/kg）或比伐卢定]，因存在导管内血栓形成的风险。当没有磺达肝癸钠时，推荐给予依诺肝素；如果没有磺达肝癸钠或依诺肝素，则推荐给予普通肝素 [活化部分凝血活酶时间（APTT）为 50～70 秒] 或其他特定推荐剂量的低分子肝素（LWMH）。

（2）肝素和 LWMH　肝素的推荐剂量是先给予 60U/kg 静脉注射（最大剂量 4000U），然后以 12U/（kg·h）（最大剂量 1000U/h）的速度静脉滴注，持续 48 小时或直至行 PCI。治疗过程中需注意开始用药或调整剂量后 6 小时测定部分激活凝血酶时间（APTT），根据 APTT 调整肝素用量，使 APTT 控制在 50～70 秒。但是，肝素对富含血小板的血栓作用较弱，且肝素的作用可由于肝素结合血浆蛋白而受影响。未口服阿司匹林的患者停用肝素后可能使胸痛加重，与停用肝素后引起继发性凝血酶活性增高有关。因此，肝素以逐渐停用为宜。LWMH 与普通肝素相比，具有更合理的抗Ⅹa 因子和Ⅱa 因子活性的作用，可以皮下应用，不需要实验室监测。临床观察表明，LWMH 较普通肝素有疗效肯定、使用方便的优点。目前推荐的 LWMH 主要为依诺肝素 1mg/kg 皮下注射，每 12 小时 1 次（肌酐清除率＜30mL/min 者则每天 1 次），整个住院期间应用（最多 8 天）或直至行 PCI 前 8～12 小时，接受 PCI 时再静脉给予 0.3mg/kg。其他 LWMH 还包括那曲肝素 0.1mL/10kg 或达肝素 120U/kg（最大剂量 10000U），皮下注射，每 12 小时一次。

（3）直接抗凝血酶的药物　直接 PCI 尤其出血风险高时，比伐卢定可以降低介入治疗围术期急性冠状动脉血栓事件的风险且出血并发症少，因此此类患者可用比伐卢定替代普通肝素联合 GPⅡb/Ⅲa 受体拮抗药作为 PCI 术中抗凝用药。比伐卢定的用法：先静脉推注负荷剂量 0.75mg/kg，再静脉滴注 1.75mg/（kg·h），不需监测 ACT，操作结束后继续静脉滴注 3～4 小时有利于减少支架内血栓的形成。

CHA2DS2-VASc 评分≥2 分的房颤患者、心脏机械瓣膜置换术后、合并无症状左心室附壁血栓或静脉血栓栓塞患者应给予口服抗凝药治疗，但需注意出血的风险，服用华法林者需严密监测 INR，缩短监测间隔。DES 后接受双联抗血小板治疗的患者如加用华法林时应控制 INR 2.0～2.5。出血风险大的患者可应用华法林加氯吡格雷治疗。HAS-BLED 评分可用于评估患者的出血风险，出血风险小的患者（HAS-BLED 评分＜2 分），三联抗栓可使用 6 个月，6 个月后改为口服抗凝药加单抗血小板药，12 个月后单服抗凝药。对出血风险大

（HAS-BLED 评分＞3 分）的患者，三联抗栓治疗的时间要缩短（1 个月）或使用口服抗凝药联合氯吡格雷的二联抗栓方案。

3. 硝酸酯类药物

对于有持续性胸部不适、高血压、大面积前壁 MI、急性左心衰竭的患者，在最初 24～48 小时的治疗中，静脉内应用硝酸酯类药物有利于控制心肌缺血发作，缩小梗死面积，降低短期甚至可能长期病死率。静脉内应用硝酸甘油开始用 5～10μg/min，每 5～10 分钟增加 5～10μg，直至症状缓解或平均压降低 10％但收缩压不低于 90mmHg。有下壁 MI、可疑右心室梗死或明显低血压的患者（收缩压低于 90mmHg），尤其合并明显心动过缓或心动过速时，硝酸酯类药物能降低心室充盈压，引起血压降低和反射性心动过速，应慎用或不用。无并发症的 MI 低危患者不必常规给予硝酸酯类药物。

4. 镇痛药

如硝酸酯类药物不能使疼痛迅速缓解，应立即给予吗啡，10mg 稀释成 10mL，每次 2～3mL 静脉注射，必要时 5 分钟重复 1 次，总量不宜超过 15mg。吗啡的不良反应有恶心、呕吐、低血压和呼吸抑制。一旦出现呼吸抑制，可每隔 3 分钟静脉注射纳洛酮 0.4mg（最多 3 次）拮抗。使用非甾体类消炎药（NSAIDs）（除阿司匹林）会增加主要不良心血管事件的风险，故不应早期使用。

5. β 受体阻滞药

无禁忌证时，应于发病后 24 小时内常规口服，以减少心肌耗氧量和改善缺血区的氧供需失衡，限制 MI 面积，减少复发性心肌缺血、再梗死、室颤及其他恶性心律失常，对降低急性期病死率有肯定的疗效。在无心力衰竭、低排出量状态、心源性休克风险或其他禁忌证（PR 间期＞0.24 秒的一度、二度或三度房室传导阻滞但未安装起搏器等）的情况下，应在最初 24 小时内早期口服 β 受体阻滞药，推荐使用琥珀酸美托洛尔、卡维地洛、比索洛尔。急性期一般不静脉应用，除非患者有剧烈的缺血性胸痛或伴血压显著升高且其他处理未能缓解时。口服从小剂量开始（相当于目标剂量 1/4），逐渐递增，使静息心率降至 55～60 次/分。静脉用药多选择美托洛尔，静脉推注每次 5mg，共 3 次，如果心率低于 60 次/分或收缩压低于 100mmHg，则停止给药，静脉注射总量为 15mg。末次静脉给药后应以口服制剂维持。

6. 通道阻滞药（CCB）

非二氢吡啶类 CCB 维拉帕米或地尔硫草用于急性期，除了能控制室上性心律失常，对减少梗死范围或心血管事件并无益处。因此，不建议对 STEMI 患者常规应用非二氢吡啶类 CCB。但非二氢吡啶类 CCB 可用于硝酸酯和 β 受体阻滞药之后仍有持续性心肌缺血或房颤房扑伴心室率过快的患者。STEMI 合并难以控制的高血压患者，可在 ACEI 或 ARB 和 β 受体阻滞药的基础上应用长效二氢吡啶类 CCB。血流动力学表现在 Killip Ⅱ 级以上的 STEMI 患者应避免应用非二氢吡啶类 CCB。不推荐使用短效二氢吡啶类 CCB。

7. ACEI 和 ARB

ACEI 主要通过影响心肌重构、减轻心室过度扩张而减少充血性心力衰竭的发生，降低病死率。对于合并 LVEF≤40％或肺淤血以及高血压、糖尿病和慢性肾病的 STEMI 患者，如无禁忌证，应该尽早并长期应用。给药时应从小剂量开始，逐渐增加至目标剂量。如患者不能耐受 ACEI，可考虑给予 ARB，不推荐常规联合应用 ACEI 和 ARB；对能耐受 ACEI 的患者，不推荐常规用 ARB 替代 ACEI。

8. 调脂治疗

患者应在入院 24 小时之内评估空腹血脂谱。如无禁忌证，无论血基线 LDL-C 水平和饮食控制情况如何，均建议早期和持续应用（3～6 个月）高强度的他汀类药物，使 LDL-C 水平降至＜70mg/dL 或自基线降低 50%，并长期使用他汀类药物。目前推荐的高强度的他汀类药物主要包括阿托伐他汀 20～80mg/d 或瑞舒伐他汀 10～20mg/d，剂量因人而异，要考虑患者的体重、肝功能、肾功能等情况。使用最大耐受剂量他汀后仍不能达标或不能耐受他汀者可使用其他降脂药物如胆固醇吸收抑制药依折麦布（口服 10mg/d）或 PCSK9 抑制药。甘油三酯显著升高者可加用贝特类药物。

9. 醛固酮受体拮抗药

通常在 ACEI 治疗的基础上使用。对 STEMI 后 LVEF≤40%、有心功能不全或糖尿病，无明显肾功能不全、血钾≤5.0mmol/L 的患者，应给予醛固酮受体拮抗药。

（四）抗心律失常治疗

1. 室性心律失常

应寻找和纠正导致室性心律失常可纠治的原因。急性期持续性和（或）伴血流动力学不稳定的室性心律失常需要及时处理。室颤或持续多形性室速应立即行非同步直流电除颤。单形性室速伴血流动力学不稳定或药物疗效不满意时，也应尽早采用同步直流电复律。有效的再灌注治疗、早期应用 β 受体阻滞药、纠正电解质紊乱，可降低 STEMI 患者 48 小时内室颤发生率。对于室速经电复律后仍反复发作的患者建议静脉应用胺碘酮联合 β 受体阻滞药治疗。对无症状室性期前收缩、非持续性室速（持续时间＜30 秒）和加速性室性自主心律，通常不需要预防性使用抗心律失常药物，但长期口服 β 受体阻滞药将提高 STEMI 患者远期生存率。室性逸搏心律除非心率过于缓慢一般不需要特殊处理。不支持在 STEMI 患者中常规补充镁剂，除非是尖端扭转型室性心动过速。急性期过后（40 天后），仍有复杂性室性心律失常或非持续性室速尤其是伴有显著左心室收缩功能不全者，死亡危险增加，应考虑安装植入式心脏复律除颤器（ICD），以预防猝死。

2. 缓慢的窦性心律失常

除非存在低血压或心率＜50 次/分，一般不需要治疗。对于伴有低血压的心动过缓（可能减少心肌灌注），可静脉注射硫酸阿托品 0.5～1mg，如疗效不明显，几分钟后可重复注射。最好是多次小剂量注射，因大剂量阿托品会诱发心动过速。虽然静脉滴注异丙肾上腺素也有效，但由于他会增加心肌需氧量和心律失常的危险，因此不推荐使用。药物无效或发生明显不良反应时也可考虑应用人工心脏起搏器。

3. 房室传导阻滞

二度 Ⅰ 型和 Ⅱ 型房室传导阻滞以及并发于下壁心肌梗死的三度房室传导阻滞心率＞50 次/分且 QRS 波不宽者，无须处理，但应严密监护。下列情况是安置临时起搏器的指征：①二度 Ⅱ 型或三度房室传导阻滞 QRS 波增宽者。②二度或三度房室传导阻滞出现过心室停搏。③三度房室传导阻滞心率＜50 次/分，伴有明显低血压或心力衰竭，经药物治疗效果差。④二度或三度房室传导阻滞合并频发室性心律失常。STEMI后2～3周进展为三度房室传导阻滞或阻滞部位在希氏束以下者应安置永久起搏器。

4. 室上性快速心律失常

STEMI时，房颤发生率为10％～20％，处理包括控制心室率和转复窦性心律。禁用Ic类抗心律失常药物，可选用β受体阻滞药、洋地黄类、维拉帕米、胺碘酮等药物治疗，治疗无效时可考虑应用同步直流电复律。房颤的转复和心室率控制过程中应充分重视抗凝治疗。

5. 心脏停搏

立即做胸外心脏按压和人工呼吸，注射肾上腺素、异丙肾上腺素、乳酸钠和阿托品等，并施行其他心肺复苏处理。

（五）抗低血压和心源性休克治疗

根据休克纯属心源性，抑或尚有周围血管舒缩障碍或血容量不足等因素存在，而分别处理。

1. 补充血容量

约20％的患者由于呕吐、出汗、发热、使用利尿药和不进饮食等原因而有血容量不足，需要补充血容量来治疗，但又要防止补充过多而引起心力衰竭。可根据血流动力学监测结果来决定输液量。如中心静脉压低，在5～10cmH$_2$O，肺楔嵌压在6～12mmHg以下，心排血量低，提示血容量不足，可静脉滴注低分子右旋糖酐或5％～10％葡萄糖液，输液后如中心静脉压上升＞18cmH$_2$O，肺楔嵌压＞15～18mmHg，则应停止。右心室梗死时，中心静脉压的升高则未必是补充血容量的禁忌。

2. 应用升压药

补充血容量，血压仍不升，而肺楔嵌压和心排血量正常时，提示周围血管张力不足，可选用血管收缩药：①多巴胺，＜3μg/（kg·min）可增加肾血流量；严重低血压时，以5～15μg/（kg·min）静脉滴注。②多巴酚丁胺，必要时可以3～10μg/（kg·min）与多巴胺同时静脉滴注。③去甲肾上腺素，大剂量多巴胺无效时，可以2～8μg/min静脉滴注。

3. 应用血管扩张药

经上述处理，血压仍不升，而肺楔嵌压增高，心排血量低或周围血管显著收缩，以至四肢厥冷，并有发绀时，可用血管扩张药以减低周围阻力和心脏的后负荷，降低左心室射血阻力，增强收缩功能，从而增加心排血量，改善休克状态。血管扩张药要在血流动力学严密监测下谨慎应用，可选用硝酸甘油（50～100μg/min静脉滴注）或二硝酸异山梨醇（2.5～10mg/次舌下含服或30～100μg/min静脉滴注）、硝普钠（15～400μg/min静脉滴注）、酚妥拉明（0.25～1mg/min静脉滴注）等。

4. 治疗休克的其他措施

包括纠正酸中毒、纠正电解质紊乱、避免脑缺血、保护肾功能，必要时应用糖皮质激素和洋地黄制剂。

5. 辅助循环装置

包括主动脉内球囊反搏术（IABP）和左心室辅助装置。IABP增高舒张期动脉压而不增加左心室收缩期负荷，并有助于增加冠状动脉灌流，为 STEMI 合并心源性休克患者接受冠状动脉造影和机械性再灌注治疗（PCI 或 CABG）提供重要的时间过渡和机会，是此类患者的 I 类推荐。对大面积 STEMI 或高危患者（年龄＞75 岁、以往有心力衰竭史、左主干或三支血管病变、持续低血压、KillipⅢ～Ⅳ级、收缩压＜120mmHg 且持续性心动过速、顽固性室速伴血流动力学不稳定等）应考虑预防性应用 IABP，出现机械性并发症如室间隔穿孔、乳头肌断裂等时，应尽可能早期使用 IABP。

经皮左心室辅助装置通过辅助泵将左心房或左心室的氧合血液引流至泵内，然后再注入主动脉系统，部分或完全替代心脏的泵血功能，从而减轻左心室负担，保证全身组织、器官的血液供应，可用于 IABP 无效的严重患者。

(六) 心力衰竭治疗

主要是治疗左心室衰竭。治疗取决于病情的严重性。病情较轻者，给予袢利尿药（如静脉注射呋塞米 20～40mg，必要时 1～4 小时重复 1 次），一般即可见效。病情严重者如无低血压，可应用血管扩张药（如静脉用硝酸酯类药物）。如无低血压、低血容量或明显的肾衰竭，则应在 24 小时内开始应用 ACEI，不能耐受者则改用 ARB。严重心力衰竭（KillipⅢ级）或急性肺水肿患者，除适量应用利尿药和静脉用硝酸酯类外，应尽早使用机械辅助通气治疗。肺水肿合并高血压是静脉滴注硝普钠的最佳适应证，常从小剂量（10μg/min）开始，并根据血压逐渐增加至合适剂量。当血压明显降低时，可静脉滴注多巴胺 [5～15μg/(kg·min)] 和（或）多巴酚丁胺。存在肾灌注不良时，可使用小剂量多巴胺 [＜3μg/(kg·min)]。应考虑早期血运重建治疗。

(七) 并发症治疗

室壁膨胀瘤形成伴左心室衰竭或心律失常时可行外科切除术。并发心室间隔穿孔，如无心原性休克，血管扩张剂（例如静脉滴注硝酸甘油）可产生一定的改善作用，但 IABP 辅助循环最有效。紧急外科手术对合并室间隔穿孔伴心源性休克患者可提供生存的机会，对某些选择性患者也可行经皮导管室间隔缺损封堵术。乳头肌断裂致急性二尖瓣反流宜在血管扩张剂联合 IABP 辅助循环下尽早外科手术治疗。急性的心室游离壁破裂外科手术的成功率极低，几乎都是致命的。假性室壁瘤是左心室游离壁的不完全破裂，可通过外科手术修补。但 STEMI 急性期时因坏死组织脆软，使心外科早期手术难度增大，因此最佳手术时机尚未达成共识。心肌梗死后综合征严重病例必须用 NSAIDs 或皮质类固醇短程冲击治疗，但应用不宜超过数天，因其可能干扰 STEMI 后心室肌的早期愈合。

(八) 右室心肌梗死的处理

治疗措施与左心室 MI 略有不同，右室 MI 多伴有下壁 MI 伴休克或低血压而无左心衰竭的表现，其血流动力学检查常显示中心静脉压、右心房和右心室充盈压增高，而肺楔嵌压、左心室充盈压正常甚至下降。治疗原则是维持有效的右心室前负荷，避免使用利尿药和血管扩张药（如硝酸酯类、ACEI/ARB 和阿片类）。经积极静脉扩容治疗，并最好进行血流动力学监测，肺毛细血管楔压如达 15mmHg，即应停止补液。若补液 1000～2000mL 血压仍不回升，应静脉滴注正性肌力药（如多巴酚丁胺或多巴胺）。合并高度房室传导阻滞时，可予临时起搏。

(九) 康复和出院后治疗

出院后最初 3～6 周体力活动应逐渐增加。鼓励患者恢复中等量的体力活动（步行、体操、打太极拳等）。如 STEMI 后 6 周仍能保持较好的心功能，则绝大多数患者都能恢复其所有正常的活动。与生活方式、年龄和心脏状况相适应的有规律的运动计划可降低缺血事件发生的风险，增强总体健康状况。对患者的生活方式提出建议、进一步控制危险因素，可改善患者的预后。

八、二级预防

为改善 STEMI 患者的长期预后，除了在急性期应积极治疗外，还应加强二级预防。冠心病的二级预防，可减少动脉粥样硬化的危险因素，延缓和逆转冠状动脉病变的进展，防止斑块不稳定等所致的急性冠脉事件，从而大大降低心血管疾病致残率、病死率。

(一) 戒烟

吸烟包括被动吸烟可导致冠状动脉痉挛，降低 β 受体阻滞药的抗缺血作用，成倍增加心肌梗死后的病死率。应彻底戒烟，并远离烟草环境，避免二手烟的危害。可采取多种戒烟措施包括药物戒烟、正规的戒烟计划、催眠以及节制吸烟等以尽可能提供戒烟的成功率。最有效治疗尼古丁依赖性的辅助药物治疗是尼古丁替代治疗和缓释型的安非他酮。

(二) 运动和控制体重

患者出院前应做运动耐量评估，并制定个体化体力运动方案。对于所有病情稳定的患者，建议每日进行 30～60 分钟中等强度的有氧运动（例如快步行走等），每周至少坚持 5 天。通过控制饮食与增加运动将体质指数控制于 $24kg/m^2$ 以下。

(三) 情绪管理

注重患者的双心健康，评估患者的精神心理状态，识别可能存在的精神心理问题，并给予对症处理。

(四) 抗血小板治疗

所有患者除有禁忌证者外均应长期服用阿司匹林（75～150mg/d）治疗，有禁忌证者，可用氯吡格雷（75mg/d）替代。

(五) 肾素-血管紧张素-醛固酮系统抑制药

若无禁忌证，所有伴有左心室收缩功能不全（LVEF<40%）、高血压、糖尿病或慢性肾脏疾病的患者均应长期服用 ACEI。低危患者（即 LVEF 正常、已成功实施血运重建且各种心血管危险因素已得到满意控制者）亦可考虑 ACEI 治疗。不能耐受 ACEI 者，可改用 ARB 类药物。无明显肾功能损害和高血钾的患者，经有效剂量的 ACEI 与 β 受体阻滞药治疗后其 LVEF 仍<40%者，可应用醛固酮拮抗药治疗，但须密切观察相关不良反应（特别是高钾血症）。

(六) β受体阻滞药

除了低危患者（心功能正常或接近正常、再灌注治疗成功、没有严重室性心律失常）和有禁忌证的患者，所有 MI 患者应使用 β 受体阻滞药治疗。对于中重度左心力衰竭的患者，应当逐渐增加 β 受体阻滞药的剂量。

(七) 调脂治疗

所有患者无论血脂水平如何若无禁忌证或不能耐受均应坚持使用他汀类药物，将 LDL-C 控制在 <2.60mmol/L（100mg/dL），并可考虑达到更低的目标值 [LDL-C<1.8mmol/L（70mg/dL）]。对较大剂量他汀类药物治疗后 LDL-C 仍不能达标者可联合应用胆固醇吸收抑制药。

(八) 控制血压

血压≥140/90mmHg 的患者应给予降压治疗，首选 β 受体阻滞药、ACEI 或 ARB，必要时加用其他种类抗高血压药物。对于一般患者，应将其血压控制于 <140/90mmHg，合并糖尿病或慢性肾病者应将血压控制于 <130/80mmHg。因血压水平过低也可对冠心病预后产生不利影响，因此在保证血压（特别是收缩压）达标的前提下，需避免患者舒张压水平 <60mmHg。治疗性生活方式改善应被视为降压治疗的基石。

(九) 血糖管理

对所有患者均应常规检测空腹和餐后血糖。对于确诊糖尿病的患者，在积极控制饮食并改善生活方式的同时，可考虑应用降糖药物治疗，糖化血红蛋白控制在 7% 以下，但一般状况较差、糖尿病病史较长、年龄较大时，宜将糖化血红蛋白控制在 7%~8%。

（郭殿龙）

第十三节　急性上消化道出血

消化道出血根据出血的部位可分为上消化道出血和下消化道出血。上消化道出血是指屈氏韧带以上的消化道，包括食管、胃、十二指肠或胰胆等病变引起的出血，胃空肠吻合术后吻合口附近的空肠上段病变所致出血也属这一范围，根据出血的病因分为急性非静脉曲张性消化道出血（ANVUGIB）和静脉曲张性出血两类。十二指肠悬韧带以下的出血归为下消化道出血，下消化道出血分为慢性隐性出血、慢性少量显性出血和急性大出血三种类型。上消化道出血与下消化道出血的临床特点不尽相同，治疗手段也有差异。年发病率为（50~100）/10 万。

一、病因

（一）上消化道疾病和全身性疾病

上消化道疾病和全身性疾病均可引起上消化道出血，临床上较常见的病因是消化性溃疡、食管胃底静脉曲张破裂、急性胃黏膜损害及胃癌。糜烂性食管炎、食管贲门黏膜撕裂综合征引起的出血也不少见。其他原因见表 2-10。

表 2-10　上消化道出血的常见病因

食管疾病	食管静脉曲张、食管贲门黏膜撕裂症（Mallory-Weiss 综合征）、糜烂性食管炎、食管癌
胃部疾病	胃溃疡、急性胃黏膜损害、胃底静脉曲张、门脉高压性胃黏膜损害、胃癌、胃息肉
十二指肠疾病	溃疡、十二指肠炎、憩室
邻近器官疾病	胆道出血（胆石症、肝胆肿瘤等）、胰腺疾病（假性囊肿、胰腺癌等）、主动脉瘤破裂入上消化道
全身性疾病	血液病（白血病、血小板减少性紫癜等）、尿毒症、血管性疾病（遗传性出血性毛细血管扩张症等）

（二）不明原因消化道出血（OGIB）

OGIB 指常规消化内镜检查（包括检查食管至十二指肠降段的上消化道内镜与肛门直肠至回盲瓣的结肠镜）和 X 线小肠钡剂检查（口服钡剂或钡剂灌肠造影）或小肠 CT 不能明确病因的持续或反复发作的出血。可分为不明原因的隐性出血和显性出血，前者表现为反复发作的缺铁性贫血和大便隐血试验阳性，后者表现为黑便、血便或呕血等肉眼可见的出血。OGIB 占消化道出血的 3%～5%。上消化道疾病导致不明原因消化道出血的可能病因包括 Cameron 糜烂、血管扩张性病变、静脉曲张、Dieulafoy 病变、胃窦血管扩张症、门静脉高压性胃病等。

二、诊断

（一）临床表现

1. 呕血与黑便

呕血与黑便是上消化道出血的直接证据。幽门以上出血且出血量大者常表现为呕血。呕出鲜红色血液或血块者表明出血量大、速度快，血液在胃内停留时间短。若出血速度较慢，血液在胃内经胃酸作用后变性，则呕吐物可呈咖啡样。幽门以下出血表现为黑便，但如出血量大而迅速，幽门以下出血也可以反流到胃腔而引起恶心、呕吐，表现为呕血。黑便的颜色取决于出血的速度与肠道蠕动的快慢。粪便在肠道内停留的时间短，可排出暗红色的粪便。反之，空肠、回肠，甚至右半结肠出血，如在肠道中停留时间长，也可表现为黑便。

2. 失血性周围循环衰竭

急性周围循环衰竭是急性失血的后果，其程度的轻重与出血量及速度有关。少量出血可因机体的代偿机制而不出现临床症状。中等量以上出血常表现为头晕、心悸、口渴、冷汗、烦躁及昏厥。体检可发现面色苍白、皮肤湿冷、心率加快、血压下降。大量出血者可在黑便排出前出现晕厥与休克，应与其他原因引起的休克鉴别。老年人大量出血可引起心、脑方面的并发症，应引起重视。

3. 氮质血症

上消化道出血后常出现血中尿素氮浓度升高，24～28 小时达高峰，一般不超过 14.3mmol/L（40mg/dL），3～4 天降至正常。若出血前肾功能正常，出血后尿素氮浓度持续升高或下降后又再升高，应警惕继续出血或止血后再出血的可能。

4. 发热

上消化道出血后，多数患者在 24 小时内出现低热，但一般不超过 38℃，持续 3～5 天降至正常。引起发热的原因尚不清楚，可能与出血后循环血容量减少，周围循环障碍，导致体温调节中枢的功能紊乱，再加以贫血的影响等因素有关。

（二）实验室检查及其他辅助检查特点

1. 血常规

红细胞及血红蛋白在急性出血后 3～4 小时开始下降，血细胞比容也下降。白细胞稍有反应性升高。

2. 隐血试验

呕吐物或黑便隐血反应呈强阳性。

3. 血尿素氮

出血后数小时内开始升高，24～28 小时内达高峰，3～4 天降至正常。

（三）诊断和鉴别诊断

根据呕血、黑便和血容量不足的临床表现以及呕吐物、黑便隐血反应呈强阳性，红细胞计数和血红蛋白浓度下降的实验室证据，可做出消化道出血的诊断。下面几点在临床工作中值得注意。

1. 上消化道出血的早期识别

呕血及黑便是上消化道出血的特征性表现，但应注意部分患者在呕血及黑便前即出现急性周围循环衰竭的征象，应与其他原因引起的休克或内出血鉴别。及时进行直肠指检可较早发现尚未排出体外的血液，有助于早期诊断。

呕血和黑便应和鼻出血、拔牙或扁桃体切除术后吞下血液鉴别，通过询问发病过程与手术史不难加以排除。进食动物血液、口服铁剂、铋剂及某些中药，也可引起黑色粪便，但均无血容量不足的表现与红细胞、血红蛋白降低的证据，可以借此加以区别。呕血有时尚需与咯血鉴别，支持咯血的要点是：①患者有肺结核、支气管扩张、肺癌、二尖瓣狭窄等病史。②出血方式为咯出，咯出物呈鲜红色，有气泡与痰液，呈碱性。③咯血前有咳嗽、喉痒、胸闷、气促等呼吸道症状。④咯血后通常不伴黑便，但仍有血丝痰。⑤胸部 X 线片通常可发现肺部病灶。

2. 出血严重程度的估计

由于出血大部分积存于胃肠道，单凭呕出或排出量估计实际出血量是不准确的。根据临床实践经验，下列指标有助于估计出血量。出血量每天超过 5mL 时，大便隐血试验则可呈阳性；当出血量超过 60mL，可表现为黑便；呕血则表示出血量较大或出血速度快。若出血量在 500mL 以内，由于周围血管及内脏血管的代偿性收缩，可使重要器官获得足够的血液供应，因而症状轻微或者不引起症状。若出血量超过 500mL，可出现全身症状，如头晕、心悸、乏力、出冷汗等。若短时间内出血量＞1000mL 或达全身血容量的 20％时，可出现循环衰竭表现，如四肢厥冷、少尿、晕厥等，此时收缩压可＜90mmHg 或较基础血压下降25％，心率＞120 次/分，血红蛋白＜70g/L。事实上，当患者体位改变时出现血压下降及心率加快，说明患者血容量明显不足、出血量较大。因此，仔细测量患者卧位与直立位的血压与心率，对估计出血量很有帮助。另外，应注意不同年龄与体质的患者对出血后血容量不足的代偿功能相差很大，因而相同出血量在不同患者引起的症状也有很大差别。

3. 出血是否停止的判断

上消化道出血经过恰当的治疗，可于短时间内停止出血。但由于肠道内积血需经数天（约 3 天）才能排尽，因此不能以黑便作为判断继续出血的指征。临床上出现以下情况应考虑继续出血的可能：①反复呕血或黑便次数增多，粪质转为稀烂或暗红。②周围循环衰竭经积极补液输血后未见明显改善。③红细胞计数、血红蛋白测定与血细胞比容继续下降，网织红细胞持续增高。④在补液与尿量足够的情况下，血尿素氮持续或再次增高。

一般来讲，一次出血后 48 小时以上未再出血，再出血的可能性较小。而过去有多次出血史，本次出血量大或伴呕血，24 小时内反复大出血，出血原因为食管胃底静脉曲张破裂、有高血压病史或有明显动脉硬化者，再出血的可能性较大。

4. 出血的病因诊断

过去病史、症状与体征可为出血的病因诊断提供重要线索，但确诊出血原因与部位需靠器械检查。

（1）胃镜检查　是诊断上消化道出血最常用与准确的方法。出血后 24～48 小时内的紧急胃镜检查价值更大，可发现十二指肠降部以上的出血灶，尤其对急性胃黏膜损害的诊断更具意义，因为该类损害可在几天内愈合而不留下痕迹。有报道，紧急内镜检查可发现约90％的出血原因。在紧急内镜检查前需先补充血容量，纠正休克。一般认为患者收缩压＞90mmHg、心率＜110 次/分、血红蛋白浓度≥70g/L 时，进行内镜检查较为安全。若有活动性出血，内镜检查前应先插鼻胃管，抽吸胃内积血，并用生理盐水灌洗至抽吸物清亮，然后拔管行胃镜检查，以免积血影响观察。

（2）X 线钡餐检查　早期活动性出血期间胃内积血或血块影响观察，且患者处于危急状态，需要进行输血、补液等抢救措施而难以配合检查。早期行 X 线钡餐检查还有引起再出血之虞。鉴于上述原因，X 线钡餐检查对上消化道出血的诊断价值有限，只用于不能耐受胃镜检查患者，最好在出血停止和病情稳定数天后再进行。

（3）选择性腹腔动脉造影　若上述检查未能发现出血部位与原因，可行选择性肠系膜上动脉造影。若有活动性出血，且出血速度＞0.5mL/min 时，可发现出血病灶。可同时行栓塞治疗而达到止血的目的。

（4）胶囊内镜　用于常规胃、肠镜检查无法找到出血灶的原因未明消化道出血患者，是近年来主要用于小肠疾病检查的新技术。国内外已有较多胶囊内镜用于不明原因消化道出血检查的报道，病灶检出率在 $50\%\sim75\%$，显性出血者病变检出率高于隐性出血者。胶囊内镜检查的优点是无创、患者容易接受，可提示活动性出血的部位。缺点是胶囊内镜不能操控，对病灶的暴露有时不理想，易遗漏病变，肠道狭窄时有发生嵌顿的风险，也不能取病理活检等。

（5）小肠镜　小肠镜可检查全小肠，大大提高了不明原因消化道出血的病因诊断率，当胶囊内镜发现可疑病灶或者不宜行胶囊内镜检查时可行小肠镜检查，其优势在于能够对可疑病灶进行仔细观察、取活检，且可进行内镜下止血治疗，如氩离子凝固术、注射止血术或息肉切除术等。不足之处在于该技术属于侵入性检查，操作技术要求高，有一定的并发症发生率，如急性胰腺炎、肠穿孔等。①双气囊小肠镜，据国内外报道双气囊全小肠镜对不明原因消化道出血的病因诊断率在 $43\%\sim75\%$，对显性出血的不明原因消化道出血诊断阳性率高于隐性出血。②单气囊小肠镜，没有内镜前端的气囊，可单人操作，可较为安全地完成小肠检查，对出血的诊断率与双气囊小肠镜相似。③螺旋式小肠镜，是新近研发的技术，小肠镜由螺旋式的外套管和内镜组成，也可配合普通小肠镜内镜使用。④推进式小肠镜，只能检查部分上段空肠，且插入时间长、患者不适感强，现已很少使用。对原因未明的消化道出血患者有条件的医院应尽早行全小肠镜检查。

（6）放射性核素 ^{99m}Tc 标记红细胞扫描　注射 ^{99m}Tc 标记红细胞后，连续扫描 $10\sim60$ 分钟，如发现腹腔内异常放射性浓聚区则视为阳性。可依据放射性浓聚区所在部位及其在胃肠道的移动来判断消化道出血的可能部位，适用于怀疑小肠出血的患者，也可作为选择性腹腔动脉造影的初筛方法，为选择性动脉造影提供依据。

（7）CT/MRI 影像学检查　包括 CT/MRI 消化道成像技术，为非侵入性检查，易为医师与患者接受。可完成全消化道及腹部实质脏器、肠腔内外情况的评价。对占位性病变、肠道狭窄或扩张、瘘管形成等有较高的诊断价值，并能显示病变与周围血管、淋巴结之间的关系，但对黏膜的表浅病变，如小溃疡或血管发育不良等病变，则价值有限。本检查适用于不能耐受内镜检查、内镜不能通过的患者检查，也能单独作为评价消化道病变的检查。

三、治疗

UGIB 急性期和缓解期的治疗方案视出血病因、严重程度和出血活动状况而定。约 80% UGIB 患者出血会自行停止，仅 20% UGIB 会再出血或持续出血，具有较高的病死率。因此，国外根据患者的临床特征、化验检查和内镜特征，将 UGIB 患者的持续出血率、再出血率和病死率的高低进行分级，给予个体化治疗，不仅可以提高治疗方案的针对性和疗效，而且可以避免浪费医疗资源。

目前主张 UGIB 急性期低危患者以门诊治疗为主，中危患者可住入普通病房，高危患者应按临床重症进行处理，宜收入重症监护室，实施重症监测和救治。高危 UGIB 的救治应由富有经验的内科医师、普通外科医师、内镜医师、高年资护士等多学科协作实施。实施高危 UGIB 救治的医院应具备上消化道内镜诊疗设备和技术；血库应备有 O 型 Rh 阴性血液，并可提供 24 小时输血服务；常规配备吸引设备，救治人员应具备气管插管技术，以备意识障碍的 UGIB 患者误吸时急救。

急性期治疗方案包括生命体征和出血状况的监测、液体复苏和止血治疗。血流动力学稳定的患者可以饮水和进食清淡食物。缓解期治疗方案主要取决于出血的病因，如需要长期服用非甾体抗炎药者的一般推荐同时服用质子泵抑制剂；Hp 阳性者应根除 Hp 治疗；食管胃底静脉曲张者应行预防性曲张静脉套扎或硬化注射治疗或口服非选择性 β 受体阻滞药（普萘洛尔）。危险性上消化道出血的预测指标包括难以纠正的低血压、鼻胃管抽出物可见红色或咖啡样胃内容物、心动过速、血红蛋白进行性下降或<80g/L。临床上常见的危险性上消化道出血多为累及较大血管的出血，包括严重的消化性溃疡出血、食管胃底静脉曲张破裂出血（EGVB）和侵蚀大血管的恶性肿瘤出血，严重基础疾病出血后对低血红蛋白耐受差的患者。此外，还见于并发慢性肝病及抗凝药物应用等其他原因所致凝血功能障碍的患者。凝血功能障碍（INR>1.5）是急性非静脉曲张性上消化道出血死亡的独立危险因素。

（一）监测

1. 出血的监测

如前所述，根据患者的呕血、黑便和便血的频度、颜色、性质和总量，可以初步判断出血量和活动性的状况。定期复查红细胞计数、血红蛋白、Hct 与血尿素氮等，需要注意 Hct 到 24～72 小时后才能真实反映出血程度。

以前认为活动性出血或重度 UGIB 患者应常规行胃管吸引，其对评估急诊内镜的需求、判断活动性出血、评估再出血和评估预后均有较高的价值。但近期有 Meta 分析提示，与胃管吸引/灌洗相比，临床症状和实验室检查（失血性休克和血红蛋白<8g/dL）在判断严重的 UGIB 有相同的功效。同时由于插胃管/灌洗常给患者带来明显不适，且不能帮助临床医师准确判断患者是否需要内镜止血治疗，也无法改善内镜检查视野，对改善患者预后无明确价值，因此不建议常规留置胃管。

2. 生命体征监测

监测项目包括：①意识状态，既是急性失血严重程度的重要表现之一，也是患者呕吐误吸、导致窒息死亡和坠积性肺炎的重要原因。根据格拉斯哥昏迷评分（GCS）可以对患者的意识情况做出判断。GCS 评分<8 分表示患者昏迷，应当对呼吸道采取保护措施。②血流动力学状态：主要脉搏和血压，包括直立位血压和脉搏测定，注意排除高龄、口服 β 受体阻滞药或抗胆碱能药物对脉搏和血压的影响，出现下述表现提示患者血流动力学状态不稳定，应立即收入抢救室开始液体复苏，心率>100 次/分，收缩压<90mmHg（或在未使用药物降压的情况下收缩压较平时水平下降>30mmHg），四肢末梢冷，出现发作性晕厥或其他休克的表现以及持续的呕血或便血。③外周循环状态，肢体温度，皮肤和甲床色泽、周围静脉特别是颈静脉充盈情况。④每小时尿量，意识障碍和排尿困难者需留置尿管。⑤危重大出血者必要时进行中心静脉压、血清乳酸的测定。⑥老年患者常需心电、血氧饱和和呼吸监护。⑦呼吸。在众多监测指标中，需要强调的是，重点监测循环体征。

（二）液体复苏

大出血后，患者血容量不足，可处于休克状态，此时应首先补充血容量和恢复血压。建立一条通畅的静脉补液通道，应立即备血，及时补充血容量，输入生理盐水、平衡液、血浆、全血或其他血浆代用品，以维持重要脏器的有效灌注。

1. 液体复苏的途径和方法

对疑有 UGIB 的患者应当及时测量脉搏、血压、毛细血管再充盈时间，借以估计失血量，判断患者的血流动力学状态是否稳定。对于血流动力学紊乱的患者，应中心静脉穿刺置管或于肘窝等部位较粗的浅表静脉穿刺放置静脉导管（PICC）。出血急迫凶险时，需要迅速建立 2 条甚至 2 条以上通畅的静脉通路，必要时采用中心静脉穿刺置管，此时通常选择股静脉穿刺置管，简便快速。若来不及采用 Seldinger 法常规深静脉穿刺，可暂以静脉穿刺套管针或留置针直接施行股静脉穿刺，留置外套管以供输液用。少数情况下，可施行股动脉穿刺，直接输液。中心静脉导管虽然内径较粗，但每分钟内进入体内的液体量仍然有限，可以通过挤压输液器等方法实施加压输液，以加快输液速度。此外，输液管接三通管，并将 50mL 或更大容量注射器接三通管，快速抽取所输液体后注射至体内，此法可在短时间内输入大量液体，起到快速液体复苏之用。

2. 液体复苏过程中的监测

应重点监测循环体征。尤其是高龄、心肺肾疾患者更应监测一般状况及循环体征，防止因输液量过多、过快引起的急性肺水肿。在前述众多的监测指标中，需要强调的是，对于急性大量出血者，应尽可能施行中心静脉压监测，以指导液体复苏。出现以下征象一般提示血容量已补足：意识恢复；四肢末端由湿冷青紫转为温暖红润，肛温与皮温差减小（1℃）；脉搏由快弱转为正常有力；收缩压接近正常，脉压＞30mmHg；尿量＞30mL/h [0.5mL/(kg·h)；中心静脉压恢复正常（5～13cmH$_2$O）]。

3. 复苏液体的量和种类

常用液体包括 0.9％氯化钠溶液、平衡液、全血或其他血浆代用品。多数患者经输注 1～2L 生理盐水可校正血容量的丢失，若患者仍处于休克，表明至少已丢失 20％血容量，需要使用胶体扩容药。因急性失血后血液浓缩，血较黏稠，输血并不能更有效地改善微循环的缺血、缺氧状态；此时应静脉输入 5％～10％葡萄糖液。一般主张不要一开始单独输血而不输液，应先输液或者紧急时输液、输血同时进行。输入库存血较多时，每 600mL 血应静脉补充葡萄糖酸钙 10mL。对肝硬化或急性胃黏膜损害的患者，尽可能采用新鲜血，慎输生理盐水。输血指征包括：①收缩压＜90mmHg 或较基础收缩压下降＞30mmHg。②血红蛋白＜70g/L，血细胞比容＜25％。③心率增快（＞120 次/分）。需要基于全面的临床状况决定是否输血，要有输血过多与输血不足同样有害的意识。有大样本临床随机对照研究表明，对 UGIB 患者采取限制性输血（Hb＜70g/L 时输血，目标为 Hb 浓度达 70～90g/L）与开放性输血相比（Hb＜90g/L 时输血，目标为 Hb 浓度达 90～110g/L），可改善患者的预后，减少再出血率和降低病死率。对活动性出血和血流动力学稳定的患者不要输注血小板；对活动性出血和血小板计数＜50×10^9/L 的患者输注血小板；对纤维蛋白原浓度＜1g/L 或活化部分凝血酶原时间（国际标准化比）＞1.5 倍正常值的患者，给予新鲜冷冻血浆。

4. 血容量充足的判定及输血目标

进行液体复苏及输血治疗需要达到以下目标：收缩压 90～120mmHg；脉搏＜100 次/分；尿量＞40mL/h；血 Na$^+$＜140mmol/L；意识清楚或好转；无显著脱水貌。对大量失血的患者输血达到血红蛋白 80g/L，血细胞比容 25％～30％为宜，不可过度，以免诱发再出血。血乳酸盐是反映组织缺氧高度敏感的指标之一，血乳酸盐水平与严重休克患者的预后及病死率密切相关，不仅可作为判断休克严重程度的良好指标，而且还可用于观察复苏的效果，血乳酸恢复正常是良好的复苏终点指标。

5. 血管活性药物的应用注意事项

UGIB者周围循环功能的异常是由于血容量急骤减少所致，因此改善循环的首要步骤是进行液体复苏。在足量液体复苏的前提下，可以适当地选用血管活性药物来改善组织和器官的灌注。使用最广泛的血管活性药物包括多巴胺，以中小剂量［2～10μg/（kg·min）］为佳。一方面改善灌注压，另一方面也能扩张小动脉，从而实现改善心、肺、脑和肾的循环。多巴胺疗效欠佳时，可适当地加用间羟胺等缩血管药物。极少情况下，为了维持心脑等重要脏器的灌注压，可短时小剂量地使用去甲肾上腺素。

（三）止血

常用的急性UGIB的止血措施主要有药物止血、压迫止血、内镜或放射等介入途径止血和手术止血等。应针对不同的病因，采取相应的止血方法。一般根据止血方法和疗效的差异，将急性UGIB分为两类，即食管胃底静脉曲张破裂出血和非食管胃底曲张静脉破裂出血。这两类出血的止血措施差异较大，现分别阐述。

1. 非食管静脉曲张出血的治疗

（1）内镜下止血　内镜检查在UGIB的诊断、危险分层及治疗中有重要作用。药物与内镜联合治疗是目前首选的治疗方式。与安慰剂或药物治疗相比较，内镜治疗UGIB起效迅速、疗效确切，能显著减少具有高危特征的UGIB患者再出血危险性、输血量、手术需求和病死率。内镜治疗不仅可作为UGIB的初始治疗，对于再出血者重复内镜治疗，也具有确切的效果。但是由于各个医院的运行方式和条件不同，能够完成急诊内镜检查的时间尚不能完全统一。对无法行内镜检查明确诊断的患者，可进行经验性诊断评估及治疗。对内镜检查阴性者，可行小肠镜检查、血管造影、胃肠钡剂造影或放射性核素扫描。内镜治疗方法可包括药物喷洒和注射、热凝治疗（高频电、微波、热探头、激光、氩气血浆凝固术等）和止血夹等。其中，联合注射治疗、热凝治疗或止血夹治疗某些UGIB患者疗效可能更佳。内镜治疗时机：相对12小时内出现的非静脉曲张破裂出血，成功复苏后24小时内早期内镜检查适合大多数上消化道出血患者。在出血24小时内，血流动力学情况稳定后，无严重合并症的患者应尽快行急诊内镜检查。对有高危征象的患者，应在12小时内进行急诊内镜检查。高危患者即尽管持续液体复苏但血流动力学仍不稳定（心动过速、低血压）；呕吐物为血性或鼻胃管抽吸出血性物质；有禁忌证不能中断抗凝治疗的。内镜下止血后再次出血的预测指标包括：血流动力学不稳定，胃镜检查有活动性出血，溃疡大小＞2cm，溃疡部位在胃小弯或十二指肠后壁，血红蛋白＜100g/L，需要输血等。

① 药物止血：药物治疗是于内镜直视下通过内镜孔道将喷洒导管或塑料导管对准出血灶喷洒止血药物或经注射针将止血药物注入出血灶内或出血灶边缘，以实现止血目的的方法。该方法简便、安全、疗效确实，不需特殊设备，因而是非静脉曲张性UGIB的首选方法。一般认为药物止血有效率80%左右，但有一定的再出血率。文献报道PUB者内镜下注射止血后再出血率20%左右。具体包括：a.喷洒止血，主要适用于黏膜或肿瘤糜烂渗血、面积较大但出血量不大的渗血。所用止血药物包括冰生理盐水溶液、去甲肾上腺素生理盐水溶液（80mg/L）、孟氏溶液（5%～10%碱式硫酸铁溶液）、凝血酶、巴曲亭等。此外，尚有羟基氰化丙烯酯、聚氨酯等。冰生理盐水溶液和去甲肾上腺素生理盐水溶液通过收缩胃黏膜

血管，延缓血流速度，实现止血的目的。孟氏溶液是强烈的表面收敛剂，遇血后凝固，具有收缩出血灶周围血管和促进血液凝固的作用。近年来有使用喷剂 Homespray 进行止血的临床报道，其成分为颗粒状混合矿物质的纳米粉末，通过增加凝血因子的浓度、激活血小板和在受损血管上形成 1 个机械活塞来凝血。初步研究显示其具有较高的止血率和较低的再出血率，但目前尚缺乏 Homespray 与传统止血方法比较的高质量随机对照研究。b. 注射止血，适用于多种类型的出血，包括 PUB 和 Mallory-Weiss 综合征等。止血药物包括 1∶10000 肾上腺素溶液、1％乙氧硬化醇、5％鱼肝油酸钠、高渗钠-肾上腺素盐水溶液（HS-E）。此外，尚有无水乙醇、纤维蛋白胶和凝血酶等。HS-E 为 1.5％的氯化钠溶液 20mL 加 0.1％肾上腺素 1mL，为减少疼痛可酌情加 2％利多卡因。ESGE 2015 年指南建议，肾上腺素注射治疗不能作为内镜下单药治疗。肾上腺素局部注射联合一种热凝或机械止血方法，可进一步提高局部病灶的止血效果，是 NVUGIB 内镜下治疗的最优选择。有学者关于继发于消化性溃疡的上消化道出血的系统综述和 Meta 分析中，显示局部注射肾上腺素联合热凝止血或机械止血可使再出血率从 18.4％降到 10.6％，急诊外科手术的需求率可从 11.3％降到 7.6％，病死率可从 5.1％降到 2.6％。目前，国内也是把局部药物注射作为基础，联合其他内镜下止血措施进行止血治疗。但也有研究认为热凝和机械止血方法是在止血方面起到主要的作用，而肾上腺素的贡献有限。

② 电凝止血：内镜直视下将电极与出血灶接触，通以高频电时，电极处产生大量热量，致使组织蛋白凝固和血管收缩，出血停止。适用于喷射状出血、活动性渗血、血管显露等情况，但对食管静脉曲张出血，不适宜电凝止血。另外电凝对组织有一定的损伤，应注意避免造成即刻和迟发性穿孔。电凝止血根据电流回路途径可分为单极电凝头止血和双极电凝头止血。国内应用较多的是双极电凝，他通过局部组织凝固和直接压迫联合止血，新型的多级电凝止血器械有注水功能，通过注水冲洗，内镜下更容易辨认出血点。

③ 激光止血：激光照射止血病灶后，光子被组织吸收，转为热能，使蛋白质凝固，小血管内血栓形成，血管收缩闭塞而致出血停止。近年可供作止血的激光有氩激光及掺钕钇铝石榴石激光（Nd-YAG）两种。适用于 PUB 的活动性出血或可见血管的新近出血、急性胃黏膜病变出血等。但对食管静脉曲张性出血、胃内深大溃疡基底部的出血、内镜视野不清的出血慎用。文献报道止血有效率 90％以上。由于价格昂贵、携带不便，现已少用。

④ 微波止血：微波是波长很短的无线电波，波长介于超短波和红外线之间。生物体细胞属有机电解质，其中极性分子在微波场作用下引起极化，并随着微波电场的交替变换而来回转动，在转动过程中与相邻分子产生类似摩擦的热耗损，使组织加热到一定温度而发生凝固。一般使用 30～50W 微波发生器，照射时间 5～30 秒，微波组织凝固区范围直径达 3～5mm，凝固深度视电极插入的深度而定，一次照射后组织修复可在 2～4 周内完成，无穿孔等并发症。对于较大创面的出血，需在其不同部位作多点凝固，方能达到止血目的。

⑤ 热探头止血：热探头止血法是将特制的探头通过内镜孔道插入消化道，在直视下接触并轻压出血病灶，通过主机加热探头，最高温度可达 150℃，从而使病灶处组织蛋白凝固，出血停止。该方法简便、安全，疗效确实，设备价格低廉。

⑥ 氩气血浆凝固术：氩气血浆凝固术（APC）系于内镜直视下将由特氟隆管和钨丝组成的 APC 探头对准出血病灶（距离病灶 0.5～1.0cm），通以高频电使氩气电离，将热量传导至组织产生凝固止血效应。APC 穿透组织较浅（2～3mm），相当安全。适用于多种原因引起的消化道出血，止血有效率 95％。一般认为止血有效性、安全性和操作的简便性均等

于或优于其他热凝疗法。

⑦ 放置止血夹：该方法系将携有金属止血夹的持夹钳通过内镜活检孔道，以与靶组织大于 45°的夹角，将出血病灶和附近组织夹紧，以阻断血流实现止血的目的。适用于内镜下息肉摘除术后、胃肠道黏膜血管畸形、食管贲门黏膜撕裂综合征及 PU 等所致的血管性出血，是小动脉出血或局灶性涌血的首选方法。具有创伤小、操作简便、止血效果确实的优点。近几年来，金属夹的改进较大，最大开口可达 18mm。目前，临床上应用的改进型金属夹主要有：Resolution Clip 金属夹，开口开可达 11mm，尤其适用于大溃疡中心出血和溃疡瘢痕严重者；TriClip 金属夹，有 3 个臂，可 3 个方向夹闭出血点，无须旋转，对小的点状出血如 Dieulafoy 病变有优势，且不易脱落；InScope Multi-Clip Applier 金属夹，可多发重复释放，减少了内镜治疗过程中反复安装金属夹的麻烦；over-the-scope 金属夹，可夹闭直径更大、更深的血管，从而施加更多的压力到供血动脉上，提高止血效果，常被用来夹闭瘘管和急性穿孔（除溃疡穿孔）。

⑧ 内镜套圈结扎法：内镜套圈结扎法多用于食管胃底静脉曲张性 UGIB 的治疗，近年来已扩展用于 Dieulafoy 病变、Mallory-Weiss 综合征、胃窦血管扩张（GAVE）、弥散性胃窦血管扩张（DAVE）和结肠憩室出血等 NVUGIB 的治疗。

（2）药物止血

① 抑酸药物：生理情况下，凝血过程主要基于血管收缩、血小板黏附和聚集、纤维蛋白形成和稳定等过程。上消化道腔内 pH 环境对凝血过程影响显著。在酸性环境下，胃黏膜血管舒张，血管收缩减弱；血小板黏附和聚集力减弱；纤维蛋白凝块形成延迟；因而，血凝块难以形成，凝血机制障碍，出血不易停止。pH<5.9 时，血小板聚集性几乎丧失。而且，酸性环境下，胃蛋白酶原被激活，聚集的血小板易于解聚、纤维蛋白凝块易被降解，因而，容易再出血。基础和临床研究均证实胃黏膜出血时间与胃内 pH 密切相关。胃内 pH 越低，胃内蛋白酶活性越高，胃黏膜出血时间越长。当 pH≥6.0，胃黏膜出血时间显著降低。因此，提高胃内 pH 至接近中性，可促进血小板聚集和纤维蛋白凝块的形成，避免血凝块过早溶解，有利于止血和预防再出血。目前临床常用的制酸药主要包括组胺 H_2 受体拮抗药（H_2RA）和质子泵抑制药（PPIs）。

H_2 受体拮抗药：抑制胃酸分泌，常用药物包括西咪替丁、雷尼替丁、法莫替丁等。H_2RA 药理参数。抑酸药物的最佳抑酸水平：胃内 pH>4 每天达到 8 小时以上，pH>6 每天达到 20 小时以上。临床资料表明，H_2 受体拮抗药抑酸效果显著低于 PPI，其治疗 UGIB 有以下缺陷：H_2 受体拮抗药制酸效果有限，难以达到维持胃内 pH 接近中性水平；易于快速产生耐受性，最初虽可快速提高胃内 pH，但效果短暂，虽加大剂量持续静脉用药，在 24 小时内胃内 pH 也会恢复到 3.0～5.0 水平；突然停用 H_2RA 会导致胃酸分泌的反跳。因而，其疗效有限，甚至有争议。

PPIs：PPIs 是抑酸作用强大、快速、持久，无药物耐受性，可以维持胃内 pH 接近中性水平。因而，理论上具有促进纤维蛋白凝块的形成，并保护凝块不被溶解的药理作用。临床上被广泛应用于 UGIB 的治疗，并且在明确病因前，推荐使用 PPIs 进行经验性治疗。常用药物主要有奥美拉唑、兰索拉唑、潘妥拉唑、雷贝拉唑和埃索美拉唑等。

② 生长抑素及其类似物：是由多个氨基酸组成的环状活性多肽，包括十四肽（环状 14 氨基酸肽，施他宁）和八肽（奥曲肽，善宁），治疗 UGIB 的药理机制为选择性地直接收缩内脏血管平滑肌，并抑制其他扩张血管物质（如胰高糖素、血管活性肠肽、P 物质、降钙素

基因相关肽等）作用，间接阻断内脏血管扩张，可减少内脏血流量；直接作用于壁细胞生长抑素Ⅱ型受体，并通过抑制胃泌素分泌，从而抑制胃酸分泌，文献报道大剂量 SS 类似物奥曲肽（1.1mg/d）可升高胃内 pH 达最佳止血 pH 环境。因而，理论上具有防止胃酸反流消化血凝块中的纤维蛋白，减少再出血的危险性功效。一般认为其疗效等于或优于 H_2 受体拮抗药，但未及内镜治疗效果。目前尚无足够的证据建议 UGIB 常规应用 SS 及其类似物，但可作为内镜治疗前后的辅助治疗，于内镜止血失败、禁忌或无内镜治疗条件时应用。

③ 去甲肾上腺素：去甲肾上腺素可以刺激 α 肾上腺素能受体，收缩黏膜血管而止血。胃出血时以去甲肾上腺素 8mg，加入冰生理盐水 100～200mL，经胃管灌注或口服，每 0.5～1 小时一次，必要时可重复 3～4 次。SU 时应避免使用。

④ 其他药物：巴曲酶、酚磺乙胺、氨甲苯酸、维生素 K_1、白及、三七等止血药物也被应用于 UGIB 的治疗，但其确切疗效尚待进一步评估。近年来，凝血因子、冷冻血浆、纤维蛋白原等也被用于血友病等凝血功能障碍患者中。

（3）选择性血管造影介入治疗　在做选择性腹腔动脉和肠系膜上动脉造影以诊断 UGIB 病因的同时，可进行介入疗法，必要时做胃左动脉、胃十二指肠动脉、脾动脉或胰十二指肠动脉的超选择性血管造影，针对造影剂外溢或病变部位经血管导管滴注血管升压素或去甲肾上腺素，使小动脉和毛细血管收缩，出血停止。对注入血管升压素止血失败的胃肠壁血管畸形以及上消化道恶性肿瘤出血而不能立即手术者，还可采用选择性动脉栓塞。垂体升压素，0.1～0.2U/min 连续 20 分钟，出血仍不止时，浓度加大至 0.4U/min。止血后 8～24 小时减量。注入人工栓子一般用明胶海绵，使出血的血管被栓塞而止血。

（4）手术治疗　尽管有以上多种治疗措施，但是仍有约 20% 的患者出血不能控制，此时应及时请外科进行手术干预。外科分流手术在降低再出血率方面非常有效，但可增加肝性脑病风险，与内镜及药物治疗相比并不能改善生存率。手术并发症及病死率高，只有当药物和介入治疗止血治疗无效、出血部位相对明确、疑为恶性病灶者，才考虑手术治疗止血。手术方式因病因和病情轻重而定。如出血性 PU 急诊手术术式包括部分或全胃切除术（毕Ⅰ式或Ⅱ式胃重建术）、迷走神经切断术、胃十二指肠动脉结扎术等。

2. 食管静脉曲张出血的治疗

（1）气囊压迫　气囊压迫方法系将三腔二囊管经口或鼻腔插入胃内，充气使胃气囊膨胀并以 0.5kg 左右牵引力向外牵拉，以压迫贲门和胃底部曲张静脉，必要时可使食管气囊充气膨胀，即可压迫食管下段的曲张静脉。该方法止血起效迅速、价廉实用、效果确实。对中小量食管静脉曲张破裂出血者效果较佳，对大出血可作为临时应急措施，止血有效率在 40%～90%，但约 50% 患者在气囊放气后可再出血。一般胃气囊内注气 250～300mL，理想压力为 50mmHg，食管气囊内注气 100～150mL，理想压力为 30～40mmHg。初压可维持 12～24 小时，以后每 4～6 小时放气 1 次，视出血活动程度，每次放气 5～30 分钟，然后再注气，以防止黏膜受压过久发生黏膜缺血糜烂、坏死。出血停止后，放气观察 24 小时若未再出血可予拔管。每次气囊放气或拔管前应先喝些石蜡油，以减少气囊摩擦食管壁，以免诱发再出血。气囊压迫常见并发症包括：①气囊向上移位，压迫或堵塞气道引起窒息。当患者烦躁不安、气囊放置位置不当、食管囊注气过多、胃囊注气过少或破裂、牵引力过大时尤易发生。为防止意外，应加强监护，病床备剪刀，紧急时剪断三腔二囊管，使胃气囊和食管气囊放气。②误吸致吸入性肺炎或窒息。插管过程中，可能诱发患者恶心，并呕吐大量血液和胃内容物。此时，极易造成误吸，因此一方面应做好解释，指导患者通过吞咽等方式积极主动配合插管。应备好吸引装置，以供误吸时急救用。③食管黏膜受压过久发生食管溃疡和穿孔。与三腔二囊管相比，四腔二囊管有一管腔专用于吸取食管气囊以上的分泌物，可减少吸入性肺炎的发生。

（2）内镜下止血　内镜下介入治疗是EGVB有效的抢救和止血措施；常用方法为内镜下食管曲张静脉套扎（EVL）、食管曲张静脉硬化药注射（EIS）和组织黏合药等为一线疗法。疗效可靠，与生长抑素及其类似物相近。因此，食管、胃底静脉曲张破裂急性出血应首选药物和内镜介入治疗，两者联合治疗则更为有效，并发症则更少。EVL系将尼龙绳圈或橡皮圈通过套扎器，将曲张静脉基底部结扎，以阻断曲张静脉内的血流并闭塞血管，从而实现止血的目的。EIS系将硬化药（1%乙氧硬化醇、3%十四烷基磺酸钠）通过内镜专用注射针，于内镜直视下注射入曲张静脉内，以闭塞血管。EVL和EIS：①适应证，急性食管静脉曲张出血；手术治疗后食管静脉曲张复发；中、重度食管静脉曲张虽无出血但有明显的出血危险倾向者；既往有食管静脉曲张破裂出血史。②禁忌证，有上消化道内镜检查禁忌证者；出血性休克未纠正；肝性脑病≥Ⅱ期；过于粗大或细小的静脉曲张。③疗程，首次EVL后间隔10～14天可行第2次套扎治疗；每次EIS间隔时间为1周，一般需要3～5次。这两种治疗的最佳目标是直至静脉曲张消失或基本消失。④随访，建议疗程结束后1个月复查胃镜，此后每隔6～12个月再次胃镜复查。

组织黏合剂是将组织胶（氰丙烯酸盐、α氰丙烯酸酯）等通过注射针在内镜下注入曲张静脉以达到止血目的。①适应证，急性胃底静脉曲张出血；胃静脉曲张有红色征或表面糜烂且有出血史。②方法，"三明治"夹心法。总量根据胃底曲张静脉的大小进行估计，最好1次将曲张静脉闭塞。EGVB内镜介入治疗适用于药物治疗失败、不能耐受手术或术后出血的EGVB患者。注射治疗或套扎治疗疗效相当，近期止血率80%以上，但远期曲张静脉复发率和再出血率较高。并发症主要有食管狭窄、出血、穿孔、胸骨后疼痛等。

（3）药物止血

① 降低门脉压力药物：目前临床上常用的药物包括血管收缩药和血管扩张药。血管收缩药通过收缩内脏动脉，减少门脉系统血流量及门静脉压力，而对肝内血管及门体侧支血管阻力影响不确定，有时增加其阻力；血管扩张药通过降低肝内血管及门体侧支血管阻力从而降低门静脉压力。

血管收缩药：a.血管升压素（VP）及其衍生物，包括VP、垂体后叶素、特利升压素等。VP主要通过与分布于血管平滑肌上的V_2受体结合，收缩肠系膜动脉和脾动脉等内脏动脉血管，减少内脏血流量，相应地减少门脉系统血流量；此外，还可增加下食管括约肌张力，使食管下端静脉丛收缩，减少曲张静脉血流量。随机研究显示他能减少不能控制的曲张静脉出血，对中、小量出血有效，大出血时需配合气囊压迫。其总体止血率达50%以上，但再出血率高，对生存率也无影响，且不良反应较多，临床较少应用。其常见并发症包括腹痛、腹泻、心肌或外周循环缺血、心动过速、高血压、低钠血症和液体潴留，约25%患者需停药。高血压、冠心病患者使用时要慎重。VP常用方法为0.2～0.4U/min持续静脉滴注12～24小时，如奏效可减半量，再用8～12小时后停药，不必逐渐减量；如无效，在严密监视下提高剂量至0.4～0.8U/min，超过此剂量，不会进一步降低肝静脉嵌塞压，而不良反应明显增加。国内常用制剂为垂体后叶素，其中含VP及催产素，用法同VP。三甘氨酰赖氨酸升压素又称为特利升压素，是合成的VP类似物，在体内经氨基肽酶作用形成具有活性的VP。作用时间长，不良反应较VP少，出血控制率优于或相当于VP。其用法为首剂

2mg 静脉输注，然后 2mg，每 4 小时 1 次。若出血控制可，逐渐减量至 1mg，每 4 小时 1 次。出血停止后可改为 2 次/日，1mg/次，一般维持 5 天，以预防早期再出血。特利升压素的主要不良反应包括心脏和外周器官的缺血、心律失常、高血压和肠道缺血，最高有效剂量应用不能超过 24 小时。b. SS 及其类似物，SS 除前述药理治疗作用外，还可增加下食管括约肌张力，使食管下段静脉丛收缩，导致食管曲张静脉内血流量减少，其减少幅度大于 VP；减少肝动脉血流量，明显降低肝内血管阻力，因而可使门脉大部分血流通过阻力降低的肝内血管。但血流动力学研究表明 SS 降低门脉压力不稳定，作用较 VP 弱。SS 的人工合成物近年来用于治疗食管胃底静脉曲张破裂出血，取得了较好的疗效，但对病死率无影响。控制出血、预防早期再出血及近期病死率等方面效果与硬化疗法相当。与 VP 相比，止血率高而病死率相似。SS 静脉注射后在 1 分钟内起效，15 分钟内即可达峰浓度，半衰期为 3 分钟左右，有利于早期迅速控制急性上消化道出血。SS 类似物奥曲肽皮下注射后吸收迅速而完全，30 分钟血浆浓度可达到高峰，消除半衰期为 100 分钟，静脉注射后其消除呈双相性，半衰期分别为 10 分钟和 90 分钟，在控制出血、预防早期再出血、住院天数、住院病死率等方面亦与硬化疗法相当。SS 及其类似物全身不良反应少见，且较轻微。使用方法同前。

血管扩张药：长效有机硝酸酯类主要与血管收缩剂合并应用，以预防其不良反应。非选择性 β 受体阻滞药普萘洛尔主要用于预防出血。无食管、胃底静脉曲张者不推荐使用非选择性 β 受体阻滞药治疗。轻度静脉曲张者仅在有出血风险较大时（红色征阳性）推荐使用非选择性 β 受体阻滞药治疗。有中、重度静脉曲张的患者则推荐使用非选择性受体阻滞药治疗。应用普萘洛尔起始剂量 10mg，每 8 小时 1 次，渐增至最大耐受剂量。治疗达到以下标准时可有效预防静脉曲张破裂出血，即肝静脉压力梯度（HVPG）下降至 12mmHg 以下或较基线水平下降 >20%；静息心率下降到基础心率的 75% 或静息心率达 50～60 次/分。其他血管扩张药如 β 受体阻滞药（纳多洛尔、阿替洛尔、美托洛尔）、α_1 受体阻滞药（酚妥拉明、哌唑嗪）、α_2 受体激动药（可乐定）、钙通道阻滞药（维拉帕米、硝苯地平、汉防己甲素及桂利嗪）、选择性 S2 受体阻滞药（酮舍林、利坦舍林等）、血管紧张素转换酶抑制药、新型高效扩血管药（尼可地尔）等对急性 EGVB 临床使用经验有限，此不赘述。

联合用药：联合用药旨在增加疗效，同时降低各自用药时的不良反应发生率。硝酸甘油与 VP 合用，可明显提高 EGVB 止血率。合用硝酸甘油时可增加 VP 剂量至 1.0U/min。在静脉滴注 VP 的同时予硝酸甘油舌下含化 0.5mg，每 30 分钟 1 次，连用 6 小时；也可持续静脉滴注，从小剂量始，逐渐增大剂量，调整剂量至保持收缩压不低于 90mmHg。VP 与硝普钠合用既能减轻 VP 的不良血流动力学作用，又能保留甚至增强 VP 治疗门静脉高压症的作用。硝普钠的半衰期很短，联合用药实用、安全、合理，有应用前途。此外，也有 VP 联合硝酸异山梨醇酯（消心痛）、VP 联合酚妥拉明的应用报道，但临床价值尚待进一步论证。

② 其他药物：肝硬化 UGIB 患者常存在胃黏膜和食管黏膜炎性水肿，在入院 48 小时内细菌感染率约 20%，2 周内增至 35%～66%。止血率、再出血率和预后与细菌感染有密切关系。一般推荐肝硬化伴出血患者需要预防性抗生素治疗，以预防院内感染、菌血症和一过性腹膜炎。虽然控制胃酸不能直接对食管静脉曲张出血起止血作用，但严重肝病时常合并 SU 或糜烂性胃炎，故肝硬化发生 UGIB 时可给予控制胃酸的药物。雷尼替丁对肝功能无明显影响，较西咪替丁为好，可静脉滴入，每次 50mg，每 12 小时一次。凝血机制障碍者可输注凝血酶原复合物、冷沉淀、新鲜血和新鲜血浆等。其他止血药物如维生素 K_1、维生素 C 和巴曲酶可能有效，酚磺乙胺、氨甲苯酸等效果不肯定。促胃肠动力药、利尿药、抗肝纤维

化药物对于急性期 EGVB 并无明显止血功效。

（4）介入治疗

① 经颈静脉肝内门门-体静脉支架分流术（TIPSS）：TIPSS 系通过植入金属支架实现门体侧侧 H 形吻合，一般操作成功率高达 80%～90%，可有效控制急性出血达 90% 以上，再出血率从 35%～50% 降至 10%～25%。具有创伤小、并发症发生率低等特点，适用于 HVPG ＞20mmHg 和肝功能 Child-Pugh 分级 B、C 级高危再出血患者，可显著提高存活率。适应证：食管、胃底曲张静脉破裂出血经药物和内镜治疗效果不佳者；外科手术后曲张静脉再度破裂出血者；肝移植等待过程中发生静脉曲张出血破裂出血者。禁忌证：肝功能 Child-Pugh 评分＞12 分，MELD 评分＞18 分，PACHE Ⅱ＞20 分以及不可逆的休克状态；右心力衰竭、中心静脉压＞15mmHg；无法控制的肝性脑病；位于第一、二肝门肝癌、肝内和全身感染性疾病。

② 经球囊导管阻塞下逆行闭塞静脉曲张术。采用球囊阻塞胃-肾分流，逆行注入硬化剂闭塞胃底静脉曲张的介入方法适用于胃底静脉曲张大出血。该方法虽增加了门静脉入肝血流，可改善肝功能，但同时又可加重食管静脉曲张。因此，选用必须慎重权衡。

③ 其他。脾动脉栓塞术、经皮经肝曲张静脉栓塞术等。具体适应证不同，在此不一一赘述。

（5）手术治疗　约 20% 患者出血常不能控制或出血一度停止后 24 小时内再度出血，经规范内科治疗无效者应行手术治疗。手术方式主要有门奇静脉断流术、分流术、联合手术和肝移植。分流术包括完全性门体静脉分流（即门体分流、脾肾分流、肠腔分流和脾腔分流）、部分性门体静脉分流（即分流直径小于 8mm，如限制性门腔静脉分流术、肠腔静脉侧侧分流术和传统脾肾静脉分流术）和选择性门体静脉分流（即选择性远端脾肾静脉分流术、远端脾腔静脉分流术、冠状静脉下腔静脉分流、冠状静脉左肾静脉分流）。分流术后门静脉压力降低，可防止胃食管曲张静脉再次破裂出血。完全性分流术后由于肝血供减少，如门体分流，肝性脑病发病率明显升高。部分性分流术旨在将门静脉压力降低至恰好低于出血的阈值，也就是 FPP 值＜22mmHg（相当于 HVPG＜14～15mmHg），从而既能有效控制食管静脉破裂出血，又能维持一定的门静脉向肝血流，以降低肝性脑病的发生率。以聚四氟乙烯制作的人造血管做门腔或肠腔 H 形小直径（8mm）分流，可将门静脉压力降到出血阈值以下，又不降至门静脉血肝脏灌流完全丧失的程度，且不增加后续的肝移植难度，应用较广。而选择性分流只引流门静脉胃脾区和食管、胃底曲张静脉，达到有效控制出血的目的，但不降低门静脉压力和向肝血流。这两类术式可使 90% 患者的再出血得到有效控制，同时可降低术后肝衰竭及肝性脑病的发生率。

门奇静脉断流术包括经胸食管下端曲张静脉缝扎术、经腹胃底曲张静脉冠状静脉缝扎术、胃底贲门周围血管阻断术、食管下端横断术、联合断流术等。通过手术阻断门静脉与体静脉之间的循环，以达到治疗出血目的。术后 5 年和 10 年存活率分别为 91.4% 和 70.7%；与分流术相比，断流术操作简单易行，肝脏门静脉血供无显著减少，故不易出现术后肝功能损害和肝性脑病。但由于门静脉压力不降低，术后再出血发生率较高。5 年和 10 年再出血发生率分别为 6.2% 和 13.3%。

联合手术结合分流、断流手术特点，既保持一定的门静脉压力及门静脉向肝血流，又疏通门静脉系统的高血流状态。远期再出血发生率为 7.7%，术后肝性脑病发生率则为 5.1%，显著提高患者的生活质量和长期存活率。但联合手术创伤和技术难度较大，且对患者肝功能要求高。

　　肝移植是治愈肝硬化门静脉高压症的唯一方法。主要适应证是伴有食管胃底静脉曲张出血的终末期肝病患者：①反复上消化道大出血经内、外科和介入治疗无效者。②无法纠正的凝血功能障碍。③肝性脑病。禁忌证：①肝硬化基础上进行性肝功能衰竭、深度昏迷。②严重脑水肿、脑疝形成、颅内压＞54cmH$_2$O（1cmH$_2$O＝0.098kPa）。③心、肺功能严重受损。肝移植后门静脉压力恢复正常，在国外已作为药物及内镜治疗失败的胃食管静脉曲张出血患者常用的治疗方法。

　　总之，UGIB是临床常见病症，根据病因可大致分为食管胃底静脉曲张性和非食管胃底静脉曲张性。UGIB的诊断内容主要包括出血病因、出血部位、出血量和活动性出血情况，内镜检查是诊断UGIB的首选方法。根据患者的临床特征和内镜特征，将患者分为再出血和病死率高危组和低危组，进行个体化治疗十分必要。急性期治疗方案包括再出血征象和生命体征的监测、液体复苏以恢复重要脏器的灌注、采用内镜和药物等方法进行特异性的止血治疗等；缓解期宜针对病因进行特异性治疗。

（宋青春）

第三章　急性中毒

第一节　药物中毒

毒品是指国家规定管制的能使人成瘾的麻醉（镇痛）药和精神药，该类物质具有成瘾（或依赖）性、危害性和非法性。短时间内滥用、误用或故意使用大量毒品超过个体耐受量产生相应临床表现时称为急性毒品中毒。急性毒品中毒常死于呼吸或循环衰竭，有时发生意外死亡。

通常将毒品分为麻醉（镇痛）药品和精神药品两大类。传统毒品主要是麻醉（镇痛）药品，包括阿片类、可卡因类（包括可卡因、古柯叶和古柯膏等）、大麻类（包括大麻叶、大麻树脂和大麻油等）；而新型毒品主要是兴奋剂、致幻剂等精神药品。兴奋剂是加速和增强中枢神经系统活动，使人处于强烈兴奋状态，具有成瘾性的精神药品，其种类繁多，大多通过人工合成，常见的有苯丙胺（AA）及其苯丙胺类衍生物如甲基苯丙胺（MA，俗称冰毒）、3，4-亚甲二氧基苯丙胺（MDA）、3，4-亚甲二氧基甲基苯丙胺（MDMA，俗称摇头丸）等；致幻剂包括麦角二乙胺、苯环己哌啶、西洛西宾和麦司卡林等。K粉（氯胺酮，ketamine）是苯环己哌啶衍生物，属于一类精神药品。绝大多数毒品中毒为过量滥用引起，滥用方式包括口服、吸入（如鼻吸、烟吸或烫吸）、注射（如皮下、肌内、静脉或动脉）或黏膜摩擦（如口腔、鼻腔或直肠）。有时误食、误用或故意大量使用也可中毒。毒品中毒也包括治疗用药过量或频繁用药超过人体耐受所致。

一、阿片类药物中毒

阿片类药物为麻醉性镇痛药，常见有吗啡、哌替啶（杜冷丁）、可待因、二醋吗啡（海洛因）、美沙酮、芬太尼、舒芬太尼及二氢埃托啡（DHE）等以及其粗制剂阿片、复方樟脑酊等。阿片类药物的主要作用是抑制中枢神经系统和兴奋胃肠道等平滑肌器官，在镇痛的同时，还可引起欣快感，患者感到精神愉快、舒适，一切不适的感觉、痛苦、烦恼等都被暂时消除，诱使患者重复用药，导致成瘾。一次误服大量或频繁应用可致中毒。吗啡中毒量成人为 0.06g，致死量为 0.25g；干阿片（含 10% 的吗啡）的致死量为吗啡的 10 倍，其口服致死量 2～5g；海洛因中毒剂量 0.05～0.10g，致死量 0.75～1.2g。可待因毒性为吗啡的 1/4，其中毒剂量为 0.2g，致死量 0.8g。哌替啶致死量 1.0g。

（一）病因与中毒机制

天然的阿片生物碱，如吗啡等口服后吸收良好，皮下注射或肌内注射后吸收较快；给药后 30 分钟左右即可吸收 60%；药物主要在肝脏代谢，其代谢产物的 90% 于 24 小时内由肾脏排出，48 小时尿中仅有微量；少量经由乳汁、胆汁等途径排出，尚可通过胎盘屏障进入胎儿体内。阿片类药物对呼吸均有抑制作用，其抑制程度与剂量呈正相关。对神经系统的作用各有侧重，如阿片、吗啡等对中枢神经系统先有兴奋，以后抑制，但以抑制为主。中毒患者先呈兴奋状态，继则抑制大脑皮质的高级中枢，以后涉及延髓，抑制呼吸中枢和兴奋催吐化学感受区，最后使脊髓的兴奋增强。大剂量吗啡尚可抑制延髓血管运动中枢和释放组胺，使周围血管扩张而导致低血压和心动过缓。而可待因、哌替啶等则对大脑皮质中枢和延髓的抑制较弱，兴奋脊髓的作用较强。本类药物对支气管、胆管、输尿管都有兴奋作用，并能提高胃肠道平滑肌及其括约肌张力，减低胃肠蠕动。原有慢性病如肝病、肺气肿、支气管哮喘、贫血、甲状腺或肾上腺皮质功能减退症等患者均更易发生中毒。与酒精饮料同服，即使治疗剂量吗啡，也有发生中毒可能。巴比妥类及其他催眠药物与本类药物均有协同作用，合用时要谨慎为之。

（二）诊断

1. 病史

有本类药物应用或吸食史。非法滥用中毒者往往不易询问出病史，但查体可发现使用毒品的痕迹，如经口鼻烫吸者，常见鼻黏膜充血、鼻中隔溃疡或穿孔；经皮肤或静脉吸食者可见注射部位皮肤有多处注射痕迹。

2. 临床表现

此类药物重度中毒时常发生昏迷、呼吸抑制和瞳孔缩小等改变。吗啡中毒典型表现为昏迷、瞳孔缩小或针尖样瞳孔和呼吸抑制（每分钟仅有 2～4 次呼吸，潮气量无明显变化）"三联征"，并伴有发绀和血压下降；海洛因中毒时除具有吗啡中毒"三联征"外，并伴有严重心律失常、呼吸浅快和非心源性肺水肿；哌替啶中毒时除血压降低、昏迷和呼吸抑制外，与吗啡中毒不同的是心动过速、瞳孔散大、抽搐、惊厥和谵妄等；芬太尼等常引起胸壁肌强直；美沙酮尚可出现失明、下肢瘫痪等。重度急性中毒 12 小时内多死于呼吸衰竭，超过 48 小时存活者，预后良好。轻度急性中毒患者有头痛、头晕、恶心、呕吐、兴奋或抑郁。患者有幻想，失去时间和空间感觉，并可有便秘、尿潴留及血糖增高等。慢性中毒（阿片或吗啡瘾）表现为食欲缺乏、便秘、消瘦、衰老及性功能减退。戒绝药物时有精神萎靡、呵欠、流泪、冷汗、失眠，以致虚脱等表现。

3. 辅助检查

（1）毒物检测　尿或胃内容物、血液检测到毒物，有助于确立诊断。

（2）动脉血气分析　严重麻醉性镇痛药中毒者表现为低氧血症和呼吸性酸中毒。

（3）血液生化检查　血糖、电解质和肝肾功能检查。

4. 鉴别诊断

阿片类中毒出现谵妄时，可能为同时使用其他精神药物或合并脑部疾病所致。瞳孔缩小者还应与镇静催眠药、吩噻嗪类、有机磷农药、可乐定中毒或脑桥出血鉴别。海洛因常掺杂其他药如奎宁、咖啡因、地西泮等，以致中毒表现不典型，此时应想到掺杂物的影响。还须鉴别的是重症海洛因戒断综合征：有明确的吸毒史，如患者被发现时已陷入昏迷，而昏迷前是否应用毒品难以明确的情况下，鉴别有一定困难。重度海洛因戒断者一般无瞳孔缩小，以呼吸浅速为主要特征，每分钟可达 60 次以上，与海洛因中毒成鲜明对比，据此可以鉴别。本综合征用纳洛酮无效，反可使病情加重，使昏迷程度加深；应用吗啡后（一般 10～20mg），呼吸可迅速改善，由 50～60 次/分降至 20～30 次/分，各种反射改善并很快清醒。

（三）治疗

1. 清除毒物

发现中毒患者后，首先确定中毒途径，以便尽速排除毒物。口服中毒患者以 0.02％～0.05％高锰酸钾溶液反复洗胃，洗胃后由胃管灌入 50～100g 活性炭悬浮液，并灌服 50％硫酸钠 50mL 导泻。

2. 吗啡拮抗药

（1）纳洛酮　可静脉、肌内、皮下或气管内给药。阿片类中毒伴呼吸衰竭者立即静脉注射 2.0mg；阿片成瘾中毒者 3～10 分钟重复，非成瘾中毒者 2～3 分钟重复应用。若纳洛酮总量已达 20mg 仍无效时应注意合并非阿片类毒品（如巴比妥类等）中毒、头部外伤、其他中枢神经系统疾病和严重缺氧性脑损害。长半衰期阿片类（如美沙酮）或强效阿片类（如芬太尼）中毒时需静脉输注纳洛酮（2.0～4.0mg 加入 250mL 液体中静脉滴注）。纳洛酮对吗啡的拮抗作用是烯丙吗啡的 30 倍，较左洛啡烷强 6 倍。1mg 纳洛酮能对抗静脉注射 25mg 海洛因作用。纳洛酮对芬太尼中毒所致的肌肉强直有效，但不能拮抗哌替啶中毒引起的癫痫发作和惊厥，对海洛因、美沙酮中毒引起的非心源性肺水肿无效。

（2）烯丙吗啡（纳洛芬）　5～10mg/次，静脉注射或肌内注射，必要时 10～15 分钟后可重复给予，总量不超过 40mg。

（3）左洛啡烷　首次 1～2mg 静脉注射，继而 5～15 分钟注射 0.5mg，连用 1～2 次。

3. 对症支持疗法

保持呼吸道通畅，吸氧，适当应用呼吸兴奋药，如苯甲酸钠咖啡因 0.5g 肌内注射，每 2～4 小时 1 次；尼可刹米（可拉明）0.375～0.75g 或洛贝林 3～15mg 肌内注射或静脉注射。必要时气管插管人工呼吸，采用 PEEP 可有效纠正海洛因和美沙酮中毒引起的非心源性肺水肿，同时用血管扩张药和呋塞米，禁用氨茶碱。输液，纠正休克，抗生素应用等。重度中毒患者可同时予以血液净化治疗，但效果不确切。

二、苯丙胺类兴奋药中毒

苯丙胺类中枢兴奋药（ATS）包括苯丙胺、甲基苯丙胺（俗称冰毒）、3，4-亚甲二氧基苯丙胺（MDA）、3，4-亚甲二氧基甲基苯丙胺（俗称摇头丸）等。"摇头丸"的主要成分含甲基苯丙胺、3，4-亚甲二氧基甲基苯丙胺、麻黄素和氯胺酮等，实质是甲基苯丙胺类的混合物。其药丸颜色有粉红、黄色、橘红色、黑色等，别名有"舞会药""拥抱药""亚当""蓝精灵""雅皮士"等。ATS是一种非儿茶酚胺的拟交感神经胺低分子量化合物，吸收后易通过血脑屏障，主要作用机制是促进脑内儿茶酚胺递质（多巴胺和去甲肾上腺素）释放，减少抑制性神经递质5-羟色胺的含量，产生神经兴奋和欣快感。可以吸入、口服、注射等方法进入体内。此类药物急性中毒量个体差异很大，一般静脉注射甲基苯丙胺10mg数分钟可出现急性中毒症状，吸毒者静脉注射30～50mg及耐药者静脉注射1000mg以上才能发生中毒，成人苯丙胺口服致死量为20～25mg/kg。

（一）诊断

1. 病史

有明确的吸食此类毒品的病史。精神药品滥用常见于经常出入特殊社交和娱乐场所的青年人。

2. 临床表现

（1）急性中毒　常为吸食过量或企图自杀所致。临床表现为中枢神经和交感神经过度兴奋的症状。轻度中毒表现为兴奋、躁动、血压升高、脉搏加快、出汗、口渴、呼吸困难、震颤、反射亢进、头痛等症状；中度中毒出现错乱、谵妄、幻听、幻视、被害妄想等精神症状；重度中毒时，可出现胸痛、心律失常、循环衰竭、代谢性酸中毒、DIC、高热、昏迷甚至死亡。另外，ATS可引起肺动脉高压、心肌梗死、心肌病、高血压、心律失常、颅内出血、猝死等。

（2）慢性中毒　慢性中毒比急性中毒更为常见。通常以重度的神经异常症状为特征，而且还可出现明显的暴力、伤人和杀人等犯罪倾向，为重大的社会问题。冰毒引起的精神异常可分为四类：分裂样精神病、躁狂-抑郁状态、分裂-躁狂抑郁混合、病态人格样状态。除上述精神异常外，冰毒还引起性格改变：表现为无为、漫不经心、轻浮、粗暴、威胁言行或孩童样性格等。

根据吸食史及临床表现，一般不难做出ATS中毒的临床诊断，必要时可测定血、尿中ATS及其代谢产物加以确诊。

（二）治疗

（1）终止毒物吸收，加速毒物排泄　如系口服所致，可行催吐、洗胃、灌服活性炭及导泻等措施，必要时可行血液灌流，以清除血中毒物。

（2）对症治疗　无特效解毒药，主要为对症治疗，防治并发症。包括以下措施：①保持呼吸道通畅，应及时清除口、鼻腔的内分泌物及呕吐物，对频发抽搐、呼吸困难者，应及时行气管插管以防窒息；必要时行机械通气。②对昏迷者，可用纳洛酮。③急性中毒患者常出现高热、代谢性酸中毒和肌痉挛症状，应足量补液，维持水、电解质平衡，碱化尿液，利尿，以促进毒物排泄。④恶性高热者除物理降温（冰敷、醇浴）外，应用肌肉松弛药是控制高体温的有效方法，可静脉缓慢注射硫喷妥钠0.1～0.2g或琥珀酰胆碱，必要时可重复，注意呼吸和肌肉松弛情况。⑤对极度兴奋或烦躁的患者，可用氟哌啶醇2～5mg每4～6小时肌内注射一次或以50％葡萄糖液稀释后在1～2分钟内缓慢静脉注射，必要时加量应用，待好转后改口服，每次1～2mg，每日3次。高血压和中枢神经兴奋症状可用氯丙嗪1mg/kg肌内注射，4～6小时一次。显著高血压可采用酚妥拉明或硝普钠。出现快速心律失常可用普萘洛尔。

三、氯胺酮中毒

氯胺酮（俗称K粉）是新型非巴比妥类静脉麻醉药，为中枢兴奋性氨基酸递质N-甲基-D-天门冬氨酸（NMDA）受体特异性拮抗药，选择性阻断痛觉冲动向丘脑新皮质传导，具有镇痛作用；对脑干和边缘系统有兴奋作用，能使意识与感觉分离；对交感神经有兴奋作用，快速大剂量给予时抑制呼吸；尚有拮抗μ受体和激动κ受体作用。吸食者在氯胺酮作用下会疯狂摇头，造成心力衰竭、呼吸衰竭，若过量或长期吸食，对心、肺、神经系统均可造成致命损伤。氯胺酮起效迅速，吸入少量30秒后可致人昏迷，清醒后也不记起所发生的事。

（一）诊断

1. 病史

有此类毒品明确的吸食史。

2. 临床表现

（1）精神、神经系统　表现为鲜明的梦幻觉、错觉、分离状态或分裂症状，尖叫、兴奋、烦躁不安、定向障碍、认知障碍、易激惹行为、呕吐、流涎、谵妄、肌张力增加和颤抖等。部分人可出现复视、暂时失明持续可达15～30分钟。

（2）心血管系统　氯胺酮可增加主动脉压、提升心率和心脏指数，还可增加脑血流和颅内压以及眼压。因此，心功能不全、有心血管疾病、严重高血压或伴脑出血、青光眼患者服用氯胺酮非常危险。

（3）消化系统　恶心呕吐、腹胀、胃出血、急性胃扩张等。

（4）呼吸系统　主要表现为呼吸抑制、呼吸暂停、喉痉挛、支气管痉挛、哮喘等。

（5）变态反应　主要表现为急性荨麻疹、眼结膜水肿、喉水肿、休克等，故有药物过敏史者易发生过敏性休克。

（二）治疗

与苯丙胺类兴奋剂中毒的治疗基本相同。

四、可卡因中毒

可卡因为古柯叶中提取的古柯碱，是一种脂溶性物质，为很强的中枢兴奋药和古老的局麻药。有中枢兴奋和拟交感神经作用，通过使脑内5-羟色胺和多巴胺转运体失去活性产生作用。中毒剂量为20mg，致死量为1200mg，有时纯可卡因70mg能使70kg的成年人即刻死亡。静脉注射中毒可使心脏停搏。急性重症中毒时，表现奇痒难忍、肢体震颤、肌肉抽搐、癫痫大发作、体温和血压升高、瞳孔扩大、心率增快、呼吸急促和反射亢进等。无特异性治疗，主要是对症支持治疗。

五、大麻中毒

滥用最多的是印度大麻，含有主要的精神活性物质是四氢大麻酚、大麻二酚、大麻酚及其相应的酸。作用机制不详，急性中毒时与酒精作用相似，产生精神、呼吸和循环系统损害。长期应用产生精神依赖性，而非生理依赖性。一次大量吸食会引起急性中毒，表现精神和行为异常，如高热性谵妄、惊恐、躁动不安、意识障碍或昏迷。有的出现短暂抑郁状态，悲观绝望，有自杀念头。检查可见球结膜充血、心率增快和血压升高等。主要是对症支持治疗。

（宋春青）

第二节　农药中毒

一、急性有机磷农药中毒

急性有机磷农药中毒（AOPP）是指机体接触有机磷农药致使乙酰胆碱酯酶活性受到抑制引起体内乙酰胆碱蓄积，胆碱能神经持续冲动导致先兴奋后衰竭的一系列人体器官功能紊乱表现。是目前世界上最常见的农药中毒，病死率总体在 10％ 以上。有机磷农药的主要品种多为杀虫剂，少数品种用作杀菌剂、杀鼠剂、植物生长调节剂或除草剂，临床引起中毒常见的有机磷农药有：①剧毒类，如甲拌磷、内吸磷、对硫磷。②高毒类，如甲基对硫磷、甲胺磷、敌敌畏、氧乐果、马拉氧磷等。③中毒类，乐果、敌百虫、久效磷、毒死蜱等。④低毒类，马拉硫磷、辛硫磷等。

（一）病因与毒理机制

AOPP 主要为自服或误服，也见于污染皮肤及呼吸道途径中毒，经胃肠道和呼吸道进入机体时，吸收完全且迅速，于数分钟到 2 小时发病，剧毒类数滴入口可致死亡。肌肉和静脉途径发病更加迅速凶险，经皮肤吸收缓慢，潜伏期可长达 12 小时。有机磷农药能抑制机体内多种酶类，但对人体急性毒性主要表现在对胆碱酯酶的抑制。有机磷农药中的有机磷酸酯基团与胆碱酯酶有强大的亲和力，并形成不易水解的磷酰化胆碱酯酶。磷酰化胆碱酯酶通常有自动重活化、老化、药物重活化三种转归。绝大多数有机磷农药其磷酰化胆碱酯酶自动重活化很少，也很慢。老化即自身催化脱烷基反应，发生结构改变，不能释出自由胆碱酯酶，使胆碱酯酶分子永远失去水解乙酰胆碱的活性，随着时间的推移老化不可逆转。药物重活化只能将尚未老化的磷酰化胆碱酯酶脱去磷酰基，使之重活化，一旦老化，则任何复能剂均无效。乙酰胆碱酯酶失去水解乙酰胆碱的能力，神经介质乙酰胆碱作用在相应受体，机体出现中枢神经、毒蕈碱样、烟碱样等胆碱能症状。

（二）临床表现

典型的胆碱能兴奋表现有流涎、大汗、瞳孔缩小和肌束震颤、呼吸困难、神志改变等，血浆及全血胆碱酯酶活力下降，严重者出现肺水肿、脑水肿、呼吸肌无力、循环衰竭，最常见死亡原因为呼吸衰竭。

1. 轻度中毒

具备毒蕈碱样临床表现，主要表现为副交感神经末梢兴奋引起平滑肌痉挛和腺体分泌增加如瞳孔缩小、视物模糊、流泪、流涕、流涎、大汗；咳嗽、气短、胸闷、呼吸困难；发绀、心跳减慢；尿频、大小便失禁；消化系统症状通常出现最早，表现为恶心、呕吐、腹痛、腹泻等。一般全血 ChE 活力为 50%～70%。

2. 中度中毒

在毒蕈碱样基础上出现烟碱样临床表现，为乙酰胆碱在神经肌肉接头处过度蓄积引起肌束颤动，一般先发生在小肌群，如眼睑、面部、舌肌，逐渐发展可引起四肢及躯干肌肉强直性痉挛，全身紧缩和压迫感。一般全血 ChE 活力为 30%～50%。

3. 重度中毒

在中度中毒基础上出现急性脏器功能不全如昏迷（脑水肿）、呼吸衰竭（肺水肿）等之一者即为重度，出现呼吸循环衰竭者也称为极重度中毒。一般全血 ChE 活力小于 30%。

（三）诊治思路及措施

毒物接触史明确加以典型胆碱能兴奋表现和全血胆碱酯酶活力下降，AOPP 诊断通常不难，但要和引起胆碱能兴奋的其他中毒如氨基甲酸酯类农药、沙蚕毒素类农药、新型乙酰胆碱受体拮抗药如吡虫啉等中毒进行鉴别诊断；赤霉菌性食物中毒、毒蕈中毒也可出现胆碱能兴奋表现，但胆碱酯酶活力多在正常范围，可资鉴别。口服中毒多表现重度中毒，在明确诊断过程中需及早处理。

1. 评估病情，稳定呼吸

保持患者呼吸循环功能稳定是抢救成功的关键。无论是早期的中枢性呼吸衰竭，还是随后发生的周围性呼吸肌麻痹，一旦出现呼吸衰竭应首先气管插管，机械辅助通气，然后再进行细致查体及排毒治疗。

2. 清除毒物

AOPP 应常规尽早、彻底进行洗胃，但需注意维护气道的安全性。电动洗胃机洗胃效果优于手工洗胃，首次洗胃可用生理盐水（紧急时可用清水）、2% 碳酸氢钠溶液（敌百虫忌用）或 1∶5000 高锰酸钾溶液（对硫磷忌用）反复清洗直至液体清亮无味为止，宜保留软胃管，并用 1% 碳酸氢钠溶液或生理盐水 200～300mL 多次间断洗胃，开始每 1～2 小时 1 次，以后视病情改为每 3～4 小时 1 次，一般中、重度中毒患者反复洗胃 3～5 天后引流液中无农药味时拔出胃管或开始鼻饲。并通过胃管监测消化道出血，胃内注药。

作为有特效解毒药的中毒通常血液净化措施不作为首选，要掌握指征，慎重选择。血液灌流可以清除血液中有机磷农药，应用指征：经规范的常规和解毒药治疗不见好转的重度或可能发展为重度的中毒；混合其他可能被有效吸附的毒物严重中毒；肝肾功能受损尤其肝功能障碍影响有机磷农药降解代谢者；解毒剂早期用量不足或延迟应用的重度 AOPP；重度 AOPP 同时合并了严重的阿托品中毒或难以鉴别是否合并阿托品中毒，血液灌流有助于减轻阿托品的毒性和帮助鉴别。

3. 及早应用特效解毒药

重用复能药辅以适量的阿托品是有机磷农药中毒的基本原则，适用于目前我国市场流通的有机磷农药中毒，常用的药物有碘解磷定和氯解磷定，氯解磷定因其使用简单、安全作为首选，如无法获得氯解磷定可选用碘解磷定。氯解磷定一般宜肌内注射，也可静脉缓慢注射，随后以 0.5～1.0g 每 2 小时 1 次肌内注射，随后根据病情酌情延长用药间隔，疗程一般 3～5 天，严重病例可适当延长用药时间。抗胆碱药常用阿托品，近年长托宁应用增加，应早期、适量、反复、高度个体化，直至毒蕈碱样症状明显好转或达到阿托品化，抢救时给药 10 分钟未见症状缓解即可重复给药，特别严重患者每 5 分钟即可重复给药，重复剂量采用中度、轻度量，达阿托品化后减量延时，一般轻度中毒，0.5mg，每 4～6 小时 1 次；中度中毒，0.5～1mg 每 4～6 小时 1 次；重度中毒，0.5～1mg，每 2～6 小时 1 次。3 小时以上多采用皮下注射。

阿托品化指标包括：口干、皮肤黏膜干燥、颜面潮红、肺部啰音显著减少或消失、瞳孔较前扩大、心率 90～100 次/分等。需要注意的是，目前临床阿托品化的指标仅作为临床参考指标，不能因盲目要求"达标"而无限度地使用阿托品。

盐酸戊乙奎醚：用药达标指征为（"长托宁"化），即口干、皮肤干燥、肺部啰音减少或消失，心率和瞳孔不作为其判断指标（表 3-1，表 3-2）。

表 3-1　常用胆碱酯酶复能剂首次用量

药物名称	轻度中毒/g	中度中毒/g	重度中毒/g
氯解磷定	0.5～1.0	1.0～2.0	1.5～3.0
碘解磷定	0.4	0.8～1.2	1.0～1.6

表 3-2　成人抗胆碱药的通常首次用量

药物	轻度中毒/mg	中度中毒/mg	重度中毒/mg
阿托品	2～4	4～10	10～20
长效托宁	1～2	2～4	4～6

（四）监护与对症治疗

口服有机磷农药患者应常规心电、血压、氧饱和度监测，观察用药后反应，定期检测肝、肾功能、血糖、电解质、血气分析等。脑水肿用脱水药物和糖皮质激素；营养心肌、及时纠正心律失常，维持循环功能稳定；维持水电解质平衡，特别注意纠正酸中毒；早期给予静脉营养，当彻底洗胃、胃肠功能恢复后给予肠内营养。

（五）注意事项

（1）皮肤途径中毒易发生漏诊或误诊，注意明确毒物接触史。

（2）AOPP 在胆碱能危象消失后 1～4 天，甚至更长时间，出现以肢体近端肌肉、颅神经支配的肌肉以及呼吸肌的无力和麻痹为突出表现的症候群，称为中间综合征（IMS）。其临床表现为意识清醒、呼吸肌受累时出现呼吸困难，以及由于缺氧导致的口唇面部发绀、烦躁，如不及时有效人工呼吸，患者很快死亡。治疗原则为重用复能剂和人工呼吸。复能剂应用不足增加周围性呼吸衰竭发生概率。

（3）血浆胆碱酯酶（P-BuChE）活力测定客观准确、简便快捷，在多数有机磷品种早期中毒程度分级上有重要的参考价值，也可作为恢复观察指标，少数毒物如毒死蜱病情与血浆胆碱酯酶活力不符。如果临床表现程度与胆碱酯酶活性结果不一致时，应弱化胆碱酯酶活力的意义，更加重视临床情况的综合判断。

（4）复能药和抗胆碱药物应用注意事项

① 根据临床症状和体征以及胆碱酯酶活力监测指导用药，复能剂足量应用增加抗胆碱药物效力或毒性，$VitB_1$ 抑制碘解磷定和氯解磷定从肾小管排泄。

② 阿托品对抗 AOPP 所致肺水肿、呼吸衰竭，起到治"标"的作用，早期需坚持足量观点，不能因怕中毒而用量不足，要直至出现皮肤干燥、口干、心率加快达 90～100 次/分，肺部啰音显著减少或消失，意识状态好转（阿托品化）才能转为维持量。

③ 要防止阿托品中毒，原意识清楚的患者出现神志模糊、谵妄、幻觉、狂躁不安、抽搐或昏迷，心动过速，同时伴有明显尿潴留提示中毒，应停用。

④ 当阿托品中毒与有机磷中毒并存时阿托品化难以判断，增加有机磷农药中毒的病死率。盲目大量应用阿托品可使毒蕈碱受体上调，形成阿托品依赖，膈肌功能抑制。严重的阿托品中毒并不出现典型的阿托品过量或早期中毒表现，可直接呈现中枢抑制，表现皮肤苍黄，瞳孔回缩，甚至心率减慢，呈现"阿托品化翻转现象"。儿童对阿托品敏感，正常致死量为 11mg。

⑤ 阿托品停药宜逐渐减量延时，可以由静脉改肌内注射或皮下注射，再口服，直至全血胆碱酯酶活力达正常 60% 以上，临床症状和体征消失才可停药，特别对乐果、氧乐果中毒者停药后仍需密切观察一定时间。

（5）血液灌流的应用注意事项　因解毒药及毒物的清除，可能需调整解毒剂的用量，HP 过程中宜密切观察，维持阿托品化；中毒初期病情危重多变，HP 应在急诊抢救室床旁进行，并备好气管插管等抢救药械；当合并肾功能不全或多脏器功能障碍时可结合持续床旁血滤或血液透析治疗；HP 应尽早应用，超过 48 小时应用通常有毒物在血液持续存在的临床证据。

（6）病情危重的指标　剧毒类有机磷农药消化道摄入发病凶险，进展迅速，数滴入口可导致死亡；患者治疗时间过晚或者深昏迷达 8 小时以上者；出现顽固性循环衰竭者；昏迷伴顽固性强直抽搐者；早期抗胆碱药物应用不足持续昏迷者；头颅 CT 显示严重脑水肿者；并发急性肾功能不全或急性胰腺炎者。

二、有机氯农药中毒

有机氯杀虫剂是一种含有机氯元素的有机化合物。根据是否以苯或环戊二烯为原料分为两大类。可分为：①氯化苯制剂（六六六、滴滴涕）。②环戊二烯类及有关化合物（如氯丹、七氯、狄氏剂、艾氏剂及硫丹、毒杀芬及其有关化合物）；以松节油为原料的莰烯类杀虫剂和以萜烯为原料的冰片基氯也属有机氯农药。纯品多为结晶或黏稠液体，不溶于水，易溶于有机溶剂和脂类，化学性质稳定。在土壤中半衰期长达数年，在人体内不易被破坏。主要通过呼吸道、皮肤和消化道侵入人体，对脂肪和类脂质有特殊的亲和力，可在体内长期蓄积。其排出途径以肾、肠道为主，亦可由乳腺、皮脂腺少量排出。各种有机氯杀虫剂中毒表现基本相似，主要损害中枢神经系统并损害和肝、肾、心脏等实质性器官。

（一）诊断

1. 接触史

存在密切接触有机氯杀虫剂或自服、误服该农药史。

2. 临床表现

（1）潜伏期　口服中毒一般经 1～2 小时出现症状。经皮肤和呼吸道中毒者可迅速出现相关临床表现，污染眼部的可出现眼部的剧痛、流泪、畏光；皮肤接触相应部位可出现瘙痒、烧灼感、红肿、水疱等接触性皮炎表现；呼吸道吸入者可出现咳嗽、咽痛，严重者有肺水肿表现。

（2）轻度中毒　主要表现乏力、精神不济、头痛、头昏、恶心、呕吐、上腹痛。

（3）中度中毒　主要表现剧烈呕吐、出汗、流涎、视物模糊、肌肉震颤、抽搐、心悸、昏睡等。

（4）重度中毒　表现共济失调、癫痫样抽搐、昏迷、发热、血压下降、呼吸衰竭。

（5）心肌损害　可表现心悸、心前区疼痛、心律失常，严重者可发展为出现致命的心室颤动。

（6）病程中可有肝肾功能损害。

3. 实验室检查

胃内容物、尿中检出氯化烃类杀虫剂或其衍生物。

（二）治疗

（1）吸入或经皮肤侵入者　应立即脱离现场，脱去污染衣服，用肥皂水清洗污染的皮肤，眼部接触者可用 2% 碳酸氢钠溶液冲洗结膜。皮肤灼伤者，用 2% 碳酸氢钠溶液冲洗后局部用氢化可的松软膏涂敷。

（2）口服中毒者　立即催吐、洗胃，洗胃液用 2% 碳酸氢钠溶液，并给予硫酸镁导泻，忌用油类泻药，以免增加毒物吸收。活性炭能促进这类杀虫剂排出。

（3）控制抽搐、对症与支持疗法　保持安静，避免强光刺激，对惊厥抽搐患者使用地西泮 5～10mg 缓慢静脉推注（5mg/min），必要时 10～15 分钟后重复，总量不超过 30mg；苯巴比妥 0.1～0.2g/次肌内注射，必要时 4～6 小时后重复一次；水合氯醛 10% 溶液 15～20mL 稀释 1～2 倍后灌肠等。反复抽搐者可以使用 20% 甘露醇快速滴注，可消除脑水肿，促进毒物排泄。注意保持呼吸道通畅，予以吸氧，出现呼吸衰竭者需予以呼吸机支持通气，同时要注意保护肝肾功能。

（4）忌用肾上腺素及其他交感神经兴奋药，以免使受损心肌发生心室颤动。

三、百草枯中毒

百草枯（paraquat，PQ）为非选择性、速效触杀性除草剂，化学名称是 1,1'-二甲基-

4,4'-联吡啶阳离子盐。急性百草枯中毒是指短时间接触较大剂量或高浓度百草枯后出现的以急性肺损伤为主，伴有严重肝肾损伤的全身中毒性疾病。口服中毒患者多伴有消化道损伤，重症患者多死于呼吸衰竭或多器官功能障碍综合征（MODS）。

（一）发病机制

百草枯分子式 $C_{12}H_{14}N_2C_{12}$，工业品为黄色固体，市售产品由于添加剂不同多为墨绿色或蓝褐色，也有红色品种。本品主要经消化道和呼吸道吸收，但是皮肤吸收中毒也不可忽视。百草枯大鼠经口 LD_{50} 为 100mg/kg，小鼠经口 LD_{50} 为 120mg/kg，兔经皮 LD_{50} 236mg/kg。成人致死量为 20％水溶液 5～15mL（20～40mg/kg）。百草枯吸收后随血液分布至肺、肾脏、肝脏及甲状腺等器官，但以肺内含量最高，含量可大于血中含量的十至数十倍，且存留时间较久。百草枯在体内很少降解，常以原形随尿、粪排出，少量经乳汁排出。百草枯中毒可以引起严重的肺、肝脏和肾脏损害，服毒量大者可迅速因多脏器功能衰竭而死亡。肺脏是百草枯中毒损伤的主要靶器官之一。Ⅰ型及Ⅱ型肺泡上皮细胞则是百草枯选择性毒性作用的主要靶细胞。百草枯中毒病理表现为早期肺泡上皮细胞受损，肺泡内出血水肿，炎症细胞浸润；晚期则出现肺间质纤维化，这种表现被命名为"百草枯肺"，是急性呼吸窘迫综合征（ARDS）的一种变异形式。

（二）诊断

1. 临床表现

（1）潜伏期　根据百草枯吸收途径的和吸收量的不同，百草枯中毒潜伏期时间可有不同。口服大量百草枯数分钟后即可发生恶心、呕吐症状，量小者数小时至数十小时才发病。皮肤吸收者数天后可发病。

（2）呼吸系统　主要有胸闷、气短，进行性呼吸困难。严重者 1～3 天内可迅速发生肺水肿及肺炎表现，可因 ARDS、MODS 致死。7 天后存活患者其病情变化以进行性肺渗出性炎性病变和纤维化形成、呼吸衰竭为主，21 天后肺纤维化进展减慢，但仍有不少患者 3 周后死于肺纤维化引起的呼吸衰竭。有些患者早期可无明显症状或仅有其他脏器损害表现，在数日后可迅速出现迟发性肺水肿及炎症表现，往往预后不良。

（3）消化系统　主要表现为口腔及食管损伤，恶心、呕吐、腹痛，甚至出现呕血、便血，个别患者可出现食管黏膜表层剥脱症，可有胆汁淤积性黄疸。

（4）泌尿系统　中毒数小时后即可出现蛋白尿，血肌酐和尿素氮升高，严重者出现急性肾衰竭，无尿者提示病情较重。肾功损害往往早于肺损害。

（5）循环系统　主要表现胸闷、心悸，严重者甚至猝死。

（6）神经系统　多见于严重中毒患者，可出现头痛、头晕、意识障碍及精神症状等。

（7）内分泌系统　部分患者出现甲状腺功能减退。

（8）局部表现　皮肤污染可引起接触性皮炎及药疹样皮炎，表现为皮肤红斑、大疱，局部溃烂。眼污染百草枯后可出现刺激症状，表现为流泪、畏光、结膜充血、视物模糊等，一般不引起永久性视神经损害。

2. 辅助检查

（1）常规检查　早期血常规检查可以出现白细胞及中性粒计数增高，早期尿常规检查即可有尿蛋白。肝损害时丙氨酸氨基转移酶、天冬氨酸氨基转移酶、γ-谷丙酰基转肽酶可升高，总胆红素、直接胆红素和间接胆红素随着病情进展部分患者可升高。肾损害时血肌酐、尿素氮、胱抑素可明显升高，严重的低钾血症是百草枯中毒常见的电解质紊乱之一。呼吸衰竭时动脉血气分析可有氧分压降低，二氧化碳分压也可降低或正常。血乳酸可明显升高。

（2）毒物分析　血液、尿液百草枯浓度测定可采用高效液相色谱法、高效液相色谱-质谱联用方法精确定量测定。尿液百草枯也可采用碳酸氢钠-连二亚硫酸钠半定量快速检测方法。血液百草枯浓度精确定量超过 $0.5\mu g/mL$ 或尿液快速半定量检测超过 $30\mu g/mL$ 提示病情严重；血液百草枯浓度精确定量超过 $1.0\mu g/mL$ 或尿液快速半定量检测百草枯浓度超过 $100\mu g/mL$ 提示预后不良。

（3）肺部影像学及肺功能检查　肺 HRCT 早期以渗出性病变为主，中晚期出现肺纤维化表现。重症患者可出现胸腔积液、纵隔及皮下气肿、气胸等。出现顽固性低氧血症及呼吸衰竭者提示预后不良。肺功能检查可作为患者出院及随诊时评估指标，部分患者可留有限制性通气障碍及小气道病变表现。

（4）其他　血 D-二聚体升高可能与肺损伤相关，明显升高者往往提示肺损害较重。心电图可有 T 波及 ST-T 改变、心律失常等表现。

3. 诊断注意事项

（1）根据上述的百草枯接触史、百草枯中毒的临床表现特点、实验室检查和毒物检测等，可做出急性百草枯中毒的临床诊断。

（2）百草枯接触史明确，特别是口服途径，即使临床症状轻微，没有毒检证据，诊断仍能成立；毒物接触史不详，血、尿中检出百草枯，即使临床表现不典型，诊断也依然成立。

（3）如患者出现上述典型临床表现，即早期化学性口腔炎、上消化道刺激腐蚀表现、肝和（或）肾损伤，随后出现肺损伤，而毒物接触史不详又缺乏血、尿毒检证据，可诊断为疑似百草枯中毒。

（4）鉴别诊断主要应与其他除草剂如乙草胺、草甘膦、莠去津等中毒鉴别，应注意百草枯与其他除草剂混配中毒的可能。百草枯快速尿检试剂可迅速鉴别。另外，还应与其他原因引起的肺间质病变相鉴别。

4. 急性百草枯中毒程度分型或分级

（1）急性百草枯中毒程度分型　根据患者服毒量早期可做如下分型。

① 轻型：百草枯摄入量＜20mg/kg，患者除胃肠道症状外，其他症状不明显，多数患者能够完全恢复。

② 中、重型：百草枯摄入量 20～40mg/kg，患者除胃肠道症状外可出现多系统受累表现，1～4 天出现肾功能、肝功能损伤，数天～2 周出现肺部损伤，多数在 2～3 周死于呼吸衰竭。

③ 暴发型：百草枯摄入量＞40mg/kg，有严重的胃肠道症状，1～4 天死于多器官功能衰竭，极少存活。

（2）急性百草枯中毒程度分级　参照国家职业卫生标准《职业性急性百草枯中毒的诊断（GBZ 246—2013）》，推荐如下百草枯中毒诊断分级标准。

① 轻度中毒：除胃肠道症状外，可有急性轻度中毒性肾病，早期尿液快速半定量检测

（碳酸氢钠—连二亚硫酸钠法）百草枯浓度<10μg/mL。

②中度中毒：在轻度中毒基础上，具备下列表现之一者。a.急性化学性肺炎；b.急性中度中毒性肾病；c.急性轻度中毒性肝病。早期尿液快速半定量检测百草枯浓度10～30μg/mL。

③重度中毒：在中度中毒基础上，具备下列表现之一者。a.急性化学性肺水肿；b.急性呼吸窘迫综合征；c.纵隔气肿、气胸或皮下气肿；d.胸腔积液或弥散性肺纤维化；e.急性重度中毒性肾病；f.多器官功能障碍综合征；g.急性中度或重度中毒性肝病。早期尿液快速半定量检测百草枯浓度>30μg/mL。

同时该分级方法指出，其他影响因素例如服毒后是否立即进行催吐、服毒后至洗胃的时间间隔、服毒时是否空腹以及服毒后至正规治疗的时间间隔等，在诊断时也应该充分考虑。

（三）治疗

1.现场急救和一般治疗

接触量大者立即脱离现场。皮肤污染时立即用流动清水或肥皂水冲洗15分钟，眼污染时立即用清水冲洗10分钟，口服者立即给予催吐和洗胃，然后采用"白＋黑方案"进行全胃肠洗消治疗，"白"即蒙脱石散（思密达），"黑"即活性炭，具体剂量为蒙脱石散30g溶于20%甘露醇250mL，分次服用，活性炭30g溶于20%甘露醇250mL，分次服用。首次剂量2小时内服完，第2天及以后分次服完即可，连用4天。

2.早期胃肠营养及消化道损伤的处理

口咽部及食管损伤往往在中毒1～3天后出现，早期以流质饮食为主，除非患者有口咽部、食管严重损伤及消化道出血，否则不建议绝对禁食。康复新液局部使用和口服对于口咽部和食管损伤有治疗作用。口腔真菌感染多发生在治疗1周后，一旦发生可给予抗真菌药物如制霉菌素局部治疗。

3.早期血液灌流

血液灌流是清除血液中百草枯的有效治疗手段。早期血液灌流可以迅速清除毒物，宜在洗完胃后马上进行，但是由于百草枯经胃肠道吸收快，且迅速分布到身体各组织器官，血液净化较难减轻体内各器官的百草枯负荷量，血尿毒物检测结果对血液灌流治疗的次数和方法具有指导意义。

4.糖皮质激素

糖皮质激素是治疗百草枯中毒的主要药物，应早期足量使用糖皮质激素，重症患者可给予甲泼尼龙每日500～1000mg或地塞米松（氟美松）40～80mg静脉滴注，每日1次冲击治疗，连用3～5天后，根据病情逐渐减量。

5.抗凝及抗氧化治疗

百草枯中毒可伴有肺部局部血液循环障碍，可给予低分子量肝素5000U，皮下注射，每日1次。有出血倾向者暂缓使用。还原型谷胱甘肽可有效对抗百草枯的过氧化损伤，剂量1.8～2.4g，加入液体中静脉滴注，每日1次。

6.防治晚期肺纤维化

传统的加勒比方案包括环磷酰胺、地塞米松、呋塞米、维生素B和维生素C，但是鉴于百草枯中毒可以引起严重的肝肾损害，目前对于百草枯中毒，特别是重度中毒早期是否使用环磷酰胺尚存在不同意见。我们认为肝肾功能恢复后（一般在中毒后 10～14 天），此时如果仍有肺损伤，可以使用环磷酰胺 800mg，加入生理盐水中静脉滴注 1 次，1 个月后根据肺HRCT 情况决定是否重复使用。

7. 合理氧疗及机械通气治疗

百草枯中毒早期吸氧可促进氧自由基形成，加重百草枯引起的肺损伤，原则上早期不吸氧。但是对于呼吸衰竭患者，如果血气分析氧分压低于 40mmHg 或血氧饱和度低于 70%，应该积极给予吸氧，临床上需要机械通气治疗的患者多预后不良。

8. 治疗肝肾损害及黄疸

积极给予保肝、利胆治疗，重视胆汁淤积性黄疸治疗；积极给予保护肾功能治疗，给予输液、利尿改善循环等综合治疗。

9. 纠正电解质紊乱、维持酸碱平衡

百草枯中毒往往出现严重的低钾血症，应积极给予补钾治疗，对于其他电解质紊乱及酸碱平衡失调也应积极对症处理。

10. 中医药及其他治疗

中医中药在治疗百草枯中毒中具有独特的疗效，丹参制剂、虫草制剂及血必净注射液的合理使用有助于病情的改善。

11. 其他治疗

关于肺移植手术治疗百草枯中毒，由于受到诸多条件的限制，目前国内外成功者仅为个案。ECMO 是一种呼吸循环支持技术，对于百草枯中毒患者依靠 ECMO 维持生命仅为权宜之策，其他如干细胞治疗正在研究中。

（四）预后

口服百草枯中毒具有很高的病死率，近年来随着治疗方法的改进，大部分轻度和中度中毒患者有望治愈，但是对于重度中毒患者，病死率仍然居高不下。所有百草枯中毒存活患者均需要较长期的随诊，动态观察病情变化，以期达到临床治愈标准。

（吴小青）

第三节　酒精中毒

急性酒精中毒，俗称醉酒，系由一次饮入过量酒精（乙醇）或酒类饮料引起的中枢神经系统由兴奋转为抑制的状态，严重者出现昏迷、呼吸抑制及休克。成人饮用乙醇的中毒剂量有个体差异，一般为 70～80g，而致死剂量为 250～500g。小儿的耐受性较低，婴儿致死量 6～10g，儿童约 25g。

一、病因与毒理机制

酒精经口摄入后吸收迅速，80％被小肠上段吸收，其余由胃吸收。吸收后通过血液分布于全身，约90％在肝脏中由乙醇脱氢酶和过氧化氢酶氧化为乙醛，后者再被乙醛脱氢酶进一步氧化为乙酸，最后通过三羧酸循环氧化为二氧化碳和水。乙醇的急性毒害作用为：①中枢神经系统的抑制作用，乙醇具有脂溶性的特点，故可以迅速通过血脑屏障影响神经细胞膜上的某些酶，导致细胞功能异常。乙醇对中枢神经系统的抑制作用由大脑皮层向下经过边缘系统、小脑、网状结构直至延髓。小剂量乙醇可以作用于大脑神经突触后膜苯二氮䓬-GABA受体，抑制GABA对大脑的抑制作用从而起到兴奋作用。随着酒精摄入量的增加，作用于小脑，出现共济失调，作用于网状系统，出现昏迷，作用于延髓，导致呼吸循环衰竭。②对代谢的干扰，乙醇在肝脏中经过代谢生成大量的还原型烟酰胺腺嘌呤二核苷酸（NADH），使之与氧化型的比例（NADH/NAD）增高，影响体内多种代谢，导致乳酸增高、酮体蓄积，出现代谢性酸中毒。由于能够影响糖异生的过程，可出现低血糖症。

二、临床表现

急性酒精中毒主要表现为不同程度的中枢神经系统功能紊乱表现，随着摄入量的增加，可由兴奋转为抑制，不同种族、个体对酒精的耐受性存在差异。

（一）轻度（单纯性醉酒）

仅有情绪、语言兴奋状态的神经系统表现，如语无伦次但不具备攻击行为，能行走但有轻度运动不协调，嗜睡能被唤醒，简单对答基本正确，神经反射正常存在。

（二）中度

具备下列之一者为中度中毒。
（1）处于昏睡或昏迷状态或Glasgow昏迷评分大于5分小于等于8分。
（2）具有经语言或心理疏导不能缓解的躁狂或攻击行为。
（3）意识不清伴神经反射减弱的严重共济失调状态。
（4）具有错幻觉或惊厥发作。
（5）血液生化检测有代谢紊乱的表现之一者，如酸中毒、低血钾、低血糖。
（6）在轻度中毒基础上并发脏器功能明显受损表现，如与酒精中毒有关的心律失常（频发期前收缩、心房纤颤或房扑等），心肌损伤表现（ST-T异常、心肌酶学2倍以上升高）或上消化道出血、胰腺炎等。

（三）重度

具备下列之一者为重度中毒。
（1）处于昏迷状态Glasgow评分等于小于5分。
（2）出现微循环灌注不足表现，如脸色苍白，皮肤湿冷，口唇微紫，心率加快，脉搏细弱或不能触及，血压代偿性升高或下降（低于 90/60mmHg 或收缩压较基础血压下降 30mmHg 以上），昏迷伴有失代偿期临床表现的休克时也称为极重度。

（3）出现代谢紊乱的严重表现如酸中毒（pH≤7.2）、低血钾（血清钾≤2.5mmol/L）、低血糖（血糖≤2.5mmol/L）之一者。

（4）出现重要脏器如心、肝、肾、肺等急性功能不全表现。

三、诊治思路及措施

（1）具备以下两点可以临床诊断急性酒精中毒

① 明确的过量酒精或含酒精饮料摄入史。

② 呼出气体或呕吐物有酒精气味并有以下之一者：a.表现易激惹、多语或沉默、语无伦次、情绪不稳、行为粗鲁或攻击行为，恶心、呕吐等。b.感觉迟钝、肌肉运动不协调、躁动、步态不稳、明显共济失调、眼球震颤、复视。c.出现较深的意识障碍，如昏睡、浅昏迷、深昏迷，神经反射减弱、颜面苍白、皮肤湿冷、体温降低、血压升高或降低，呼吸节律或频率异常、心搏加快或减慢，二便失禁等。

（2）临床确诊急性酒精中毒　在（1）的基础上血液或呼出气体酒精检测乙醇浓度≥ 11mmol/L（50mg/dL）。

（3）单纯轻度酒精中毒不需治疗，居家观察，有肥胖通气不良等基础疾病要嘱其保暖、侧卧位防止呕吐误吸等并发症。

（4）消化道内酒精的促排措施　由于酒精吸收迅速，催吐、洗胃和活性炭不适用于单纯酒精中毒患者、洗胃应评估病情，权衡利弊，建议仅限于以下情况之一者：①饮酒后 2 小时内无呕吐，评估病情可能恶化的昏迷患者。②同时存在或高度怀疑其他药物或毒物中毒。③已留置胃管特别是昏迷伴休克患者，胃管可试用于人工洗胃。洗胃液一般用 1％碳酸氢钠液或温开水，洗胃液不可过多，每次入量不超 200mL，总量多不超过 2000～4000mL，胃内容物吸出干净即可，洗胃时注意气道保护，防止呕吐误吸。

（5）药物治疗

① 促酒精代谢药物：美他多辛是乙醛脱氢酶激活剂，并能拮抗急、慢性酒精中毒引起的乙醇脱氢酶活性下降；加速乙醇及其代谢产物乙醛和酮体经尿液排泄，属于促酒精代谢药。可以试用于中、重度中毒特别伴有攻击行为、情绪异常的患者。每次 0.9g，静脉滴注给药。适当补液及补充维生素 B_1、维生素 B_6、维生素 C 有利于酒精氧化代谢。

② 促醒药物：纳洛酮能特异性拮抗内源性吗啡样物质介导的各种效应，能解除酒精中毒的中枢抑制，缩短昏迷时间。中度中毒首剂用 0.4～0.8mg 加生理盐水 10～20mL，静脉推注，必要时加量重复；重度中毒时则首剂用 0.8～1.2mg 加生理盐水 20mL，静脉推注，用药后 30 分钟神志未恢复可重复 1 次或 2mg 加入 5％葡萄糖或生理盐水 500mL 内，以 0.4mg/h 速度静脉滴注或微量泵注入，直至神志清醒为止。

③ 胃黏膜保护药，有急性胃黏膜损伤表现者可应用 H_2 受体拮抗剂或质子泵抑制药。

（6）血液净化疗法与指征　血液灌流对体内乙醇的清除作用存在争议，血液透析可以直接将乙醇和乙醇代谢产物迅速从血中清除，需要时建议将血液透析作为首选，持续床旁血滤（CRRT）也是可行的选择，但费用昂贵。病情危重或经常规治疗病情恶化并具备下列之一者可行血液净化治疗：①血乙醇含量超过 87mmol/L（400mg/dL）。②呼吸循环严重抑制的深昏迷。③酸中毒（pH≤7.2）伴休克表现。④重度中毒出现急性肾功能不全。⑤复合中毒或高度怀疑合并其他中毒并危及生命，根据毒物特点酌情选择血液净化方式。

（7）对症与支持治疗　对昏睡及昏迷患者应评估其气道和通气功能，必要时气管插管。要做好患者的安全防护，躁动或激越行为者必要时给予适当的保护性约束，注意保暖，意识不清者侧卧体位，防止受凉和中暑，使用床栏，防止意外发生。维持水、电解质、酸碱平衡，纠正低血糖，脑水肿者给予脱水药，中药醒脑静等可以应用。

（葛振忠）

第四节　一氧化碳中毒

一氧化碳（CO）为无色、无臭、无刺激性的窒息性气体，比空气略轻（相对密度0.967），熔点−205.1℃，沸点−191.5℃。几乎不溶于水，易溶于氨水。CO通常在空气中含量甚少，仅0.002%即20ppm或23mg/m³；暴露极限为0.005%（57.4mg/m³）；人吸入空气中CO含量超过0.01%，即有引起急性中毒的危险；超过0.5%~1%，1~2分钟即可使人昏迷；若空气中含量达到12.5%时，有发生爆炸的危险。吸入过量CO引起的中毒称急性一氧化碳中毒，俗称煤气中毒。急性CO中毒是常见的职业中毒和生活中毒。

一、病因与中毒机制

在生产和生活中，凡含碳物质燃烧不完全时，均可产生CO气体，如炼钢、炼焦、矿井放炮、内燃机排出的废气等。在合成氨、甲醇及甲醛生产过程中需用CO作原料。因此，如防护不周或通风不良时，生产过程中可发生CO中毒。失火现场空气中CO浓度高达10%，可引起现场人员中毒。家庭用煤炉产生的CO（CO浓度可高达6%~30%）及煤气泄漏，则是生活性CO中毒最常见的原因。每日吸烟一包，可使血液碳氧血红蛋白（HbCO）浓度升至5%~6%，连续大量吸烟也可致CO中毒。CO被人体吸收的量依赖于每分通气量、CO暴露时间、CO浓度及环境含氧量。

CO中毒主要引起组织缺氧。CO经呼吸道吸入体内后，立即与血液中血红蛋白（Hb）结合，形成稳定的HbCO。空气中的CO越多，HbCO饱和度越高，空气中如含CO 10%，则60%的Hb将在1分钟内形成HbCO。活动时HbCO形成量比静止时高3倍。HbCO无携氧能力，CO与Hb的亲和力比氧与Hb的亲和力大200~300倍。HbCO一旦形成，其解离又比氧合Hb（HbO_2）慢3600倍，且HbCO的存在还抑制HbO_2的解离，阻碍氧的释放和传递，导致低氧血症，引起组织缺氧。CO可与肌球蛋白结合，影响细胞内氧弥散，损害线粒体功能。CO还与线粒体中细胞色素a_3结合，阻断电子传递链，延缓还原型辅酶I（NADH）的氧化，抑制组织呼吸。

CO中毒时，体内血管吻合支少且代谢旺盛的器官，如大脑和心脏最易受到损害。急性CO中毒导致脑缺氧后，脑血管迅即麻痹扩张，脑容积增大。脑内神经细胞ATP很快耗尽，钠泵不能运转，钠离子积累过多，结果导致严重的细胞内水肿。血管内皮细胞肿胀，造成脑血液循环障碍，进一步加剧脑组织缺血、缺氧。由于酸性代谢产物增多及血脑屏障通透性增高，发生细胞间水肿。由于缺氧和脑水肿后的脑血液循环障碍，可造成皮质或基底节的血栓形成、缺血性局灶性软化或坏死以及皮质下白质广泛的脱髓鞘病变，致使一部分急性CO中毒患者在昏迷苏醒后，有2～60天的假愈期，随后又出现多种精神神经症状的迟发性脑病。动物实验证实，急性CO中毒致中枢神经系统损害是体内自由基产生增加、导致生物膜脂质过氧化增强的结果。心肌对缺氧可表现为缺血性损害或心内膜下多发性梗死。

二、诊断

（一）病史

职业性中毒多为意外事故，常有集体中毒。生活性中毒常见于冬季，通常与通风不良、煤炭在燃烧不完全的情况下取暖有关。使用煤气加热洗澡、密闭房间吃炭火锅或者长时间在没有熄火的汽车里等情况也容易引起急性CO中毒。询问病史时，应注意患病时环境、通风情况及同室人有无中毒等。

（二）临床表现

1. 急性中毒

正常人血液中HbCO含量，非吸烟者为1%～2%，吸烟者可达5%～10%，急性CO中毒的中毒程度受以下因素影响：①CO浓度越高，CO暴露时间越长，中毒越重。②伴有其他有毒气体，如二氧化硫、二氯甲烷等会增强毒性。③处于高温环境、贫血、心肌缺血、脑供血不足、发热、糖尿病及各种原因所致低氧血症者，病情严重。

按中毒程度可分为三级。

（1）轻度中毒　HbCO饱和度在10%～30%。患者有头晕、头重感、头痛、四肢无力、视物不清、感觉迟钝、恶心、呕吐、心悸等，甚至有短暂的晕厥。若能及时脱离中毒现场，吸新鲜空气后，症状可迅速好转。

（2）中度中毒　HbCO饱和度30%～50%。除上述症状加重外，患者有呼吸困难，面色潮红，口唇、指甲、皮肤、黏膜呈樱桃红色，出汗多，心率快，烦躁，昏睡，常有昏迷与虚脱。初期血压升高，后期下降。如能及时抢救，脱离中毒环境吸入新鲜空气或氧气后，亦能苏醒，数日后恢复，一般无并发症和后遗症。

（3）重度中毒　HbCO饱和度50%以上。除上述症状外，患者迅速出现深昏迷或呈去大脑皮质状态，出现惊厥，呼吸困难以至呼吸衰竭，即所谓"卒中型"或"闪击样"中毒。可并发脑水肿、肺水肿、心肌损害、心律失常或传导阻滞、休克、上消化道出血；昏迷时间较长者可有锥体系或锥体外系症状；肝、肾损害及皮肤水疱（常见于受压部位）；偶可并发筋膜间隙综合征，表现为肢体局部肿胀、疼痛、麻木，易致肢体坏死或功能障碍。死亡率高，抢救后存活者，常有不同程度的后遗症。

2. 急性一氧化碳中毒迟发性脑病

少数重症患者（3%～30%）抢救苏醒后经2～60天假愈期，可出现迟发性脑病的症状，主要表现如下。

（1）急性痴呆性木僵型精神障碍　一般清醒期后，突然定向力丧失，记忆力障碍，语无伦次，狂喊乱叫，出现幻觉。数天后逐渐加重，出现痴呆木僵。

（2）神经症状　可出现癫痫、失语、肢体瘫痪、感觉障碍、皮质性失明、偏盲、惊厥、再度昏迷等，大多为大脑损害所致，甚至可出现"去大脑皮质综合征"。

（3）帕金森病　因 CO 中毒易发生基底神经节损害，尤其是苍白球，临床上常出现锥体外系损害。逐渐出现表情淡漠、四肢肌张力增高、静止性震颤等症状。

（4）周围神经炎　在中毒后数天可发生皮肤感觉障碍、水肿等；有时发生球后视神经炎或其他脑神经麻痹。

（5）头部 CT 检查可发现脑部有病理性密度减低区　脑电图检查可发现中度及高度异常。

容易发生迟发性脑病的高危因素：①年龄在 40 岁以上。②昏迷时间长。③患有高血压、糖尿病、高脂血症等基础疾病。④在假愈期中受到重大精神刺激。⑤急性中毒时有并发症，如感染、脑梗死。⑥中重度患者在急性中毒后过早停止治疗或急性期治疗不当。

（三）辅助检查

1. 血液 HbCO 测定

血液 HbCO 测定是有价值的诊断手段，可以明确诊断，但采血标本要早（8 小时内），因为脱离现场后或吸氧状态下 HbCO 随呼吸代谢逐渐减少，故 HbCO 阴性不能排除 CO 中毒的诊断，HbCO 的浓度亦不能作为评估中毒严重程度的常用指标。常用的简易 HbCO 测定法有三种，即加碱法、煮沸法和硫酸铜法。

2. 动脉血气分析

PaO_2 明显降低，最低可至 20～30mmHg。

3. 脑电图检查

可呈两半球有弥散性 δ 或 Q 波活动。

4. 头部 CT 检查

严重者可见大脑深部白质或双侧苍白球部位有病理性密度减低区（典型者呈猫眼征）。

（四）鉴别诊断

急性 CO 中毒应与急性脑卒中、颅脑损伤、脑膜炎、脑炎、糖尿病酮症酸中毒以及其他中毒引起的昏迷相鉴别。既往史、体检、实验室检查有助于鉴别诊断。

三、治疗

（一）迅速移离现场

吸入新鲜空气或氧气，侧卧位，防治误吸，保持呼吸道通畅，注意保暖。应迅速纠正缺氧状态，吸入氧气可纠正缺氧和促使 HbCO 离解。吸入新鲜空气时，CO 由 HbCO 释放排出半量约需 4 小时；吸入纯氧时可缩短至 80 分钟；吸入 3 个大气压的纯氧可缩短至 25 分钟，且在此条件下吸纯氧，物理溶解氧从 0.3mL 提高到 6.6mL，此时溶解氧已可满足组织需要。故高压氧下既有利于迅速改善或纠正组织缺氧，又可加速 CO 的排出。高压氧治疗不但可以降低病死率，缩短病程，且可减少或防止迟发性脑病的发生，同时也可改善脑缺氧、脑水肿，改善心肌缺氧和减轻酸中毒。所以中、重度中毒者，应尽快应用高压氧治疗，最好在 4 小时内进行。

（二）中、重度中毒者应积极防治脑水肿

可用 20%甘露醇快速静脉滴注，给地塞米松静脉注射。给予改善脑血液循环和促进神经恢复药物，包括血管扩张剂、钙通道阻滞剂、ATP、细胞色素 C、辅酶 A、维生素 C 族等。

（三）对症处理

维持呼吸循环功能，加强护理，积极防治并发症，注意水电解质及酸碱平衡。

（四）对迟发性脑病者

可给予高压氧、糖皮质激素、血管扩张剂、神经细胞营养药、抗帕金森病药物以及其他对症和支持疗法。

（吴小青）

第四章 危急重症麻醉

第一节　围麻醉期心肺脑复苏

心搏骤停是手术和麻醉中最严重的并发症。多分布在心胸外科（发生率 0.12%）、脑外科、腹部外科和眼科等手术期间。必须引起麻醉科医师的高度警惕。一旦发生，应争分夺秒抢救。心肺复苏（CPR）同时要重视脑复苏。将逆转临床死亡的全过程称为心肺脑复苏（CPCR）。

一、心搏骤停

心搏骤停系指原来跳动很正常的心脏，因一过性的原因突然停止搏动，致循环呼吸停顿的临床死亡状态。

（一）原因

（1）麻醉因素　全麻药一时量过大，加深太快；局麻药中毒等不良反应；脊髓麻醉平面过高等，心血管遭到严重抑制；血压骤降。全脊麻或麻醉药物抑制循环等麻醉意外。

（2）缺氧加迷走神经反射　缺氧和二氧化碳蓄积，导致低氧血症及高碳酸血症。加上手术操作刺激后反射性心搏骤停。常见有导管误入食管、通气不足、气道堵塞、误吸、气管导管与麻醉机脱开等。引起迷走神经反射的人体部位有颈动脉体、眼球、气管、食管、肺门、腹腔神经丛、盆腔及肛门等。

（3）血流动力学的急剧改变　如急性大出血等任何原因引起的血压骤降，或者血压突然急骤上升，都可导致心搏骤停。

（4）心脏本身严重疾病　如冠心病、心肌梗死、心肌炎、瓣膜性心脏病及肺心病等心功能障碍或心力衰竭。

（5）术中各种意外　如药物过敏、中毒、大出血、触电及创伤等。

（6）代谢改变及严重电解质紊乱　如高血钾、低血钾、低温或酸中毒等。

（7）开胸及心血管手术处置　开胸手术、心血管手术、心导管检查及心血管造影等刺激应激性增高。

（8）心脏（包）压塞及肺栓塞等。

（9）脑疝或严重脑挫伤。

上述原因，导致心肌功能降低（极度抑制）；或心排血量过低；冠状动脉灌注严重不足；心律严重失常。其任何一结果均可致心搏骤停。

（二）诊断依据

1. 无神志

神志突然消失或昏迷。

2. 无血管搏动

桡动脉或颈动脉搏动消失，摸不到大动脉搏动。

3. 无血压无心音

血压突然测不到、心音听不到。

4. 刀口不出血

手术中伤口突然不出血。

5. 面容苍白或发绀

患者黏膜和皮肤苍白或呈发绀。

6. 呼吸停止

呼吸停止或出现濒死前期呼吸。

7. 瞳孔散大

瞳孔散大、固定，对光反应消失。

8. ECG 等电位

ECG 出现心电停搏（等电位线）或心室纤颤等。

仅有前 3 项即可确定诊断。

（三）心搏停止分类

1. 心搏停止

心搏停止或称心室停顿，心脏处于舒张状态，心电图波形显示呈一条平线。

2. 心室颤动

心室颤动又称室颤（VF）。心电图呈不规则的锯齿状波，每分钟可达 $200 \sim 400$ 次。

3. 电机械分离（EMD）

电机械分离为缓慢而无效的心室自主心律，心室肌可断续出现微弱的不完整收缩，心电图仍有低幅的心室复合波，频率 30 次/分以下。

（四）抢救措施

心肺复苏（CPR）包括三个基本程序：①基础生命支持（BLS），又称初级复苏；②高级生命支持（ALS），又称后期复苏；③持续生命支持（PLS）或复苏后处理（PRT）。要做到"三早一支"的一连串相互连接的程序化处理。即早期到达，早期 CPR，早期电除颤和高级的心脏生命支持。

二、心肺复苏 (CPR)操作指导

（一）基础生命支持（BLS）

确诊心搏停止后，循环呼吸均已停止。即行 CPR，有 ABCD 四步法。

1. 开放气道

去枕、平卧、抬高下肢、卧硬板。立即控制气道，保持气道通畅是进行人工呼吸的首要条件，清除气管内的血液、分泌物及异物，托起下颌，及早进行人工呼吸。

2. 口对口人工呼吸法

在手术室以外第一线抢救应用，迅速简便，是一个最有效的人工呼吸法之一。1958 年美国学者发明，为呼吸复苏的首选方法，是最基本的基础生命支持方式治疗。救护者呼出的气体中，含有 16% 氧气和 4.5% 二氧化碳。正常空气中含氧气 20.94%，二氧化碳 0.4%。只要将下颌托起，使气道保持通畅，救护者吹入的气体及人工通气，足够能达到气体交换潮气量的需要。

（1）解除上气道梗阻　救护者位于患者右侧，单手或双手保持患者头部极度后仰，托起下颌，解除舌后坠。用手指掏出或用钳子夹住敷料清除口内分泌物等。

（2）口对口呼吸准备　右手拇指、示指分开患者口唇，以两层纱布盖其口上，用左手拇指及示指捏闭鼻孔，以防吹入气体从鼻孔溢出。

（3）口对口呼吸标准动作　救护者深吸一口气，紧对患者口部，或小儿口鼻部吹入空气，直至眼见胸廓扩张起伏为止（即吸气）。吹后立即将嘴离开患者，被吹入的气体被动的被排出（即呼气），听到有回气声表示气道通畅。

（4）口对口呼吸频率　如此反复进行，12~20 次/分，每吹一口气施行 4~5 次心脏按压。如当时只有一人时，可在做 10~15 次心脏按压后，大力吹气"两口"。

（5）口对鼻人工呼吸　当患者牙关紧闭，口唇创伤，口对口呼吸难以实施时，采用口对鼻人工呼吸。吹气频率、持续时间和潮气量与口对口人工呼吸相同。

（6）口咽通气管口对口呼吸　有条件时，在患者口咽腔内放置口咽通气管，行口对口呼吸。或面罩通气。

（7）简易呼吸器　构造简单，便于携带，使用方便，效果也较好。可接给氧面罩，也可接气管导管，户外可利用空气，在医院中可接通氧。是医院和基层在复苏中一直使用的简便呼吸器。另有便携式 CPR 机，有条件时方便应用。

（8）呼吸机　医院中备有呼吸机，气管导管。气管内插管应在 15 秒内完成，即接上呼吸机，是省力，复苏效果好的用机械通气。也可用喉罩（LMA）作为人工呼吸急救措施。

3. 心脏按压

（1）胸外心脏按压（ECC）　在人工呼吸的同时，及时、持续进行心脏按压为心搏骤停后抢救的一种简易、迅速而有效的方法。单人即可进行，对心脏损伤小。主要是通过按压胸骨下端，间接地压迫心室腔，以资建立人工循环，改善缺氧。以往认为，胸外心脏按压造成的血液流动，是心脏在胸骨和脊柱之间受挤压的结果，即"心泵机制"。目前的研究证明，认为胸外按压时胸膜腔内压增高是血液流动的重要因素。此压力使心室腔内压及胸腔内大血管压力均增高，形成了胸腔内血管压力与胸腔外血管压力级差，而引起血管内血液流向全身。即"胸泵机制"。患者仰卧硬板床上或地面上。①先在心前区捶击4～5次，这只在心脏停搏的即刻有效。②胸外心脏按压，左手掌根部置于患者胸骨中、下1/3处。右手掌放在左手背上，利用身体重力和上肢力量，垂直有节奏地向脊柱方向按压。80～100次/分，小儿90～100次/分。每次按压要有冲击性，使胸骨压陷深度，成人3～4cm，小儿2～3cm。胸外按压次数与人工呼吸次数比例为双人CPR时5：1，或单人CPR时15：2。一次按压后立即抬手放松，造成胸内负压，以利心脏舒张。同时抬高下肢，以促进静脉血回流。冠状动脉压也随按压时间延长而逐渐升高。15：2按压呼吸比所产生的冠状动脉压高于5：1按压呼吸比。故《2000年国际心肺复苏指南》规定，无论是单人CPR还是双人CPR，胸外心脏按压呼吸比例都要求15：2。《2005年国际心肺复苏指南》将按压呼吸比提高到30：2。注意事项如下。

① 按压部位准确：不应压迫剑突及肋骨，避免肋骨骨折、气胸、肝破裂等并发症，以影响复苏效果。

② 有效按压指标的判断：按压的同时，检查大动脉处可扪及搏动、测出血压＞60mmHg、皮肤发绀转为红润、散大的瞳孔缩小，甚至出现自主呼吸恢复等情况以鉴定心脏按压产生接近正常心排血量满意血流量的效果。

③ 先行胸腔闭式引流：凡有胸外伤，或多发性外伤时，应注意是否有气胸存在，用胸部叩诊、听诊确诊后，须先立即做胸腔穿刺减压，或胸腔闭式引流后正压呼吸。否则正压呼吸只能加重张力性气胸的发展，导致心搏再次停跳。

（2）复苏药的应用　胸外按压开始的同时，早期静脉注射应用大剂量肾上腺素可提高生存率，如无静脉通路，已气管内插管时，立即气管内给药，或心内注射，以提高心肌应激性，增强心肌张力，增加冠状动脉血流量和氧的供应，以纠正缺氧，是心搏骤停不可缺少的有效抢救措施。目前多以静脉、气管内注射为首选，必要时选心内注射。选用肾上腺素1～5mg、阿托品1mg加生理盐水10mL稀释后，从导管向气管内注入，或同时给利多卡因50～100mg，以有助于复苏成功。其他药如碳酸氢钠、钙剂、阿托品或异丙肾上腺素等，以静脉注射为宜。

肾上腺素常用剂量：①首次剂量1mg，稀释于0.9％氯化钠注射液2～10mL中静脉注射，3～5分钟重复；②中等剂量2～3mg，每3～5分钟重复；③较大剂量3～5mg，每3～5分钟重复；④大剂量，0.1mg/kg，每3～5分钟重复；⑤小儿剂量0.01mg/kg，重复剂量0.1mg/kg。早期用大剂量可改善预后。晚期仅提高自主循环恢复率。心脏按压时，主动脉舒张压可提高至40mmHg，增加冠状动脉血流量，促进心脏复跳。不改善生存率。或精氨酸血管加压素40U静脉注射，以取代首次剂量的肾上腺素。有冠心病史的患者不用。而用于较长时间CPR。二药联合应用对CPR有协同作用。

或用新三联针，即肾上腺素1mg，阿托品1mg，利多卡因40mg。

（3）开胸心脏按压 有条件时，同时应做开胸心脏按压的准备。如胸外按压时间 4 分钟以上未能复跳，或是严重的胸部外伤、心脏压塞、张力性气胸等；胸廓或脊柱畸形伴有心脏移位者；多次胸外除颤无效的顽固 V_F 或 V_T，需针对原因处理者；开胸状态下心搏骤停；或存在二尖瓣狭窄梗阻，只有在去除狭窄或梗阻后心脏才有复苏的可能。以上宜早开胸心脏直接按压。应在心搏骤停 8～10 分钟内，最多不超过 20 分钟，应尽早果断进行开胸心脏按压。因开胸心脏按压效果优于胸外心脏按压。患者平卧，消毒后沿胸骨左侧第 4 肋间至腋中线做一弧形切口，经肋间进入胸腔。应用开胸器将切口张开，术者将右手掌伸至心脏后面，将心脏托在手掌面进行按压，大心脏采用双手法按压。必要时切开心包，原则上使心脏尽快充盈，按压速度 60～80 次/分，直至心跳恢复。按压强度以股动脉等周围大血管能触及搏动，或可测到血压，MAP＞50mmHg。根据患者情况，可做心内注射，如肾上腺素及利多卡因，治疗心室颤动。心肌无力时，用钙剂。若有三度房室传导阻滞时，则用异丙肾上腺素及阿托品。甚至心脏按压数小时，患者仍可复苏。如开胸时切口流血，说明心搏骤停诊断错误，应停止开胸手术，仍做胸外心脏按压。

4. 电击除颤

胸外电击除颤、人工呼吸、胸外按压被称为现代心肺复苏早期组成的三大要素。早期电除颤，只要有除颤条件，即可盲目除颤，以提高复苏成功率，每延迟 1 分钟，成功率下降 10%。如果 ECG 监测呈现心室纤颤时，应尽早迅速做胸外电击除颤，在心搏骤停＜90 秒进行是存活关键。如无电击除颤条件时，用药物除颤，输注或心内注射利多卡因。

（1）胸外电击除颤 一直认为以直流电除颤效果较强，放电时间短，体内产热少，对心肌损害小，安全。首次除颤 200J，2 次电击能量为 200～300J；若前 2 次电击均未能除颤，第 3 次除颤加至 360J。3 次电击应一个接一个连续实施，应在＜90 秒完成。一电极板放置在左乳头下（心尖部），另一电极板放于第 2 肋间隙（心底部）或左肩胛下。电极板涂导电胶或用湿盐水纱布垫好，使电极与皮肤全部紧贴，以减少阻力。如电击 1 次无效时，应继续做心脏按压，同时静脉注射利多卡因 50～100mg 或肾上腺素 1mg，再次电击除颤，有良好效果。

（2）胸内电击除颤法 电极板用湿盐水纱布包好，放置心脏前后壁，注意电极板应够大，心脏表面应洒满盐水，以免心肌灼伤。直流电 40～60W/s，因耗电能小，可反复用，应用日益增多。

（3）药物除颤 在不具备电除颤条件时，若发生心室纤颤，先进行心脏按压，再用药物除颤，细颤时用肾上腺素，粗颤时用利多卡因。

（4）除颤条件 电击除颤前，必须待心肌缺氧改善，ECG 示粗颤时，电击除颤才易成功，除颤前心内注射肾上腺素和异丙肾上腺素，提高心肌应激性，增加心肌收缩力，除颤效果好。

（5）顽固性心室纤颤 多见于心肌缺氧严重或电击伤的患者，有时经反复多次除颤难于成功。此时可向心内注入利多卡因 50～100mg 或 1～1.5mg/kg，间隔 10 分钟注入一次，利多卡因总量＜3mg/kg；或普鲁卡因胺 100～200mg，或胺碘酮 250～300mg，总量＜2g/d。以减低心肌应激性，提高除颤的成功率。

（二）高级生命支持（ALS）

高级生命支持（ACLS）是基础生命支持的继续，是专业人员以高质量的复苏技术，复苏器械、设备和药物治疗，以争取最佳疗效和预后的复苏阶段，也是生命链中的重要环节。

1. 呼吸管理

在 CPR 期间吸入高浓度氧可明显增加动脉血氧含量，从而增加氧的输送量，有利于心脏复苏。但在自主循环恢复后，应调节 FiO_2 使 $SpO_2 \geqslant 94\%$ 即可，以避免发生潜在的氧中毒。在 ACLS 时最佳选择是气管内插管，不仅可保证 CPR 的通气与供氧、防止发生误吸、避免胸外心脏按压中断，并可监测 $ETCO_2$，有利于提高 CPR 的质量。气管内插管的定位是非常重要的，应常规检查胸部 X 线片以确定气管内导管远端在气管隆突以上。潮气量和呼吸频率应适当降低，呼吸频率为 8～10 次/分，维持气道压低于 $30cmH_2O$，避免过度通气。

2. 循环支持

因室颤和无脉性室速引起心搏骤停者，早期 CPR 和迅速除颤可显著增加患者的存活率和出院率；对其他类型的心搏骤停患者，ACLS 的首要任务应该采取高质量的复苏技术和药物治疗以迅速恢复并维持自主心跳。经过 CPR 自主循环恢复者，应避免再次发生心搏骤停，并采用液体治疗和药物来维持循环稳定。

高质量的 CPR、药物治疗和规范的复苏程序对于恢复自主心跳非常重要。一开始 CPR 后即要考虑是否进行电除颤，应用 AED 可自动识别是否为室颤或无脉性室速（VF/VT），如果 VF/VT 诊断成立应该立即进行除颤。除颤后立即 CPR 2 分钟，并应建立静脉通路（IV）或骨内注射通路（IO）以便进行药物治疗。CPR 2 分钟后再次检查心律，如果仍为 VFNT，则再次除颤，并继续 CPR 2 分钟；通过 IV/IO 给予肾上腺素（每 3～5 分钟可重复给予），同时建立人工气道，监测 $ETCO_2$。再次除颤、CPR 2 分钟后仍为 VFNT，可继续除颤并继续 CPR 2 分钟，同时考虑应用抗心律失常药物治疗，如胺碘酮，并针对病因进行治疗。如此反复进行救治，直到自主心跳恢复。同时应重视病因的治疗，尤其是对于自主心跳难以恢复或已恢复自主心跳而难以维持循环稳定者，应考虑对引起心搏骤停的病因进行治疗。

3. 药物治疗

（1）给药途径　复苏期间所有药物的给药途径首选为经静脉（IV），小儿也可用骨髓内（IO）注射。建立骨内通路可用骨髓穿刺针在胫骨前、粗隆下 1～3cm 处垂直刺入胫骨，以注射器回吸可见骨髓，说明穿刺成功。经骨内可以输液、给药，其效果与静脉途径相当。

如果因技术困难不能迅速建立静脉或骨内给药途径者，还可以经气管内给药。肾上腺素、异丙肾上腺素、利多卡因和阿托品都可经气管内给药，而去甲肾上腺素、碳酸氢钠、氯化钙是不能经气管内给药的。由于心内注射引起的并发症较多，如张力性气胸、心脏压塞、心肌或冠状血管撕裂等，一般不主张采用。

（2）常用药物

① 肾上腺素：0.5～1.0mg 静脉注射，或 0.01～0.02mg/kg，必要时可重复注射，重复给药时间为 3～5 分钟。气管内给药时剂量至少应是静脉内给药的 2～2.5 倍。

② 利多卡因：对于除颤后又复发室颤而需反复除颤的病例，利多卡因可使心肌的激惹性降低，或可缓解室颤的复发。单次静脉注射开始用量为 1.0～1.5mg/kg，每 5～10 分钟可重复应用，重复用量为 0.5～0.75mg/kg。一旦恢复窦性心律即可以 2～4mg/min 的速度连续静脉输注。

③ 胺碘酮：在 CPR 时，如果室颤或无脉性室速对电除颤、CPR 或血管加压药无效，可考虑应用胺碘酮。胺碘酮在治疗室颤或室性心动过速方面都具有一定的优势，但低血压和心动过缓的发生率较高。成人胺碘酮的初始单次剂量为 300mg（或 5mg/kg）IV/IO，必要时可重复注射 150mg（或 2.5mg/kg）。以胺碘酮维持者用量范围为 $10 \sim 30 \mu g/$（kg·min），6 小时后减半。

（3）以下几种药物在 2015 年 AHA 复苏指南中将它们都列为非常规用药。

① 血管加压素：联合使用加压素和肾上腺素，相比使用标准剂量的肾上腺素在治疗心搏骤停时没有优势。而且，给予加压素相对仅使用肾上腺素也没有优势。因此，为了简化流程，2015 年 AHA 复苏指南更新中已将加压素从成人心肺复苏流程中去除。

② 阿托品：阿托品对于因迷走神经亢进引起的窦性心动过缓和房室传导障碍有一定的治疗作用。但目前还没有前瞻性、临床对照研究证明阿托品用于心搏骤停和 PEA 时能改善其预后。因此，在心室停搏和 PEA 中不应常规使用阿托品。但对于因严重心动过缓而引起临床症状或体征（如神志突然改变、低血压等）时，阿托品仍然是一线用药。

③ 碳酸氢钠：在 CPR 期间，心排出量很低，组织灌流和氧供不足，导致无氧代谢增加和乳酸性酸中毒。在 CPR 期间纠正代谢性酸中毒的最有效方法是提高 CPR 的质量，增加心排出量和组织灌流，改善通气和氧供，以利于自主循环的恢复。在心脏按压时心排出量很低，通过人工通气虽然可维持动脉血 pH 在正常或偏高水平，但静脉血和组织中的酸性代谢产物及 CO_2 不能排出，导致 pH 降低和 PCO_2 升高。给予的碳酸氢钠可解离生成更多的 CO_2，因不能及时排出，又可使 pH 降低。同时，由于 CO_2 的弥散能力很强，可以自由地透过血-脑屏障和细胞膜，而使脑组织和细胞内产生更加严重的酸中毒。因此，在复苏期间不主张常规应用碳酸氢钠。对于已知原已存在严重的代谢性酸中毒、高钾血症、三环类或巴比妥类药物过量，可考虑给予碳酸氢钠溶液。碳酸氢钠的首次用量为 1mmol/kg，每 10 分钟可重复给 0.5mmol/kg。最好能根据动脉血气分析结果计算给予。

④ 硫酸镁：静脉注射硫酸镁能有助于终止尖端扭转（TDP，与长 QT 间期相关的不规则/多形 VT）。硫酸镁对治疗正常 QT 间期的不规则/多形性 VT 患者无效。因此，在心搏骤停中不应常规使用硫酸镁，除非出现 TDP。

⑤β-受体阻滞药：心搏骤停后 β-受体阻滞药不应常规使用。但是因室颤/无脉性室性心动过速导致心搏骤停而入院后，可以考虑尽早开始或继续口服或静脉注射 β-受体阻滞药。

（三）复苏后处理

即后期生命支持（PLS）。在心跳、呼吸及血压恢复后，CPR 的最终目的在于脑复苏。立即采取关键措施，持续生命支持，提高脑组织的氧供应，降低其氧消耗，防止对脑的继发性损害。

1. 维持循环功能稳定

良好的脑灌注对保护脑功能是十分重要的，为获得最大冠脉血流和脑血流灌注量，必须维持循环功能稳定。

（1）及时正确用强心药　增强心肌收缩力，纠正心功能低下，尽可能维持心功能。必要时毛花苷 C 0.4mg，或毒毛花苷 K 0.125mg 缓慢静脉注射。

（2）用血管活性药　降低后负荷，用多巴胺或间羟胺等升压药，维持稳定血压。

① 多巴胺：100mg 加于 5%～10% 葡萄糖溶液 200mL 输注，或同时加入阿拉明 20mg

共同输注。避免使用强烈血管收缩药，如去甲肾上腺素。

② 去除低血压的原因：复苏后低血压常见，主要原因有心肌缺氧，收缩无力；心律失常；血容量不足；微循环障碍；肾上腺皮质功能不全；水、电解质及酸碱平衡失调；用药不当，如普鲁卡因胺用量过大；过度脱水等综合因素所致，除选用间羟胺升压外，要针对原因予以处理。在自主循环恢复的 1～5 分钟，维持 SBP120～140mmHg，尽量将 MAP 维持在 90～100mmHg，保证脑组织满意的灌注压。

（3）补充血容量　可根据 BP、CVP 和尿量等适当输血，补充液体。用羟乙基淀粉或右旋糖酐等液体扩充血容量。

（4）复苏后期纠正酸中毒　心搏骤停后组织产生缺氧和二氧化碳蓄积，出现无氧代谢，产生过多的乳酸，导致代谢性和呼吸性酸中毒。在心跳停止 15 分钟后，动脉血 pH＜7.25，心肌收缩力受抑制，周围血管张力降低，严重影响细胞代谢，又可使钾离子从细胞内到细胞外。高血钾造成心肌应激性降低，易产生心肌无力和室颤。但纠正酸中毒不宜过量，在复苏后期输注 4%～5%碳酸氢钠效果好。

2. 防治脑水肿

心肺复苏后的主要目标，是进行脑复苏和重要生命器官支持。脑复苏是 CPR 最后成功的关键。脑复苏处理的目的，是降低脑细胞代谢，减轻脑细胞的水肿、坏死，降低颅内压，促进脑细胞功能的恢复。

（1）头部降温　头部降温开始越早越好。院内抢救患者，在胸外按压和人工呼吸的同时，立即用冰帽，施以头颅降温为重点的全身低温疗法。缺氧＜10 分钟是降温关键时刻。当循环恢复后，浅低温较好。一般维持颅温 34℃左右，体温 33～34℃，1～4 天；36℃，7～12 天。

低温脑保护和低温脑复苏机制：降低脑的代谢、氧耗和延缓 ATP 耗竭；降低乳酸的生成，减轻酸中毒；减慢自由基与脂质过氧化的联锁；抑制兴奋性神经递质的释放；维持离子体内平衡；减轻缺血后脑水肿，降低脑疝的发生率。

（2）冬眠药物　增加机体对低温的耐受性，控制寒战。在降温开始即用，一直用至听力恢复后渐停。一般选用冬眠Ⅱ号，即哌替啶 100mg 加异丙嗪 50mg 加双氢麦角碱（海特琴）0.9mg 组成合剂。1/2 合剂量静脉注射，或氟哌利多 5mg 静脉注射，早用效果好。

（3）脱水药　血压＞90/60mmHg 用脱水药进行积极脱水疗法。

① 常用脱水药：呋塞米 40mg，1～2 次/天。甘露醇 1～2g/kg，快速静脉注射，15～20 分钟滴完，4～6 小时 1 次。50%高渗糖溶液 100mL 输注。治疗和预防脑水肿，避免对脑细胞的"第 2 次打击"。给药原则是要及时、量足、多次。

② 脱水标准：眼窝下陷，眼球张力下降；皮肤弹性减低，血压尚能维持在有效水平；脱水治疗的第一个 24 小时总量比尿量多 500～1000mL（成人）。如脱水后出现再次脑水肿，第 2 天以后继续使用脱水药，达到入量和出量维持平衡即可。CVP、血红蛋白、血细胞比容可作为脱水疗法的参考。

（4）激素　循环骤停后必用药物之一。

① 用药原则：仍是要早用、量足。脑缺血后 30～60 分钟应用，对脑功能恢复很有价值。用大量激素以提高心肌复苏效果，供应脑神经细胞能量，避免脑水肿、降低颅内压。

② 常用药物：地塞米松 40～100mg，2～3 次/天；氢化可的松 500～600mg/d，最大量

可达 1000mg/d，分 2～3 次输注；泼尼龙（泼尼松龙）100～200mg/d，分 3 次静脉注射。

（5）促进脑细胞代谢恢复药　ATP 20～40mg 静脉注射，1～2 次/天；细胞色素 C 具有激活心、脑、肾等主要器官组织的生理功能作用，15～30mg 加于 25％葡萄糖 20mL 缓慢静脉注射，或加于 5％葡萄糖 100mL 内滴注，可持续用到 1 周以上。辅酶 A 有促进脑细胞功能恢复的作用，50～100U 溶于 5％葡萄糖 500mL 内滴注。乙胺硫脲（克脑迷，抗利痛，AET）具有使组织代谢恢复之作用，对呼吸和循环均有兴奋作用，可促进脑缺氧患者早期苏醒。常用乙胺硫脲 1～2g＋5％～10％葡萄糖液 300～500mL 滴注。注射速度过快时，可引起面颈部发红、皮疹及高热等不良反应。能量合剂，30％葡萄糖液 300mL＋ATP 20～40mg＋胰岛素 16～24U＋氯化钾 1g＋维生素 B_6 100mg 滴注。谷氨酸钠（钾），亦能促进脑细胞代谢，有利于脑细胞的恢复。亦可用胞磷胆碱、脑活素及氯酯醒等药。

（6）改善微循环和血液稀释　在严重缺氧时，在微血管中易形成多数小凝血块，阻塞中枢神经血管而造成脑损害，以至于在复苏时使脑细胞得不到氧的供应，用右旋糖酐-40，可以防止微循环中的血细胞聚集，促进微循环的重建，以减轻脑缺氧的损害。对复苏患者选用平衡盐液、晶体液（生理盐水）进行血液稀释，降低血液黏稠度，加快血细胞的流速，改善血流动力学和携氧能力，增加脑血流以改善循环。但血细胞比容仍以 0.25～0.35 为宜。

3. 维护呼吸功能

（1）机械通气行呼吸支持　保持气道通畅，过度换气或呼吸机支持呼吸很重要，充分给氧。在复苏及时有效者，自主呼吸恢复最快者 30～60 分钟，但呼吸交换量低，应做辅助或控制呼吸为宜，改善氧合。凡自主呼吸久不恢复者、用呼吸兴奋药也无效时，应积极行脱水疗法，以减轻脑水肿。＞12 小时自主呼吸仍未恢复者，示预后不良。根据 SpO_2、动脉血气和 $PETCO_2$ 等监测结果，正确使用呼吸机，如有肺水肿或肺充血时，用容量转换型呼吸机较为适宜。复苏后，常出现呼吸衰竭症状。其主要特点为：气促明显，PaO_2＜50mmHg，$PaCO_2$＞50mmHg，pH 下降。多数为 ARDS 类型，PaO_2＜50mmHg，氧治疗效果常不满意。需 PEEP 通气，以减少肺分流，增加 PaO_2，使肺泡扩张，恢复氧合作用。

（2）预防肺部并发症　如机械通气达 48～72 小时，可行气管造口术，预防肺部并发症。气管造口或气管插管要做好护理管理，及时吸痰。拔除气管导管的时机，要等呼吸稳定后，出现协调的四肢动作或听觉反应，说明脑复苏后皮质功能已初步恢复。加强护理，导管留置时间较长者，可长达一周时间，配合冬眠药物应用，不会引起喉头水肿和组织坏死等并发症。

4. 高压氧治疗

有条件时应用高压氧治疗，对脑缺氧治疗可取得良好的效果。可以提高血浆和体液内物理状态溶解的氧量，提高组织的氧张力，从而改善脑细胞缺氧状态及脑细胞的代谢，减少血管及细胞的渗出，降低颅内压，阻断脑水肿的恶性循环，是治疗脑复苏患者的一项有力措施。在常压下，SaO_2 为 97％，而高压氧下 SaO_2 可提高至 100％，血浆内物理溶解氧量增加。常压下，PaO_2 为 150mmHg，血浆内物理溶解氧为 0.25 容积％，在一个绝对大气压下吸纯氧，血浆内物理状态溶解的氧可达 2.2 容积％。在 3 个大气压下吸纯氧，可使 PaO_2 增至 15～20 倍，即血浆氧张力增加 15～20 倍，血浆内物理状态溶解的氧，由正常的 0.25％～0.3％上升至 4.5％～6％，相当于动静脉正常含氧量差数。说明高压氧治疗脑复苏患者，可大大提高血氧张力，能改善全身缺氧。每天2～4小时疗法。

5.急症心肺转流（CPB）

在心肺复苏（CPR）的同时，进行急症CPB为心搏骤停救治的循环辅助措施，有效恢复冠脉、心脏、脑及全身的血流，恢复细胞氧供应，用于较长时间的心搏骤停患者，可提高复苏率。国外报道，用本法抢救心搏骤停的长期生存率已高达57％～64％。

其条件是：心搏骤停有目击者；年龄<60岁；心搏骤停确诊为非脑病者；经Ⅱ期复苏>20分钟心跳仍无恢复；心搏骤停时间<6分钟。

6.镇惊疗法

心搏恢复后，易发生惊厥，消耗大量氧和代谢基质，加重脑缺氧性脑损害。应用大剂量巴比妥类药可减轻缺血后的脑损害。2.5％硫喷妥钠5～15mL，或异戊巴比妥钠100～200mg静脉注射，或地西泮10～40mg静脉注射或肌内注射，或苯巴比妥钠0.1g肌内注射。

7.肾功能不全的防治

心搏恢复后，除首先维持循环与呼吸功能外，还必须监测尿量，预防急性肾衰竭。

（1）临床表现　循环骤停后，全身严重缺氧，肾功能也受到严重影响，心搏恢复后，肾小球滤过率和肾血流均降低，加之复苏用药对肾功能的影响等，肾功能进一步受到损伤，甚至可导致急性肾衰竭。临床上表现为尿少、非蛋白氮升高，电解质紊乱。如出现高钾与低钠，代谢性酸中毒，甚至发展为尿毒症。脑水肿逐渐加剧，均对CPR后肾功能不利。

（2）防治

① 维持有效血容量及良好血压：纠正低血容量；停用或更换不适宜应用的升压药；扩张血管、改善微循环；保持尿量>30mL，尿比重不低于1.010或固定不变。

② 小量血管扩张药：解除肾血管痉挛，要用小量血管扩张药，如罂粟碱、双氢麦角碱、丙嗪类药及氟哌利多等，对改善肾循环有一定效果。

③ 渗透性利尿药：应用甘露醇、山梨醇、依他尼酸等。也可用呋塞米20～60mg，无尿或少尿时，100～200mg/h，无效时可加大剂量100～1000mg/h，仍无效，停药。

④ 多巴胺：多巴胺可使肾血管扩张，改善肾功能，增加尿量和排钾。1～10μg/（kg·min）输注。

⑤ 维持电解质和酸碱平衡：纠正酸中毒，防止高钾血症。多尿期防止低钾血症。

⑥控制液体入量：应注意调整输液量，少尿期控制在300～600mL/d。

⑦人工肾：少尿及无尿经上述处理无效时，已确诊肾衰竭时，即早期采用人工透析疗法，包括腹膜和血液透析，人工肾治疗等。

8.脑保护辅助治疗

（1）钙拮抗药　心搏复跳的患者用利多氟嗪、维拉帕米、硫酸镁等钙拮抗药，有改善脑缺血后中枢神经功能的作用。可能提供脑保护。

（2）ATP和精氨酸　促使脑细胞代谢，纠正电解质紊乱，多选用ATP和盐酸精氨酸。

① ATP：为脑细胞代谢提供能量，复苏期间一直使用。

② 精氨酸：能增加K^+内流，促使Na^+流至细胞外，若与ATP合用，作用更为显著。用20g盐酸精氨酸加于葡萄糖液100mL输注。

（3）抗生素　机体对细菌的抵抗力下降，患者处于昏迷状态，极易增加气道感染的机会。气管造口、静脉输液、导尿、鼻饲等，增加了细菌入侵的机会。如处理不当，可危及患者的生命。必须采取妥善的抗感染治疗措施。

① 加强无菌管理：加强复苏室内的无菌管理，减少感染率。

② 维持营养：为增强患者的抵抗力，采取包括鼻饲高糖，低蛋白饮食和静脉高营养等措施。达到成人 294J/（kg·d）、小儿 126J（30cal）/（kg·d）的热量补充；成人 2g/（kg·d）、小儿 1.5g/（kg·d）的氨基酸补充。

③ 抗生素应用：心肺复苏后的早期，用预防性广谱抗生素。

④ 注意真菌感染：复苏患者多发生白色念珠菌感染。如真菌感染时，要给予制霉菌素，注意提高全身抵抗力，及早停用抗生素和激素，以利于感染的控制。

9. 防治消化道应激性溃疡和出血

应激性溃疡出血是复苏后消化道的常见并发症。应用胃管内给予抗酸药，静脉注射 H_2 受体拮抗药法莫替丁 20mg 稀释 20mL 静脉注射预防。出血时防休克、补充血容量、全身用止血药、排空胃内容物，胃内止血等。

10. 输血

可通过输液、成分输血或输新鲜全血，维持 Hct 30％～35％、COP＞15mmHg 等。

三、复苏效果评价

（一）预后评价

最近统计资料提示医院内心搏骤停患者中复苏成功并最终出院的患者所占的比例为 14％，且并非所有出院的患者都能达到发病前的生活质量。复苏预后由以下 10 种情况所决定。

1. 复苏的速度

复苏的速度系指从心搏骤停至开始 CPR 停止的时间。这是最重要的因素，越早进行人工呼吸、心脏按压、心脏除颤，复苏开始的时间越短，存活率越高。反之，每延误 1 分钟，成活率迅速下降。循环停止＜4 分钟内复苏者，存活率高达 50％。故把心搏骤停的复苏时间定为 5 分钟。要求复苏分秒必争。

2. CPR 前心跳停止的时间

＜15 分钟，仍有 80％的存活率。也有心跳停止＞20 分钟，甚至 60 分钟复苏成功的报道。不要放弃每一例复苏的时机，不要过早地放弃抢救。

3. 抢救中间反复心搏骤停的频率

若抢救中间，反复出现心跳停止，使存活率显著降低。但坚持不懈，措施得当，大力抢救，不要轻易地放弃有效的人工呼吸和心脏按压，最终仍可有获得成功的希望。

4. 患者先前的心脏功能

心搏骤停前心脏本身无病变，复苏易于成功。因急性缺氧、急性失血、药物过敏和电击等原因导致的心搏骤停，因伤害时间短暂较易纠正。如原有心脏疾病，或广泛心肌损害，使心排血量降低，出现心搏骤停，则预后不佳，存活机会甚少。

5. 年龄与体质

新生儿、体质强壮者，对缺氧的耐受性大，成活率高。原有呼吸功能不全、低血压等慢性缺氧性损害，对缺氧的耐受性较差，复苏较困难。

6. 体温

低温环境下机体的基础代谢及耗氧量均较低，对缺氧耐受的时限大大延长，复苏易于成功。伴有发热的心搏骤停者，复苏困难。

7. 中枢神经系统状态

原有脑部器质性疾病，如脑血管病或 ICP 高，则对缺氧的耐受性很低，复苏不易成功。

8. 原有酸碱和电解质失衡

心搏骤停前患者已有水、电解质紊乱及酸碱失衡，如高血钾或低钾血症、酸中毒和低血糖等，复苏则困难。$PETCO_2 > 20mmHg$ 易复苏成功，$PETCO_2 < 10mmHg$ 时复苏不成功。

9. 长时间的 VF

未经治疗预后差。

10. 抢救技术水平

心脏按压和药物复苏相结合，能有效提高冠状动脉和 CBF 量，有利于循环恢复，预后好。否则，心脏按压冠脉和脑灌注不良，预后差。

（二）脑功能恢复过程评价

1. 脑功能恢复顺序

脑缺氧后，脑功能的恢复顺序，按照解剖部位是自下而上，由低级到高级依次恢复。即心跳先恢复→呼吸恢复→瞳孔对光反应出现→睫毛反射出现→流泪、吞咽、咳嗽反射出现→痛觉出现→角膜反射出现→头部、眼球转动→听觉出现、四肢活动→清醒→腹壁和提睾反射出现→视觉恢复。

2. 生理反射恢复快者易复苏

在心跳恢复后 1 小时，自主呼吸、瞳孔对光反应、角膜反射、咳嗽、吞咽反射相继出现，即使患者仍呈深昏迷，患者有脑复苏可能。

3. 听力恢复为脑复苏的成功标志

出现协调的四肢动作或听觉反应，是皮质初步恢复的信号。如无再发生意外，可能清醒。脑复苏成功的第 1 标志是听觉恢复。

4. 脑缺血的预后判断

脑缺氧严重、昏迷持续时间较长，经积极治疗，有 4 种转归：①完全恢复；②恢复意识，但后遗有智力减退，精神异常或肢体运动功能障碍等后遗症；③无意识活动的去大脑皮质综合征（植物人）；④脑死亡。

5. 去大脑皮质综合征

虽然被抢救患者的呼吸、循环恢复，但无意识活动，只有睁眼动作、眼球转动、吞咽、咳嗽、瞳孔和角膜反射、咀嚼、吸吮动作；对疼痛刺激无保护性反应；昏迷不减轻；四肢肌张力增高，出现僵硬和角弓反张，且日渐加重；饮食全靠鼻饲；大小便失禁。本征是患者皮质下生存，处于"植物状态"，故又叫"植物人"。

（三）脑死亡判断标准

脑死亡是指全部脑组织的不可逆性损害，广泛的脑、脑干、脊髓结构损害，麻醉医师要认识脑死亡的判断标准。

1. 脑死亡

脑死亡是一种不可逆的脑损害状态，表明患者的大脑皮质和脑干功能严重丧失。脑死亡的诊断必须根据临床症状、体征、脑电图、CT、脑循环和脑代谢的测定等全面考虑，正确认识脑死亡。

2. 脑死亡的标准

（1）持续深昏迷，对任何刺激完全无反应（除外中枢神经抑制药、肌松药、中毒及低温因素等影响）。

（2）一直无自主呼吸，试行多次停止手法或机械呼吸、低流量供氧3～5分钟，自主呼吸仍不出现。

（3）脑干功能和反射全部或大部消失（脑干反射包括瞳孔对光反应、角膜反射、咳嗽、吞咽反射、体温反应等）。

（4）肌肉无张力，全软瘫。

（5）阿托品试验阴性：方法是静脉注射阿托品2.5mg后，5～15分钟心率不增快。但阳性不能除外脑死亡。

（6）EEG无脑细胞活动，持续等电位线达6小时以上。

（7）头颅超声波检查，脑搏动消失。

（8）头颅扇形扫描，大脑前、中动脉搏动消失。

（9）脑血管造影或核素闪烁扫描，均无血管显影，或造影剂仅充盈在脑底血管。

3. 依照标准慎重处理

脑死亡只能依照标准，不能随意武断，以免影响救治信心，失去抢救机会。为慎重起见，要连续观察24～48小时，方能做出结论。

（四）停止复苏的时机

停止复苏或放弃复苏的时机，其指征如下。

（1）复苏成功，脑功能及生理反射完全恢复。

（2）约经45分钟CPR，心肌活动毫无反应，或出现去皮质状态。

（3）结论脑死亡，即放弃复苏抢救。

（五）判断预后的进展

近年来，判断脑缺血后预后的进展有以下几方面。

1. 室颤振幅波

认为最初出现室颤振幅波的大小可预示。如波幅在（12.5±5.5）mV者，可存活、出院；＜（12.5±5.5）mV者，多死亡。

2. 混合静脉血氧饱和度（SvO_2）

有学者报道，SvO_2 是心脏停搏患者复苏时，能否恢复自主循环的可靠预示指标。SvO_2 正常值 75%。若达到 60% 时，预计有 90% 恢复自主循环的可能性。<30% 时，则预示不能恢复。故可用于心肺复苏时对治疗反应的监测。

3. 肿瘤坏死因子（TNF）

当心搏恢复后可释放 TNF，但应在 6 小时以后出现，如<6 小时内出现 TNF，则多死于多系统器官功能衰竭（MSOF），认为 TNF 在缺血后再灌注损伤中起作用。

4. 高氯、高钠

心脏复苏后出现持续不降的高钠、高氯现象。即使几天不再输入盐水等，仍高而不降，则患者多无存活的希望。

四、溺水患者复苏

（一）原因

人体淹入水中，先强烈挣扎和屏气 1～2 分钟，随之开始不自主的大口吞水，神志丧失后则有大量水或呕吐物被吸入肺内。凡淹溺所致心搏骤停的医院内救治很困难，溺水造成死亡的原因如下。

1. 喉痉挛及窒息

呛水后因喉痉挛而窒息死亡。

2. 反射性心搏骤停

水的刺激通过迷走神经反射，引起心脏突然停搏。

3. 室颤及肺水肿

淡水溺水者，因大量淡水由肺部入血，使血液稀释，导致心脏过荷，血钠、血钙降低，溶血后血钾升高，死于心室纤颤。海水溺水者的肺内吸收含电解质较高的液体（约 3.5%），水分自血液入肺，造成肺水肿及心脏停搏，一般无心室纤颤。

（二）救治

1. 急救

溺水的急救是设法脱离落水，然后建立人工呼吸和人工循环。

（1）打捞　发现溺水者时，应用水上运输工具接近并救起溺水者。徒手抢救落水者，应从背后抱托患者，以减少失败和危险。所有患者都被视为脊髓损伤者，应予以治疗、护理处理。沿长轴保持躯体直线水平仰卧位。

（2）水上人工呼吸及复苏　会踩水者，可立即施行口对口人工呼吸，或口对鼻人工呼吸。一旦救出水面，立即进行人工呼吸和胸外心脏按压。不要因忙于倾出肺内之水而延误争分夺秒的 CPR 抢救时间。有心室纤颤时立即电击除颤。坚持抢救，迅速气管内插管，人工呼吸。在自主呼吸恢复及病情好转情况下，将患者转送就近医院进一步治疗抢救。转送途中不应停止心脏按压和人工呼吸、吸氧、生命支持。复苏始终抓住纠正缺氧为重点。

2. 早期救治

创造条件积极治疗和抢救。

（1）救治重点　基础生命支持，重点是消除肺水肿、纠正缺氧和代谢性酸中毒。复温至31℃，低于此温度电击除颤难以成功。总电击除颤次数限制在3次；<31℃不能静脉用药；儿童和青少年 ECG 出现 V_F 和 V_T 为预后不良的指征。

（2）呼吸复苏　吸纯氧或面罩下高浓度加压通气，或气管内插管正压通气。肌内注射尼可刹米药等。

（3）肺水肿　淹溺者一旦发生肺水肿，病情多危重，常造成死亡。救治时一是 PEEP 通气，海水溺水者用。二是高压氧治疗，迅速消除淡水溺水后肺水肿。高压氧要快速加压；采取长时间稳压；慢速减压，防肺水肿复发；当肺水肿控制后，采用40％以下氧进行通气，以防氧中毒。

（4）监测　立即测量直肠体温、监测脉搏、呼吸、血压、ECG、尿量、动脉血气、酸碱分析、血电解质、血红蛋白和血浆游离血红蛋白的测定，监测 CVP、PAP 和 PCWP 等。

3. 后续治疗

后续治疗如下。

（1）纠正电解质紊乱　淡水淹溺者，电解质紊乱不严重。经抗酸及利尿等处理，血钾往往偏低，可根据检验结果补充。海水淹溺者常有显著的低血容量和血液浓缩，在心脏复苏过程中应及时纠正，输入5％葡萄糖、右旋糖酐-40或血浆。淡水淹溺者有血液稀释和低渗，可静脉输入高渗盐水，先给予3％氯化钠500～1000mL，以后输入量可根据化验结果而定。

（2）溶血　严重溶血患者静脉注射甘露醇及呋塞米利尿，纠正代谢性酸中毒，以利血浆游离血红蛋白的排出，对肾脏起保护作用。可用低分子右旋糖酐或肝素，治疗溶血，预防DIC。有纤维蛋白溶解现象、出血不止时，可用抗纤维蛋白溶解药，如氨甲苯酸等。

（3）选用抗生素　预防或治疗肺部感染。

（4）脑水肿与脑复苏　治疗同 CPR。

五、电击伤患者复苏

（一）损伤机制

人体为导体，一定量的电流通过人体可引起局部皮肤接触处的灼伤，一定量的电流通过中枢神经及心脏会引起中枢神经抑制和循环衰竭。被电击后，主要表现为呼吸停止及心室纤颤。触电损伤病理由以下情况决定。

1. 电流种类

直流电比交流电危险性小。50～60Hz 损伤最强。

2. 电压高低

高压电比普通低压电危险性大，电压越高，相对的阻力越低，则电流量越大。电流量和电压值都是机体损害的决定性因素。

3. 电流大小

少量交流电通过人体时，仅产生麻木感觉。触电休克电流量＞0.08～0.1A。电流＞10A 时心脏停搏、室颤和室速。

4. 电流通过人体时间长短

电流对人体的损害程度和通过时间的长短有极密切的关系。带电导体接触的皮肤面积大小和皮肤表面状况等，也是决定电流引起机体损伤程度的因素。

5. 雷击

雷击是电击的一种。

6. 医疗电损伤

医用电器触电是因电极漏电引起。同样按电量的大小分为大电击和微电击。按通电的途径分为体表电击和体内电击。前者指电极在体表，电流通过皮肤产生的电击；后者是指电极在体内，电流通过低电阻的体液到达心脏而产生的电击。

7. 人体电阻

电击伤部位与电击伤的严重程度有密切关系。

（1）体表电击　因皮肤电阻较高，且可因角化与出汗的程度等有很大差异，所受的损伤也不一样。在同样的电压条件下，通过人体的电流将被限制在 4.4mA。一般情况下，电流超过 100mA，通过体内就能引起室颤而死亡。体内电击，电流低至 $270\mu A$，即可造成室颤。

（2）致命的电击　电击部位越靠近心脏，电流对心脏的影响越大。致命的电击，电流必须通过心脏。如电流的两端在同一肢体上，只引起局部灼伤；如通过头部，一般只引起呼吸停止，而对心脏损害较小；如直接影响心脏（如心导管检查时），仅 $150\mu A$ 就可引起室颤。

（3）心动周期与性别及年龄　电击发生在心动周期的易损期（即 T 波上升支位）时，更易发生室颤。女性和儿童较易受电击的损害。

（二）原因

1. 体外触电

由增高的漏电流所致，如导线划破，插座极向颠倒或短路，造成电击。①直接触及漏电；②仪器没有接地线或接地线不良所致的电击；③电器设备接地线良好，但接触到另一漏电装置。

2. 体内电击

多为医源性的。

（1）导线漏电　来自引入心内的起搏导线或心导管。造成室颤。

（2）两电器同时应用　心内导管作为电流点，当再使用第二个电器时，发生触电及引起室颤。

（3）地线回路　两电器自身并无漏电，地线也完好无损，在地线之间形成电压差，使之发生室颤。

(三) 临床表现

1. 心跳呼吸停止

触电休克时呼吸停止、昏迷、青紫、皮肤变冷，血压剧降，心脏仍维持搏动。按损害程度分为 3 类。

(1) 心跳停止　呼吸存在。

(2) 呼吸停止　心跳存在。

(3) 呼吸、心跳都停止。

2. ECG 监测

心室纤颤，呼吸停止、昏迷、心音及脉搏消失。

3. 局部灼伤病灶

局部组织电灼伤，表皮或毛发表面形成直径为 0.2～2cm 椭圆形小窝。严重时呈圆锥形，顶点在皮肤底部，可达骨骼。高热电弧灼伤时，导体的金属可沉积在灼伤皮肤表面和里面。灼伤皮肤呈灰色或浅黄色，与正常组织界限清楚，无局部疼痛。

4. 骨骼病理变化

有时骨骼发生裂纹和骨质疏松等损害。

(四) 救治

1. 断绝电源

立即使触电者脱离电源，加强观察和监测，进行抢救、复苏。

(1) 脱离电源　触电时，若为动力用电 380V，或照明用电 220V，应及时拉开电闸或闸盒。营救者必须避免再遭电击，或用绝缘体 (干燥的木棒、木凳、竹竿、厚衣服、橡皮制品等) 尽快移开电源，或以木柄或利斧砍断电线。

(2) 高压电的脱离方法　>1000V 以上的高压电触电时，按照一定的操作程序，拉开电闸停电，或使用专用的电绝缘安全用具，使触电人脱离电源。迅速将患者转移至安全地带。

2. 胸外心脏按压

脱离电源后取平卧位，立即进行胸外心脏按压，如呼吸停止时，立即进行口对口人工呼吸。如 30 分钟胸外心脏按压无效时，有条件时，应做开胸心脏按压。详见本章本节心肺脑复苏有关内容。

3. 肾上腺素心内注射

应用肾上腺素复苏无效时，监测心电图，如为室颤应给予电除颤。

4. 人工呼吸

畅通气道，是复苏最重要最基本的措施之一，积极有效地施行。

(1) 人工呼吸形式不限　呼吸停止者，应立即行口对口或口对鼻人工呼吸。条件许可时，立即采用气管插管，便于施行人工呼吸，预防误吸，使用呼吸机机械通气。给氧或含有二氧化碳的混合气吸入。

(2) 做好长时间人工呼吸准备　人工呼吸应延续到自主呼吸恢复或尸僵出现。有时可达 6～8 小时。

（3）刺激呼吸　开始有自主呼吸时，可给闻氨水，激发其自主呼吸。

5. 呼吸兴奋药

用尼可刹米、洛贝林、苯甲酸钠咖啡因及戊四氮。选 2～3 种交替使用。

6. 其他疗法

保持内环境和循环稳定、促进脑细胞功能恢复、抗感染等。

（1）甘露醇利尿　心搏恢复后，给氧或含二氧化碳混合气；立即加强促进脑复苏，冰帽头部降温、同时全身用冰袋物理降温，以减少脑组织对氧的需要；用甘露醇静脉注射利尿，冲洗肾小管，以消除脑水肿。地塞米松 20mg＋20％甘露醇 250mL 输注，或 20％甘露醇 250mL 输注，1 次/8 小时。

（2）纠正酸中毒　用 5％碳酸氢钠静脉注射或输注，可先给 100～200mL，以后可根据检验 CO_2CP 结果或病情继续予以治疗。同时补充电解质。

（3）维持循环稳定　血压下降者，用多巴胺输注，把血压提高到 90～99mmHg。

（4）运输中的生命支持　触电均应立即就地抢救。建立起生命支持后，送就近医院抢救。途中要继续进行人工呼吸及胸外心脏按压术。

（5）脑细胞功能恢复药　胞磷胆碱 0.5g、ATP 100mg、辅酶 A 200U 输注，1 次/天。

（6）抗生素　青霉素 80 万 U、氨苄西林 8.0g，1 次/天，加入液体内输注。

（五）预防触电

1. 教育及学习

加强安全用电基本知识的宣传教育，使每个人都懂得安全用电要求和使用方法，遵守技术操作规程。

2. 安装地线

每个医疗仪器都有自己特备的可靠地线，确保安全。地线应符合要求。

3. 维修与保养

加强对电器设施、导线、电插座等的维修。

4. 操作注意事项

医疗用电操作注意以下方面。

（1）绝缘操作　操作各种心内导线要戴胶皮手套，尽可能保持干燥。

（2）单独电源插座板　每个手术台要有单独集中的电源插座板，避免受潮和被水浸泡。

（3）保护电器和导线　避免仪器电缆、导线扭曲、打结或被重物挤压。插、拔插头要手持插头的绝缘部分，禁忌拉扯导线或足踏。

（4）加强管理　设备应有专人保管，不任意更换电缆导线及保险零件等。

5. 日常防电击知识

雷雨时不在大树下躲雨；不使用金属柄伞在田野中行走；遇有火警或台风袭击时应切断电源。

（葛振忠）

第二节　麻醉中多器官功能衰竭抢救

多器官功能衰竭（multiple organ failure，MOF）系指急性疾病过程中同时或序贯地发生2个或2个以上器官的急性功能障碍的临床过程。临床表现除有原发疾病的特点外，还有毒性反应，故Bone称之为"全身炎症反应综合征"（systemic inflammatory response syndrome，SIRS），最终发展为MOF（多器官衰竭）。SIRS与MODS、MOF关系密切。MODS病死率很高，是危重患者死亡的主因。

一、发病机制

（一）失控的全身炎症反应

体内炎症反应和抗炎反应是对立统一的，两者保持平衡以维持内环境的稳定。创伤、感染时机体释放抗炎介质，产生抗炎反应。适量的抗炎介质有助于控制炎症，恢复内环境稳定；抗炎介质过量释放则引起免疫功能降低及对感染的易感性增加。若炎症反应占优势，则表现为全身炎症反应综合征，引起器官损伤；抗炎作用占优势，则表现为代偿性抗炎反应综合征，产生免疫抑制，导致对感染的敏感性增强；SIRS和代偿性抗炎症反应综合征同时存在，称为混合型拮抗反应综合征。

机体在相关病因的作用下，单核-吞噬细胞系统激活，各种促炎介质，如TNF-α、IL-1、IL-6、IL-10、血小板激活因子（PAF）等大量释放，并进入体循环，直接损伤血管内皮细胞，导致血管的通透性升高和血栓形成，同时还可以引起远隔器官的损伤。促炎因子通过激活血管内皮细胞及白细胞，使白细胞与内皮细胞相互作用，损伤内皮细胞基底膜，并使中性粒细胞活化。活化的黏附中性粒细胞则通过释放氧自由基、溶酶体酶、血栓素和白三烯等物质，进一步损伤血管壁，并与上述炎症形成恶性循环，最后对组织器官造成严重损害。

（二）器官微循环障碍与缺血/再灌注损伤

组织器官缺血缺氧或血管内皮细胞的损伤是MODS发生的基本环节。MODS时机体组织、器官微循环障碍十分明显，内脏器官的血流灌注明显减少，微循环障碍和再灌注损伤通过多种环节导致MODS。创伤、出血或感染时，均可伴发休克导致的有效循环血量不足，心排出量降低，导致微循环障碍，组织灌注不足，使心脏、脑、肺脏、肾脏等重要器官因缺血、缺氧而产生一系列病理生理改变和细胞代谢异常。微循环障碍的重要表现为微循环处于淤血状态，组织缺氧、代谢性酸中毒，进而诱发血管内凝血及微血栓形成，进一步加重器官缺氧及代谢性酸中毒，形成恶性循环。同时，缺血缺氧使微血管内皮细胞肿胀、微血管壁通透性增加，如同时伴有输液过多，则组织间水分潴留，使毛细血管到实质器官细胞内线粒体的距离增加，氧弥散障碍，造成氧分压下降，严重时则导致线粒体功能障碍。恢复组织灌流后，损伤血管内皮系统，产生并释放大量的氧自由基，造成细胞结构损伤及功能代谢障碍；钙离子内流，细胞内钙含量异常增多；上调黏附分子的表达，与中性粒细胞相互作用诱导细胞间黏附，进而导致细胞损伤和炎症反应。

（三）肠屏障功能损伤及肠细菌移位

肠道作为人体的消化器官，在维持机体正常营养中起着极其重要的作用。同时，肠道还活跃的参与创伤、烧伤和感染后的各种应激反应，往往是 MODS 发生的始动器官。肠黏膜屏障是存在于肠道内的具有高效选择性功能的屏障系统，主要由机械屏障、生物屏障、化学屏障和免疫屏障组成。肠黏膜屏障在保护机体免受食物抗原、微生物及其产生的有害代谢产物的损害，维护机体内环境的稳定等方面起重要作用。严重创伤、烧伤、休克和大手术等危重患者常因肠屏障功能衰竭而引发全身性感染或内毒素血症，导致 MODS 发生，引起全身性感染和内毒素血症。这种肠内细菌侵入肠外组织的过程称为细菌移位。

（四）细胞代谢障碍与细胞凋亡

细胞代谢障碍是 MODS 最根本的原因之一，其表现形式有：①组织的氧债增大；②能量代谢障碍；③高代谢；④氧利用障碍。

二、临床表现

（一）肺

MOF 多始于肺、低氧血症，气促，呼吸＞35 次/分，呼吸困难、发绀；呼吸支持至少 3～5 天；进展性 ARDS，需 PEEP＞10cmH$_2$O。

（二）肝

高胆红素血症，血清胆红素≥34.2～51.3μmol/L，或肝功能试验≥正常；临床黄疸，且胆红素≥136.8～171μmol/L。人血清蛋白＜28g/L，出现肝性脑病。

（三）肾

肾功能衰竭常继肝功能衰竭后发生，少尿≤479mL/24h，或肌酐≥176.8～265.3μmol/L；肾透析。

（四）肠道

肠绞痛，不能耐受进食＞5 天；应激性溃疡，或显性出血，需输血，无胆石症。

（五）血液

PT 和 PTT 升高＞25%，或血小板＜（0.5～0.8）×10^9/L；DIC。

（六）中枢神经系统

患者糊涂，轻度定向不能；对疼痛刺激无反应；进行性昏迷。

（七）心血管

心源性休克、充血性心力衰竭、持续 24 小时的恶性室性心律失常；射血分数下降或毛细血管渗漏综合征；低动力性，对变力性药物反应差。

（八）代谢

分解代谢加速，代谢性酸中毒；血糖升高；肌无力等。

三、诊断

凡具备下列临床表现的 2 项或＞2 项即为 SIRS。

（一）体温

＞38℃或＜36℃。

（二）心率

＞90 次/分。

（三）呼吸

＞20 次/分或 $PaCO_2$＜32mmHg。

（四）白细胞计数

＞$12×10^9$/L 或＜$4×10^9$/L，其中未成熟细胞＞10％。

（五）循环早期呈高动力伴高代谢

诱因包括感染因素和非感染因素（多发性创伤、大面积烧伤、急性胰腺炎、组织缺血等）。

四、预后

一旦发生 MOF，病死率明显增高，病死率与衰竭器官的数目成正比；持续的时间越长病死率越高，持续 4 天时其病死率接近 100％；循环、肾和肠道衰竭的病死率高于呼吸衰竭和肝衰竭，腹腔感染引起的 MOF 的病死率高于创伤后 MOF；凡 MOF 死亡者，一般≥4 个器官衰竭。

五、防治

SIRS、MODS 和 MOF 必须以预防为主。预防 MOF 的意义远重于治疗，目前还没有很好的治法，重在预防。

（一）复苏和初步处理

处理各种急症时持整体观点，尽可能达到全面的诊断和治疗；复苏和初步处理的措施应及时准确，长时间的严重休克是 MOF 的主要危险因素。

1. 控制出血

尽早纠正低血容量、组织低灌注和缺氧；及早准确地控制出血，减轻循环血流量的损失，减少缺血——再灌注损伤的可能性，及时、快速补充温暖的血容量，对复苏前控制出血很重要。

2. 监测

检验复苏好坏的指标，监测心排血量、心脏指数及 RVEDV（右室舒张末容量）可反映内脏血管床血流恢复情况。连续监测 SvP_2 对心源性休克、感染性休克或 ARDS 患者、血管和心脏手术有帮助。监测乳酸浓度，若在 <2 小时乳酸浓度下降，复苏已基本成功。

3. 改善循环血流

用高张盐水：右旋糖酐改善血流动力学参数与标准，与等张溶液治疗结果无差别，但等张液组存活率要低于高张液组。右旋糖酐院前抢救出血性休克较好，且不会继发性增加失血；创伤后先补充血容量，后用 $ATP\text{-}MgCl_2$，以克服血管扩张作用，对无尿的 MOF 有好处；用磷酸二酯酶抑制药已酮可可碱可改善微循环血流和器官灌注。

（二）尽早手术治疗

及早治疗首先发生的器官衰竭。对于严重创伤，严重胸腹腔大血管、肝脏和其他腹腔器官损伤，在紧急的术前准备之后，尽早手术，解决继续出血问题，也避免了大量输血导致的低温、酸血症、凝血障碍等并发症所致的恶性循环。严重腹腔污染或感染者，为彻底清创，应考虑再次择期手术。长骨和骨盆骨折的治疗，用手术固定远比牵拉更安全，减少 ARDS 的发生率。

（三）新药物治疗

使用有效的抗生素，及时有效地控制感染；为用药物支持机体防御机制、控制炎症因素及各种生长因素，葡聚糖、酮康唑、抗凝血酶Ⅲ等新药已用于临床。烧伤者的新疗法：用 β 受体阻滞药降低高代谢的心血管反应；用布洛芬等降低 PGE_2 合成；用多黏菌素 B 降低内毒素；用谷氨酰胺保护肠道；用大剂量抗氧化药（维生素 A、维生素 C、维生素 E）及生长激素（重组人生长激素，rhGH）等防治感染。

（四）清除医源性并发症

要保持引流通畅，充分引流感染性物质；手术后吻合口瘘、伤口裂开、持续出血或引流物感染等都可进一步加重损害，采取措施避免手术室和 ICU 的诱发 MOF 的并发症，同时避免过快的补钾、气道污染、气管损伤等。

（五）支持衰竭前的器官功能

尽可能改善全身情况，支持衰竭前的器官功能对预防 MOF 很重要。

1. 循环支持

正性肌力药增加前负荷，或者降低后负荷，维持正常的心排血量，避免酸血症。乙酰半胱氨酸可增加 DO_2 和 VO_2，对醋氨酚过量所致的肝衰有效。必要时行主动脉内球囊反搏、体外循环支持和心脏辅助器支持。

2. 呼吸支持

机械通气在呼吸衰竭前用 IMV＋CPAP 或 PEEP 通气，十分重要。创伤后的输液，可支持循环功能，维护肾功能，但也会损伤肺，防止输液过量；当循环稳定后，应用白蛋白；用利尿药，排出部分液体，对肺通气有利。吸入 NO 和输入抗氧化药 N-乙酰半胱氨酸，可改善 ARDS 患者肺功能；反比通气对 ARDS 者有利。机械通气治疗要防止继发感染。

3. 肾支持

对感染者要有高尿排出量和低尿钠浓度，以防急性肾小管坏死或肾衰竭。维持血容量、心排出量、肾血流量和尿量；适当补充钠盐、注意监测尿钠；必要时尽早实施透析；注意适当扩容，维持血压。

4. 肠支持

补充高热量，增加支链氨基酸，减少芳香氨基酸，补充血浆及白蛋白，减少内源性氨基酸生成；消除肠内蛋白质或积存血液，促进氨的代谢。肠道营养比肠道外营养更有利于危重患者。空肠管饲优点超过胃管饲。早期肠道营养可刺激内脏和肝循环，改善黏膜血流，保护黏膜功能，预防应激性溃疡。立即肠道营养量开始给 25mL/h，以后可增至 100mL/h，共 24～48 小时。

5. 免疫支持

恢复被抑制的免疫反应。用单克隆抗体、克隆刺激因子（CSF）、己酮可可碱（POF）等药物。

六、救治

（一）救治标准

救治的结果要求血压要升高，VO_2 达到满意。

（1）若 DO_2 提高，同时 VO_2 也增加，说明治疗促进机体代谢，促进了氧化磷酸化进程；组织灌流改善，纠正部分氧债，治疗的终点为 VO_2 不再增加，或 PCWP＞18～20mmHg；病情已好转，与治疗无关。

（2）若 DO_2 提高，而 VO_2 不增加，说明组织不存在灌流不足，治疗可停止；微循环衰竭已达不可逆地步，患者濒死。

（3）若 DO_2 和 VO_2 均不增高，说明心代偿功能耗竭；治疗措施不当；患者已达临终期。欲求危重患者生存，要求 CI≥4.5L/（min·m²），DO_2≥600mL/（min·m²），VO_2＝170mL/（min·m²）。

（二）救治措施

MOF 的救治是综合治疗。
（1）营养支持，病情允许，给予高热量、高营养饮食；并额外添加谷氨酰胺和精氨酸。
（2）广谱抗生素　二联或三联广谱抗生素抗感染。
（3）免疫疗法　己酮可可碱、IL-1 类等。
（4）抗氧化剂　维生素 C、维生素 E 等。

（5）氧自由基清除剂　抗 XO 的别嘌醇、叶酸等。

（6）禁用激素　脓毒症和 MOF 禁用激素。

（葛振忠）

第三节　癫痫患者的麻醉

一、癫痫患者的特点

癫痫是由各种原因导致的慢性脑功能失调所引起的一种临床综合征。WHO 癫痫术语委员会提出"癫痫是由不同原因引起的脑的慢性疾病，其特征是由于大脑神经元过度放电所引起的具有各种临床和实验室表现的反复发作"。

（一）癫痫的分类

1. 大发作型

表现为发作性、全身性、强直性肌肉收缩，具有生命威胁。持续不断的癫痫大发作，可能诱发急性循环衰竭。

2. 小发作型或精神运动发作型

表现一过性意识消失，不伴抽搐。

3. 局部发作型

表现机体的某一部位阵发性肌肉挛缩。

（二）癫痫发作的诱因

（1）脑的炎症、肿瘤、外伤、血管病、寄生虫病及中毒性脑病。

（2）妊娠毒血症后期。

（3）术前恐惧、焦虑、激动、失眠或劳累、围手术期高热、缺氧、低血糖、低钙血症、低镁血症。

（4）强烈的感觉刺激等。

（三）临床表现

癫痫的典型发作主要是意识突然丧失伴有强直性和阵挛性肌肉抽搐。

（四）癫痫的治疗

1. 药物治疗

（1）常用于抗癫痫的药物有苯巴比妥类和苯妥英钠等，多数为肝代谢酶促进药，需长期不间断地服用，由此可能产生某些不良反应，如困倦、眩晕、复视、共济失调、眼球震颤等，在麻醉前可能不表现出来或没被察觉，但麻醉手术后，由于肝脏代谢功能减退，上述症状就会充分显露，甚至出现危急情况，对原先已有肝病或肝功能不全的患者尤其危险。

（2）由于机体对某些吸入麻醉药的摄取将增强，同时其代谢显著减慢，故有导致麻醉药体内蓄积中毒的危险，表现为苏醒延迟、苏醒后困倦、眩晕、迷睡，严重者可能出现急性黄色肝萎缩、肝小叶中心坏死、中毒性肝炎等，严重者可致患者死亡。

2. 癫痫的手术治疗

大部分癫痫患者的发作都可以通过合理的药物治疗而得到完全或基本控制，但仍有20%左右的患者药物无法控制，即所谓的"顽固性癫痫"。这些"顽固性癫痫"需要依靠手术处理，主要的手术方式有以下几种。

（1）发作为局灶性的顽固性癫痫，经 CT、MRI、EEG 证实，癫痫放电为局灶性，且不在大脑主要功能区，经抗癫痫药物治疗（3~4年）未能控制，发作频繁的顽固性局限性癫痫，可行致痫灶切除术。

（2）具有一侧大脑半球萎缩的婴儿脑性偏瘫引起的顽固性癫痫可行大脑半球切除术。

（3）顽固性颞叶癫痫可行颞叶前部切除术。

（4）全身顽固性癫痫，为阻止发作的播散，把癫痫放电局限在患侧半球，使全身发作转为局限性发作而易于控制，可作大脑联合纤维切开术。

（5）对于药物不能控制的顽固性癫痫而又合并严重精神和行为障碍者，可行脑立体定向毁损术，以此破坏脑深部结构，阻断癫痫放电的传导通路。

二、癫痫患者手术麻醉

（一）特点

1. 癫痫是阵发性短暂的脑功能失调

典型发作是意识突然丧失，伴有强直性和阵发性肌肉抽搐及口吐白痰沫。出现特有的典型的惊厥症状。

2. 诱因

癫痫病的发作，往往有明显诱因，常见诱因如下。

（1）脑部疾病　炎症、肿瘤、寄生虫病、外伤、血管病等。

（2）中毒　如全身中毒性脑病缺氧、缺血、低糖、尿毒症、子痫等。

（3）妊娠　妇女妊娠期。

（4）刺激　包括精神和麻醉等。

3. 癫痫发作的 4 大类型

癫痫有大发作、小发作、精神运动性发作和局部性发作 4 类。对麻醉手术影响最大的是大发作，大脑局部性病灶部位受高热、缺氧、低血糖、低血钙、低血镁及某些感觉性刺激，而致神经元兴奋性过高，产生阵发性异常高频放电，并向正常组织扩散，导致脑组织的广泛兴奋，出现特有的惊厥症状，且发作难以控制。

4. 预防癫痫发作

术前及术中必须采取避免诱发大发作的各种因素，防止癫痫发作的措施，减少或避免癫痫的突然发作，是麻醉医师的职责。

（二）麻醉前准备

1. 抗癫痫治疗

癫痫患者不属手术禁忌，且癫痫患者进行其他部位或脑手术，切除癫痫病灶手术者并不少见。麻醉前继续抗癫痫治疗。常规检查肝功能和血象。合并存在疾患的必须得到治疗。

2. 做好心理治疗

麻醉前做好心理治疗，稳定患者情绪，做必要的解释工作，充分休息和睡眠，避免吸烟等刺激物。降低患者应激性，争取患者唤醒时主动合作。

3. 了解药物治疗近况

了解患者抗癫痫的用药情况、控制效果、意外受刺激时有否发作，做到心中有数。苯妥英钠等控制癫痫大发作效果好。

4. 麻醉前用药

癫痫患者麻醉前用药要偏重。

（1）颠茄类药　常规给予。东莨菪碱 0.006mg/kg 或长托宁 0.5mg，术前 1 小时肌内注射。

（2）巴比妥类　术前数天开始加用地西泮、咪达唑仑 0.05～0.1mg/kg 或氯丙嗪，直到术前 1 天晚停药，达到满意控制其发作的目的。

（三）麻醉管理

1. 麻醉选择

癫痫患者行非癫痫病灶切除手术的麻醉选择同一般麻醉，对合作者、发作已基本控制的均可选用：局麻、神经阻滞、腰麻、硬膜外麻醉，对于频繁发作者，术中有可能诱发癫痫者应选全麻。

2. 预防癫痫发作

防止术中癫痫突然发作，要注意以下几方面。

（1）禁食　强调麻醉前禁饮、禁食。

（2）备急救用品　备妥抗癫痫药物、吸氧及人工呼吸等设施。

（3）气管内插管全麻　从安全和防止缺氧、二氧化碳蓄积考虑，对于手术时间长、病情复杂等患者，选用丙泊酚 2～2.5mg/kg、芬太尼 0.004～0.005mg/kg、维库溴铵 0.1mg/kg 静脉注射诱导、气管内插管，维持以吸入异氟烷、分次静脉注射芬太尼 2～5μg/kg、维库溴铵 0.02～0.05μg/kg 等静吸复合麻醉较为理想。

（4）局麻和部位麻醉　为防止注入局麻药时入血，注射器要反复回抽，在巴比妥类药充分发挥作用下，使用局麻药较安全。

3. 麻药选择

癫痫患者手术麻醉药物的选择原则如下。

（1）联合用药　禁忌应用易导致惊厥的普鲁卡因、氯胺酮和 γ-OH。不用恩氟烷；肌松药以去极化肌松药为首选。

（2）常用药物　硫喷妥钠、哌替啶、芬太尼或阿芬太尼等为佳；琥珀胆碱或维库溴铵可用于诱导和维持。

（3）避免癫痫诱发因素　麻醉期间尤其要避免缺氧和二氧化碳蓄积。避免体温升高，以免诱发癫痫发作。调整呼吸频率和潮气量，使呼气末 CO_2 分压稳定在 36mmHg 左右。

（4）预防麻药蓄积中毒　该类患者长期服用抗癫痫药，肝功能及代谢能力减低，对麻药易发生蓄积中毒，要防止全麻苏醒延迟、眩晕和昏迷。

（秦国伟）

第四节　休克患者的麻醉

一、麻醉特点

失血性休克患者，急需手术治疗除去病因，但患者病情危重，处于重度休克状态，严重威胁着患者的生命须尽快手术，但麻醉选择与处理十分复杂。主要特点如下。

（一）麻醉风险和难度大

麻醉可加重原有休克，而手术又势在必行，麻醉和治疗难度大，如处理不及时或不恰当则危及患者生命。

（二）手术时机难以把握

有限的时间内既要做好适宜的术前准备，又不能贻误手术时机，麻醉前准备时间紧迫。

（三）对麻醉的技术和经验要求高

属急症手术，又属抢救性手术；休克病情严重，急症手术麻醉死亡率高，手术危险性大，必须麻醉操作熟练，并持积极而慎重的态度，才能保证心肺脑、休克的复苏、氧供、纠酸、恢复有氧代谢等生命的维护及手术进行，麻醉技术要求高。

二、麻醉前准备

（一）纠正休克

失血性休克要尽快控制活动性出血，开放两条以上静脉，严重者静脉切开，或行深静脉穿刺，积极抗休克，监测 CVP。提高患者对麻醉和手术的耐受性。适当抗休克的同时尽早争取手术，方能纠正产生休克的病因。

（二）迅速补充血容量

估计出血量的多少，备好抢救用血量。除心源性休克外，都存在有效循环血容量不足，应补充血容量并使血液稀释，行容量复苏，术中尽快输血、输液，补充失去血容量，使收缩压＞90mmHg，尽快改善组织低灌注状态，为早施行手术创造条件，解除休克。

（三）留置导尿管

观察尿量，防治肾衰竭。

（四）保持气道通畅

充分给氧，必要时支持呼吸，维持 PaO_2＞80mmHg 及 $PaCO_2$＜50mmHg。

（五）麻醉前下胃管

胃肠吸引减压，预防误吸。

（六）纠正水、电解质紊乱

根据 CO_2 结合力的检查结果，以纠正水、电解质紊乱。进行血、尿常规、血细胞比容、尿比重、电解质（K^+、Na^+、Cl^-）等检查，尿素氮、肌酐、非蛋白氮，及胸透、心电图等检查。有条件时，及时行血气分析。

（七）边抗休克边手术

紧迫情况的内出血性休克，血压测不到，立即送手术室尽快行手术止血抢救生命。立即输血，边抗休克、边手术。不允许过多时间行术前准备。

（八）纠正脱水、酸中毒和电解质紊乱

休克常伴有严重脱水、电解质紊乱。对较轻的病例，往往只需要单纯地纠正脱水、纠正酸中毒、电解质紊乱，循环即有改善，血压回升。

（九）中毒性休克患者麻醉前准备

感染性休克是对免疫原产生的全身性炎症反应所致的分布性休克。最常见的免疫原是革兰阴性菌释放的内毒素。

1. 高排低阻性中毒性休克

高排低阻性中毒性休克可视为中毒性休克的代偿期，多由革兰氏阴性杆菌内毒素引起，临床上虽有低血压，但心排血量高于正常，发热，脉快而有力，呼吸浅快。如病情进一步发展，则与低排高阻一样。

2. 低排高阻性中毒性休克

低排高阻性中毒性休克往往是中毒性休克的晚期或葡萄球菌的外毒素所引起，外毒素使小血管极度痉挛，和其他的休克表现一样。

3. 血管扩张药支持循环

高排低阻性休克时，如用血管扩张药则心排血量锐减；但休克晚期无例外的发生心力衰竭，心排血量显著降低，心负荷相对增加。此时如用血管扩张药，可使外周阻力降低而减轻心脏负担，效果较好。这必须以纠正水与电解质紊乱为前提。

4. 防治肾衰竭

阻塞性黄疸患者在肝功能低下及手术创伤等影响下，术后易发生急性肾衰竭，导致肝肾综合征。因胆汁有强烈的胆碱能作用，引起极度的血管扩张，导致钠和水大量丧失，应注意补充平衡液和人工胶体液体，防治肾衰竭。

5. 防治弥散性血管内凝血（DIC）

中毒性休克的内毒素直接损害血管微循环，直接损害心肌，易发生 DIC，要控制病因，高凝期用小量肝素等防治。

6. 抗感染

术前抗生素大量应用，要及时、量足、联合、做敏感性试验用到术后 5～7 天。

7. 纠正酸中毒

可输入 5％碳酸氢钠液纠正酸中毒，为采取综合抗休克措施之一。

（十）麻醉前用药

休克患者手术时的麻醉前用药可免用或减量用。

1. 免用

病情严重者免用，或入手术室后静脉追补，仅用阿托品或东莨菪碱。

2. 入室后补用

紧急手术，术前来不及或入室后加用对循环、呼吸抑制小的镇静药物，如咪达唑仑等。

3. 镇痛药减量用

如有疼痛，用镇痛药可加重休克，用哌替啶、吗啡类药物时应减量，并严密观察，小量分次应用。

（十一）麻醉选择原则

1. 对循环功能无明显抑制

尽量选用对患者血流动力学影响小、对循环抑制少，又能满足手术要求的麻醉。

2. 保持气道通畅

充分吸氧，保证有效的通气量。

3. 注意禁忌用药

避免加重休克，减少麻药的用量，因休克患者对麻药耐受性减小。

三、麻醉选择

以安全为妥，根据创伤部位、手术性质、范围及患者情况选用以下方法。

（一）腰麻

要慎用。

（二）硬膜外麻醉

在经过补液、纠正酸中毒等抗休克综合措施治疗后，病情好转，血压回升的早期休克；或抢救后休克已得到控制，患者情况尚好时，在继续抗休克的前提下，慎重选用。采用连续法，小量分次给药，并辅助少量镇静、镇痛药物，严密观察用药后血压的变化，因硬膜外阻滞对血流动力学影响大，要注意补充血容量及给氧。或是患者病情较重时，抗休克治疗后血压回升不理想，硬膜外穿刺成功、置管后不立即注药，缓慢翻身平卧，加快输血输液的同时，先局麻下施行手术，经补充血容量或内出血被手术止住等处理，血压回升后，再从硬膜外管内给药，即能更好地满足手术的要求。应在严密监护下实施、严格控制麻醉阻滞平面。病情严重，血流动力学紊乱严重的不宜选用硬膜外麻醉。

（三）局麻

对垂危的休克患者，清醒下，充分给氧，于局麻下行最简单的解除病因的手术，如胆囊积脓的胆囊切开引流术等，安全，对机体影响小，手术时间越短越好，避免强烈手术刺激对机体带来的不良影响。

（四）全麻

适用于严重休克、多处复合伤、多发病变、手术复杂患者；严重低血压休克患者，经扩容、正性肌力药等治疗效果不良；精神过度紧张或不合作的患者；严重脓毒性休克、高热、衰竭、昏迷的患者及饱胃患者选用全麻安全；气管内插管便于抢救，保证气道通畅，给氧及支持呼吸方便；并用肌松药后，可避免深麻醉对循环的抑制，能为手术创造良好的手术条件。

1.诱导方法

诱导前先静脉注射50％葡萄糖100~200mL，对提升血压和增强患者对麻醉的耐受力有好处。对垂危、衰竭、饱食者在表麻下行清醒插管；或2.5％硫喷妥钠2~5mL加琥珀胆碱30~50mg，静脉注射后气管内插管；或咪达唑仑0.05~0.20mg/kg加琥珀胆碱30~50mg和芬太尼2~4μg/kg，静脉注射后快速气管内插管；或氯胺酮30~50mg加咪达唑仑10mg加琥珀胆碱30~50mg，静脉注射后快速插管；病情严重，如昏迷患者，不需药物诱导，即可气管内插管。

2.全麻维持

氯胺酮和肌松药（维库溴铵或阿曲库铵或泮库溴铵等）复合液静脉输注；γ-OH 2.5~5.0g，分次静脉注射；或神经安定镇痛麻醉，如复合氧化亚氮吸入，效果更好，对循环抑制少；哌替啶复合液静脉输注，辅助恩氟烷、异氟烷或七氟烷等吸入麻药，以芬太尼、氯胺酮、γ-OH、神经安定镇痛麻醉是麻醉维持较理想的方法。

四、麻醉管理

（一）麻药量要慎重

麻药对循环和代谢有不同程度的影响，休克患者对镇静、镇痛、肌松和各种麻药的耐量很差，应用前，要尽量减少药物对休克患者的不利影响。给麻药量要慎重，采用少量试探性给药法，小量麻醉药即可满足手术的需要。或采取少量、多次给药法。

（二）保持气道通畅

充分供氧，避免CO_2蓄积和缺氧。入手术室后，面罩下加压给氧。保证足够通气量，必要时，使用肌松药，施行辅助和控制呼吸。若出现呼吸功能不全，应积极处理。

（三）肺部疾病者不用氯胺酮

有肺部疾病患者，最好不用氯胺酮，因其增加肺阻力。

（四）减少刺激

尽量减少手术操作的刺激，手术时间尽量缩短。必要时充分阻滞反射区，如肺门周围、肠系膜根部等用局麻药阻滞，以降低迷走神经应激性。

（五）维持血压

血压测不到，或血压过低，或长时间处于低血压状态，必要时停止手术，或停止各种刺激，以防止心搏、呼吸骤停等。积极处理，包括加压输血、用升压药暂时提升血压。当输液量已补足、CVP>15cmH_2O，血压仍低时，给予毛花苷C强心。

（六）术中继续施行抗休克综合治疗措施

1. 补充血容量

及早开放静脉，快速容量复苏输血、补液，穿刺困难时及早行静脉切开或深静脉穿刺。休克早期输注乳酸钠或碳酸氢钠平衡盐液的同时，输注少量的高渗盐水复苏效果好。胶体液以中低分子右旋糖酐、706代血浆和羟乙基淀粉注射液为主，后以补充全血为主，即使是出血性休克，也应该这样。以新鲜血液最理想。必要时加压输血。休克的晚期应补充葡萄糖液。输液中严密观察患者，以防心负荷过重。经补充血容量后，血压仍不回升或下降时，用50%葡萄糖溶液100~200mL快速静脉注射，必要时多巴胺2~10μg/（kg·min）或多巴酚丁胺2.5~10.0μg/（kg·min）等输注，维持收缩压在85mmHg以上，不致使重要器官的低灌流时间过久，也可与间羟胺合用，以减轻不良反应。

2. 血管扩张药

对低血容量性休克患者，用血管扩张药可解除小动脉、小静脉的痉挛，关闭动脉短路，疏通微循环，增加组织灌注量和回心血量。①晚期休克时，低血容量致心衰，心排血量降低，外周血管总阻力及CVP升高，则用血管扩张药为宜，同时补充血容量。②任何原因引起的休克，如出现肺动脉高压或左心衰竭或急性肺水肿时。③心源性休克前负荷增加而血压升高仍不理想。④用血管升压药虽能维持正常血压，但末梢未见改善。⑤氧分压正常而脉率、氧饱和度较低，在补充血容量的同时，也是用血管扩张药的指征。应用山莨菪碱 10～20mg 静脉注射，必要时 15～30 分钟重复 1 次。或苄胺唑林 20mg 加入 5% 葡萄糖 500mL 内输注。

3. 纠正低渗综合征

在休克患者救治中，由于大量输血、补液，易出现低渗综合征，必须及时纠正。因输含糖液过多，输钠少，水分进入间质、细胞内，此时钠被稀释，脑细胞肿胀，即出现头痛、恶心、呕吐、多汗、困倦、意识模糊或谵妄；肌肉抽搐、昏迷、惊厥；休克者常于惊厥时才被发现。一旦发生低渗综合征，应立即停输低渗液，给甘露醇每次 1～2g/kg 脱水利尿；或 7.5% 高张氯化钠 3～4mL/kg 或输入浓缩血浆蛋白、干燥血浆等以提高血浆的渗透压。

4. 改善血循环

在血容量已补足、血压仍无明显回升时，用强心药，以改善心肌功能，纠正心率和心律失常。用毛花苷 C 0.4mg 缓慢静脉注射。

5. 纠正酸中毒

要彻底改善微循环和保护肾功能，方能彻底纠正酸中毒。使用缓冲液缓解，以 5% 碳酸氢钠最常用。

（1）5% 碳酸氢钠　先以 100～250mL 输注，后根据血液 CO_2 结合力化验结果，按公式来计算，酌情予以补充（5% 碳酸氢钠 250mL 可提高 CO_2 结合力 5mmol/L）。公式：5% $NaHCO_3$（mL）＝正常 CO_2 结合力－现存的 CO_2 结合力/2.24×体重（kg）×0.5。

（2）乳酸钠　乳酸钠在肝内分解为 CO_2 及 H_2O 并释放能量。11.2% 乳酸钠 150mL，可提高 CO_2 结合力 5mmol/L。公式：11.2% 乳酸钠（mL）＝正常 CO_2 结合力－现存 CO_2 结合力/2.24×体重（kg）×0.3。

（3）氨基丁三醇（THAM）　缓冲作用较强，易于透过细胞膜，对细胞内酸中毒纠正有利，有抑制呼吸的作用。一般用 0.3 摩尔（M）的溶液（每 500mL 含 18g），每次用量 <150～250mL，缓慢输注（3.6%，2～3mL/kg）。公式：3.6% THAM（mL）＝正常 CO_2CP－现存 CO_2CP/2.24×体重（kg）×0.6（男）或 0.55（女）。1mmol/L THAM＝3.6%THAM。

6. 保持安静

尽量不要搬动患者。如需变换体位时，搬动要小心，以免体位改变对血压的影响。并注意保暖。

7. 大量应用激素

激素有增强心肌收缩力、稳定细胞膜的通透性、保护溶酶体的作用，并有轻度 α 受体阻滞作用及促进网状内皮系统功能的作用。对抗休克有利，特别是中毒性休克疗效更好。氢化可的松 100～300mg/d 或 25～50mg/kg 输注，或地塞米松 30～50mg 或 0.5～1.5mg/kg 输注，为首次量。以后每 4～6 小时再给氢化可的松 20～30mg/kg，或以地塞米松 6mg/kg。休克病死率却不能改变。以增强机体抵抗力、应激能力和保护作用。

（七）术中监测

对休克患者实施监测的原则是：早期先观察患者意识、皮肤颜色、脉搏、呼吸、心电图和尿量等，同时开放静脉完善各项检验和补充血容量，尽早纠正休克。待紧急情况缓解，各项治疗措施开始后，要完善各项特殊监测，综合评估，制定正确处理方案。

1. 血流动力监测

（1）中心静脉压（CVP）　能反映静脉回心血量情况，结合动脉压及尿量，对血流动力、血容量及心脏泵功能的现状可做出初步判断。但用于心衰患者，往往不能反映瞬间的血流动力变化，CVP难以及时反映左心功能情况，对整体心功能迅速变化的反应迟缓，敏感程度也低，尤其在休克治疗和麻醉处理患者时常不能及时反馈治疗效果，此时应放置肺动脉导管监测肺动脉楔压。

（2）直接动脉压　可连续动态监测，即使血压很低，也能正确测知，同时可很方便地采集动脉血样，了解血气变化。动脉血压是诊断、治疗休克的重要指标。动脉血压的高低直接决定重要器官的血液灌注，休克早期血压尚未下降前脉压的变化也有助于临床医生判断病情。

（3）肺动脉楔压（PCWP）　肺动脉楔压能反映左房充盈压，可判断左心房功能，对指导输液扩容、正确使用正性变力药和血管扩张药、评估心功能等关键问题有重要意义。正常值为 1.60～2.40kPa（12～18mmHg）。当其值＞2.67kPa（20mmHg）时，提示左心功能轻度减退，应限液治疗；其值＞3.33～4.0kPa（25～30mmHg）时，提示左心功能严重不全，有肺水肿发生的可能；其值＜1.07kPa（8mmHg）时，伴心输出量的降低，周围循环障碍，提示血容量不足。

（4）心排出量　可反映整个循环系统的功能状况，包括心脏机械做功和血流动力学。心源性休克患者经治疗后，若心排出量增加，提示处理正确有效。在麻醉过程中心排出量常用于危重患者和血流动力学不稳定者的监测以指导患者的治疗和观察病情进展。

（5）外周血管阻力（SVR）　主要是小动脉和微动脉处的血流阻力，通过治疗若SVR下降，同时心排出量和尿量增多，可提示心脏后负荷减轻，心泵功能改善。

2. 呼吸功能监测

（1）通气功能　肺通气功能是衡量空气进入肺泡及废气从肺泡排出过程的动态指标。常用的分析指标有静息通气量、肺泡通气量、最大通气量、时间肺活量及一些流速指标。

（2）通气/灌流比值　每分钟肺泡通气量与每分钟肺血流量的比值，正常成人安静状态为 0.84。若增大，表示无效腔量增加；若减小，提示肺内分流加大。

（3）肺泡-动脉血氧分压差　肺泡-动脉氧分压差指肺泡氧分压与动脉血氧分压之间存在一个差值，是判断肺换气功能正常与否的一个依据。用于判断肺的换气功能，能较 PaO_2 更为敏感地反映肺部氧摄取状况，有助于了解肺部病变的进展情况。其正常值于吸入空气时，为 0.53～3.3kPa；吸入纯氧时为 3.3～10kPa。若增大，反应肺泡弥散功能异常或动静脉短路增加；超过 13.3kPa，提示严重通气异常。

（4）PaO_2　动脉血氧分压（PaO_2）的高低主要取决于吸入气体的氧分压和呼吸的功能状态，正常范围：$PaO_2 =$（100－0.3×年龄±5）mmHg。

（5）$PaCO_2$　又称动脉血二氧化碳分压，指物理溶解的二氧化碳所产生的张力。参考值 35～45mmHg。衡量肺泡通气情况，反映酸碱平衡中呼吸因素的重要指标。

（6）动-静脉血氧分压差　能较敏感地反映组织灌注、摄氧及利用氧的能力。若动-静脉血氧分压差增大，说明组织灌流改善，摄氧和氧利用能力增高。若动静脉血氧分压差缩小，提示组织灌流减少，摄氧及氧利用能力下降。

3. 生化监测

（1）酸碱监测　测定 pH、BE、$PaCO_2$、HCO_3^-，判断酸碱失衡情况，及时纠正。

（2）血乳酸　当微循环灌流不足，组织处于无氧代谢时，乳酸值上升；待微循环改善，乳酸值降低。乳酸值持续增高，提示微循环灌流仍不足，存在持续无氧代谢，血乳酸对判断休克预后有实用价值。

（3）电解质　监测 K^+、Na^+、Cl^-、Mg^{2+} 和 Ca^{2+}。判断电解质失衡情况，一旦发现有失衡，及时纠正。

4. 微循环监测

通过观察口唇颜色、皮肤毛细血管充盈时间、血压和脉率，并前后比较，判断微循环灌流情况。

5. 尿量

尿量是反映肾脏灌注的可靠指标，可间接反映全身循环状况。休克患者监测尿量要求计量准确，便于随时准确的了解尿量变化，判断疗效。

6. 体温

体温升高或降低均不利于休克患者。体温监测电极可放置在腋窝、鼻咽腔、食管或直肠。休克患者外周血管收缩，核心温度与皮肤温度相差比较大。食管温度接近心脏温度，经鼻咽腔较为方便，但测量的体温低于食管和直肠的温度。

7. 红细胞计数和血细胞比容

血红蛋白是血液携氧的主要载体，在大量失血和大量快速补液导致血液过度稀释可影响组织氧合。休克患者维持血细胞比容不低于 25％～30％，以保证组织供氧。

8. 凝血功能监测

休克时定时检查凝血酶原时间、血小板、纤维蛋白原、部分凝血活酶时间、凝血酶时间、纤维蛋白降解产物及 D-二聚体等，监测凝血功能，及时发现 DIC。

五、拔管时机

（一）拔管

休克患者病情好转、休克状态改善、血压稳定、患者又不能耐受导管时可拔管，送回病室。否则继续在手术室或送 PACU 内严密观察和治疗。

（二）带管回 ICU

病情严重时，可将导管带回病房急救室或 ICU，以便保持气道通畅、抢救和术后呼吸支持的需要。回病室后要监测血压，防止发生体位性低血压。必要时，协助经管医师抢救，继续抗休克治疗。

六、广泛渗血的原因及处理

严重休克患者在手术中有时出现难以控制的广泛渗血现象，是休克死亡的原因之一。

（一）原因

严重休克广泛渗血的原因如下。

1. 凝血功能异常

大量输入库存血，使凝血功能出现障碍。

2. DIC

休克晚期出现 DIC 后，病情恶化，凝血因子被大量耗损，出现广泛凝血。

3. 原发性纤维蛋白溶解

休克、出血、大量输入库血时，纤维蛋白溶酶原被激活变为纤维蛋白溶酶，导致纤维蛋白过度溶解，亦引起凝血障碍。

（二）处理

针对以上原因予以尽快诊断，积极处理。

1. 凝血功能紊乱

对输入大量库存血引起的凝血功能紊乱，以输新鲜血或浓缩血小板与新鲜冷冻血浆治疗。

2. 血浆纤维蛋白原减少

如为血浆纤维蛋白原含量降低，形成的血块在 1～2 小时又重新溶解者，可能系原发性纤溶，应用对羧基苄胺等抗纤维蛋白溶解药物治疗。

3. DIC

诊断一经确立，输用新鲜血补充已消耗的凝血因子外，应先进行肝素治疗。首次肝素 4000～6000U 静脉注射，以后每 4～6 小时给药 1 次，或 350～400U/kg，保持凝血时间（试管法）在 15～30 分钟。当凝血酶原时间恢复正常或缩短 5 秒以上时，即可停用肝素。DIC 期间，纤维蛋白过度溶解是继发的，不宜用抗纤溶药治疗。

七、血管加压药应用

（一）机制

升压药或血管加压药（拟肾上腺素药、肾上腺能受体激动药）大多数是直接作用于肾上腺素能 α、β 受体，产生类似交感神经兴奋现象。通过收缩末梢血管、增加周围血管阻力而使血压上升。故准确的名称叫血管加压药或血管收缩药，分 α 和 β 两种。α 血管加压药主要是通过收缩周围血管升压；β 血管加压药主要通过增强心肌收缩力，使心率加快，心排血量增加，提升血压。

（二）评价

血管加压药的应用是抗休克综合措施中的一个积极手段或主要措施，若用药得当，对于循环功能的维护确能起到很大作用，有起死回生之效。如用药不当，则造成一定的损失。近年来抗休克治疗强调增加组织灌注及心排血量、液体复苏疗法，适当配合血管加压药。当今血管收缩药种类繁多，应充分认识休克特点和药物的特效作用，灵活掌握，力争用得合理和有效。

（三）用法

1. 应用指征

由于休克的病因和病理生理基础不同，对血管加压药反应也颇不一致，故必须要了解。①神经性休克因其小动脉运动功能丧失，而引起周围循环衰竭，如创伤后疼痛引起的神经性休克、过敏性休克，椎管内麻醉广泛的交感神经切除术等，是应用血管加压药的绝对指征。②心源性休克是由于心脏功能不足而造成的循环衰竭。如急性心肌梗死，则大多数升压药物可改善心肌供血情况，增强心肌收缩力，故此类休克用血管加压药有重要作用。③出血性和创伤性休克应用血管加压药是弊多利少的，一般早期应禁忌。

2. 抗休克应用时机

在出血性或创伤性休克可考虑应用血管加压药，作为暂时的急救措施。①血压过低而未能立即补液时，在血压严重下降而有危及生命的情况下，为了纠正冠脉血流和脑血流明显的不足，在纠正休克的有效措施确定之前，血管加压药只能作为抢救休克的暂时的过渡措施，以保证重要器官血供。②对抗休克措施生效前的心脑血管硬化者，即可疑有冠状动脉和脑动脉粥样硬化者，在治疗休克措施生效前，血管加压药有助于冠状动脉供血和脑血流的维持。③补足血容量后血压不升者，即当血容量已得到充分补充而休克尚未纠正时，血压仍不回升时，可给予血管加压药。④感染性休克，即中毒性休克仍可用血管加压药。因其心血管功能障碍，单纯补充血容量已不能纠正血流动力学紊乱，还需用血管活性药支持循环。对儿茶酚胺反应不佳的感染性休克患者，用药后动脉血压升高。一般应用肾上腺素、去甲肾上腺素、血管加压素和多巴胺。

（四）注意事项

使用血管加压药的注意事项如下。

1. 尿量

保持尿量＞30mL/h。

2. 血压

维持收缩压＞80mmHg 以上的最低药物浓度（最小剂量）。若使血压升得过高，反而可使重要器官缺血的不良反应明显增加。

3. 血容量

是否已补足，如失血致低血容量、应补给全瓶。如脱水等，按其原因处理。在此基础上，使用升压药只作为应急处理，借以暂时维持重要器官的血液循环。

4. 升压药是感染性休克的基本治疗方法之一

鉴于中毒性休克目前还缺乏更有效的治疗方法时，血管加压药为综合疗法之一，用后对抗休克及低血压患者有好处。如多巴胺可解除血管痉挛，改善微循环；用间羟胺或血管加压素可提升血压。

5. 血管加压药的选择顺序

抢救休克时，先用作用比较微弱的血管加压药，如多巴胺等。去甲肾上腺素因有强烈的收缩外周血管作用，可短期应用，且持慎重态度。必要时可以上述两种药物联合应用，以减低不良反应，增强其升压效果。麻醉中出现低血压时，若用血管加压药，其选择顺序为，麻黄碱→甲氧明或去氧肾上腺素→间羟胺→多巴胺或多巴酚丁胺→升压素（血管加压素）或去甲肾上腺素。

6. 纠正酸中毒

升压药用后效果不明显时，要考虑是否有酸中毒同时存在。静输5%碳酸氢钠100～250mL，纠正酸中毒后，可提高升压药效果。

7. 激素增强升压药效果

升压药升压效果欠佳时，静脉注射氢化可的松100～300mg，可增强升压药的效果，大剂量的激素对升压药有强化作用。

8. 防治去甲肾上腺素的不良反应

去甲肾上腺素用后，应注意检查局部皮肤有无缺血、坏死等情况，出现时，苄胺唑林5～10mg，加0.25%普鲁卡因20～30mL局部封闭，应用越早越好，以预防坏死。

9. 尽早停药

当血压上升到一定水平、稳定、全身情况好转后，应先逐渐减量，或代以间羟胺，以免影响重要器官的血流灌注，尤以去甲肾上腺素为然。

10. 防治并发症

使用升压药，必须随时判断所出现的不良反应，并及时预防和治疗。常见并发症：①无尿，少尿、尿闭、肾衰竭最常见。少尿时用呋塞米静脉注射等措施预防。②心律失常，严重心律失常，因升压过度所致，以肾上腺素、去甲肾上腺素、间羟胺、异丙肾上腺素易引起，应用麻黄碱、甲氧明大量时发生。③肺水肿。

（五）抗休克辅助药

1. 自由基清除药（SOD）

目前主张用外源性SOD，清除体内自由基（OFR）。异搏定等钙拮抗药对心肌等有保护作用。

2. 内啡肽

β-内啡肽在低血容量休克时增加。纳洛酮可恢复休克时低血压，减少线粒体内脂肪酸含量和增强脂质过氧化能力，提升血压、脉压，降低组织再灌注损伤和微循环。

（秦国伟）

第五节　创伤患者的麻醉

近年来，创伤外科得到了不断的普及和提高。创伤已成为当今夺命"杀手"之一。严重的多发性损伤患者增多，病情紧急、危重、复杂，大部分需要及时抢救性手术治疗。创伤患者在病情及麻醉处理上有一定的特殊性。创伤患者无论是抢救复苏还是抢救性手术，麻醉医师肩负重要责任和任务。

一、麻醉前评估

（一）维持呼吸

气道的管理是创伤手术麻醉首要任务。应控制气道，维持好呼吸。许多（约30%）严重创伤患者，为胸部创伤，常因气道梗阻、缺氧，在短时间内死亡。如昏迷患者的舌后坠，胃内容物、凝血块和其他异物的气道阻塞；严重颌面外伤伤员，组织水肿，口、鼻腔大出血造成的梗阻窒息等。要尽快建立通畅的气道，迅速清除阻塞气道的一切异物；昏迷患者将头偏向一侧、颈项后伸，托起下颌，放置口咽导管；充分供氧等。

（二）分析呼吸困难的原因

创伤患者若未立即死亡，最常见的症状之一是通气障碍，其原因有8类。

（1）上气道梗阻　颌面、咽喉、颈部损伤，或血液、分泌物和异物堵塞等引起上气道梗阻，胃内容物误吸、气管痉挛、气道烧伤等，都是气道梗阻的常见原因。

（2）颅脑损伤　因中枢抑制、颅内压升高等可发生呼吸困难致严重低氧血症。

（3）延髓损伤波及生命中枢。

（4）高位脊髓损伤致呼吸肌瘫痪。

（5）多发性肋骨骨折疼痛、反常呼吸限制了气体交换。

（6）外伤型膈疝。

（7）肺损伤　肺实质挫伤，充血、水肿。

（8）张力性气胸　开放气胸是胸部创伤的常见并发症，可造成纵隔移位，而严重干扰呼吸和循环，出现反常呼吸。

（三）呼吸困难的处理

麻醉前必须根据创伤部位、创伤程度及临床表现对呼吸困难施行如下处理。

1. 气胸

气胸及多发性肋骨骨折应做胸腔穿刺或闭式引流。

2. 昏迷患者

气管内插管，实施机械通气。

3. 严重颌面部损伤

颌骨骨折可造成插管困难；颈椎骨折脱位插管时易造成脊髓的继发性损伤，可选用经鼻插管。

4. 颈椎骨折脱位

不宜多活动头颈，经鼻插管不成功时，可在纤维支气管镜引导下插管。

5. 气管造口术

严重颌面、喉咽、颈、气管的损伤，重度气道烧伤等，须做气管造口术。

6. 粗针头环甲膜穿刺

为解除气道梗阻的急救措施，或气管插管或气管造口术之前的暂时的措施，且供氧必须高流量才能达到供氧目的。

7. 机械呼吸

呼吸器支持呼吸。

8. 肺泡血流灌注不足

缺氧除呼吸原因外，亦须考虑循环的原因，低血流量时肺泡血流灌注不足也不能解决缺氧问题，故必须补充血容量。

9. 气管破裂

出现颈部气肿，纵隔增宽者，为气管破裂之故。或大血管破裂，严重休克、神志不清、病情危重，必须立即手术探查止血。

（四）弄清伤情

创伤患者伤情严重、凶险，胸内大血管破裂时，失血量大、且伴严重失血性休克、血气胸和心脏压塞等复合伤，术前尽可能了解伤情，搞清诊断。

1. 处理原则

严重创伤多为复合伤，处理较困难。如头部损伤有 30% 合并其他部位损伤；胸部损伤有 80% 合并头部损伤、44% 合并腹部伤、26% 合并四肢伤；四肢、脊柱损伤有 23.1% 合并胸、腹或颅脑损伤，处理更加困难。及时、正确、有效地处理患者可遵循的原则：①判断伤情，经初步处理后，立即送往条件较好的医院进行抢救；②病情需要手术紧急治疗者，麻醉医师必须密切配合，不拖延；③严重损伤，早期只须重点初步检查，待病情稳定后再做详细、全面检查；④心脏挫伤，可致心律失常，心功能骤减。胸部创伤者中约 5% 伴心肌挫伤；38% 伴 ECG 改变；心包腔积血或心脏压塞。

2. 术前对失血量估计的方法

① 开放伤口失血量较闭合性容易估计，一个手掌大小的开放伤口约失血 500mL。②骨折失血量：尺桡骨 200~400mL；胫骨 500~1000mL；肱骨 500~750mL；股骨 1000~2000mL；骨盆一处骨折 2000~4000mL；多处骨折 8000~12000mL。③创伤部位和损伤的程度：失血的多少与损伤的部位和程度有关。不同部位损伤失血量不一样：上肢 500~1000mL；小腿 500~2000mL；大腿 1000~3500mL；骨盆 1000~4000mL；腹部严重肝脾破裂、肠系列血管破裂，出血在 1000~5000mL；胸部 1000~4000mL。

3. 创伤性休克的判断

创伤性休克患者多为复合伤，伤情严重，危险，麻醉处理困难。术前要正确判断创伤患者的休克程度，才能判断其对麻醉的耐受性。主要以临床征象判断：①SP，临床主要表现简称SP，即皮肤苍白、冷汗、虚脱状态、脉搏细弱无力、肺功能障碍。②具备下列6项中2项可诊断，一是SP<100mmHg；二是脉压差<30mmHg；三是有冷汗、皮肤苍白等休克症状；四是尿量<25mL/h；五是血乳酸>3mmol/L；六是心脏指数<2.5L/（min·m^2）。③创伤休克分类，根据临床征象估计失血量，将创伤休克分成Ⅲ类。④失血量的估计偏少，临床工作中对失血量的估计大多较实际失血量要少。失血量要及时补充。

二、麻醉前准备

患者入手术室时一般已经进行了抗休克的紧急处理，仍须快速诊治，积极处理的同时。常需在气管内插管静脉复合或静吸复合麻醉下急症开胸手术。应争取时间施行麻醉前准备。

（一）创伤性休克的诱因

1. 创伤后失血

失血性休克又分为可逆性和不可逆（顽固）性休克。可逆性休克又分为早期和晚期两个阶段。早期阶段即血管收缩阶段。此期因儿茶酚胺分泌增加、血管收缩，血压可略升、正常或下降，经输血输液可以纠正。晚期可逆性休克，表现为毛细血管、小静脉、小动脉扩张，多因严重失血后未经及时处理，机体失去代偿能力所致。血压明显下降。由于血管床的扩张与毛细血管的漏出，需要比失血量更多的血液输入才能补足血容量。当全身血容量丢失>20%时，全身毛细血管渗透性增加，液体经毛细血管渗出到组织间隙，增加了体液的丢失，即毛细血管漏。经过输血、补液后，若休克情况未见改善，则可进入顽固性休克期。很难处理，发展下去，可影响心、肝、肾、肺等脏器功能。此时更难恢复。顽固性休克又分为顽固性和不可逆两阶段，但界限难以分清。

2. 心源性休克

由如上所述的心脏损伤引起，如心脏压塞和心肌直接受挫伤，影响心排血量，临床表现为心音弱，失血量与低血压不相符合，心影增宽变大，CVP增高时，出现心律失常和心力衰竭。麻醉诱导后越易出现严重低血压或心搏停止。

（二）失血性休克的治疗

保持静脉开放和输液的通畅；失血必须及时补充，要开放两条以上的静脉，深静脉导管针穿刺或静脉切开置管，或锁骨下及颈内静脉穿刺均可选取快速输血、输液。

1. 补充血容量所用液体

平衡盐液可以补充功能性细胞外液的不足。输注后血细胞比容>30%，不会影响携氧能力。在出血尚未止住前，应尽量输平衡盐液，当出血止住后再输注全血，以节省血液。若患者情况不改善，血压不回升；若出血量>15%或血细胞比容<28%时，输全血。一旦配好血后，仍须早输，因平衡盐液虽有许多优点，但仍不能代替全血。如有条件可行成分输血对患

者更有利。大量输血须注意输血反应的问题。采用微孔滤器、血液输入前加温、给碱性药和钙剂、尽力输新鲜血等措施以避免库存血内血小板和其他凝血因子的减少，均为预防输血反应的可行措施。右旋糖酐可暂时起到扩容的目的，但用量过大时可出现出血倾向，不应＞10mL/（kg·h）。冷冻干血浆和5％白蛋白，在抢救休克时输入，可收到良好效果，无过敏、无高血钾、有避免血源性肝炎等疾病传播的优点，但价格昂贵，尚未普遍应用。避免或限制应用5％葡萄糖，因创伤后葡萄糖的利用受到影响，同时输水过多可造成低渗状态，以致发生水中毒。

2. 输液总量

失血量达2000mL，输液、输血量可达到5000～7000mL。在CVP、尿量和血细胞比容监测下输入，在创伤早期的30分钟内，输入1000～2000mL平衡盐液扩容，可作为是否有继续失血的检验。失血性休克的患者早期输入3000～4000mL不会引起任何危险，但对原有心、肾疾病的患者要小心应用。

（三）顽固性休克的治疗

以综合抗休克措施为主。

（1）**动脉输血**　输液输血后，血压仍低，循环情况未改善时，经动脉输血。

（2）**升压药**　血压仍低时，多巴胺100mg加入平衡盐液100mL内输注，根据血压情况决定输注速度。

（3）**激素**　在休克发生＜4小时内应用地塞米松，逆转重度休克效果好；还可提高机体的应激能力。

（4）纠正酸中毒。

（5）少量纳洛酮逆转重度休克有效果。

（6）**注意纠正并发症**　如心源性休克、张力性气胸、心脏压塞、心肌直接损伤引起的心律失常、心力衰竭等并发症，毛花苷C 0.1～0.2mg静脉注射，可起效果。

（7）**采取积极有效措施止血**　严重失血时应及时补充失血，并积极手术止血，才能挽救患者生命。躯体及四肢等出血可用敷料压迫、止血带、抗休克裤等止血方法，胸腹部未停止的内出血，须立即急症手术探查止血。

（8）**血管扩张药**　山莨菪碱的应用等。

（9）**抗氧自由基药物**　如SOD应用。

（四）其他准备

创伤手术前多无充分时间准备，但经以上抢救措施处理，不可缺少。同时，尽量做好以下几点。

1. 现病史

了解患者的伤情、手术范围等和必要的检查结果，了解受伤原因、是否处理过、用过什么药等。

2. 既往史

了解心、肺、肝、肾、内分泌等既往史，曾长期服用过什么药，如抗高血压药、洋地黄、激素等。

3. 药物过敏

了解药物过敏史。

4. 老年创伤患者

对老年性创伤患者，要予以重视，抢救中更应避免麻痹大意。

5. 进食时间

麻醉前了解患者的进食时间，创伤后胃排空时间延长1倍以上，故进食与受伤的间隔时间很重要。

6. 留置两管

麻醉前下胃管持续胃肠减压，留置导尿管，便于监测尿量。

三、麻醉处理

创伤患者的麻醉可根据创伤部位、手术性质和患者情况选用神经阻滞、椎管内阻滞或全麻。椎管内阻滞适于下肢创伤手术；对有严重低血容量甚至休克患者禁用蛛网膜下腔阻滞，在补充血容量的前提下，慎用连续硬膜外阻滞；全麻则适合于各类创伤患者。但是，不能绝对肯定某一麻醉药或麻醉技术较其他药物或方法为优越，麻醉方法的选择决定于：①患者的状况；②创伤范围和手术方法；③对某些麻醉药物是否存在禁忌，如氯胺酮不适用于颅脑外伤；④麻醉医师的经验和理论水平。

（一）麻醉方法

1. 神经阻滞

对一些创伤范围小、失血少的患者，神经阻滞有一定的优点，如可以降低交感神经张力、减轻应激反应、减少术中出血和术后深静脉血栓形成；患者在手术期间保持清醒状态，有利于神经功能和意识状态的判断以及有助于术后镇痛等。原则上对于循环不稳定、有意识障碍、呼吸困难或凝血功能差的患者，不宜选用神经阻滞。

2. 全麻

对于严重创伤患者，麻醉药物的治疗指数非常低。同样的患者，如果是创伤后，其所谓的"安全"诱导剂量也可能造成致命性危险。对于稳定的创伤患者麻醉诱导与一般选择性手术患者无明显区别，而对低血容量的多发伤患者则要警惕。不管选择哪种药物，休克患者麻醉处理的关键就是小剂量分次给药。常用的静脉麻醉药及其常用剂量见表4-1。

表4-1　常用的创伤麻醉诱导药物

药物	常用剂量	创伤剂量	血压	脑灌注压
硫喷妥钠	3～5mg/kg	0.5～2.0mg/kg	降低	降低或稳定
依托咪酯	0.2～0.3mg/kg	0.1～0.2mg/kg	稳定	增加
氯胺酮	1～2mg/kg	0.5～1.0mg/kg	稳定	稳定或降低
丙泊酚	1.5～2.5mg/kg	0.5～1.0mg/kg	降低	降低或稳定

药物	常用剂量	创伤剂量	血压	脑灌注压
咪达唑仑	$0.1 \sim 0.2mg/kg$	$0.05 \sim 0.1mg/kg$	稳定	稳定或降低
芬太尼	$3 \sim 10\mu g/kg$	$1 \sim 3\mu g/kg$	稳定	稳定
舒芬太尼	$0.5 \sim 1.0\mu g/kg$	$0.1 \sim 0.5\mu g/kg$	稳定	稳定

注：SBP<8kpa（60mmHg）的昏迷患者，不需给予诱导剂。

创伤患者由于循环功能不稳定、对麻醉药物的耐受力降低、麻醉药物的有效剂量差异性较大，因此在麻醉维持的过程中有发生知晓的可能性，尤其是在经过积极复苏后血流动力学状态逐渐改善、患者对麻醉药的耐受性有所恢复时，如果不对麻醉深度作相应调整，就更有可能发生术中知晓，应注意预防。对于严重创伤的患者，间断给予小剂量氯胺酮（每15分钟静脉注射25mg），通常患者可以耐受且可减少术中知晓的发生，特别是当使用低浓度吸入麻醉药时（小于0.5MAC）。此外，适当合用辅助药物如咪达唑仑1mg间断静脉注射也有助于预防术中知晓。

3. 术中监测

创伤患者应有基本的无创监测，包括ECG、无创血压、中心体温、脉搏血氧饱和度、$P_{ET}CO_2$以及尿量监测等。$P_{ET}CO_2$监测结合动脉血气分析对判断循环容量状况很有帮助。$P_{ET}CO_2$与$PaCO_2$的差值代表了肺泡无效腔的变化，而前者又可反映出血容量的改变。对于严重创伤或循环不稳定的患者，宜采取有创监测，包括直接（桡）动脉穿刺测压、CVP、肺小动脉楔压等。这些监测对判断伤情严重程度和衡量治疗措施是否有效均具有重要价值。

（二）特殊创伤的麻醉处理

1. 颅脑和脊髓创伤

需要立即外科手术的常见损伤包括：硬膜外血肿、急性硬膜下血肿及部分贯穿性脑损伤和凹陷性颅骨骨折。可非手术治疗的损伤包括颅底骨折和颅内血肿。颅底骨折常表现为眼睑青紫，有时青紫可达乳突部位（Battle征），可合并脑脊液鼻漏。脑损伤的其他表现包括烦躁、惊厥和脑神经功能障碍（如瞳孔反射消失）。典型的Cushing三联症（高血压、心动过缓和呼吸紊乱）表现较晚，通常预示脑疝的出现。怀疑有持续性颅脑损伤的患者不应给予任何术前用药，以免影响患者的意识状态或神经功能评估。

脑损伤常因脑出血或水肿而并发颅内压升高。控制颅内压可联合采用限制液体（除非存在低血压）、利尿、巴比妥类药和过度通气（$PaCO_2$ $28 \sim 32mmHg$）等措施。

严重颅脑损伤患者可因肺内分流和通气/灌流比例失调而易发生动脉低氧血症，其原因包括误吸、肺不张或对肺血管的直接神经作用。颅内高压时交感神经活性增强，患者易发生肺水肿。

脊髓损伤后生理功能紊乱的程度与脊髓损伤的平面相关。在搬动患者和气管插管过程中要特别小心以免加重损伤。颈椎损伤可能涉及膈神经（$C_3 \sim C_5$）而导致呼吸暂停。肋间肌麻痹可使肺储备功能降低，咳嗽功能减弱。高位胸椎（$C_1 \sim C_4$）损伤时，心脏丧失交感神经支配，导致心动过缓。急性高位脊髓损伤可发生脊髓休克，其特征是损伤平面以下的容量和阻力血管的交感张力丧失，表现为低血压、心动过缓、反射消失和胃肠功能麻痹。这类患者的低血压需要积极的液体治疗，但是急性期过后，血管张力的恢复可能导致肺水肿的发生。有报道认为损伤48小时后应用琥珀胆碱可能出现致命性高钾血症。大剂量应用糖皮质激素治疗［甲泼尼龙30mg/kg，继以5.4mg/（kg·h）持续输注23小时］可改善脊髓损伤患者的神经预后。损伤平面高于T_5时可出现自主反射功能亢进，但在急性期处理并不困难。

2. 颌面部创伤

相当大的外力才能造成颌面部骨折，因此颌面部骨折常伴发其他创伤，如颅内和脊髓创伤、胸部创伤、心肌挫伤和腹腔内出血。口腔或鼻腔的活动性出血、破碎的牙齿、呕吐物或舌咽损伤会阻塞呼吸道并使气道管理更加复杂。颌面部的解剖完整性破坏通常影响面罩正压通气和气管插管的操作。紧急环甲膜切开或气管造口术可能会挽救患者的生命。

大多数面部骨折移位需要在全麻下进行修复。许多软组织损伤可在局麻下进行治疗，但儿童通常需要全麻。维持气道的通畅是最基本的要求，诱导时可行清醒经鼻气管插管，或局麻下气管切开。

3. 颈部损伤

颈部损伤可表现为颈椎损伤、食管撕裂伤、大血管损伤和气道损伤。气道损伤可表现为梗阻、皮下气肿、咯血、发声障碍和低氧血症。维持气道是首要问题。创伤急救时，建立外科气道或在气道开放缺损处直接插管可挽救患者生命。出现气道断裂时，患者有自主呼吸可吸入挥发性麻醉药如七氟烷进行麻醉诱导。颈部大静脉损伤时必须在下肢建立静脉通路。

4. 胸部创伤

胸部创伤可严重危害心肺功能，导致心源性休克或缺氧。气胸使单侧肺萎陷导致严重的通气/灌流比失调和缺氧。气胸患者禁用氧化亚氮，因可加重气胸。气胸的处理需放置胸腔闭式引流管。引流管出现持续大量引流气体提示可能有大支气管损伤。

张力性气胸是空气通过肺或胸壁上存在的类似于单向活瓣的损伤部位进入胸膜腔造成的，空气在吸气时进入胸膜腔，而呼气时空气则不能逸出，结果导致患侧肺完全萎陷，纵隔和气管向对侧移位。正压通气时单纯性气胸可能发展为张力性气胸，引起静脉回流和健侧肺膨胀受限。临床表现为患侧呼吸音消失、气管向健侧移位和颈静脉怒张。用14G套管针在锁骨中线第二肋间穿刺胸腔，可将张力性气胸变为开放性气胸，紧急缓解张力性气胸对呼吸循环功能的影响。

多发性肋骨骨折可使胸廓功能失去完整性，导致连枷胸。这类患者会因为广泛肺挫伤或血胸而加重缺氧。与血胸一样，纵隔积血也可导致失血性休克。有大量咯血时则需要用双腔气管导管隔离患侧肺，以免血液流入健侧肺。当双腔气管导管置入困难时，可使用带有支气管阻塞装置的单腔气管导管。存在大支气管损伤时也需要单肺通气。有双侧支气管漏或无法实现肺隔离时可选用高频通气，高频通气气道压力较低，有利于减少支气管漏气。经损伤的支气管漏出的气体可进入开放的静脉，引起肺或其他部位的气体栓塞，所以必须尽快确定漏气位置并予以控制。多数支气管断裂处位于距隆突2.5cm以内。

心脏压塞是致命性胸部损伤，必须尽早诊断。快速超声扫描或床旁超声检查可确定诊断。患者存在Beck三联症（颈静脉怒张、低血压和心音低沉）、奇脉（自主吸气时血压降低大于 10mmHg）等临床表现时也有助于诊断。心包穿刺引流可暂时缓解症状。心脏压塞的最终治疗方法是开胸手术。心脏压塞患者麻醉处理的关键是保护心肌的变力、变时作用和维持心脏的前负荷。麻醉诱导最好选用氯胺酮。心脏或大血管的贯穿伤必须立即手术探查。术中反复搬动心脏会导致心动过缓和严重低血压。

心肌挫伤的诊断可依据心肌缺血（ST 段抬高）的心电图表现、心肌酶升高（肌酸激酶同工酶、肌钙蛋白）及超声检查结果异常。经胸壁超声心动图检查可表现为室壁运动异常。心肌挫伤患者易发生心律失常（如心脏传导阻滞和室颤等）。心肌损伤的症状得到改善前，应推迟择期手术。

胸部创伤可合并其他损伤包括主动脉横断或切割伤、左锁骨下动脉撕裂、主动脉瓣或二尖瓣破裂、创伤性膈疝和食管断裂。主动脉横断往往好发于严重减速伤，部位常在左锁骨下动脉的远侧，胸片的典型表现为纵隔增宽，常合并第一肋骨骨折。

5. 腹部创伤

严重创伤患者都应怀疑有腹部损伤。首诊时有 20% 的腹内损伤患者无腹痛或腹膜刺激征，可能有大量腹腔积血（如肝、脾损伤）而体征很轻。腹部创伤通常分为贯通伤（如枪伤或刀刺伤）和非贯通伤（如减速伤或挤压伤）两类。

腹部贯通伤通常在腹部或下胸部找到明显的穿入点，最易损伤的器官是肝脏。患者可能无脉搏或血流动力学不稳定。无脉搏和血流动力学不稳定的患者（给予 1～2L 液体复苏仍然不能使收缩压维持在 80～90mmHg）应紧急行剖腹探查术，常存在大血管或实质脏器的损伤。患者如果有腹膜炎或内脏膨出的临床征象者也应尽快行剖腹探查术。血流动力学稳定的贯通伤如无腹膜炎体征，则需仔细评估，以避免不必要的剖腹探查。腹腔内损伤的显著体征包括：X 线胸片示膈下游离气体、鼻胃管出血、血尿和直肠出血。进一步评估措施包括：体检、局部伤口探查、诊断性腹腔灌洗、快速超声检查、腹部 CT 扫描或诊断性腹腔镜探查。

腹内损伤以脾撕裂或破裂最为常见。对血流动力学不稳定的腹部钝挫伤患者，快速超声检查一旦有阳性征象就应立即手术。如果不稳定患者快速超声检查结果呈阴性或可疑，就应该寻找有无其他部位出血或非出血性休克的原因。腹部挫伤血流动力学稳定患者的处理取决于快速超声检查的结果，结果呈阳性时，进一步实施腹腔镜还是剖腹术常取决于腹部 CT 的结果；如结果呈阴性，则需要连续观察，并进行一系列检查和复查快速超声检查。

创伤患者手术进腹腔后，由于腹腔出血和肠扩张的填塞作用丧失，可出现严重低血压。术前准备应与容量复苏（包括液体和血液制品）同步进行，尽量争取时间尽早控制出血。应避免使用氧化亚氮，以免加重肠扩张。留置胃管可防止胃扩张，疑有颅底骨折时应改为经口置胃管。腹部创伤涉及血管、肝、脾或肾损伤、骨盆骨折或腹膜后出血时，应提前做好大量输血的准备。

腹部大出血有时需填塞出血区域和（或）钳闭腹主动脉，直至找到出血点和液体复苏能够补偿血液丢失。长时间主动脉钳闭可导致肝脏、肾脏、肠道缺血损伤；有时还可导致下肢骨筋膜室综合征，最终引起横纹肌溶解和急性肾衰竭。通过快速输液装置进行液体和血制品容量复苏，尽快控制出血并缩短钳闭时间则可降低此类并发症的发生。

创伤本身及液体复苏引起的进行性肠管水肿可能妨碍手术结束时的关腹。腹肌过紧强行关腹则会增加腹内压，产生腹腔间隔室综合征，引起肾脏、脾脏缺血。即使肌肉完全松弛，也会严重影响氧合与通气功能，随后出现少尿和无尿。这种情况下，可能需要开放腹腔（但要覆盖无菌敷料）48～72 小时，直至水肿消退，再考虑二期关腹。

6. 四肢创伤

肢体损伤也可能是致命性的，因为可能涉及血管损伤和继发性感染等并发症。血管损伤可导致大量失血并严重威胁肢体的存活。例如，股骨骨折的隐形失血可达 800～1200mL，而闭合性骨盆骨折隐形失血量更多，甚至引起低血容量性休克。治疗延迟或体位放置不当会加重骨折移位和对神经血管的压迫。脂肪栓塞常发生于骨盆骨折和大的长骨骨折，在创伤后 1～3 天可能发生肺功能不全、心律失常、皮肤瘀点和意识障碍。脂肪栓塞的实验室检查表现为血清脂肪酶升高、尿中有脂肪滴和血小板减少。骨筋膜间隙综合征可发生在肌肉内大血肿、挤压伤、骨折和断肢伤的患者。筋膜间隙内压力升高伴有动脉压降低会造成缺血、组织缺氧和进行性肢体肿胀，必须尽早行筋膜切开减压术。挤压伤可引起肌红蛋白尿，早期纠正低血容量及碱化尿液有助于防止急性肾衰竭。

四、术中和术后并发症

（一）术中并发症

1. 创伤性凝血功能障碍和急性创伤-休克凝血功能障碍

创伤性凝血功能障碍是发生于严重创伤患者的低凝状态，与多重因素相关并且会随着时间延长而进展。创伤后的低灌注通过增强抗凝功能和纤溶活性（通过激活的蛋白 C 产物和组织纤溶酶原激活物的增加，纤溶酶原激活物抑制物和凝血酶激活的纤溶抑制因子的降低）导致凝血功能障碍。这个特定的过程现在也称为急性创伤-休克凝血功能障碍（ACoTS）。数学模型研究已经证实由大量输注晶体液和 RBCs 产生的稀释作用会加重休克引起的低凝状态。低温、低钙和酸中毒将进一步恶化凝血功能障碍。研究已经证实，入院时低凝状态的程度是创伤患者大量输血和死亡的独立相关因素。因为出血导致的死亡发生非常迅速，通常在受伤后 6 小时内，所以尽快明确凝血障碍并积极治疗有利于改善患者的预后，这也是损伤控制性复苏策略的中心目的之一，近期回顾性研究结果也支持这一概念。严重创伤患者通常以显著出血伴随凝血功能障碍为主要临床表现，但是随着时间的延长，该过程会转变或进展为播散性血管内凝血（DIC），尤其是合并脓毒血症时。创伤性凝血功能障碍与 DIC 存在本质不同，创伤性凝血功能障碍是一种多因素相关的低凝状态，而 DIC 则是由促凝血酶原激酶的释放和继发于炎症反应的弥散性血管内皮细胞损伤所引起的高凝状态。由于两者的治疗方法不同，所以有必要对其进行鉴别诊断。但是这两种过程都可表现为活动性出血，并且标准凝血功能检查（PT/APTT、纤溶酶原和血小板计数）也不能准确区分，所以鉴别诊断比较困难。血栓弹力图（TEG）则可应用于区分创伤性凝血功能障碍和 DIC。

2. 低温

低温是指中心体温低于 35℃。轻度低温为 32～35℃，中度低温为 28～32℃，重度低温为 28℃以下。多数患者在送达手术室前已存在低温，因此低温对于创伤患者而言几乎是不可避免的。同时麻醉又可进一步损害机体的体温调节机制，全麻可降低体温调控阈值和减少皮肤血管收缩，肌松药可抑制寒战反应等，所有这些因素均可使患者在麻醉期间的体温进一步降低。

多年来人们对低温的不良作用已有足够的了解和重视。通常认为低温最主要的作用是引起外周血管收缩及诱发心律失常、心脏抑制、寒战、增加氧耗、增加血液黏稠度、影响微循环灌注、降低酶活性、影响凝血机制等。有报道称创伤患者如果中心体温低于 32℃，病死率达 100%。因此，在创伤性休克患者复苏时，应采取多种措施避免低温的发生。

然而，低温作为脑保护的措施已广泛应用于临床，在心脏和大血管手术、肝脏手术中低温保护作用更为人们熟知。新的研究显示，低温能改善休克动物的存活率。当采用中度低温复苏时，即使不输液、不吸氧，休克动物的存活率亦有改善。文献等报告，在失血性休克中，正常体温动物动脉血氧分压无明显变化，而低温动物的 PaO_2 由 80mmHg 上升至 120mmHg。有学者研究了休克复苏中度低温的作用，表明低温可降低心脏的代谢需要，维持心血管功能和心肌灌注，同时还可避免失血性休克期间发生的心动过速反应、左室功能降低和呼吸频率增加等。由于心排出量稳定和每搏量增加，在休克后期能维持心脏功能。在整个低温过程中，尽管心率和呼吸频率过低，但心血管功能与基础比较改变不大。

对于休克到底应采用常温复苏还是低温复苏尚存在争议。创伤患者并发的意外低温和用于器官功能保护的治疗性低温尽管都存在中心体温数值的降低，但却有着本质区别。前者是创伤对机体体温调控机制的削弱，伴随大量的体热丢失，低温往往是反映创伤严重程度的重要指标；而后者则是在充分考虑低温不良作用的基础上人工诱导的低温，其主要目的在于发挥低温的治疗作用，并同时尽量减少低温的不良反应。

（二）术后并发症

1. 急性呼吸窘迫综合征（ARDS）

术后发生 ARDS 是创伤患者的严重并发症之一。多发性创伤、严重创伤、低血压、入院 1 小时内输入全血 1500mL 以上、误吸、脂肪栓塞和 DIC 等因素均可导致 ARDS。80% 以上的复合伤伴有胸部外伤，大多数严重外伤患者都有呼吸异常，呈现低氧血症和过度通气。据统计，因急性呼吸衰竭导致死亡者，占所有外伤后期死亡总数的 1/3。而一旦发生急性呼吸衰竭，其病死率高达 30%～50%，故应重视预防、早期诊断和正确处理。

2. 急性肾衰竭

这是创伤后的主要并发症之一，其病死率可达 50%～90%。麻醉医师必须意识到严重外伤患者发生肾衰竭的潜在危险性。创伤出血造成血容量不足和低氧血症，挤压伤引起的肌红蛋白增高，伴有肾、膀胱、尿道外伤的复合伤、麻醉手术对肾灌注和肾小球滤过率的影响，ADH 和醛固酮分泌使肾小管再吸收增加，抗生素的使用，均可能引起急性肾衰竭。初期肾衰竭是可逆的，迅速处理创伤性休克，可使肾衰竭发生率明显降低。急性肾衰竭常表现为少尿或无尿，但多尿性肾衰竭也并非少见。出现少尿时应首先排除血容量不足，不适当地使用利尿药将进一步加重低血容量和肾衰竭。

（三）感染和多器官功能障碍（MODS）

外伤后几天或几星期内死亡者称为后期死亡，大约占所有外伤死亡的 1/5，其中 80% 死于感染或创伤后多器官功能衰竭。快速、完全的复苏有助于减少感染和多器官功能衰竭

（MOF）的发生，术后充分的代谢、营养支持可提高此类患者的生存率。

随着 SIRS 概念的提出及对各种炎性介质、细胞因子、炎性细胞的深入研究，人们对多器官功能衰竭发病机制的认识也由 20 世纪 70 年代的损伤→感染→全身性感染→MOF 转变为损伤→机体应激反应→SIRS→MODS→MOF。临床治疗也有望从以往的以器官或系统为中心，转变为将患者和疾病看作一个整体而进行整体性的治疗。治疗措施也将从过去单纯的支持治疗发展到将来的病因性治疗与支持治疗相结合。

（秦国伟）

第六节　烧伤患者的麻醉

由热力引起的组织损伤统称为烧伤，如火焰、热液、热蒸汽、热金属等。由电、化学物质所致的损伤也属烧伤范畴。在家烧伤者中小儿及老人居多，大面积严重烧伤见于火灾，爆炸事故引起的烧伤多见于青壮年。吸入性损伤可伴有呼吸道烧伤而发生呼吸困难则常需紧急气道处理。烧伤患者清创（急症手术）和植皮（急症或择期手术）均需要在麻醉状态下进行。

一、烧伤患者的病情特点

（一）烧伤临床分期和病理生理变化

1. 休克期

机体丢失大部分血浆，导致发生低血容量性休克。抢救早期休克，以补充液体为主，少输或不输全血。输液量的计算方法很多，常用法：首个 24 小时总量＝烧伤面积×体重（kg）×1.5mL＋2000mL 正常需水量。晶体∶胶体＝1∶1。要注意对镇痛和低血容量防治，控制休克。

2. 感染期

休克期过后进入感染期。对毒血症期要注意扩容，应使用大量、复合的抗生素。在输液的基础上，进行清创手术，尽早在伤后 2～3 天内，施行早期切痂植皮术，预防痂下感染。手术中易出现或加重休克，应予以注意。注意合并败血症患者的处理。

3. 瘢痕形成期

皮肤损伤后，常有不同程度的瘢痕增生、挛缩，出现肢体及其他功能障碍。要防止累及关节而致关节功能障碍。除早期功能锻炼外，要进行整形手术，包括瘢痕切除和植皮术。

（二）烧伤面积的估计

1. 九分法

成人头和每个上肢各占 9％总体表面积（TBSA）；躯干前面后面和每个下肢各占 18％

TBSA。婴儿和儿童因体表面积比例与年龄有关，估算时应参考图表。

2. 手掌法

无论成人或小孩，手的面积占总体表面积 2.5%，掌侧占 1.25%，如果五指并拢，一掌面积约占 1% TBSA。

（三）烧伤深度的估计

1. Ⅰ度烧伤

又称红斑性烧伤。局部干燥疼痛微肿而红，无水疱。

2. Ⅱ度烧伤

又称水疱性烧伤。临床常分为浅Ⅱ度和深Ⅱ度。

3. Ⅲ度烧伤

又称焦痂性烧伤。局部苍白、黄褐或焦黄，严重者呈焦灼状或炭化。

（四）吸入性损伤

吸入性损伤的致伤因素主要是热力和化学的复合损伤，对明确或高度怀疑有吸入性损伤者，采用气管切开术有助于维持较好的通气和组织氧合，且有利于呼吸道分泌物和损伤坏死黏膜的排出，对较重的吸入性损伤则应用机械通气。

吸入性损伤是较危重的部位烧伤，其致伤因素不单纯由于热力，燃烧时烟雾中含有大量化学物质，可被吸入下呼吸道，这些化学物质有局部腐蚀和全身中毒的作用。

吸入性损伤的判断：①燃烧现场相对封闭；②呼吸道刺激，咳出炭末痰，呼吸困难，肺部可有哮鸣音；③面、颈、口鼻周围常有深度烧伤，鼻毛烧伤，声音嘶哑。

（五）烧伤并发症

严重烧伤后可发生多种并发症，各类并发症的发生一般与烧伤的严重程度有关。

1. 肺部感染

肺部感染是烧伤患者常见的并发症，可引起呼吸衰竭。对大面积烧伤伴吸入性损伤的患者来说，肺部感染是一种严重的危险。

2. 成人呼吸窘迫综合征（ARDS）

ARDS 常见于各种直接或间接损伤肺脏的急性过程。在脓毒症时，ARDS 发病机制为肺毛细血管内皮和肺泡上皮受炎性介质损伤后血浆或血液漏入间质或肺泡内腔，发生肺泡积水或肺不张。

3. 应激性胃、十二指肠黏膜损害

近年来仍保持较低的发生率，主要是常规应用制酸剂或质子泵抑制剂。

4. 急性肾衰竭

目前，在烧伤早期由于患者及时就诊或被转运，此种并发症已较少见，但病死率高。多半发生于化学烧伤中毒和感染导致的创面脓毒症及多脏器衰竭（MOF）。

二、麻醉处理

（一）麻醉要求

烧伤患者的麻醉有特殊要求，包括：①严重烧伤患者因广泛的创面，加之切痂取皮时手术视野范围大，难以进行正常的血压、脉搏等监测，尽可能利用有限的监测对循环状态做出正确的判断。如双上肢烧伤，可测量下肢血压，对严重烧伤患者用动脉穿刺置管，直接测压。②充分止痛及消除患者精神紧张。③伴有头、面、颈及气道烧伤患者，特别注意气道管理。④及时纠正脱水及酸中毒。⑤由于反复多次手术，需考虑患者对麻醉药物的耐药性和变态反应。

（二）术前准备

（1）对烧伤面积、程度、部位及患者全身情况等进行一般评估。

（2）小面积、四肢及轻度烧伤对心血管系统影响不大，不需特殊准备。

（3）烧伤急性期，患者生命体征不稳定，应着重纠正低血容量、酸碱和电解质紊乱及凝血障碍。

（4）大面积或严重烧伤主要是液体丢失引起低血压、低灌注和休克。大量液体丢失发生在伤后 24～48 小时，主要是渗出和转移到细胞外间隙，丢失成分与血浆相似。术前需积极补充晶体和胶体液。每天补液量按患者体重和烧伤面积进行计算：Parkland 公式补液量（mL）＝乳酸盐林格液 4.0mL×体重（kg）×体表面积（％）×24 小时；Brooke 公式补液量（mL）＝晶体液 1.5mL×体重（kg）×体表面积（％）×24 小时＋胶体液 0.5mL×体重（kg）×体表面积（％）×24 小时＋5％葡萄糖溶液 2000mL。通常烧伤后 8 小时内补充计算量的一半，剩余量在以后的 16 小时内输完，同时给予患者每日液体维持量；需要注意的是：要以血压、脉率、CVP、排尿量去评估液体是否已补足。

（5）胸部环周性深度烧伤降低胸壁顺应性，可导致低氧血症和呼衰，需急诊焦痂切开。面部、上呼吸道烧伤，及伴有吸入性烧伤，应在气道水肿发生前，尽快行气管内插管，否则可迅速发生软组织继续肿胀和扭曲，从而使插管困难。

（6）大面积深度烧伤或电烧伤时，常伴有肌红蛋白和血红蛋白尿，导致急性肾功能不全。应给碳酸氢钠碱化尿液。

（7）消化系统功能紊乱，胃排空时间延长，胃肠蠕动减慢甚至麻痹性梗阻，延长禁食时间，必要时放置胃管。

（8）大面积烧伤病程长，能量消耗大，分解代谢加速，出现负氮平衡。患者常出现低蛋白血症、贫血、营养不良及水、电解质紊乱。术前均应积极纠正，提高患者耐受力。

（9）术前用药一般患者可常规术前用药，患者因疼痛明显应加用镇痛药。对高热、心动过速者不宜用阿托品。大面积烧伤及伴有吸入性损伤者不宜用吗啡。病情严重及体质差者少用或不用术前药。

（三）麻醉方式和药物选择

1.麻醉方式

（1）神经阻滞及椎管内麻醉　上、下肢小面积烧伤，如穿刺部位及其附近皮肤完好，可采用神经阻滞及椎管内阻滞麻醉，尤其适用于这些部位烧伤晚期的整形手术。

（2）神经安定镇痛麻醉　仅适用于表浅、短小清创手术，或作为其他麻醉的辅助用药。

（3）静脉复合麻醉或静吸复合麻醉　呼吸道通畅、无明显呼吸抑制是保证静脉复合麻醉安全的关键。头、颈、面及伴吸入性烧伤，长时间、大面积、饱胃、病情严重及俯卧位手术等均不宜作非气管插管的静脉复合麻醉。气管插管静脉复合麻醉可用于各种烧伤患者。静吸复合麻醉是目前最常用的方法，采用静脉麻醉药进行诱导，然后吸入异氟烷、七氟烷或地氟烷等维持麻醉，辅以阿片类药物及肌肉松弛药，麻醉平稳，清醒迅速。

2. 麻醉药物

大面积烧伤患者病情严重，伴有多器官功能障碍、低蛋白血症，会使麻醉药物代谢降低、游离药物浓度升高，机体对麻醉耐受性降低，应适当减少用量。静脉麻醉药可选择氯胺酮、咪达唑仑、丙泊酚等，镇痛药可选择芬太尼、瑞芬太尼、舒芬太尼等。吸入麻醉药是大面积严重烧伤患者的理想麻醉药物，其中氧化亚氮与其他吸入麻醉药复合用于烧伤患者麻醉有一定优越性，但严重感染、肠麻痹者不宜使用，以免肠胀气。严重烧伤患者应用琥珀胆碱可引起短暂高钾血症，导致致命性心律失常，因此应避免使用氯琥珀胆碱。

3. 麻醉管理

（1）建立有效的监测和静脉通路　大面积烧伤时，ECG 电极不得直接安置于清创的组织上，可应用针式电极。对于无法经上、下肢测定血压的危重患者，可经动脉置管连续监测血压。穿刺部位取决于可用的未烧伤区域。而对于心脏功能异常、持续低血压等危重患者，必要时可放置肺动脉导管监测血流动力学变化及指导治疗。当无法经指、趾监测 SpO_2 时，可用特定探头置耳垂、嘴唇等部位进行 SpO_2 监测。常规观察和记录尿量，作为判断循环状况的参考。必须建立有效的静脉通路，以保证迅速补充大量的液体。建立中心静脉通路，可监测血容量和输注药物。如果所有适当位置均被烧伤，只得在消毒后将通路建立于烧伤处。

（2）呼吸管理　头面颈部及呼吸道烧伤者，呼吸功能受损，麻醉前必须对呼吸道情况及呼吸功能进行较全面了解，为确保气道通畅、有利于围术期呼吸管理，必要时应行气管造口术。

（3）循环管理　包括以下几方面：①烧伤 24～48 小时，主要是渗出引起低血容量，术中继续术前的补液方案，并补充麻醉药物引起的血管扩张和术中失液、失血导致的容量缺失，维持血流动力学稳定，使组织有足够的血流灌注，维持术中尿量大于 0.5～1mL/（h·kg）。②烧伤初期可发生心排出量和动脉压降低，可能与循环中抑制心肌收缩力的因子有关；烧伤后 36～72 小时毛细血管的完整性可重建，间质间隙中的液体被重吸收，可减少输液量；烧伤后期患者营养不良、毒素吸收甚至发生脓毒血症等。因此，术中输液需在有效循环功能监测（如血压、中心静脉压、尿量等）下进行，必要时用心血管活性药物。③烧伤切痂手术的范围较大，烧伤创面蒸发通常较多，创面出血多而迅速，很容易造成低血容量。④术中改变体位，尤其由仰卧改为俯卧位时，应特别注意循环功能改变。⑤大面积及严重烧伤患者术中应监测血气和电解质，及时维持电解质和酸碱平衡。

（4）体温管理　所有输液和血制品应加温，防止大量液体输入，引起体温下降。吸入气体也应加温和湿化；烧伤小儿应用辐射加热灯和置于加热毯上保温。保持手术室室温维持在适当温度、湿度，有助于预防低体温。

（5）术后镇痛　为减轻患者疼痛，方便创面的治疗和换药等操作，减少患者消耗，多选用 PCA 镇痛。同一患者在不同时间用药量应有较大幅度的调整。成人吗啡负荷量 3mg，单次给药剂量 0.5～1mg，锁定时间 6～10 分钟。不能完全止痛时，单次给药剂量增加 50％；患者出现镇静、嗜睡等症状时，单次给药量减少 25％。烧伤患者病情复杂，PCA 过程中应综合考虑个体健康状况、病理生理改变，治疗方式及既往用药情况，合理制定适时调整用药方案。

（6）麻醉恢复期注意事项　包括：①熟悉烧伤不同时期的病理生理变化特点，继续加强 ECG、BP、CVP 监测，维持循环功能稳定。②大面积深度烧伤后出现全身炎症反应综合征，警惕引起许多重要脏器的并发症。③严重烧伤患者往往需接受多次手术和麻醉，机体处于严重消耗状态，抵抗力差，还应充分考虑患者的耐受性、耐药性和变态反应性。④监测 SpO_2，持续吸氧，预防低氧血症。⑤在恢复室内易发生寒战，体温可以正常或降低，应注意保暖，可同时应用小剂量咪达唑仑及哌替啶静脉注射。⑥护送患者时，应注意保温，防止皮肤移植物脱落。

（秦国伟）

参考文献

[1] 李春盛. 急危重症医学进展 [M]. 北京：人民卫生出版社，2017.

[2] 窦英茹，张菁. 现场急救知识与技术 [M]. 北京：科学出版社，2021.

[3] 庚俐莉. 呼吸科急危重症救治手册 [M]. 郑州：河南科学技术出版社，2019.

[4] 田德安. 消化疾病诊疗指南 [M]. 3版. 北京：科学出版社，2021.

[5] 吴金术. 肝胆胰外科案例分析 [M]. 北京：科学出版社，2017.

[6] 段志军. 消化内科学 [M]. 2版. 北京：中国协和医科大学出版社，2020.

[7] 徐鹤. 心内科急危重症救治手册 [M]. 郑州：河南科学技术出版社，2019.

[8] 中华医学会儿科学分会. 儿科急诊与危重症诊疗规范 [M]. 北京：人民卫生出版社，2016.

[9] 王辰. 哈里森呼吸及危重症医学 [M]. 北京：科学出版社，2020.

[10] 王丽杰. 儿科急危重症救治手册 [M]. 郑州：河南科学技术出版社，2019.

[11] 瞿介明. 呼吸与危重症医学 [M]. 北京：中华医学电子音像出版社，2020.

[12] 王辰，席修明. 危重症医学 [M]. 北京：人民卫生出版社，2017.

[13] 张同成. 乳腺疾病诊断与治疗 [M]. 北京：化学工业出版社，2019.

[14] 李颖川，黄亚绢. 产科危重症监护及处理 [M]. 北京：科学出版社，2021.

[15] 魏克伦. 儿科急危重症 [M]. 北京：科学出版社，2021.

[16] 毛之奇. 外科急危重症救治手册 [M]. 郑州：河南科学技术出版社，2020.

[17] 李圣青. 呼吸危重症临床实践手册 [M]. 上海：复旦大学出版社，2021.

[18] 王辰. 呼吸危重症实践与临床思维 [M]. 北京：人民卫生出版社，2020.

[19] 刘桂花，郑康. 急危重症临床速查 [M]. 北京：北京大学医学出版社，2019.

[20] 梁名吉. 呼吸内科急危重症 [M]. 北京：中国协和医科大学出版社，2018.

[21] 席家宁，姜宏英. 实用呼吸与危重症康复病例精粹 [M]. 北京：清华大学出版社，2020.

[22] 赵晓丽，胡国章，李清香. 急危重症诊断与处理 [M]. 南昌：江西科学技术出版社，2021.